Simone Pforte
Heilpraktikerin
Homöopathie
Wilhelmshavener Str. 69
10551 Berlin
☏ 030 / 39 555 37

D1751940

Harvey Farrington
Kompaktkurs Homöopathie

für Ariane
zum Lehren & lernen

von Dagi + Jan

Januar 1993

H. Farrington

Kompaktkurs Homöopathie

übersetzt von
K. Ernst und A. Wecker

Barthel & Barthel
Verlag

© Barthel & Barthel Verlag GmbH, Berg, 1992
Lizenzausgabe der Barthel & Barthel Publishing Corp., New York
Satz: Barthel & Barthel Verlag, Berg
Druck: EOS, 8917 St. Ottilien

Das Werk, einschließlich aller seiner Teile, ist urheberrechtlich geschützt. Jede Verwertung außerhalb der engen Grenzen des Urheberrechtsgesetzes ist ohne Zustimmung des Verlages unzulässig und strafbar. Das gilt insbesondere für Vervielfältigungen, Übersetzungen, Mikroverfilmungen und die Einspeicherung und Verarbeitung in elektronische Systeme.

ISBN 3-88950-028-5

INHALT

1	Einführung	9
2	Fundamente	15
3	Krankheitsverständnis	23
4	Symptome	31
5	a. Fallaufnahme	42
	b. Kunst der Arzneimittelwahl	50

Gruppe 1

6	Aconit	57
7	Belladonna	70
8	Ferrum phosphoricum	83

Gruppe 2

9	Arsenicum	91
10	Carbo vegetabilis	108
11	Antimonium tartaricum	119
12	Ipecacuanha, Veratrum album, Camphora	127
13	Test-Fall	140

Gruppe 3

14	Arnica	142
15	Rhus toxicodendron	153
16	Bryonia	166
17	Gelsemium	181
18	Eupatorium perfoliatum, Pyrogenium	193

Gruppe 4

19	Sulphur	200
20	Calcium carbonicum, Calcium phosphoricum	215
21	Lycopodium	230

Gruppe 5

22	Aloe	248
23	Podophyllum, Croton tiglium, Colchicum, Jalapa	255

24 Natrum sulphuricum 264

Gruppe 6

25 Nux vomica 272
26 Ignatia 290
27 Chamomilla 301

Gruppe 7

28 Pulsatilla, Kalium sulphuricum 310
29 Sepia 328
30 Natrum muriaticum 349

Gruppe 8

31 Mercurius 367
32 Mercurius corrosivus u. a. Salze von Mercurius 384

Gruppe 9

33 Hepar sulphuris, Calcium sulphuricum, Spongia ... 388

Gruppe 10

34 Silicea 409
35 Thuja occidentalis, Fluoric acidum 424

Gruppe 11

36 Baptisia, Echinacea, Muriaticum acidum,
   Phosphoricum acidum 439

Gruppe 12

37 Secale, Sabina, Millefolium, Erigeron, Trillium,
   Hamamelis, Bovista, Ustilago, China,
   Kurzes Repertorium für uterine Blutungen 451

Gruppe 13

38 Cimicifuga, Caulophyllum, Helonias, Viburnum
   opulus, Macrotin, Colocynthis, Magnesium
   phosphoricum, Dioscorea 468

Inhalt

Gruppe 14

39 Kalium-Salze; Kalium bichromicum, Kalium bromatum, Kalium jodatum, Kalium muriaticum, Kalium phosphoricum 482
40 Causticum, Phosphorus 487

Gruppe 15

41 Lachesis, Naja, Crotalus horridus, Vipera, Moschus, Castoreum, Mephitis, Hippomanes, Castor equi, Bufo, Murex, Medusa, Badiaga, Tarentula hispania, Tarentula cubensis, Theridion, Mygale, Latrodectus, Apis, Cantharis, Coccus cacti, Cimex, Lac caninum, Lac felinum, Lac defloratum, Nosoden 497
42 Alumina, Plumbum, Zincum, Platina, Argentum metallicum, Argentum nitricum, Cuprum, Ferrum metallicum, Aurum, Stannum, Graphit 509
43 Grundlagen 520
    Gebrauch des Repertoriums 528
        Teil 1 528
        Teil 2 532
        Teil 3 541
        Teil 4 545
        Teil 5 551
    Bibliographie 561
    Arzneimittelbeziehungen 563
        Komplementärmittel 564
        Antidote 567

Lektion 1

Der Beginn der Homöopathie

1. Das Amerikanische Institut für Homöopathie definiert einen homöopathischen Arzt als „einen, der zu seinen medizinischen Kenntnissen noch ein spezielles Wissen über die homöopathische Therapie besitzt und das Ähnlichkeitsgesetz beachtet. All das gehört der Heilkunst an durch Tradition, Überlieferung und Recht".

2. Homöopathie ist ein Behandlungssystem, das auf dem Ähnlichkeitsgesetz beruht und welches durch die Maxime „Similia Similibus Curentur" – möge Ähnliches durch Ähnliches geheilt werden, gekennzeichnet ist. Wenn ein Patient eine Gruppe von Symptomen präsentiert, die denen ähnlich sind, die durch Verabreichung einer bestimmten Arznei an einen Gesunden hervorgerufen wurden, dann ist dieses Medikament homöopathisch indiziert und wird, in der richtigen Dosis verordnet, erleichtern oder heilen.

3. Calomel ruft z. B. durch seine physiologischen Wirkungen Diarrhoe, häufigen blutig-schleimigen Stuhl, vermehrte Sekretion von Galle und Speichelfluß hervor. Wenn diese Symptome durch eine andere Ursache als die Verabreichung von Calomel (Mercurius dulcis) entstanden sind, so wird eine sehr kleine Dosis dieser Arznei heilend sein.

4. Nochmals: Belladonna ist homöopathisch indiziert, wenn der Patient erweiterte Pupillen, heftigen Blutandrang zum Kopf mit pochendem Kopfschmerz, hohes Fieber mit heißer roter Haut, geistige Erregbarkeit, Trockenheit des Mundes und der Kehle, muskuläre Zuckungen (Symptome, die man häufig bei Scharlach antrifft) zeigt. Jeder Arzt wird obige Symptome als wohlbekannte toxische Effekte von Belladonna erkennen.

5. Es gibt viele herausragende Beispiele dieser Doppelwirkung von Arzneien in der allgemeinen medizinischen Praxis, aber der Beobachter wird bei der Lektüre dieses Kurses bemerken, daß sich das Ähnlichkeitsgesetz auf alle Substanzen anwenden läßt, die arzneiliche Eigenschaften besitzen.

6. Die Homöopathie oder die „Neue Schule" der Medizin wurde von Samuel Hahnemann gegründet. Er entdeckte das Ähnlichkeitsgesetz nicht, aber er war der Erste, der ihm zur praktischen Anwendung in der Heilkunst verhalf. Er sammelte und übersetzte aus Schriften aller Zeiten eine große Zahl von Beweisen um zu zeigen, daß andere vor ihm, einschließlich Hippokrates und Paracelsus, um dieses Gesetz wußten.

7. Samuel Hahnemann war ein berühmter Wissenschaftler, Chemiker und einer der führenden Ärzte seiner Zeit.
Er hatte die besten medizinischen Schulen absolviert und persönlichen Unterricht bei Freiherr von Quarin, dem Leibarzt des Österreichischen Kaisers, erhalten. Er war auch ein bemerkenswerter Übersetzer. Er praktizierte erfolgreich in mehreren bedeutenden Städten Deutschlands und war als ein hervorragender Arzt angesehen.

8. Hahnemann war ein Denker. Er bemerkte, daß die Ausübung der Medizin, um erfolgreich zu sein, Gesetzmäßigkeiten folgen muß. Bis zu diesem Tag gab es keine bestimmten und anerkannten Regeln gemäß denen die Verordnung für den Kranken getroffen worden wäre. Die medizinische Praxis war chaotisch. Jeder Arzt verschrieb nach seinen eigenen Vorstellungen oder nach denen irgendwelcher „Koryphäen".

9. Hahnemann war schließlich entmutigt. Seine Zweifel wurden Tag für Tag stärker. Er sagte zu sich selbst: „Nicht ich bin es, der fehl geht, die Heilkunst ist falsch. Ich weiß, daß ich genauso gut verordnen kann wie die besten Lehrer der Medizin, aber wenn ich davon überzeugt bin, daß es dem Kranken ohne Arznei überhaupt besser geht, will ich um Himmels Willen nicht mehr praktizieren!"

10. Schließlich gab er voller Widerwillen seine ärztliche Tätigkeit auf und wandte sich der Übersetzung medizinischer und wissenschaftlicher Bücher zu, um sich seinen Lebensunterhalt zu verdienen. Während er ein Kapitel von Cullens Materia Medica übersetzte, fiel ihm auf, daß die Ausführungen des Autors über die Wirkung der Chinarinde sehr phantastisch und irrational waren. So fing er an, selbst eine Methode zu entwickeln, um die Wirkung einer Droge zu bestimmen. Er testete sie an sich selbst und fand, daß sie die typischen Symptome der Malaria hervorrief, bei welcher sie als Heilmittel empfohlen und verwendet wurde.

11. Von dieser Zeit an lenkte er seine Untersuchungen in völlig neue Richtungen. Er tat, was noch keiner vor ihm getan hatte. Er studierte die Arzneien systematisch, indem er sie an gesunden Menschen prüfte. Nach wiederholten Versuchen an sich selbst und an Anderen zeigte er schließlich, daß das Ähnlichkeitsgesetz die Grundlage einer Heilung ist. (s. geschichtliche Anmerkung.)

12. Ein bekanntes Medikament nach dem anderen wurde von diesem unermüdlichen Arbeiter und seinen Helfern geprüft. Hahnemann war für die Medizin das was Edison für die Elektrizitätslehre war. Er besaß Intuition und wissenschaftliche Kenntnisse. Abseits des üblichen Weges suchte er nach neuen Medikamenten und fand, daß jedes der geprüften in der Lage war, ein eigenes und typisches Symptomenbild zu erzeugen, wenn es Gesunden verabreicht worden war, und wenn es einem Kranken, der die gleichen Symptome zeigte, gegeben wurde, erwies es sich als heilsam.

13. Hahnemann beklagte sich bereits früh über die Unzuverlässigkeit pharmazeutischer Präparate, die kein verantwortungsvoller Arzt verschreiben könne. Und in seinen Artikeln für medizinische Zeitschriften, die immer mit Interesse aufgenommen wurden, befürwortete er häufig den Einsatz einfacher Maßnahmen und die Verwendung von Einzelmitteln. Er war einer der Ersten, die lehrten, daß eine genaue und bestimmte Verordnung nur durch die Verabfolgung einer Substanz auf einmal und durch die Beobachtung der Wirkung getroffen werden könne. Er verurteilte die üblichen Mixturen, die zu seiner Zeit 20 und mehr Stoffe enthielten, als unwissenschaftlich. Seine Überzeugung basierte auf den Ergebnissen seiner Versuche.

14. Er forschte weiter und fand in der klinischen Arbeit, daß eine sehr kleine Arzneidosis, die nach dem Ähnlichkeitsgesetz verordnet worden war, bessere Ergebnisse brachte als größere Dosen. Er fand sogar heraus, daß große Dosen die Krankheit verschlimmerten, wenn sie nach dem Ähnlichkeitsgesetz angewendet worden waren. Fortgesetzte Experimente in dieser Richtung führten ihn schließlich zur Potenzierung.

15. Dies ist kurzgefaßt die Entstehungsgeschichte der Verschreibung einer minimalen Arzneidosis gemäß dem Ähnlichkeitsgesetz, welche durch die Zeichen und Symptome des kranken Individuums geleitet wird, und die den ähnlichen Zeichen und Symptomen entsprechen, die in der Arzneimittelprüfung am Gesunden entstanden waren.

16. Diese experimentellen oder klinischen Beobachtungen der Arzneiwirkung wurden von Hahnemann „Prüfungen" genannt und in einer sehr arbeitsintensiven Art durchgeführt und kontrolliert. Dies war die Einführung des „Experiments an Lebewesen" in die Medizin und bahnte den Weg für alle neueren Entwicklungen der Arzneimittelprüfung und -standardisierung.

17. Von den herausragenden frühen Leistungen Hahnemanns wollen wir nur eine erwähnen. Während der „Plage von Leipzig" als Zehntausende „wie die Fliegen" an Cholera starben und jeder Erkrankte in das Leichenhaus gelangte, rettete Hahnemann durch seine homöopathische Behandlung 183 Patienten, die meisten von ihnen waren schon als moribund angesehen worden.

18. Hahnemann arbeitete weder allein, noch waren seine Entdeckungen zufällig. Viele Ärzte wirkten mit ihm zusammen, die wie er selbst ein intensives Bestreben nach der Wahrheit besaßen und hofften, eine Änderung der glückspielhaften und unzulänglichen Methoden der damaligen Medizin zu bewirken.

19. Hahnemann und seine Mitarbeiter waren äußerst erfolgreich in der Praxis und es fehlten – wie zu erwarten ist – auch nicht Mißgunst und ungerechte Kritik. Die traditionelle Medizin war damals wie heute intolerant gegenüber neuen Ideen und das menschliche Wohlergehen war sekundär im Streit um medizinische Anschauungen.

20. Während seines langen und arbeitsreichen Lebens, er wurde 89 Jahre alt, fuhr er fort zu forschen, zu entwickeln und die Heilkunde nach dem Ähnlichkeitsgesetz auszuüben.

21. Hahnemanns treue und ergebene Schüler setzten seine Forschungen fort. Arzneimittel wurden an Tausenden von Menschen geprüft und zu den zahlreichen Werken des Begründers wurden noch viele hinzugefügt.

22. Homöopathische Ärzte gingen nach Frankreich, Italien, Spanien, England und den USA, jeder ein Apostel und Lehrer. Später faßte die Homöopathie Fuß in Brasilien, Kolumbien, Argentinien und anderen südamerikanischen Ländern. Nach Mexico und Zentralamerika, Ägypten und anderen zivilisierten Teilen Afrikas, Australien und nach Asien gelangte sie nach Indien, wo sie heute Millionen von Anhängern besitzt. Die homöopathische Medizin hat mit der höheren Zivilisation und dem breiteren Wissensstand Schritt gehalten.

23. Zur gegenwärtigen Zeit besteht ein beispielloser Bedarf an homöopathischen Ärzten. Obwohl sich die Zahl der Absolventen der „Homeopathic Medical Colleges" jährlich verdoppelt, ist der Bedarf nur zu einem Zehntel gedeckt. Die Frage, weshalb dies so ist, müssen Sie selbst beantworten.

24. Es steht fest, daß die Menschen im Grunde ihr Vertrauen auf die innerliche Verabreichung von Medikamenten im Krankheitsfall setzen und es ist ebenfalls wahr, daß sie immer den harmloseren, angenehmeren, sicheren und effektiveren Weg bevorzugen.

25. Die homöopathische Therapie steht nicht im Widerspruch mit der Chirurgie, der physikalischen und manuellen Therapie, der Suggestionsbehandlung oder anderen nichtmedikamentösen Maßnahmen. Die homöopathische Verschreibung eines sorgfältig bereiteten und standardisierten Arzneimittels ist jedoch souverän in der Inneren Medizin.

26. Sie werden bald zum Wesen der Homöopathie hingeführt werden und verstehen, warum jeder verantwortungsvolle und fähige Arzt sie sich aneignen muß.

27. Im Verlauf des Kurses wird ein erweitertes Krankheits- und Behandlungskonzept entwickelt werden und Ihnen helfen, in Ihrem Beruf tüchtiger zu werden.

Geschichtliche Anmerkung

Es ist ein Tribut an das Genie Hahnemanns, daß er nicht wußte, daß die homöopathische Beziehung zwischen Krankheit und Arzneiwirkung schon von Hippokrates und Paracelsus gelehrt und praktiziert worden war, bis ihn Trinks 1825 darauf aufmerksam machte (s. Richard Haehl, Samuel Hahnemann, Sein Leben und Schaffen).

Lektion 2

Die homöopathischen Fundamente

1. Damit die Lektionen dieses Kurses besser verstanden werden können, ist es hier angebracht, dem Leser einen kurzen Überblick über die homöopathische Philosophie zu geben.

2. Allen Arten der Arzneimittelwahl liegen einfallsreiche Hypothesen, klinische Beobachtungen, philosophische Schlußfolgerungen und wissenschaftliche Experimente zu Grunde. Aeskulap und andere Väter der Heilkunst befaßten sich mit hypothetischen und philosophischen Überlegungen, weniger mit klinischer Beobachtung. Während sich die Wissenschaften weiter entwickelten, blieb die Medizin dahinter zurück, weil es an exakter Forschung fehlte, und sich ihre Vertreter im Theoretisieren ergingen. Die wunderliche Art der damaligen Arzneimittelwahl war ebenso irrig wie die damalige Vorstellung von Anatomie, Physiologie und Pathologie.

3. Präzisionsinstrumente wie z. B. das Polariskop, das Ultramikroskop, der Elektrokardiograph, Manometer, Spektroskop standen Hahnemann nicht zur Verfügung. Doch gab er uns aufgrund von Hypothesen, klinischen Beobachtungen und Schlußfolgerungen viele Grundsätze der Medizin, die nun durch die moderne Wissenschaft eingeführt und bestätigt werden.

4. Hahnemann bewies durch wissenschaftliche Experimente an lebenden Menschen wiederholt das Ähnlichkeitsgesetz. In fast eineinhalb Jahrhunderten wurde dieses Gesetz ständig durch wissenschaftliche, klinische Beobachtungen untermauert. Und neue, moderne Forschungslaborato-

Einführung Lektion 2

rien bestätigen uns die Wirkung der kleinen Dosen und ihre dynamische Kraft.

5. Die Kolloid-Chemie gibt uns eine Vorstellung von den Grenzen des Ultramikroskops. Gold zum Beispiel kann in einer fünfundzwanzigsten Dezimal-Verreibung nachgewiesen werden, (d. h.:

$$\frac{1}{10.000.000.000.000.000.000.000.000}$$

Radium wurde in der 60sten Dezimalpotenz durch seine Radioaktivität, die empfindliche photographische Platten schwärzte, nachgewiesen. Wir müssen dem obenstehenden Bruch 35 Nullen hinzufügen, um einen mathematischen Ausdruck für diese Verdünnung zu erhalten, die im Experiment bereits nachgewiesen wurde. Diese Schwärzung kann kaum chemischen Prozessen der winzigen Menge Radium in der Trituration zugeschrieben werden, aber durch die Kraft oder Energie oder Dynamis seiner unermeßlich winzigen Abstrahlung erklärt werden.

6. Die gründlichen Experimente von Dr. August Bier an der Berliner Universität überprüften die drei grundlegenden Lehrsätze der homöopathischen Arzneimittelwahl.
1. Die Gabe eines einzigen Arzneimittels.
2. Die Gabe des ähnlichen Arzneimittels (Similia Similibus Curentur).
3. Die Gabe der kleinsten Dosis (die kleinste Menge, die notwendig ist, um eine heilende Wirkung zu erzeugen).

Dr. Bier erklärt das Obenstehende durch folgende Ausführungen:

(a) nicht alle Zellen des Körpers sind krank;
(b) die hoch verdünnte Arznei wirkt nicht auf die gesunden Zellen, weil diese für sie nicht empfindlich sind;
(c) die kranken Zellen sind empfindlicher und können

leichter gereizt werden. Die kleinste Dosis erreicht diese übersensitiven Zellen und stimuliert sie zu einer Reaktion. Das ähnliche Mittel bewirkt eine Normalisierung. Wenn das Heilmittel unähnlich ist, wirkt es nicht heilend.

(d) nur die Gabe einer Arznei bringt Leitsymptome für dieses Mittel hervor. Eisen (Ferrum) erzeugt ganz bestimmte Symptome. Phosphor erzeugt andere. Phosphor verbunden mit Eisen (Ferrum phos.) erzeugt Symptome sowohl von Eisen als auch von Phosphor, aber beide zusammen haben eine unterschiedliche Wirkung, die in keiner der beiden Komponenten gefunden wird. Die charakteristischen Symptome, die durch Ferrum phos. hervorgerufen werden, kennzeichnen es als eine bestimmte, einzigartige Arznei.

7. Das Hahnemannsche Konzept besagt, daß die Krankheit ursprünglich eine Störung der Lebenskraft oder der ordnenden Energie ist, welche alle Organe und Teile des Körpers lenkt und reguliert. Im Zustand der Gesundheit hält diese Lebenskraft das normale Wachstum und die Koordination aller Organfunktionen aufrecht. Wenn durch eine krankheitsproduzierende Ursache diese Lebenskraft gestört wird, folgt daraus Krankheit oder Disharmonie der Körperfunktionen. Die Gründe einer solchen Störung können Infektionen, Verletzungen, Witterungseinflüsse, heftige Gemütserregungen, Fehlernährungen oder andere Einflüsse sein.

8. Wie werden Symptome erzeugt? Ein Symptom ist die Abweichung vom normalen Zustand. Es wird in genau der gleichen Weise produziert wie ein physiologisches Phänomen, aber es ist das Ergebnis eines Reizes, der das Produkt einer Mißfunktion von einigen Teilen des Körpers ist. Zum Beispiel kann eine ausbleibende Menstruation ein Zeichen der Schwangerschaft sein, was aber auch durch das Alter,

eine Krankheit oder Schreck verursacht werden kann. Bluthusten kann ein Symptom einer Lungentuberkulose sein, aber er ist keinesfalls immer tuberkulösen Ursprungs.

9. Objektive und subjektive Zeichen und Symptome sind alle physischen Ursprungs. Alle Symptome sind efferente Antworten, willkürliche oder unwillkürliche, oder sie sind efferente Impulse, die vom Nervenzentrum registriert werden.

10. Wohlbefinden und Unbehagen sind Ausdrücke einer physischen Verfassung. Prodromalsymptome sind ebenso Symptome wie Hautausschläge, Fieber oder Ausflüsse. Ängstlichkeit, Melancholie, Weinerlichkeit, Geschwätzigkeit, Argwohn, Delir, Wahn, Furcht, Emotionen, Hysterie, bestimmte Neigungen und sogar Lebensüberdruß sind Symptome – Abweichungen vom Normalen.

11. Symptome und Zeichen sind keinesfalls immer pathognomisch für eine bestimmte Krankheit. Ein Patient mit mehr als einer Krankheit kann Symptome haben, die nicht klar der einen oder anderen zugeordnet werden können.

12. Jemand hat gesagt: „Alles, was ein Arzt bei seinen Patienten mit allen ihm zur Verfügung stehenden Mitteln herausfinden kann, genügt oft nicht, um eine klare Diagnose zu stellen." Es ist eine Tatsache, daß unsere besten Diagnostiker in mehr als 50 % ihrer Diagnosen irren. Sogar auf Labordaten ist nicht immer Verlaß. Korrekte logische Schlußfolgerungen müssen immer den Ausschlag geben.

13. Einige Zeichen und Symptome (Abweichungen vom Normalen in Funktion, Zustand, Empfindung oder Verhalten) sind charakteristisch für bestimmte Krankheiten, während andere nicht einer bestimmten Krankheit oder einem pathologischen Prozeß zugeschrieben werden können.

14. Sehr oft trifft man Symptome an wie: „Schlimmer vor einem Sturm"; „besser durch Wärme"; „Verschlechterung durch Bewegung"; „besser bei feuchtem, kaltem Wetter", „Todesangst"; „schlimmer durch die geringste Zugluft oder kalte Luft"; „besser beim Liegen auf der befallenen Seite"; „der Geruch oder der Anblick von Speisen kann nicht ertragen werden". Das sind alles Symptome, die aus einer abnormalen Funktion oder Konstitution resultieren, aber nicht notwendigerweise aus einer anatomisch-pathologischen Veränderung.

15. Auch wenn wir nicht fähig sind, diese oder ähnliche Phänomene definierten Krankheiten zuzuordnen, sollten wir sie deshalb nicht berücksichtigen? Nicht weniger wie wir pathognomische Symptome beim Erstellen einer Diagnose berücksichtigen müssen. Jede Änderung vom Gewöhnlichen und Normalen in Funktion, Zustand oder Empfindung des Patienten hat seinen Grund, egal ob wir fähig sind, ihn zu bestimmen und zu erklären. Der auslösende Faktor kann ein individuelles Charakteristikum dieses Patienten sein. Später werden Sie die Erfahrung machen, daß Symptome, die keiner definierten Pathologie zuzuordnen sind, sehr oft ausschlaggebend in der Auswahl des homöopathischen Arzneimittels sind.

16. Die Tatsache, daß der Homöopath ein Symptom an sich zur Kenntnis nimmt, mag es eine bestimmte bekannte Krankheit anzeigen oder nicht, befähigt ihn, den krankhaften Zustand zu beheben bevor eine definierte Krankheit sich daraus entwickelt; und noch wichtiger ist, daß er in der Lage ist, neu auftretende Krankheiten zu bekämpfen, von denen man noch nie etwas gehört hat. Zum Beispiel kann eine Abszedierung im Mittelohr verhindert werden, indem man die Kongestion und Entzündung, die dazu führt, beseitigt. Eine Lungenentzündung kann verhindert werden, falls sie in ihrem Anfangsstadium behandelt wird. Eine Grippeepidemie, die so verheerend unter den Soldaten in den amerikanischen Kasernen und in den Armeen in Übersee wütete, wurde von homöopathischen Ärzten nur durch Heranziehen der Symptome mit überraschendem Erfolg behandelt, während andere ganz hilflos waren, weil sie den Erreger der Infektion nicht kannten und die pathologischen Vorgänge nicht verstanden.

17. Der therapeutische Nihilismus wurde von einer Gruppe von Pathologen (keine praktizierende Ärzte) postuliert, die versuchten jede Störung und Krankheit mit anatomischen Veränderungen zu erklären. Das führte dazu, daß Ärzte Krankheiten nur in dieser Hinsicht betrachten. Tatsache ist, daß anatomische Veränderungen aus Krankheiten resultieren, aber nicht der Krankheitsprozeß selbst sind. Gestörte Physiologie geht der Pathologie voraus, aber sie erzeugt sie nicht immer. Deshalb stehen Symptome für sich selber, vor und während, ebenso wie nach der Ausbildung von pathologischen Endzuständen oder Gewebsveränderungen. Der homöopathische Arzt nutzt alle Zeichen und Symptome, aber er beachtet ihre relative Bedeutung.

18. Hahnemann war der erste, der die Symptome systematisch erfaßte und auf ihre Bedeutung in der Behandlung ebenso wie in der Diagnostik aufmerksam machte. Er bewies, daß jedes Arzneimittel unverwechselbar seine besondere und charakteristische Gruppe von Symptomen erzeugt, wenn es Gesunden verabreicht wird. Diese charakteristischen Symptome werden Leitsymptome genannt, weil sie ausschlaggebend sind bei der Auswahl des homöopathischen Heilmittels.

19. Die Körperzellen, gelenkt oder reguliert durch physiochemische Energie (auch Dynamis oder „Irritabilitée", d.h. Fähigkeit zur Reizbeantwortung, genannt, um den Ausdruck von Claude Bernard zu verwenden), bilden die Struktur des menschlichen Organismus. Lebende Phänomene sind dynamisch und die Vorgänge im menschlichen Orga-

Lektion 2 — Einführung

nismus sollten nicht von einem Standpunkt der Struktur betrachtet werden, sondern als physiologische Prozesse.

20. Der gesunde menschliche Körper ist wie eine wunderbar regulierte, mit Energie versehene, hoch spezialisierte elektrische Maschine. Wenn dieser Körper oder Teile davon krank werden, so betrifft es auch den gesamten Menschen.

21. Was im körperlichen Gewebe antwortet auf das Arzneimittel? Wie wirkt das Arzneimittel? Was geschieht, um Normalität in Gewebe und Funktion wiederherzustellen?

22. Wir wollen unsere Überlegungen auf die Frage begrenzen: Was bewirkt das homöopathische Arzneimittel?

23. Es wurde klar bewiesen, daß spezialisierte Organzellen, wie z. B. Leber oder Nierenzellen, eine ganz bestimmte Selektivität entfalten. Gifte, Drogen und Arzneimittel beeinflussen nicht alle das gleiche Gewebe; wie z. B. Arsen, Strychnin, Ergotamin und Pituitrin. Normale physiologische Funktion aller 25 Billionen Körperzellen in Harmonie und wohl reguliertem Rhythmus bedeutet Gesundheit. Um dies zu Wege zu bringen, muß ein intensiver Austausch an Informationen zwischen den einzelnen Teilen, ja sogar zwischen den einzelnen Zellen eines Organs stattfinden.

24. Daß dieser Austausch von „körperlicher Intelligenz" stattfindet, bedarf keiner Argumentation. Dies geschieht chemisch wie auch elektrisch (nerval). Vielleicht wird die wunderbare Entdeckung der elektromagnetischen Wellen unser Wissen über die zelluläre Interkommunikation vermehren.

25. Die Zellen werden stimuliert über die Kapillarzirkulation, durch gelöste Elektrolyte, Hydrolyse, PH-Änderungen, und kolloidale Wechselbeziehungen. Das Gleichgewicht all dieser Reaktionen dürfte durch das potenzierte Arzneimittel beeinflußt werden.

26. Die Erzeugung der zellulären und körperlichen Energie durch chemische Reaktionen, die alle auf Oxidation beruhen, muß gebührend beachtet werden, darf aber nicht unsere Überlegungen beherrschen, denn es gibt noch etwas anderes in lebenden Wesen jenseits von chemischen Reaktionen. Der Leichnam enthält noch alle chemischen Bestandteile des Körpers; aber ohne den erhaltenen Einfluß der elementaren Lebenskraft ist die Chemie des Leichnams ein toter Prozeß, völlig unterschiedlich von der Eizelle, der Morula, dem Föten, dem sich entwickelnden Kind, dem Erwachsenen, dem Greis oder dem sterbenden Menschen.

27. Diese elementare Lebenskraft, dieses Etwas, das den ganzen Körper und die individuelle Zelle aktiviert, unterscheidet den Leichnam vom lebenden, sich ändernden, funktionierenden Körper; wir nennen diese Kraft *Dynamis*.

28. Diese Dynamis oder ihr Analogon zeigt sich bei den niederen Lebewesen, den Vögeln, den Fischen und im Pflanzenreich. Einige glauben, daß etwas Analoges auch im Mineralreich existiert.

29. Wir müssen in der Heilkunst mit diesen Energien ebenso umgehen wie mit materiellen Dingen; mit Verhaltensweisen ebenso wie mit pathologischen Veränderungen; mit Zeichen und Symptomen ebenso wie mit deren Ursachen.

Lektion 3

Das Krankheitsverständnis in der Homöopathie

1. Diese Lektion stellt die Beziehung zwischen Patient und Krankheit dar und setzt sich mit den tieferen, subtileren und weniger offensichtlichen Ursachen von akuten und chronischen Erkrankungen auseinander, mit denen man es so häufig zu tun hat und die andererseits so selten verstanden werden. Dies sind Probleme, mit denen sich Ärzte seit Hippokrates, Paracelsus und Galen beschäftigten. Aber in einem derartigen Kurs verdienen solch wichtige Überlegungen die größte Aufmerksamkeit des Lesers, damit er die Tiefe der Wirkung und die speziellen Anwendungen der Heilmittel besser verstehen kann, die in den folgenden Lektionen behandelt werden.

2. In der ersten Lektion wurde der homöopathische Krankheitsbegriff dargestellt. Dieser mag manchem neu und revolutionär erschienen sein und völlig verschieden von zur Zeit vorherrschenden Meinungen. Trotzdem wurde dargelegt, daß keine wirkliche Diskrepanz zwischen der heutigen Wissenschaft und dem homöopathischen Konzept besteht. Die homöopathischen Vorstellungen gehen weiter und sind der Heilkunst angemessener.

3. Wir müssen uns nun Gedanken über den Unterschied zwischen akuten und chronischen Krankheiten machen; über die Ursachen der Empfänglichkeit für Krankheiten, der Ursachen der Dyskrasie und des Wiederauftretens akuter Krankheitsprozesse. Dies ist nötig, um die Natur des zu behandelnden Falles zu bestimmen und um das Heilmittel auszuwählen.

4. Die homöopathische Lehre ist in Hahnemanns Organon der Heilkunst dargelegt, einem Werk voller Weisheit und Logik, das er erst, nachdem er seine Prinzipien und Methoden in einem Zeitraum von 20 Jahren erprobt hatte, niederschrieb. Obwohl die erste Ausgabe 1810 veröffentlicht wurde, werden erst jetzt viele seiner Lehren, im Prinzip wenigstens, angenommen.

5. „Der Arzt soll klar erkennen, was in jedem einzelnen Krankheitsfall zu heilen ist; wissen, was an jeder Arznei das Heilende ist; und aus klaren Gründen verstehen das Heilende der Arzneien dem, was er als zweifelsfrei krank erkannt hat, anzupassen ... und die Hindernisse für eine Heilung in jedem Krankheitsfall kennen und sie hinwegzuräumen wissen, damit die Gesundheit von Dauer ist; nur dann versteht er zweckmäßig und gründlich zu behandeln und ist ein echter Heilkünstler" (Hahnemann: Organon, § 3).

6. Ganz gleich, ob der Leser die Lehren, die im Organon enthalten sind, annehmen kann oder nicht, enthält es doch die Grundlagen, ohne die eine erfolgreiche homöopathische Verschreibung nicht möglich ist.

7. Um es zu verstehen, was an jedem Krankheitsfall zu heilen ist, muß man die zugrundeliegenden Faktoren der chronischen Erkrankungen kennen, deren Qualität, deren Verlauf und Art der Manifestation und die Rolle, die sie bei der Verursachung vieler akuter Krankheitsmanifestationen spielen.

8. Um klar zu verstehen, was an jedem Mittel das Heilende ist, muß man Kenntnisse der homöopathischen Materia Medica besitzen und das Wesen und die therapeutische Wirkung der Heilmittel kennen.

9. Um zu verstehen, wie man diese Arzneien dem Krankheitszustand des Patienten anpaßt, muß man wissen, wie man den Patienten befragt, wie man Symptome herausarbeitet, wie man die verschiedenen Veränderungen, die der

Einnahme der Arznei folgen, interpretiert; auch muß man die Dosierungen, die Repetition und die Reihenfolgen der Mittel kennen.

10. Das Wissen über die Arzneiwirkungen ist in den Lektionen der Materia Medica dargestellt, die den größten Teil des Kurses ausmachen.

11. Einer der wesentlichen Gründe, warum die Homöopathie keine größere Verbreitung fand, ist der, daß viele versuchten, sie anzuwenden ohne diese Grundsätze zu beachten. Viele gewissenhafte Ärzte versuchten, Arzneimittel, die gemäß den homöopathischen Regeln zubereitet wurden, anzuwenden, nur um sie als wertlos beiseite zu legen, weil sie die Wichtigkeit der homöopathischen Grundregeln nicht richtig einschätzten.

12. Krankheiten können in zwei Klassen, akute und chronische, eingeteilt werden. Die akuten Erkrankungen nehmen einen bestimmten Verlauf und können ohne heilende Maßnahmen wieder verschwinden, falls der Patient genügend Vitalität und Widerstandskraft besitzt. Chronische Erkrankungen begrenzen sich nicht selbst, sondern bestehen bis zum Tod, wenn sie nicht erfolgreich nach dem Ähnlichkeitsgesetz behandelt werden. Jede Arznei, die bei einer chronischen Erkrankung heilt, wirkt homöopathisch.

13. Hahnemann praktizierte mehrere Jahre, bis er den Unterschied von akuten und chronischen Erkrankungen völlig begriff. Mit seinem Scharfsinn stellte er jedoch fest, daß er in der Lage war, Krankheiten wie gewöhnliche Erkältungen, Krupp, Keuchhusten, Pleuritis, Pneumonie, Dysenterie und Scharlach erfolgreich zu bekämpfen; bei vielen Patienten aber beobachtete er Rückfälle von Symptomengruppen, die durch die Behandlung verschwunden waren, nur um in derselben oder veränderter Form wieder zu erscheinen, und daß die Gesundheit des Patienten auf Dauer nicht gebessert wurde. Daraus zog er den Schluß, daß es noch unberücksichtigte, grundlegende Faktoren geben muß, die für die chronische Erkrankung im Allgemeinen, wie auch für diese scheinbar akuten Manifestationen verantwortlich sind, und daß diese nur Ausbrüche einiger latenter chronischer Miasmen sind.

14. Er durchforschte sorgfältig die Krankheitsgeschichten und die Erfahrungsberichte anderer, auf der Suche nach gemeinsamen Dyskrasien, die mehr oder weniger universell sind.

15. In dieser Zeit war ein ziemlich großes Wissen über die venerischen Krankheiten, Syphilis und Gonorrhoe vorhanden. Beiden schrieb Hahnemann, wie wir heute auch, viele chronische Folgeerkrankungen zu. Das Miasma, das den syphilitischen Manifestationen zugrunde liegt, nannte er „Syphilis", dasjenige, das gonorrhoeische Folgekrankheiten erzeugt, „Sykosis"; und die Ursache, die die chronischen Krankheiten nicht venerischen Ursprungs bedingt (außer Krankheiten, die durch Medikamente oder Gifte ausgelöst werden) bezeichnete er als „Psora". (Anmerkung: Siehe: Hahnemann, „Die chronischen Krankheiten", Band 1.)

16. Wir unternehmen hier nicht den Versuch, Hahnemanns Konzept der Krankheitsverursachung mit den in der modernen Medizin gebräuchlichen Ausdrücken zu erklären. Die heute verwendete Sprache mag in hundert Jahren seltsam klingen. Trotzdem ist Hahnemanns Lehre von den Miasmen durch die heutige Wissenschaft grundsätzlich bestätigt.

17. Ob wir nun die Ausdrücke „Miasma", „Psora" oder „Sykosis" gebrauchen und Hahnemanns Ausführungen über sie annehmen oder ablehnen, es bleibt doch die Tatsache bestehen, daß die Zustände, die er ihnen zuschreibt, wirklich existieren. Keine andere Theorie verhilft zu einem solch klaren Verständnis der zugrunde liegenden Faktoren von chronischen Zuständen.

18. Chronische Fälle zeigen, wie wir wissen, viele und verschiedene Manifestationen. Manchmal klagt ein Patient, trotz anscheinend guter Gesundheit, daß er „blaß" sei und ihm der „Schwung" fehle, ohne daß ein pathologischer Zustand und pathognomonische Zeichen oder Symptome zu finden oder zu entdecken wären. In diesem Fall ist das Miasma latent oder ruhend, der Patient ist aber trotzdem chronisch krank.

19. Dies sind Menschen mit geringerer Vitalität, verminderter Widerstandskraft, größerer Krankheitsempfänglichkeit, blasser Hautfarbe, die weder krank noch gesund sind; die nahezu ständig mit der einen oder anderen flüchtigen Beschwerde behaftet sind. Dem wird nur wenig Aufmerksamkeit geschenkt. Doch jeder von ihnen wird Symptome bieten, die richtig interpretiert, zu einer individuellen Wahl eines Arzneimittels führen, das auf die Totalität der Symptome und auf die Ursache der Chronizität paßt.

20. Andere chronisch Leidende sind definitiv krank. Ihre Syndrome zeigen definierte, diagnostizierbare Krankheiten an. Die körperliche Untersuchung und Laborteste bestätigen diese. Sie haben Arthritis, Nephritis, Diabetes, Asthma, Gallensteine, Magengeschwüre, Neurasthenie und dergleichen mehr. Das sind die chronisch Kranken vom aktiven Typ.

21. Wie oft haben Sie es schon mit einem Fall zu tun gehabt, bei dem die Krankheitsursache völlig im Dunkeln lag – ein Fall, der jedem Versuch ihn zu analysieren und eine Diagnose zu erheben widerstand? Und wie oft haben Sie schon ausgerufen, „könnte ich doch dies alles verstehen!" Vielleicht wird diese Lektion der Beginn zur Erfüllung Ihres Wunsches sein.

22. Alle Krankheiten werden naturgemäß in zwei Klassen eingeteilt:
1. Akute
2. Chronische

Einführung

Lektion 3

Ebenso werden die homöopathischen Arzneien nach ihrer Verwendung klassifiziert.

23. Akute Arzneimittel wirken oberflächlicher und kürzer.

24. Chronische Mittel wirken tief und werden hauptsächlich bei chronischen Erkrankungen angewendet, obwohl sie auch gelegentlich wunderbar bei akuten Erkrankungen wirken können.

25. Die chronischen oder tiefer wirkenden Mittel können in drei Gruppen eingeteilt werden:
 1. Antisyphilitica
 2. Antisycotica
 3. Antipsorica

Diese Einteilung erfolgte, weil solche Arzneien in der Lage sind, bei gesunden Personen miasmatische Symptome zu erzeugen und ebenso bei Kranken diese Symptome zu heilen.

26. Unterdrückung einer Krankheit ist keine Heilung, vielmehr ein Verbrechen. Der gesunde Organismus hat das Bestreben, Krankheitsprodukte von innen nach außen zu befördern. Eine ähnliche Tendenz besteht auch bei Krankheiten. Die Unterdrückung natürlicher Exkretionen wie Schweiß, Urin oder der Menses erzeugt ernste systemische Störungen. Hautausschläge sind gewöhnlich Folge der Bestrebung der Natur, Toxine und andere lokale Störfaktoren auszuscheiden. Die schrecklichen Folgen einer Unterdrückung des Ausschlags bei Masern oder Scharlach sind allgemein bekannt; ebenso daß die Unterdrückung von Ekzemen durch lokale Applikationen Kolitis, Asthma und Bronchitis erzeugen kann. Wird Syphilis unterdrückt, ist dies der Anlaß für eine Unzahl von chronischen Manifestationen. Dasselbe gilt für die Gonorrhoe.

27. Der Unterdrückung der obenstehenden oder ähnlicher Krankheiten folgt eine Änderung der Widerstandskraft und der Krankheitsempfänglichkeit dieses Menschen, und neue Zeichen der gestörten Lebenskraft entstehen, die sich von den ursprünglichen Beschwerden unterscheiden und deshalb fälschlicherweise für neue gehalten werden.

28. Symptome, die sich durch eine Unterdrückung entwickeln, werden von einem Unerfahrenen nicht leicht erkannt werden können, besonders, wenn sie erst nach Monaten oder Jahren auftreten, wie dies häufig bei venerischen und auch anderen Krankheiten geschieht. Daß dies wirklich Folgen einer Unterdrückung sind, kann durch die Gabe einer homöopathischen Arznei demonstriert werden, die auf die Totalität der Symptome hin, gemäß dem Ähnlichkeitsgesetz, ausgewählt wurde. Das richtige Mittel wird die ursprünglichen Krankheitsmanifestationen wieder hervorbringen.

29. Beispiele: Thuja occidentalis hat oft Rheumatismus geheilt, der auf eine unterdrückte Gonorrhoe folgte, und brachte den Ausfluß aus der Urethra wieder in Gang. Sulfur hat häufig einen unterdrückten Hautausschlag wieder hervorgerufen und dadurch innere Störungen wie Bronchitis, Asthma und Diarrhoe beseitigt. Chronische Kopfschmerzen folgen oft der Anwendung lokaler Adstringentien gegen stinkenden Fußschweiß. Silicea heilt die Kopfschmerzen und stellt den Fußschweiß wieder her.

30. Die Überlegungen dieser Lektion sollten nachdrücklich darauf hinweisen, daß es notwendig ist, bei einer Verschreibung auf die Totalität der Symptome und die wichtigen Symptome, die durch ein Miasma bedingt sind, gebührend zu achten.

31. Es gibt noch eine andere Art von Krankheitszuständen, sowohl akute wie auch chronische – solche, die durch Medikamente und Impfungen erzeugt werden. Unangemessene Arzneien oder Drogen, besonders wenn sie in wägbaren Dosen eingenommen werden (ganz gleich ob sie vom Arzt verordnet werden, vom Patienten eigenmächtig, oder zufällig eingenommen werden), vergiften den Organismus, auch dann, wenn sie die Veränderungen bewirken, für die sie vorgesehen waren. Eine künstliche Krankheit wird erzeugt, die es erschwert, ein geeignetes homöopathisches Mittel zu finden. Zum Beispiel: Kann man von einem Patienten ein wahres Bild der Symptome einer Krankheit erwarten, wenn er lange Zeit Bromide, Schmerzmittel, Morphin, Chinin, Sulfur, Aspirin, Bromwasser und ähnliches eingenommen hat? Deshalb ist es häufig nötig, zwischen solchen Phänomenen, die Folge einer Droge sind und jenen, die durch die Krankheit selbst bedingt sind, zu unterscheiden. Der wahllose Gebrauch von Schlaf- und Schmerzmitteln, Arzneien für Kopfschmerzen, Rheumakuren, Blutreiniger, Abführmittel und die vielen selbstverordneten Medikamente und Geheimmittel, müssen vom verschreibenden Arzt beachtet und vom Patienten abgesetzt werden, um die Wahl eines Simillimums zu erleichtern oder zu ermöglichen.

32. Diese Lektion war eine Vorbereitung für Lektion 4, die die Fallaufnahme, die Auswertung der Zeichen und Symptome und die Beziehung der Pathologie und diagnostischen Maßnahmen zur homöopathischen Verschreibung behandelt. Wie Sie beim Studium der bisherigen Lektionen bemerkt haben werden, sind viele Voraussetzungen für eine korrekte homöopathische Verschreibung erforderlich. Die Absicht dieses Lehrbuches ist es, Ihnen die nötigen Grundlagen zu vermitteln und Sie zur Genauigkeit bei der Arzneimittelwahl und schließlich zu größerem Erfolg in Ihrer ärztlichen Praxis zu führen.

Lektion 4

Symptome

1. Für den Homöopathen ist Krankheit eine Disharmonie, die aus einer Störung der Dynamis oder Lebenskraft entspringt, welche die normalen, physiologischen Funktionen aufrechterhält. Krankheit ist ein Zustand und keine Entität, und sie manifestiert sich durch eine abnormale Physiologie, das heißt in Symptomen. Die Erzeugung der Symptome steht immer im Einklang mit den physikalischen Gesetzen, und jedes Zeichen und Symptom drückt eine innere Abweichung von der normalen Physiologie aus. Sie sind natürliche Warnzeichen einer inneren Unordnung, und sollten in der gleichen Weise wie normale physiologische Prozesse studiert, klassifiziert und interpretiert werden. Ganz gleich ob der Grund ein chronisches Miasma, eine Infektion durch ein spezifisches Bakterium, ein Trauma oder ein anderer krankheitserzeugender Einfluß ist, bilden sie die Sprache, die der geübte homöopathische Beobachter lesen und als Indikationen für homöopathische Arzneimittel deuten kann. Er stellt seine Diagnose in der üblichen Weise, aber räumt ihr den gebührenden Platz bei der Auswahl des Mittels ein.

2. Obwohl er sich über die Art der Krankheit im klaren ist, und sich mit den pathognomonischen Zeichen und Symptomen befaßt und sie kennt, zieht der homöopathische Arzt die Symptome, die aus den Besonderheiten des Patienten entstehen, mit in seine Überlegungen ein. Keine zwei Menschen gleichen sich exakt, psychisch wie körperlich, in Benehmen, Disposition, Sprache, Handeln oder in ihrer Konstitution. Jeder erkrankt auf seine eigene Weise.

3. Anstatt sein Studium auf die allgemeinen Phänomene, die einer Krankheit den Namen geben, zu begrenzen, und nach einer Arznei zu suchen, die in ähnlichen Fällen (wie Chinin bei Malaria, Salvarsan oder Kaliumjodid bei Syphilis, oder Salicylate bei Arthritis), gut wirkten, individualisiert der homöopathische Arzt jeden Fall. Das heißt, er beachtet die Worte von Pottenger, der schrieb: „wir wollen daran denken, daß wir einen Patienten vor uns haben, der eine Krankheit hat, ebenso wie eine Krankheit, die ein Patient hat." Er nimmt Kenntnis von jedem Zeichen und Symptom, ob psychisch, physisch, toxisch oder pathologisch, und gelangt so zu einer umfassenden Gesamtheit der Symptome als Basis für die Wahl des Arzneimittels, das sowohl auf den Patienten wie auch auf die Krankheit paßt.

4. Wie in Lektion 1 ausgeführt wurde, resultieren Zeichen und Symptome aus der gestörten Dynamis, auch ohne daß sich, oder bevor sich pathologische Gewebsveränderungen bilden konnten.

5. Nicht alle Symptome oder Zustände sind gleich wichtig bei der homöopathischen Arzneimittelwahl. Die Wahl kann nicht auf mechanische Weise oder durch reines Vergleichen der Symptome getroffen werden. Die Mehrzahl der Fälle zeigt in der Tat Symptome, die irrelevant oder ohne speziellen Wert zur Auffindung des Similimums sind, das nur durch solche Symptome sicher bestimmt werden kann, die man „Charakteristika" nennt.

6. Die Klassifikation und Bewertung der Symptome ist ein äußerst wichtiger Teil unseres Studiums. Alle Symptome können in zwei Klassen, (a) *„Allgemeine"* oder (b) *„Lokale"* Symptome aufgeteilt werden. Ein *Allgemeinsymptom* betrifft den Patienten als Ganzen, ein *Lokalsymptom* einen einzelnen Körperteil oder ein Organ. Allgemein- und Lokalsymptome werden wiederum in (1) *„Charakteristische"* oder (2) *„Gewöhnliche"* Symptome unterteilt.

(1) Ein *charakteristisches* Symptom ist eigentümlich, ungewöhnlich und deshalb kennzeichnend; es wird nur bei

Lektion 4 — Einführung

wenigen Patienten und nur wenigen Arzneimittelprüfungen gefunden. Mit anderen Worten, die charakteristischen Symptome sind Ausdruck der Individualität des Falles und deshalb höchst wichtige Führer bei der Arzneimittelwahl.

(2) Ein **gewöhnliches** Symptom tritt bei vielen Patienten und vielen Krankheiten auf und wird in den Prüfungen vieler Mittel hervorgerufen.

Allen Arten von Symptomen wird je nach ihrem relativen Wert bei der Arzneimittelwahl ein gewisser Grad zugeteilt. Diese werden durch verschiedene Schrifttypen gekennzeichnet.

7. Ein Symptom kann charakteristischer für ein Mittel oder eine Gruppe von Mitteln sein als für andere. Obwohl es viele Abstufungen für den Wert beim Vergleich geben mag, genügen doch in der Praxis drei Grade, die in den folgenden Lektionen dargestellt und durch drei Arten von Schrifttypen gekennzeichnet werden. **Fett gedruckt** für den höchsten Grad; *Kursivdruck* für den zweiten und normale Schrift für den ersten.

8. Die obenstehende Klassifikation kann durch eine graphische Darstellung erläutert werden.

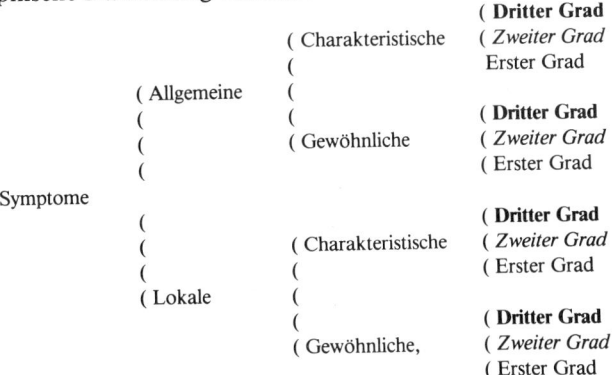

9. Charakteristische Symptome sind eigentümlich, ungewöhnlich, kennzeichnend, treten nur bei wenigen Patienten auf, und werden bei den Prüfungen von wenigen Mitteln hervorgerufen. Diese Charakteristika sind die Führer bei der Differenzierung der Arzneimittel. Zum Beispiel: Blutiger Schleim und schmerzhafte Tenesmen sind gewöhnliche Symptome bei Dysenterie. Wenn wir jedoch zusätzlich das besonders charakteristische Symptom „Jeder Schluck kalten Wassers verursacht Frost und wird von dringlichem Stuhlgang gefolgt" finden, ist in diesem individuellen Fall Capsicum das indizierte Mittel. Ein weiteres Beispiel: Wenn ein Patient mit Dysenterie „um 5 Uhr morgens aus dem Bett getrieben wird und dem Stuhlgang rektale Völle, Schwere und eine Kolik vorausgeht, und bei jedem Versuch Winde zu lassen etwas Stuhl mitgeht", dann ist Aloe das indizierte Mittel.

10. Gewöhnliche Symptome werden bei vielen Patienten und bei vielen Krankheiten gefunden, und treten bei den Prüfungen vieler Arzneimittel auf. Zum Beispiel: Schmerzen, Fieber, Fröste, Schweiß, Husten, Flatulenz, Lahmheit, Kongestion, Schwellungen und viele andere Beschwerden.

11. Spastisches Asthma wird in nahezu allen Fällen durch Liegen verschlimmert. Wenn es jedoch durch „Liegen erleichtert wird", haben wir ein ungewöhnliches, besonderes Symptom, hochcharakteristisch für Psorinum. Wenn der Asthmatiker „nur Erleichterung in der Knie-Brust Position findet", ist es ungewöhnlich und besonders, und wir haben ein stark charakteristisches Symptom für Medorrhinum.

12. Die gewöhnlichen Symptome bei Masern sind trockener Husten, Schnupfen, empfindliche Augen, Fieber und Hautausschlag. Diese Symptome, die gewöhnlich bei allen Fällen von Masern zutreffen, sind von geringem Wert für die Wahl eines Mittels im individuellen Fall. Aber wenn der Patient die Kombination von charakteristischen Symptomen „heftige, pochende Kopfschmerzen, große Empfindlichkeit auf Licht, Lärm und Erschütterung" zeigt, dann ist Belladonna klar indiziert, weil diese Symptome für dieses Mittel charakteristisch sind. Wenn bei einem Fall die Masern zurückschlagen oder sich langsam entwickeln, kann Bryonia indiziert sein, wenn zusätzlich das charakteristische Symptom dieses Mittels „schlimmer durch die geringste Bewegung" auftritt.

13. Andere homöopathische Arzneien können durch ihre charakteristischen Symptome angezeigt sein, die in individuellen Fällen von Masern auftreten.

14. Fieber, Frost und Abmagerung sind gewöhnlich Allgemeinsymptome. „Verschlimmerung durch Musik" oder „während eines Gewitters"; „Besserung im nassen Wetter", „klebrige Absonderungen der Schleimhäute" sind Beispiele für charakteristische Allgemeinsymptome, weil sie seltsam und ungewöhnlich sind und zu einer kleinen Gruppe von Mitteln führen.

15. Alle Empfindungen oder Symptome, die der Patient von sich selber aussagt, oder diese in der ersten Person berichtet, sind Allgemeinsymptome, wie „Ich bin schwach", „Ich bin durstig", „Ich bin schläfrig".

16. Geistige Symptome gehören zu den allgemeinen, weil sie das Innere und die Individualität des Patienten reflektieren. Hahnemann stellt in seinen ersten Schriften die Wichtigkeit der geistigen Symptome heraus und besteht darauf, daß sie den Vorrang vor allen anderen Symptomen bei der Arzneimittelwahl haben.

17. Geistige Symptome können sowohl charakteristisch als auch gewöhnlich sein. Reizbarkeit, Traurigkeit und Furcht treten bei vielen Krankheiten, vielen Patienten und auch bei vielen Heilmitteln auf. Aber „Abneigung gegen Gesellschaft" (Natrium muraticum, Nux vomica und Anacardium), „Verlust der Empfindungen für Frau und Kinder" (Sepia); „Ruhelosigkeit nur während der Arbeit" (Graphit); „Weinen beim Erzählen der Symptome" (Pulsatilla) sind typische Beispiele für geistige Charakteristika.

18. Die Erfahrung hat gezeigt, daß emotionelle Symptome oder solche, die den Willen betreffen, in der Arzneimittelwahl wertvoller sind als rein intellektuelle. Wie z.B. „Lebensüberdruß" und „Impuls, Selbstmord zu begehen" (Aurum); „Angst vor Hunden" (Belladonna); „unstillbares Verlangen zu reisen" (Calcium phosphoricum) und „Eigensinnigkeit"(Calcarea carbonicum) sind Symptome mit emotionalem Charakter und in der Arzneimittelwahl bedeutsamer als z.B. „Fehler beim Sprechen" (Lycopodium und Natrium muraticum); „Unfähigkeit Namen wiederzugeben" (Lycopodium und Sulfur); „Vergißt, was er gerade gelesen hat" (Lachesis); „Vergißt, was er gerade sagen wollte" (Baryta carb.). Wahnvorstellungen, Halluzinationen, Illusionen, Delirium und Amnesie sind intellektuelle Symptome.

19. Dasselbe charakteristische Symptom, das in verschiedenen Körperteilen und bei verschiedenen Beschwerden auftritt, wird als allgemein bezeichnet. Beispiel: „Stechende Schmerzen" (Bryonia, Spigelia); „Brennende Schmerzen" (Arsenicum alb., Carbo veg., Sulfur); „Steifheit gelindert durch fortgesetzte Bewegung" (Rhus tox.); „Kälte der befallenen Teile" (Ledum, Rhus tox.); „Schweiß an unbedeckten Stellen" (Ledum, Rhus tox.); „Schweiß nur an unbedeckten Stellen" (Thuja).

20. Alternationen bestimmter Krankheiten gehören zu den Allgemeinsymptomen. Beispiel: „Kopfschmerzen im Winter, Diarrhoe im Sommer" (Aloe); „Abwechselnd Weinen und Lachen" (Ignatia); „Abwechselnd Verstopfung und Diarrhoe" (Sulfur, Aluminium, Nux vomica).

21. Die Tendenz, daß Beschwerden nur auf einer Seite erscheinen, ist ein Allgemeinsymptom, wie zum Beispiel rechtsseitige Beschwerden (Belladonna, Lycopodium, Apis); linksseitige Beschwerden (Lachesis, Mercurius bijodatus, Phosphor).

22. Periodizität gehört zur Klasse der Allgemeinsymptome, wie „Kopfschmerzen alle sieben Tage wiederkehrend" (Sulfur); „an jedem zweiten Tag" (Natrium mur., Chininum sulf.); „Beschwerden erscheinen jedes Jahr am selben Tag" (Vipera); „jeden Tag zur selben Stunde tritt eine Neuralgie auf" (Cedron, Kalium bichromicum).

23. Modalitäten (Umstände und Einflüsse, die verschlimmern oder bessern) können entweder zu den allgemeinen oder zu den lokalen Symptomen gerechnet werden, je nachdem ob sie den Patienten als ganzen, oder nur einen bestimmten Körperteil betreffen. Beispiele dafür sind: Kälte, Hitze, Einflüsse des Wetters, Bewegung, Ruhe, Körperlage, Druck, Berührung, Essen, Trinken, gewisse Speisen, usw.

24. Lokalsymptome benötigen wenig Kommentar. Kopfschmerzen, Niesen, belegte Zunge, injizierte Konjunktiven, Photophobie und Schwellung eines Gelenkes sind Beispiele für gewöhnliche Lokalsymptome; während die „Empfindung einer Kälte im Larynx" (Cistus can., Brom); „Tage vor einem epileptischen Anfall dilatierte Pupillen" (Argentum nit.); „Empfindung wie wenn ein Band um den Kopf wäre" (Carboli acidum, Carbo veg., Gelsemium, Sulfur); charakteristische Lokalsymptome von höchstem Rang sind.

25. Ein gewöhnliches Symptom kann hoch charakteristisch werden, wenn es ständig mit einem anderen assoziiert ist, oder in einer Gruppe von Symptomen, oder in ungewöhnlichen Kombinationen auftritt, wie, z.B. „Durstlosigkeit bei Fieber" (Apis, Pulsatilla); „Kälte mit Taubheit an den Fersen" (Sepia); „Abmagerung der oberen Körperteile, während die unteren gut genährt sind" (Lycopodium); „Diarrhoe mit überwältigender Schläfrigkeit" (Nux mosch.); „reichlicher Schweiß mit großen Mengen von Urinabgang" (Aceticum acid.). Diese nennt man „Begleitsymptome" und sie sind von großem Nutzen bei der Bestimmung des Heilmittels.

26. Ein überzeugendes Beispiel der Beziehungen von Symptomen zueinander findet man z.B. in der Gruppe „frontale Kopfschmerzen, Übelkeit, Erbrechen und hohes Fieber". Einzeln sind diese Symptome völlig alltäglich und gewöhnlich, aber im Zusammenhang bilden sie ein Syndrom, das hoch charakteristisch ist und auf nur ein Heilmittel weist: Veratrum viride.

27. Ein gewöhnliches Symptom kann als charakteristisch eingestuft werden aufgrund seiner Intensität. So sind brennende Schmerzen bei vielen Krankheiten und Mitteln üblich, treten aber in Fällen, die Arsenicum alb., Carbo veg. und Sulfur benötigen, öfters und heftiger auf. Daß Bewegung entzündete und schmerzende Körperteile aggraviert, ist zu erwarten; aber wenn sie in einem solchen Maß verschlimmert, daß die geringste Bewegung mit den Füßen oder Händen eine entfernte Beschwerde wie Kopfschmerzen intensiviert, wird dies hoch charakteristisch und indiziert nur ein Mittel: Bryonia.

28. Die meisten Kranken, besonders aber die nervösen, ertragen Lärm nicht. Deshalb ist Verschlimmerung durch Lärm eine vergleichsweise wenig wertvolle Indikation. Aber wenn Lärm Schwindel verursacht (ungewöhnlich und eigentümlich), dann ist Theridion das einzig bekannte Mittel dafür; wenn Lärm wie eine Erschütterung in einem bestimmten Körperteil gespürt wird, wie zum Beispiel in den Zähnen, so ist dies eine charakteristische Indikation für Calcarea carb.

29. Träume bedeuten nicht viel, wenn sie nicht eine merkwürdige Form annehmen, oder der Inhalt selbst eigentümlich ist. So träumen Patienten, die Calcarea sil. benötigen, ständig von toten Verwandten; derjenige, dem Rhus tox. hilft, träumt von harter Arbeit oder von einer schweren Anstrengung; bei Hepar sulf. vom Feuer; bei Digitalis, Sulfur und Thuja von einem Fall aus der Höhe.

30. Die Klassifikation der Symptome kann durch das folgende Diagramm weiter erläutert werden:

Einführung — Lektion 4

Allgem.-Symptome
- Charakteristische
  - A. Geistige
    - 1. Emotionale den Willen betreffend
      - 1. Furcht
      - 2. Ärger usw.
      - 3. Sex
      - 4. Verlangen u. Abneigung in Beziehung zur Nahrung etc.
    - 2. Intellektuelle
      - 1. Gedächtnis
      - 2. Denken
      - 3. Verstand
      - 4. Einbildungen
      - 5. Halluzinationen
      - 6. Träume
  - B. Körperliche
    - 1. Empfindungen
    - 2. Schmerzen
    - 3. Besondere Pathologie od. Gewebsveränderungen
    - 4. Gang, Gebärden, Absonderungen, Schweiß, usw.
    - 5. Modalitäten
- Gewöhnliche
  - A. Geistige
    - 1. Emotionale
    - 2. Intellektuelle
  - B. Körperliche
    - 1. Empfindungen
    - 2. Schmerzen
    - 3. Pathologie
    - 4. Absonderungen usw.
    - 5. Modalitäten

Lektion 4 — Einführung

```
                (              ( 1. Empfin-
                (              (    dungen
                (              ( 2. Schmerzen
                ( Charakteri-  ( 3. Pathologie
                (   stische    ( 4. Absonde-
                (              (    rungen
                (              ( 5. Modalitä-
Lokal-          (              (    ten
Symptome (                     ( 1. Empfin-
                (              (    dungen
                               ( 2. Schmerzen
                ( Gewöhnliche  ( 3. Pathololgie
                               ( 4. Absonde-
                               (    rungen
                               ( 5. Modalitä-
                               (    ten
```

31. Von all den Symptomen werden dann bestimmte herausragende Charakteristika als Führer für die Wahl des Arzneimittels genommen, das dann homöopathisch zur Krankheit und zum Patienten ist.

32. Da wir nun gelernt haben, auf Zeichen und Symptome zu achten, sie zu klassifizieren und ihnen den zustehenden Platz und Bewertung im Symptomenbild zuzuweisen, können wir uns nun der Fallaufnahme, unserem nächsten Thema, zuwenden.

Lektion 5

Teil a

1. Der homöopathische Arzt besitzt zusätzlich zu einem allgemeinen medizinischen Wissen noch Kenntnisse in der homöopathischen Heilkunst; aber eine homöopathische Verordnung kann nicht nach den allgemeinen Regeln der Fallaufnahme in der üblichen Praxis getroffen werden.

2. Die Indikationen, die zum Similimum führen, werden selten unter den pathognomischen Symptomen gefunden. Führende oder charakteristische Symptome können so während der gewöhnlichen Anamnese und Untersuchung bereits herausgearbeitet werden, wenn man diese wichtige Tatsache im Gedächtnis behält. Deswegen ist es wünschenswert, daß das Symptomenbild des Patienten vor der körperlichen Untersuchung und vor dem Versuch einer Diagnosestellung herausgearbeitet, aufgezeichnet und klassifiziert wird. Dies wird nicht nur die natürlich vorhandene Tendenz, der Pathologie und den Endzuständen von Krankheiten zu viel Gewicht beizulegen, vermeiden helfen, sondern auch wesentlich zur Diagnosestellung beitragen.

3. Bei akuten Fällen oder Bagatell-Erkrankungen, wie z.B. Schnupfen oder Erkältung, werden, nachdem die Natur der Erkrankung geklärt und man sich versichert hat, daß dieses akute Geschehen nicht von einer chronischen Erkrankung herrührt, einige gut gewählte Fragen genügen, um das zweckmäßige Heilmittel aufzufinden.

4. Von der Geschicklichkeit und Sorgfalt des Klinikers hängt besonders in komplizierten und chronischen Fällen viel ab.

5. Ein bekannter Homöopath sagte einmal: „Ein gut aufgenommener Fall ist halb kuriert." Ohne charakteristische

Symptome ist auch ein mehrseitiger Krankenbericht wertlos, sogar für einen Meister der homöopathischen Verordnung.

6. Die Erfahrung hat gezeigt, daß es am besten ist, den Patienten seine Geschichte mit eigenen Worten berichten zu lassen. Ohne Suggestion oder Unterbrechungen, außer um ihn beim Thema zu halten. Direkte Fragen oder solche, die mit „Ja" oder „Nein" beantwortet werden können, sollten nicht gestellt werden. Ein Rechtsanwalt bringt einen Zeugen im Kreuzverhör auf diese Art dazu, falsche Aussagen zu machen. Das gilt auch für einen Arzt, der so seine Patienten befragt.

7. Im Falle eines Kindes oder eines Bewußtlosen beschreiben uns die Angehörigen oder die Umstehenden das Geschehen oder jedes Symptom, das sie beobachtet haben. Eine scharfe Beobachtungsgabe ist nötig. Jedes kleinste Detail im Verhalten des Patienten, wie er geht, die Farbe seiner Augen, der Haut und des Haares, der Ausdruck des Gesichtes, der Tonfall seiner Stimme und die Art seiner Ausdrucksweise, Gebrechen, Hautausschläge, Warzen, die Beschaffenheit der Fingernägel, Zahnfehler, Schwellungen, der Charakter von Stuhl, Leukorrhoe und Schweiß kann uns charakteristische Symptome des individuellen Heilmittels liefern. Schreiben Sie jedes Symptom in eine eigene Zeile und lassen Sie Zwischenräume für evtl. Ergänzungen.

8. Ohne weitere Fragen gibt der Patient selten ein vollständiges Bild seiner Symptome. Tatsächlich werden wichtige entscheidende Symptome eines Falles oft vergessen oder nicht erwähnt, weil sie albern, trivial oder widersinnig erscheinen. Wenn die Erzählung beendet ist, gehen Sie nochmals jede Aussage durch, vervollständigen oder korrigieren sie diese, bis Sie Gewißheit haben, daß Ihr Bericht so komplett wie möglich ist.

9. Fragen Sie auch nach den Essens-, Trink- und Schlafgewohnheiten, der Lage im Schlaf, nach Arzneien, die vorher genommen worden waren, nach Krankheiten, die früher im Leben des Patienten auftraten, und so erhalten Sie eine chronologische Abfolge sowohl der alten Beschwerden als auch der gegenwärtigen Erkrankung. Ihre besondere Aufmerksamkeit sollten Sie auf den Geisteszustand, die Sexualfunktionen, die Folgen von Kummer, Schreck, Traumata, unerwiderter Liebe, ehelicher Untreue, Furcht oder Beleidigung lenken. Es ist unbedingt nötig, sich Informationen zu verschaffen bezüglich des genauen Charakters und der Lokalisation von Schmerzen und Empfindungen und der Umstände, die sie bessern oder verschlechtern.

10. Ein Teil oder alle Symptome können durch solche Mittel wie z.B. Morphin, Calomel, Abführmittel, Chinin, Kampher, Aspirin, Veronal, den Mißbrauch von Schnupftabak, Tee oder Kaffee verursacht sein. Diese sollten abgesetzt, und wenn dann ihre Auswirkungen immer noch vorhanden sind, antidotiert werden, erst dann kann ein wahres Bild der natürlichen Krankheit erhalten werden. Ein Fall, der durch Arzneisymptome kompliziert wird, ist natürlich schlechter zu kurieren.

11. Es muß nicht unbedingt betont werden, daß eine Arznei keine mechanischen Fehler korrigieren kann. Deswegen sollte der Arzt nach beseitigbaren Ursachen suchen, wie z.B. chronische Appendizitis, Foci, Hernien, Hämorrhoiden, Fehlstellungen der Nasenscheidewand, einen nicht hervorgekommenen Weisheitszahn, Enteroptose, ausgeprägten Uterusprolaps, Senkfüße, Osteochondrosis dissecans des Knies, Fremdkörper, Frakturen usw.

12. Neurastheniker oder nervöse Patienten neigen zu Übertreibungen. Aber verwerfen Sie nicht deswegen ihre Aussagen über seltsame oder groteske Symptome, oder führen Sie sie nicht alles nur auf die „Nerven" zurück, denn einige dieser Symptome können in der Pathogenese von Arzneimitteln zu finden sein, die auf diesen Fall passen. Der vorsichtige Beobachter wird nicht durch die unangemessene Überbetonung gewisser Symptome fehlgehen. Speziell in diesen Fällen werden direkte Fragen die Fallaufnahme verderben.

13. Der zaghafte oder der überbescheidene Patient sowie der, der etwas zu verbergen hat, sind am schwierigsten zu behandeln.

14. Vermeiden Sie vor allem voreilige Schlußfolgerungen, was das Heilmittel sein könnte, denn dies führt dazu, daß Sie Fragen stellen, die ein Mittel bevorzugen, das möglicherweise überhaupt nicht zum Fall paßt.

15. Einem Fall, der viel an Pathologie zeigt, mangelt es oft an sonderbaren oder charakteristischen Symptomen, z. B. bei fortgeschrittener chronischer Glomerulonephritis, Krebs, Arthritis deformans und bei ähnlichen Erkrankungen. Hier können die führenden Indikationen in der Krankengeschichte gefunden werden.

16. In Fällen, bei denen die Krankheit durch grobe Medikation unterdrückt worden war, wird ein eventuell vorhandenes homöopathisches Antidot in potenzierter Form oder ein Mittel, das auf die bestehenden Symptome hin verschrieben wird, wahrscheinlich das ursprüngliche Beschwerdebild wiederherstellen und manchmal heilen. Ein weiteres Mittel oder eine Reihe von Mitteln kann nötig sein, um die Kur zu vervollständigen.

17. Ein Beispiel: Eine Dame, 47 Jahre alt, erkrankte an spasmodischem Asthma. Ihre Krankengeschichte ergab, daß sie in früherer Zeit ein Ekzem an Hand und Fingern gehabt hatte mit tiefen Rissen, klebigem Exsudat und gelegentlichem Bluten. Graphites, das ihr mehrere Wochen lang gegeben wurde, stoppte das Asthma und brachte das Ekzem zurück, das schließlich auf Psorinum wich. Es wurden nicht nur das Asthma und das Ekzem geheilt, sondern auch das Allgemeinbefinden der Patientin bedeutend gebessert.

18. Alle Symptome, Zeichen und Befunde eines Patienten können zum Indikator oder Leitfaden bei der Wahl eines homöopathischen Arzneimittels werden. Dennoch werden unter all den Symptomen, die der Patient schilderte oder die durch die Befragung des Arztes zu Tage traten, und die durch Labor- oder andere Untersuchungen erhalten wurden, gewisse Symptome bei der Arzneimittelwahl wichtiger und wertvoller sein als andere.

19. Arzneimittel haben uns aufgrund der Prüfungen ähnliche Symptome, Zeichen und Befunde geliefert und der vorige Paragraph ist darauf anwendbar.

20. Daher ist die homöopathische Verordnung in der Praxis ein Vergleich der Hauptanzeigen eines Mittels mit den Symptomen des Patienten. Es ist ganz klar, daß die Symptome, die charakteristisch für ein Leiden sind und mit den Charakteristika eines Mittels korrespondieren, von größter Bedeutung für die Arzneiwahl sind.

21. Die wichtigen Symptome eines Falles werden den kompletten Aufzeichnungen aller verfügbaren Symptome entnommen. Diese werden dann klassifiziert, ob sie charakteristisch oder gewöhnlich, allgemein oder lokal sind oder nicht, sowie weiter unterteilt entsprechend der Einschätzung oder Wichtigkeit für die Arzneiwahl. Es hat sich z. B. herausgestellt, daß geistige Symptome (einschließlich der Bereiche Sexualität, Emotionen, Wille und Gedächtnis) hochwertige allgemeine Charakteristika sind.

22. Nachdem Sie den Fallbericht durchgegangen sind, notieren Sie sich die charakteristischen Symptome. Wählen Sie daraufhin die hervorstehenden allgemeinen Charakteristika aus, zuerst die geistigen dann die stark ausgeprägt körperlichen; und fügen Sie zu diesen die lokalen Charakteristika hinzu. Diese Zusammenstellung wird auf die Medikamentengruppe hinweisen, die Sie studieren müssen. Ragt ein Mittel daraus besonders hervor, so ist die Verordnung leicht zu treffen. Ist es mehr als eines, sollten Sie in einer guten Materia Medica vergleichen. Ist die Wahl immer noch unsicher, lesen Sie den Fallbericht nochmal durch, um zu sehen, ob Sie weitere Symptome zur Differenzierung finden. Diese können in dem pathologischen Prozeß, im allgemeinen Typus des Patienten oder seinem Temperament oder der Vorgeschichte der Krankheit gefunden werden. Beschwerden, die Jahre vorher bestanden, wie z. B. ein sonderbarer Kopfschmerz, Nausea nach Koitus, Diarrhoe am frühen Morgen etc. können die erwünschte Information beinhalten.

23. Eine gute Fallaufnahme wird zumindest einige Charakteristika enthalten. Wenn diese aber schlecht gemacht wurde, oder der Fall wenig ausgeprägt ist, z. B. wenn wenige oder keine charakteristischen oder sonderbaren Symptome vorhanden sind, können gewöhnliche Symptome zur Arzneimittelwahl herangezogen werden. Besonders hier erweist ein gutes Repertorium unschätzbare Dienste.

24. Beispiel: In einem Fall finden sich nur zwei wirklich charakteristische Symptome, 1. „Schwäche- und Leeregefühl im Magen um 11 Uhr" und 2. „Brennen der Fußsohlen". Dies sind charakteristische Indikationen für Natrium carb., Phosphor, und Sulfur. Der Patient klagte weiterhin über „Müdigkeit am Morgen beim Aufstehen", „Erkältungsneigung" und hatte eine „ungepflegte Erscheinung". Obwohl diese mehr oder weniger gewöhnliche, allgemeine Symptome sind, bilden sie jedoch mit den obigen Charakteristika zusammen Hinweise, die letztlich auf Sulfur zeigen.

25. Die Diagnose ist gelegentlich von Nutzen. Mehr als ein Jahrhundert klinischer Erfahrung haben gezeigt, daß Masern, Pneumonie, Keuchhusten, Tonsillitis, Diabetes, Tuberkulose und andere Erkrankungen von einer bestimmten Mittelgruppe abgedeckt werden. Aber diese Gruppen können das erforderliche Mittel bei einem typischen oder auch ungewöhnlichen Fall nicht enthalten. Das Verfahren, Mittel hauptsächlich deswegen zu verschreiben, weil sie bei einer bestimmten Krankheit „gut" sind, ist eines der prinzipiellen Hindernisse für eine erfolgreiche Verordnung.

26. Bei der Aufzeichnung der Symptome für eine sorgfältige Verordnung sind *Lokalisation, Empfindungen, Modalitäten, Begleitsymptome* wesentlich.

1. Die Lokalisation eines Symptomes ist in der Regel schnell abgeklärt und deutet auf eine bestimmte Gruppe von Arzneien hin.

2. Eine Sensation, wie z.B. „Brennen", „Taubheit", „Schwere" oder „Pulsieren" weist meist auf andere Mittel hin, einige davon werden schon in denen enthalten sein, die durch die Lokalisation in Frage kommen.

3. Modalitäten, wie z.B. „Bewegung", „Hitze", „Kälte", „Druck", „Zeit des Erscheinens" oder „Lage" reduzieren die Zahl der möglichen Mittel weiterhin.

4. Die Bedeutung der Begleitsymptome darf nicht unterschätzt werden, denn sie können in schwierigen Fällen den Ausschlag zur Wahl des Arzneimittels geben. Beispiele für Begleitsymptome werden in Lektion 4. §§ 26, 27 aufgeführt. Ein Symptom, das bei einer Erkrankung ganz gewöhnlich ist, kann in Verbindung mit einer anderen Erkrankung von großem Wert sein. Durstlosigkeit ist beispielsweise ein ziemlich gewöhnliches Symptom. Fieber ebenso. Wenn wir aber Durstlosigkeit in Begleitung eines Fiebers haben, welches ja gewöhnlich Durst erzeugt, so haben wir ein hochcharakteristisches und wichtiges Symptom.

27. Nehmen Sie Kopfschmerz als Beispiel: Dies ist ein „gewöhnliches Lokalsymptom". Viele Patienten und viele Krankheitsbilder weisen Kopfschmerzen auf. Kopfschmerz

ist auch ein Symptom, das vielen Arzneimitteln gemeinsam ist. Er kann schematisch auf folgende Weise studiert werden.
1. Lokalisation: occipital, gewöhnliches Lokalsymptom.
2. Sensation: Drückend, als ob ein Pflock in den Schädel getrieben würde, ist ein charakteristisches Lokalsymptom, das bei wenigen Beschwerden und bei wenigen Mitteln gefunden wird.
3. Modalitäten: Das Allgemeinbefinden und der Kopfschmerz sind schlimmer in Gegenwart anderer Leute; ein charakteristisches Allgemeinsymptom. Der Patient fühlt sich in frischer Luft wohler und sein Kopfschmerz bessert sich dabei, ein gewöhnliches Allgemeinsymptom.
4. Begleitsymptome: Mit dem Kopfschmerz ist Schwindel verbunden, ein gewöhnliches Allgemeinsymptom. Schwarze Flecken vor den Augen, ein gewöhnliches Lokalsymptom. Es besteht Furcht vor Menschen, ein charakteristisches Allgemeinsymptom, und Angst, ein gewöhnliches Allgemeinsymptom.

28. Wir haben als Ergebnis unseres Schemas die vom Patienten gebotenen Symptome ausgewählt, niedergeschrieben und klassifiziert. Wenn diese Symptome alle in der Prüfung eines einzigen Medikaments zu finden sind, ist die Verordnung bereits klar. Wenn jedoch diese Symptome auf mehrere Mittel passen, muß eine Wahl getroffen werden. Der Fall wird noch einmal durchgesehen, weitere Symptome herausgearbeitet, die körperliche Untersuchung durchgeführt, die Entstehungsgeschichte und die Verursachung der Beschwerden studiert und Labor- und andere Untersuchungen angestellt, um die zugrundeliegenden und prädisponierenden Faktoren abzugrenzen.

29. Wenn z. B. die im Schema herausgearbeiteten Symptome vor allem zwei Mittel in Frage kommen lassen, muß jedes von ihnen in der Materia Medica studiert werden, und das auf den Patienten und seine Beschwerden passende kann dann ziemlich sicher ausgewählt werden.

30. Es gibt noch andere Methoden der Arzneimittelwahl einschließlich dem ausgiebigen Gebrauch des Repertoriums bei chronischen und sehr komplexen Fällen. In einigen Fällen wird die Mehrzahl der Symptome unwichtig und nutzlos sein. Daher ist es notwendig, daß der Verordnende lernt, die Wichtigkeit und den Wert der aufgezeigten Symptome zu erkennen, unabhängig, welche Methode der Arzneimittelwahl angewandt wird.

31. Im späteren Verlauf des Kurses werden diese anderen Methoden gezeigt werden. Während des Studiums der Homöopathie ist es wünschenswert, daß Sie sich merken, daß nicht nur die homöopathische Verschreibung eine Kunst ist, sondern auch die praktische Ausübung der Medizin. Der wahre Arzt benützt seine intuitiven Fähigkeiten genauso wie seine Kenntnisse der Mechanik, der Mathematik, der Wissenschaften und verschiedener anderer Gebiete, die für seinen Beruf wichtig sind.

32. Bei etwa 80% der durchschnittlichen Beschwerden wird es für Sie leicht sein, eine genaue und effektive Verordnung zu treffen. Wenn Sie in Ihren Studien und Ihrer Erfahrung weiter fortgeschritten sind, wird sich dieser Prozentsatz erhöhen, und der Zeit- und Arbeitsaufwand, den Sie zum Finden des Simillimum benötigen, entsprechend verringern.

Teil b

1. Bei der Verabreichung eines jeden therapeutischen Agens sind die Dosierung und die Wiederholung der Dosis von höchster Bedeutung. Bei der Anwendung homöopathischer Arzneien muß die Potenzhöhe genauso wie die Größe der Dosis beachtet werden. Die meisten homöopathischen Arzneien wirken, wenn sie richtig gewählt wurden, in jeder Potenz heilsam. Dennoch werden in den meisten Fällen die Auswahl der Potenzhöhe und des Intervalls zwischen den einzelnen Gaben nur noch durch die Auswahl des richtigen Arzneimittels an Bedeutung übertroffen.

2. Diesbezüglich besteht bei den akuten Erkrankungen ein größerer Spielraum, obwohl hierbei meist niedrigere Potenzen verwendet werden. Bei tiefsitzenden chronischen Krankheiten ist es meist nötig, höhere Potenzen anzuwenden, um eine Heilung zu erzielen.

3. Die meisten mineralischen Arzneimittel und die dem Tierreich entstammenden, einschließlich der Nosoden, wirken in höheren Potenzen besser.

4. Der Anfänger neigt dazu, zu häufig zu wiederholen und ein Mittel zu lange zu geben, besonders wenn er es gewohnt ist, Arzneien in roher (d.h. nicht potenzierter Form, d. Übers.) Form wegen ihrer massiven physiologischen Wirkung zu geben. Ist das Mittel richtig, und wird es in einer passenden Potenz gegeben, tritt bei akuten Beschwerden fast sofort eine Wirkung ein, bei chronischen, innerhalb einiger Stunden oder Tage, entsprechend der Natur der Krankheit. Bei heftigen akuten Beschwerden, wie z.B. starken Neuralgien, intensiver Entzündung oder einem Sinken der Lebenskraft, kann es nötig sein, die Dosis alle paar Minuten zu wiederholen; ansonsten werden niedrige Potenzen zwei oder dreimal am Tag gegeben, von der 30. Potenz an eine Einzelgabe oder drei Gaben innerhalb von ein bis zwei Stunden, danach folgt Placebo. Der sichere Weg besteht darin, das Mittel zu geben bis eine Besserung bemerkt wird und dann aufzuhören oder die Intervalle zwischen den Dosen zu verlängern und Placebo weiterhin zu geben, wenn es offensichtlich ist, daß sich der Zustand des Patienten vorteilhaft entwickelt.

5. Die vielleicht schwerste Lektion für den homöopathischen Arzt besteht darin, die Wirkung des Arzneimittels abzuwarten. Viele Fälle wurden schon durch eine zu häufige Wiederholung oder den verfrühten Wechsel der Arzneien verschleppt oder verdorben. Bei akuten Fällen genügt gewöhnlich ein Mittel. Die meisten chronischen Fälle benötigen eine Reihe von Arzneien, um eine Heilung zu erreichen. Dies kommt daher, daß hierbei viele Faktoren beteiligt sind.

6. Wenn die zuerst getroffene Verordnung erleichtert hat, aber die Heilung nicht vollendete, muß ein neues Mittel gewählt werden. Dies ist meist eines, das auf die verbleibenden Symptome paßt und auch auf die meisten, wenn nicht sogar auf alle beseitigten Symptome. Verschiedene Mittel, die sich in ihrer Pathogenese gleichen, folgen gut aufeinander, wie z. B. Sulfur, Lycopodium und Calcarea carbonica oder Pulsatilla und Sepia oder Hepar und Silicea. Sie werden als „Komplementärmittel" bezeichnet. „Kompatible" Mittel können aufeinander folgend gegeben werden, ohne den Fall zu verderben oder in seinem günstigen Verlauf zu stören. Diese Klasse beinhaltet natürlich die Erstere. Der Begriff „kompatibel" steht im Gegensatz zum Ausdruck „feindlich". Darunter versteht man Arzneien, die nie unmittelbar aufeinander folgend gegeben werden sollen. Beispiele dafür sind Causticum und Phosphor, Mercurius und Silicea. Werden diese Mittel in der oben stehenden Reihenfolge gegeben, führt das zu ungünstigen Ergebnissen. Auf Mercurius folgt jedoch Hepar gut, wenn ein Wechsel der Symptome es erfordert. Wenn Mercurius etwas geholfen hat, aber nicht kuriert, kann Silicea nach der Einschaltung einiger Dosen Hepar sulfuris gegeben werden. Phosphor kann nach Causticum gegeben werden, wenn ein Antidot zum letzten (wie z. B. Coffea, Dulcamara oder Nux vomica) zuerst verabreicht wird und auswirken kann.

7. Die Wahrscheinlichkeit spielt eine wichtige Rolle bei der homöopathischen Verordnung. Nehmen wir einmal die Symptome, die für zwei oder mehr Mittel charakteristisch sind, dann besteht ihr Wert darin, daß es auf diese Mittel mehr hindeutet als auf andere. So ist „Brennen" eher ein Hinweis auf Arsen, Carbo vegetabilis und Sulfur als auf Aconit, Pulsatilla oder Thuja. Während vieler Jahre klinischer Erfahrung wurden den Symptomen verschiedene Grade zugeteilt, die in den Repertorien in bestimmten Drucktypen wiedergegeben sind.

8. Die Kenntnis der Veränderungen, die einer Arzneiverordnung folgen, und ihre Interpretation sind von großer Bedeutung. Natürlich erwartet man eine Besserung nach der Gabe eines sorgfältig ausgewählten Medikaments. In der homöopathischen Praxis ist eine bloße Erleichterung der Symptome nicht ausreichend. Wenn das Allgemeinbefinden des Patienten unverändert bleibt, ist das Mittel schlecht gewählt oder der Fall inkurabel.

9. Wenn der Patient eine Besserung im Sinne eines gestiegenen Wohlbefindens äußert, obwohl die schmerzhaften Symptome nicht stark gebessert sind, dann wirkt das Mittel kurativ und sollte nicht gewechselt werden.

10. Eine Verschlimmerung aller oder eines Teiles der Symptome kann eine Wirkung des Medikaments sein. Bei akuten Erkrankungen wird diese in den ersten Stunden nachlassen und eine Besserung folgen. Bei chronischen Fällen kann die Verschlimmerung mehrere Tage anhalten.

11. Eine kurze Verschlimmerung, der eine Besserung folgt, zeigt an, daß das Mittel gut gewählt ist und heilend wirkt.

12. Eine verlängerte Aggravation mit langsam sich entwikkelnder Besserung ist ein Anzeichen dafür, daß der Patient sich an der Grenze zur Inkurabilität befindet, aber noch ausreichende Vitalität besitzt, um auf das Medikament zu reagieren; die verabreichte Potenz war zu hoch für die schwache Reaktionskraft des Patienten; der initiale Reiz war zu stark gewesen. Dies ist gewöhnlich der Fall bei Patienten mit ausgeprägten pathologischen Veränderungen, besonders lebenswichtiger Organe, z. B. bei fortgeschrittener Lungentuberkulose, Krebs, Myodegeneratio cordis, Leberzirrhose oder Septikämie, die Lunge, Leber oder Nieren miterfaßt.

13. Eine prolongierte Aggravation mit nachfolgendem Verfall des Patienten kann bedeuten, daß eine zu hohe Potenz verabreicht wurde oder was wahrscheinlicher ist, daß der Fall inkurabel ist.

14. Eine kurze Besserung, der eine Aggravation folgt, deutet auf ein falsches Mittel hin, das jedoch ähnlich genug war um zu palliieren. Der Krankenbericht sollte nach einem neuen Mittel hin untersucht und falls nötig, ein Antidot gegeben werden.

15. Eine kurze Besserung, der ein Wiederauftreten ursprünglicher Symptome folgt, zeigt an, daß ein tiefer wirkendes oder miasmatisches Mittel gegeben werden sollte. Die Krankengeschichte sollte noch einmal bezüglich hereditärer Belastungen und nach vorherigen Erkrankungen durchgesehen werden, z. B. nach unterdrückten Eruptionen, akut entzündlichem Rheumatismus, Syphilis, Tuberkulose oder Gonorrhoe.

16. Zur Illustration: Bei einem Fall, in dem Sulfur anscheinend indiziert war, aber keine befriedigenden Ergebnisse brachte, führte die klar erkennbare psorische Diathese zum Studium der Nosode Psorinum, die eine Heilung bewirkte. Bei einem anderen Fall, in dem die Mutter der Patientin in ihrer Jugend an Tuberkulose gelitten hatte, wurde Silicea gegeben, das nur eine teilweise Besserung erbrachte. Tuberkulinum wandelte den ganzen Fall um und ließ Symptome zu Tage treten, die zur Anwendung weiterer Mittel und zur völligen Heilung führte.

17. Wir dürfen aber nicht vergessen, daß jede heilende Arznei, egal ob sie oberflächlich oder tief wirkt, ob sie akuter oder miasmatischer Natur ist, nach dem Similegesetz wirkt. Deswegen müssen in den vorhin erwähnten Fällen Symptome, die Psorinum oder Tuberkulinum indizieren, aller Wahrscheinlichkeit nach in irgendeinem Lebensabschnitt des Patienten, wenn nicht sogar zum Zeitpunkt der Untersuchungen, vorhanden gewesen sein.

18. Die Aggravation, die einem gut gewählten Mittel folgt, bekannt als „homöopathische Erstverschlimmerung" bezieht sich nur auf Symptome, die der Patient schon einmal hatte. Deswegen wird das Auftreten neuer Symptome dann bemerkt, wenn das falsche Mittel gewählt worden war, wenn die Potenz zu hoch, zu niedrig oder zu häufig wiederholt worden war, oder der Patient ungewöhnlich empfindlich ist. Das Mittel sollte dann abgesetzt, und wenn es die Schwere der Aggravation erfordert ein Antidot gegeben werden.

19. Unter der Wirkung des homöopathischen Simillimum verschwinden die Symptome in der umgekehrten Reihenfolge ihres ursprünglichen Auftretens. Die zuletzt aufgetretenen Symptome werden die ersten sein, die verschwinden.

20. Es bessern sich auch gewöhnlicherweise die innerlichen (visceralen) Symptome zuerst, dann die peripheren. Ebenso verschwinden sie von oben nach unten (von der Schulter zu Ellbogen, Handgelenk, Hand).

21. Zur Illustration: (1) Arthritis, die in der rechten Hüfte begann und sich dann auch auf die linke erstreckte, sollte zuerst links verschwinden und dann rechts. (2) Ein Patient mit einer Arthritis, die durch eine Endokarditis kompliziert ist, erholt sich bei der Anwendung des richtigen Arzneimittels zuerst von den Herzsymptomen (visceral), dann von den Gelenksymptomen (peripher). (3) Bei einer Arthritis, die alle Gelenke befallen hat, bessern sich zuerst die oberen Partien.

22. In der Praxis weiß der Arzt, wenn er häufig kurze Aggravationen, denen eine Besserung folgt, beobachtet und wenn die Symptome in der Reihenfolge verschwinden, wie es in den letzten Paragraphen erwähnt wurde, daß er gut verordnet hat.

23. „Epidemische Heilmittel" müssen sorgfältig studiert werden, denn es ist wahr, daß bestimmte Arzneien bei einzelnen Epidemien besonders indiziert sind. So waren z. B. Gelsemium und Bryonia in bestimmten Phasen der Grippeepidemie von 1918 angezeigt. Manchmal stellt sich das komplette Bild der Arznei nicht bei einem Patienten allein dar, sondern setzt sich aus der Symptomatik von vielen zusammen.

24. Wir haben in der letzten Lektion versucht, die essentiellen Elemente der homöopathischen Theorie und ihre praktische Anwendung darzulegen. Es ist unmöglich, im Verlauf eines kurzen Kurses zum perfekt verordnenden homöopathischen Arzt zu werden. Unabhängig davon, wie umfassend die Instruktionen sind, müssen sie durch die Praxis und Erfahrung gefestigt werden. Ein Gesangslehrer kann die Schwierigkeiten der Stimmerzeugung, der Phrasierung und der Interpretation erklären, aber nur lange Praxis und ständiges Üben wird den Schüler zum vollendeten Künstler werden lassen.

Lektion 6

Einleitende Bemerkungen

a. Die Wirkung der homöopathischen Arznei basiert auf dem Ähnlichkeitsgesetz. Das Wissen, wie jedes Mittel angewendet werden kann, wurde durch experimentelle Gaben von kleinen Dosen an gesunde Personen beiderlei Geschlechts und aller Altersstufen gewonnen. Man nennt diese Personen „Prüfer". Weiterhin wurden durch klinische Erfahrungen Symptome und Modalitäten hinzugefügt, die in den Prüfungen noch nicht zu Tage getreten waren.

b. Tausende von Ärzten und Wissenschaftlern haben in diesem Gebiet fast eineinhalb Jahrhunderte lang emsig gearbeitet. Diese Arbeit gipfelte in der Schaffung der homöopathischen Materia Medica, die nun über tausend Arzneimittel aus allen drei Naturreichen enthält, einschließlich solcher Substanzen, die als nicht arzneilich wirksam galten. Viele dieser Mittel wurden so gründlich geprüft, sowohl experimentell als auch klinisch, daß ihre komplette therapeutische Reichweite erarbeitet zu sein scheint. Mit dem Fachausdruck werden sie „Polychreste" gennannt und sind die Mittel, die in der täglichen Praxis am häufigsten angewandt werden.

c. Die neueren Mittel und diejenigen, deren Arzneimittelbild erst teilweise erarbeitet wurde, nützen in außergewöhnlichen Fällen, wenn sie durch ihre Symptome angezeigt sind. Es ist das Ziel dieses Kurses, den Studenten mit einem praktischen Wissen der wichtigsten Arzneimittel und ihrer besonderen Charakteristika auszustatten und zur Anwendung bei Krankheitsfällen zu befähigen.

d. Dieses Wissen kann durch individuelles Studium und Praxis erweitert werden. Am Ende des Kurses finden Sie weiterführende Literatur.
e. Die Namen einiger Mittel mögen ungebräuchlich erscheinen. Dies erklärt sich daraus, daß viele der Originalprüfungen im vorigen Jahrhundert gemacht wurden, bevor unsere Nomenklatur eingeführt worden ist. In der homöopathischen Literatur haben sich diese alten Ausdrücke zum Großteil erhalten. Zum Beispiel: „Natrium muraticum" heißt heute „Natriumchlorid"; „Kalium carbonicum" wird heute als „Kaliumcarbonat" bezeichnet. Aber am Anfang einer jeden Lektion wird der gängige wissenschaftliche Name angegeben, sowohl seine Synonyme als auch seine Umgangsnamen. Dies soll für diejenigen Studenten, die nicht ausschließlich an homöopathischen Schulen ausgebildet wurden, Mißverständnisse vermeiden helfen.
f. Der erste Paragraph einer jeden Lektion gibt die Bezeichnungen in der Umgangssprache an, Verbreitungsgebiet, den Teil der Pflanze, der verwendet wird usw. Dieser Paragraph dient der allgemeinen Information und will den Studenten mit dem Mittel, dem Thema der Lektion, vertraut machen.
g. Die physiologische Wirkung, die im zweiten Paragraphen kurz umrissen wird, ist Allgemeinwissen und kann in den Büchern der Materia Medica gefunden werden.
h. Das homöopathische Studium beginnt mit den „Allgemeinen Charakteristika", die in schematischer Form in die Grundzüge des Mittels einführen und einen Schlüssel für weitere Studien darstellen, wenn dann zusätzliche Einzelindikationen zu einer vollständigen Darstellung seines ganzen Verwendungsbereiches angegeben werden. Der Student, der sich diesen wichtigen dritten Paragraphen erarbeitet hat, wird weniger leicht in die Gewohn-

heit verfallen, hauptsächlich nach Diagnosen oder Krankheitsnamen zu verschreiben, oder in die unwissenschaftliche Praxis, das Arzneimittel nach ein oder zwei im Vordergrund stehenden Symptomen auszuwählen, ohne die so wichtigen Grundzüge des Mittels ausreichend zu berücksichtigen. Die verschiedenen Typenformen im dritten Paragraphen werden dazu benutzt, die relative Bedeutung des Symptoms zu bezeichnen, und zwar nicht nur unter dem Aspekt des Heilmittels selbst, sondern auch im Vergleich mit anderen Mitteln, bei denen dieses Symptom gefunden wird. So wird „Ruhelosigkeit", besonders charakteristisch für **Aconitum, Arsen** oder **Rhus tox.**, im höchsten Grad durch **Fettdruck** angegeben. Das gleiche Symptom, aber weniger charakteristisch oder weniger wichtig bei Mitteln wie *Chamomilla, Ignatia* oder *Nux* wird in *Kursivschrift* im zweiten Grad angegeben; bei Arnica, Aloe und Bryonia wird der niedrigste Grad durch Normaldruck wiedergegeben.

i. Die Lektion 6, 7 und 8 werden den drei großen Fiebermitteln Aconitum, Belladonna und Ferrum phosphoricum gewidmet sein.

Aconitum Napellus

1. Gebräuchliche Namen: Aconit, blauer Eisenhut, Sturmhut. Fam. nat.: Ranunculaceae (Hahnenfußgewächse), eine Familie, die durch ätzende und narkotische Eigenschaften charakterisiert ist. Verbreitungsgebiet: Feuchte Wiesen und wilde Gegenden in den Bergen von Zentral- und Südeuropa, Rußland, Skandinavien und Zentralasien.

Verwendet wird die ganze Pflanze wenn sie zu blühen beginnt, ohne die Wurzel. Alkaloid: Aconitin.

Acon.   Lektion 6

Physiologische Wirkung

2. Antipyretisch, abführend und diuretisch. Innerlich angewendet produziert es ein Prickeln und eine Gefühllosigkeit der Lippen und des Mundes, und vermehrt die Speichelsekretion. Große Dosen lösen eine Empfindung von Zusammenschnüren des Schlundes mit Schmerzen im Epigastrium, Übelkeit und Erbrechen aus. Das Herz schlägt zuerst langsamer, später schneller und heftiger. Die Arteriolen sind kontrahiert. Bei großen Dosen wird das Atemzentrum gelähmt. Daraus resultiert eine langsame und flache Atmung. Es erzeugt einen ängstlichen Gesichtsausdruck und blasse, kalte, mit Schweiß bedeckte Haut. Der Tod durch Aconitvergiftung rührt von der direkten Lähmung des Atemzentrums her, wird aber auch durch die Minderdurchblutung der Medulla, verursacht durch die kontrahierten Arteriolen, unterstützt.

Allgemeine Charakteristika

3. Kurzwirkend, aber heftig. Vollblütige, robuste Konstitution. Folgen von heftigen Ursachen: **Trockene, kalte Winde; Schreck; Ärger; Schock;** *Abkühlung während Schwitzen;* **Furcht; Angst; quälende Ruhelosigkeit; Überempfindlichkeit gegen Schmerzen; Reizbarkeit;** *Delirium;* **Kongestion: Entzündung** ohne Eiterung. **Hohes Fieber** mit *unlöschbarem Durst;* Empfindungen: *Gefühllosigkeit,* **Ameisenlaufen, Kribbeln,** Prickeln, Vergrößerung einzelner Glieder, Hitze in den befallenen Teilen, allgemeine Frostigkeit. Schmerzen: *lanzierend, stechend, schneidend, brennend. Blutungen hellrot, arterielle Lähmung.*

VERSCHLECHTERUNG: *Abends* und **nachts;** durch **heftige Gefühlserregungen;** im warmen Zimmer, durch *warmes Einhüllen;* durch **Abkühlung;** durch *Trinken von kaltem Wasser;* durch **Aufrichten im Bett;** durch **Lärm;** Berührung; *Licht; Erschütterung; Gehen; beim Liegen auf der befallenen Seite;* während der Zahnung.

BESSERUNG: *im Freien; durch Wärme;* durch Ruhe; durch warmen Schweiß.

4. Furcht ist das vorherrschende Merkmal von Aconit. Furcht bei bedeutungslosen wie auch intensiven Schmerzen. Furcht, auch ohne andere Symptome – unbegründete Furcht, verbunden mit quälender Ruhelosigkeit, sich herumwerfen im Bett. Es dominiert zwar die Furcht vor dem Tode, aber es kann auch die Furcht vor der Dunkelheit, auf der Straße überfahren zu werden, vor einer Menschenmenge, oder die vage Befürchtung, es könnte sich ein Unglück ereignen; Furcht, die sich fast zur Besessenheit steigern kann. Der Patient kündigt sogar an, daß er sterben muß. Mit dieser Furcht ist eine Angst verbunden, in den meisten Fällen von stärkster Ausprägung, die im Gesichtsausdruck und in jeder Handlung des Kranken zum Ausdruck kommt. Das gerötete Gesicht zeigt einen qualvollen Ausdruck und der Körper ist in ständiger Unruhe. Ist mit diesen Symptomen noch ein voller, hebender und schneller Puls, ein Phantasieren im Delir und eine hohe Temperatur vorhanden, so haben Sie die Kardinalindikationen für dieses Mittel – Symptome, die es besonders wert sind, sich zu merken. Einmal verstanden und im Gedächtnis behalten, werden sie der Schlüssel für die spätere Anwendung von Aconit sein, unabhängig von der Diagnose. Sie sind charakteristisch für den typischen, voll entwickelten Fall.

5. Jedes Mittel hat sein eigenes Tempo, oder Zeit, die es in der Prüfung für seine Wirkung benötigt, und seine eigene Wirkungsdauer. So besitzen wir zwei Klassen von Mitteln, kurz und lang wirkende. Aconit gehört zu den Ersteren. Es wirkt schnell und seine Wirkdauer ist zu kurz um zu Gewebsveränderungen zu führen, aber es bietet uns in der Regel das Bild von Heftigkeit und Intensität. Deshalb wird es für die Erkrankungen von plethorischen, vollblütigen, robusten Menschen gebraucht, die schnell und heftig auf

krankheitsauslösende Faktoren reagieren, die oben aufgezählt worden sind. Mit anderen Worten, Menschen die plötzlich krank werden, die plötzlich eine akute Kongestion mit rasch ansteigendem Fieber entwickeln, die brennenden Durst haben und die in der immer vorhandenen furchtsamen Verfassung sind, die beschrieben wurde.

6. Wenn diese Patienten krank werden, entwickeln sie ein sthenisches Fieber, das Folge ihres kräftigen Herzens und ihres auf Reize empfindlich aber kräftig reagierenden Nervensystems ist. Deshalb sind die Krankheitsfälle für die Aconit gebraucht wird, fast ausnahmslos Folge von starker, trockener Kälte, beißendem Wind bei kaltem Wetter, von Erkälten beim Schwitzen in heißem Wetter, von heftigen Gemütserschütterungen wie Schreck oder Zorn, von akuten Infektionen, von einem betäubenden Schlag auf den Kopf oder von einem Schock ausgelöst durch einen chirurgischen Eingriff.

7. Aufenthalt im kalten trockenen Wind verursacht Schnupfen, Krupp, Kopfschmerzen, Pleuritis, Pneumonie, Gelenkschmerzen etc. Ein Schreck kann einen Schwindel, Kolik, Stuhldrang oder eine akute Diarrhoe, uterine Blutungen oder sogar eine Fehlgeburt bedingen.

8. Es muß festgehalten werden, daß dieses Mittel nur einfache Entzündung und Kongestion heilt, obwohl diese immer akut und schmerzhaft sind. Sobald Eiterung einsetzt ist die Indikation für Aconit vorbei. Kein Mittel kann seinen Platz bei Infektionskrankheiten wie Masern, Arthritis, Pneumonie oder Säuglingsdiarrhoen einnehmen, wenn sie schnell beginnen, von starker Intensität sind und die übrigen Kardinalsymptome vorhanden sind. In septischen und typhoiden Fällen und in Zuständen, die deutlich Zeichen von Schwäche zeigen, hat Aconit keinen Platz mehr und wir müssen auf Mittel zurückgreifen, die später im Kurs besprochen werden.

Lektion 6 Acon.

9. Empfindungen von Taubheit, Kribbeln, Prickeln, können in jedem Körperteil gefunden werden, besonders aber in den Lippen, der Zunge, den Fingerspitzen, den Händen, den Armen, im linken Arm bei Herzhypertrophie, in der Lumbalregion oder der Wirbelsäule entlang, im befallenen Glied bei Rheumatismus, in gelähmten Körperteilen.

10. Zusammen mit der Hitze und der großen Empfindlichkeit werden die befallenen Teile oft wie vergrößert empfunden, offensichtlich veranlaßt durch die heftige Kongestion. Der schmerzende Kopf wird groß und voll gespürt, das heiße rote Gesicht wird wie geschwollen empfunden, obwohl es das nicht ist, das hämmernde Herz scheint für die umschließende Brust zu groß zu sein.

11. Eine allgemeine Empfindung der Hitze würde dem hohen Fieber, das Aconit charakterisiert, entsprechen. Aber sie wird nur in den befallenen Körperteilen, dem Teil, der die Hauptlast der Entzündung trägt, angegeben, wie im gespannten, roten, geschwollenen, empfindlichen und subjektiv heißen Gelenk; im entzündeten Rachen, im Herz, in der Brust bei Lungenentzündung oder als allgemeine Hitze der Haut mit Trockenheit. Das Gegenteil kann ebenso gefunden werden. Kälte in verschiedenen Körperteilen; in den Händen und Füßen; in der Zunge, wie wenn kalte Luft darüberstreichen würde. Eine Empfindung, wie wenn eiskaltes Wasser in den Blutgefäßen wäre, während das Fieberthermometer 39,4° C bis 41,1° C anzeigt; oder als ob Eis auf der Haut liegen würde.

12. Die typischen Schmerzen sind scharf, heftig, schneidend, reißend oder brennend wie Feuer und so stark, daß sie den Kranken zur Verzweiflung treiben.

13. Mit der immensen arteriellen Zirkulation und Kongestion, die oben beschrieben wurde, ist, wie wir uns vorstellen können, eine ausgeprägte Blutungsneigung verbunden.

Die Blutungen sind hellrot, heiß und rein arteriell. Plötzlich beginnendes Nasenbluten mit Furcht; Schnupfen mit blutigem Sekret aus der Nase; Bronchitis oder Pneumonie mit Aushusten von rein arteriellem Blut; Cystitis mit Blut im Urin; Stuhl von reinem Blut und uterine Blutungen.

14. Aconit ist manchmal auch ein Mittel bei Lähmungen, aber es handelt sich um funktionelle Lähmungen, die durch trockene, kalte Winde, durch Schreck, oder durch andere Ursachen hervorgerufen werden, die schon genannt wurden. Sie ist vergesellschaftet mit Kälte, Taubheit und Kribbeln im befallenen Glied. Wenn diese Empfindungen fehlen, wird Aconit selten etwas gutes bei Lähmungen bewirken.

15. Jedes gut geprüfte Mittel hat seine bestimmten Zeiten, in denen eine Verschlimmerung oder eine Besserung eintritt, bei einigen sogar auf die Stunde genau. Dies ist ein sehr wichtiger Punkt beim Studium eines homöopathischen Arzneimittelbildes. Eine allgemeine Verschlimmerung tritt bei Aconit nach Eintritt der Dunkelheit ein. Die Angst, die Ruhelosigkeit und die Schmerzen wachsen mit der Zunahme der Dämmerung und erreichen ihren Höhepunkt um Mitternacht. Das Fieber steigt gewöhnlich zu dieser Zeit. Die Schmerzen treiben den Patienten zur Verzweiflung, noch bevor sie heftig werden. Alle Sinneseindrücke sind übertrieben stark. Leichtes Berühren der entzündeten Stelle, des geschwollenen Gelenkes, oder des Abdomens bei Peritonitis verursacht große Schmerzen; ein leichter Lichtstrahl in das kongestionierte Auge läßt den Patienten davor zurückweichen, vermehrt die Augenschmerzen und die damit zusammenhängenden Kopfschmerzen oder Neuralgie. Lärm ist unerträglich. Ein Erwachsener wird z.B. klagen, daß ihm der Klang des Klavieres durch Mark und Bein geht und das Hämmern in seinem Kopf verstärkt; ein Kind wird beim Ertönen eines Musikinstrumentes oder beim Zuschlagen einer

Lektion 6 Acon.

Tür zu weinen anfangen. Jedoch ist das nicht so stark ausgeprägt, wie bei einigen übersensitiven Mitteln, die noch dargestellt werden, und daher haben wir diese Modalitäten im 2. Grad eingestuft.

16. Erschütterung, Berührung und Liegen auf der befallenen Seite sind ähnliche Einwirkungen. Berührung oder Druck verschlimmert. Wenn der Patient an einer rechtsseitigen Pleuritis leidet, bleibt er, solange es seine Ruhelosigkeit zuläßt, auf der anderen Seite liegen. Der Wert dieser Beobachtung wird erst bewußt, wenn wir andere Mittel studieren, besonders Bryonia.

17. Auch Bewegung ist eine wichtige Ursache für Verschlimmerung, denn alle lokalen Entzündungen sind äußerst empfindlich. Aber dies ist auch ein allgemeines Charakteristikum. Das Aufrichten vom Liegen verursacht Schwindel und Schwäche, ja sogar eine Synkope. Offensichtlich kreislaufbedingt, da das rote Gesicht dabei blaß wird.

18. Dem Patienten geht es sowohl in der Hitze wie auch in der Kälte schlechter. Dieser offensichtliche Widerspruch benötigt eine Erklärung. Ein warmes Zimmer, eine zu feste Bekleidung vermehren die durch einen unterdrückten Schnupfen ausgelösten Kopfschmerzen, die Augenschmerzen – die nebenbei erwähnt von einer Überhitzung herrühren können – ebenso den Frost. Doch auch Entblößen verschlimmert den Frost oder löst erst Frösteln aus und vermehrt rheumatische Beschwerden.

19. Frische Luft lindert katarrhalischen Kopfschmerz und Schweiß, besonders Kopfschweiß. Aber Zahnschmerzen, Arthritis, muskuläre und neuralgische Schmerzen werden dadurch schlimmer. Verallgemeinert heißt das, daß katarrhalische und kongestive Beschwerden durch Wärme und im warmen Zimmer schlimmer werden und besser in der frischen Luft; während bei neuralgischen und rheumatischen Leiden es sich genau umgekehrt verhält.

20. Besondere Indikationen für den Gebrauch von Aconit werden hier und dort bei den allgemeinen Charakteristika angegeben. Die folgenden Symptome wurden hinzugefügt, um den Leser beim Verschreiben des Mittels zu unterstützen.

21. Hohes Fieber, Zittern, Furcht vor dem Tod oder der Dunkelheit, oft Furcht, drohende Fehlgeburt, unterdrückte Menses; Folgen von Schreck, wenn Furcht zurückbleibt.

22. Eine Wange rot und heiß, die andere blaß und kalt.

23. Einem ausgeprägten Frost folgt hohes Fieber mit trokkener, heißer Haut und großem Durst. Später erscheint ein warmer, profuser, kritischer Schweiß, der alle Symptome lindert.

24. Diese Symptome treten häufig im ersten Stadium einer Lungenentzündung oder Pleuritis auf, wenn Aconit das Mittel ist. Harter, trockener Husten; beschleunigte und erschwerte Atmung; Hitze und Empfindlichkeit in der Brust; drückende brennende Schmerzen oder ein Gefühl, wie wenn kochendes Wasser hineingegossen wird. Das Sputum ist serös, blutig oder blutig gestreift, aber niemals dickflüssig oder eitrig.

25. Pleuritis weist stechende und durchbohrende Schmerzen auf, gewöhnlich an einer Stelle des Thorax; verschlimmert durch die geringste Bewegung, sogar durch Gähnen. Mit Todesfurcht und stets plötzlichem Ansteigen der Temperatur. Kurze, schnelle, oberflächliche Atmung – immer verschlechtert durch Liegen auf der befallenen Seite.

26. Bluthusten bei Lungentuberkulose oder nachdem man sich widriger Witterung ausgesetzt hat.

27. Aconit ist eine der ersten Arzneien, an die im frühen Stadium eines Krupp gedacht werden muß. Das Kind wird durch scharfen bellenden Husten und mit rotem Gesicht, Angst und Ruhelosigkeit aus dem Schlaf gerissen. Krupp als Folge von kalten, trockenen Winden oder in Jahreszeiten, in denen die Tage warm und die Nächte kalt sind.

28. Bei Durchfällen oder Cholera infantum ist Aconit ein nützliches Mittel, wenn die typischen psychischen Symptome vorhanden sind. Die Stühle sind grün und wässrig mit einer Kolik, die durch keine Lage gebessert wird, oder sie sind grün wie gehackter Spinat. Heftiger Tenesmus. In der Regel werden alle Symptome nach dem Stuhlgang besser, außer der Angst und der Ruhelosigkeit.

29. Aconit ist oft das erste Mittel bei Masern. Die katarrhalischen Symptome, der Husten und die allgemeinen Charakteristika entscheiden die Wahl.

30. Hyperbilirubinämie der Neugeborenen, wie auch Harnverhaltung erfordern selten eine andere Arznei. Da der Grund eine Erkältung sein kann durch den Temperaturunterschied, dem das Kind bei der Geburt plötzlich ausgesetzt wird, fällt dies in den Bereich des Mittels. Andere Arzneimittel, die bei diesen Indikationen und anderen Bedingungen nützlich sind, werden später im Kurs angegeben und miteinander verglichen.

31. Aconit ist eines unserer stärksten Prophylaktika. Es muß gegeben werden, bevor die genaue Natur der Krankheit zu Tage tritt. So zum Beispiel:

32. Bei Schnupfen, falls es in den ersten fünf Stunden gegegeben wird, wenn noch nicht mehr als ein Krankheitsgefühl und ein wenig wässriger Ausfluß aus den Nasenwegen vorhanden ist, kann es oft den Krankheitsprozeß zum Verschwinden bringen.

33. Verschiedene akute Augeninfektionen werden in ähnlicher Weise verschwinden, vorausgesetzt ihre Ursachen sind: 1. kalte Luft; 2. eine akute, sich schnell entwickelnde Infektion; 3. eine Verletzung.

34. Die Folgen einer Augenverletzung verdienen besondere Beachtung. Bei Quetschungen oder Verletzungen von Weichteilen ist Arnica das beste Mittel; bei Verletzungen des Auges: Aconit. Aconit ist angezeigt nach chirurgischen Eingriffen am Auge, nach einem eine akute Entzündung verursachenden Schlag und durch die Reizung von Fremdkörpern im Auge wie einem Eisenspan oder einem Stückchen Schlacke. Die typischen Symptome sind Injektion der Sklera, die manchmal blutrot ist, außerordentliche Empfindlichkeit, brennende, drückende, schießende Schmerzen, besonders beim Bewegen des Augapfels, eine ausgeprägte Photophobie aber kein Eiter oder Exsudation ins Auge.

35. Aconit ist ein wunderbares Herzmittel, wenn die Symptome es erfordern, bei Endokarditis, Perikarditis und funktionellen Herzbeschwerden. Neben den charakteristischen Schmerzen und den allgemeinen Charakteristika sind die Leitsymptome Taubheit und Kribbeln im linken Arm, das bis zu den Fingern ausstrahlt, Beklemmungsgefühl am Herz und Herzklopfen, ja sogar eine Synkope. Es ist nützlich bei unkomplizierter Herzhypertrophie. Bei Hypertrophie durch Klappenfehler kann es großen Schaden anrichten.

36. **HAUPTINDIKATIONEN** für Aconit sind:
   1. Todesfurcht
   2. Angst
   3. Ruhelosigkeit
   4. schmerzhafte Entzündung
   5. Taubheit und Kribbeln
   6. hohes Fieber mit trockener Haut und schnellem pochenden Puls

37. **WIRD ANTIDOTIERT DURCH**: Acetic. acid. (Essigsäure); Alkohol, Paris quadrifolia, Actea racemosa (= Cimicifuga).

Lektion 6 — Acon.

ES ANTIDOTIERT: Belladonna, Chamomilla, Coffea, Sulphur, Veratrum album.

KOMPLEMENTÄR ZU: Arnika (Augenverletzungen), Coffea (sehr ähnlich; Schlaflosigkeit, Überempfindlichkeit gegen Schmerzen), Sulfur, das „chronische" Aconit.

Lektion 7

Belladonna

1. Gebräuchlicher Name: Tollkirsche. Fam. nat.: Solanacaee. Verbreitungsgebiet: Europa. Sie wächst in Wäldern. Verwendet wird: Die Tinktur der ganzen, frischen Pflanze, wenn sie zu blühen beginnt. Alkaloid: Atropin.

Physiologische Wirkung

2. Belladonna wirkt mydriatisch, antispasmodisch, stimulierend, narkotisch und schmerzstillend. In geringen Dosen stimuliert es das Herz, die respiratorischen und die spinalen Zentren. In großen Dosen lähmt es sowohl die willkürlichen als auch die unwillkürlichen motorischen Nerven. Die Temperatur ist erhöht und ein diffuser, scharlachähnlicher Ausschlag erscheint oft auf der Haut und im Rachen. Es erzeugt Kongestion und Trockenheit im Mund, der Nase, dem Rachen und im Larynx. Zuerst vermindert es die Sekretion des Magens und Intestinums, aber später wird sie vermehrt. Die Reflexe sind zunächst gesteigert, später abgeschwächt. Die Herzganglien werden stimuliert und die Hemmung des Vagus vermindert, dadurch steigt der Puls deutlich an. Die peripheren Kapillaren werden kontrahiert und der arterielle Druck steigt. Aber schließlich führt die Überstimulation zur Lähmung der vasomotorischen Nerven, erweitert die Blutgefäße und vermindert den Blutdruck. Zuletzt herrschen motorische Lähmung, Halluzinationen, Delir und Stupor vor, und der Tod tritt durch Asphyxie ein.

Allgemeine Charakteristika

3. Empfindliche, nervöse Frauen und Kinder mit blauen Augen und hellen Haaren; junge oder vollblütige Menschen. **Plötzlicher heftiger Beginn. Kongestion mit Röte, Hitze, Pochen und hohem Fieber.** *Extremer Durst; Durst-*

losigkeit oder Abneigung gegen Flüssigkeiten. **Rechtsseitige Beschwerden. Reizbarkeit, Ruhelosigkeit, Furcht, wildes Delir, Halluzinationen,** *nervöse Erregbarkeit.* **Hyperästhesie** der sensorischen Nerven. **Rucken, Zucken, Hüpfen der Muskeln, Spasmen, Konstriktionen von Hohlorganen und Orifizien.**

Empfindungen: Wie wenn ein Ball in inneren Teilen sitzt; Gefühl der Völle; wie wenn ein Band um einen Körperteil wäre; **Schweregefühl innerer und äußerer Körperteile.**

Schmerzen: Pochende, stechende, schneidende, durchbohrende; kommen und vergehen schnell; drückend; *von innen nach außen; wandernd;* **brennend.**

Trockenheit der Schleimhäute, Hämorrhagien. Absonderungen: spärlich, **heiß. Schneller, voller, hebender Puls.** *Lähmung.*

VERSCHLECHTERUNG: **Nachmittags, um 15 Uhr; nachts;** *nach Mitternacht;* **durch helles Licht; Berührung; Erschütterung; Bewegung;** *sich Niederlegen;* **beim Liegen auf der befallenen Seite; beim Aufstehen; kalte Zugluft; im Freien; plötzlicher Wetterwechsel** *(von warm zu kalt); Sonnenhitze;* **Herabhängenlassen des Körperteils.**

BESSERUNG: **Wärme; Ruhe im Bett; rückwärts krümmen; vormittags; Liegen; im Sitzen.**

4. Belladonna ist gekennzeichnet durch einen plötzlichen und heftigen Beginn und schnelle Wirkung. Patienten, die meist dieses Mittel brauchen, sind häufig empfindsam, intellektuell und neigen zu Plethora. Deshalb entwickeln sie Kongestionen und hohes Fieber bei Erkrankungen. Dies trifft besonders für Kinder mit großen Köpfen und schwächlichem Körper zu, die schnell lernen, unruhig schlafen, geneigt sind nachts aufzuschreien und beim geringsten Anlaß Temperatur entwickeln.

5. Dies ist so, weil Belladonna primär auf das cerebrospinale Nervensystem wirkt, cerebrale Kongestionen erzeugt,

die Herztätigkeit erhöht und heftige arterielle Erregung verursacht. Der in Paragraph 4 beschriebene Patiententyp reagiert bereitwilliger auf diese Arznei bei Prüfungen und ist im Stande, bei plötzlicher Erkältung oder Infektion Belladonnazustände zu entwickeln. Welche Konstitution auch immer vorhanden ist, die Charakteristika müssen die Wahl entscheiden.

6. Belladonna ist, wie Aconit, niemals bei asthenischen Fiebern und selten bei chronischen Erkrankungen indiziert. Im Unterschied zu Aconit kann es noch nach Bildung von Eiter angezeigt sein.

7. Entzündung und Kongestion werden von intensiver, brennender Hitze, lebhafter Röte und Pochen begleitet. In der Tat könnte man das Pochen durch rote Buchstaben in unserem Schema der allgemeinen Charakteristika hervorheben, da es mit mehr oder weniger Intensität bei allen Belladonnafällen vorkommt. Der Kopf, das geschwollene Gesicht, der Rachen, der entzündete Magen, die Appendix oder der kongestionierte Uterus pulsieren so heftig, daß der Leidende fast zum Wahnsinn getrieben wird. Einige der Prüfer klagten über das Pochen am ganzen Körper.

8. Bei Pochen in einem drohenden Abszeß und wenn sich Eiter bildet, kann Belladonna noch indiziert sein. In diesen Fällen entwickelt sich der Eiter mit erstaunlicher Geschwindigkeit. Dies allein sollte sofort an das Mittel denken lassen. Was zunächst wie eine einfache Mandelentzündung aussah, wird in ein paar Stunden zu einem Peritonsillarabszeß; ein entzündeter Finger, rot, geschwollen und außerordentlich empfindlich zeigt bald alle Symptome eines Panaritium. Die Schnelligkeit der Eiterbildung macht Belladonna zu einem nützlichen Heilmittel bei Zellulitis, phlegmonöser Entzündung oder bei Erysipel, wenn der Eiter sich schnell zwischen Muskeln, Haut und Faszien eingräbt. Die darüberliegende Haut ist zuerst hellrot und glänzend, später wird sie dunkel oder sogar purpurartig, in dem Maß wie die venöse Stase fortschreitet. Aber das Pulsieren, Brennen und die Hyperästhesie bestehen weiter. Mit einem Wort: nahezu alle Belladonnabeschwerden sind kongestiver Natur, sogar der Schwindel.

9. Nicht weniger wichtig ist die Hyperästhesie. Die sensorischen Nerven, bei diesen Patienten normalerweise schon überaktiviert, werden noch empfindlicher, wenn sie krank sind und reagieren auf jeden äußeren Reiz in einer übermäßigen Weise. Deshalb haben wir im allgemeinen Schmerzen der geröteten Haut (wie bei Scharlachfieber) und aller entzündeter Stellen; Photophobie ist ausgeprägter als es den Umständen entspräche; die Ohren sind so empfindlich, daß jedes Geräusch die Schmerzen vermehrt oder in das Gehirn einzuschlagen scheint und dabei das Pochen auslöst.

10. Symptome, die Belladonna erfordern, erscheinen hauptsächlich auf der rechten Körperseite. Tonsillitis, Ohrenschmerzen, Pneumonie, Entzündung der Lymphknoten, Erysipel, Arthritis, Ovaritis und andere Affektionen erscheinen mehr auf der rechten Seite. Die Tatsache jedoch, daß die Beschwerden auf der linken Seite auftreten, kontraindiziert dieses Mittel nicht, wenn die Kardinalsymptome von Belladonna vorhanden sind.

11. Der psychische Zustand ist klar umrissen und leicht zu erkennen. Nervöse Reizbarkeit ist das Schlüsselsymptom. Das Kind fährt auf und schreit im Schlaf oder schreckt auf wie von einem Alptraum, greift in die Luft, zittert und blickt wild umher. Dies entspricht klar beginnender zerebraler Reizung und Kongestion und ist der Vorläufer einer ernsten Erkrankung, deren wahre Natur bis jetzt noch nicht zu erkennen ist. Hier ist Belladonna ein wirksames Prophylaktikum und wird gewöhnlich den ganzen Prozeß aufhalten, falls es früh genug gegeben wird.

12. Falls der Fieberanstieg nicht gebremst wird, erreicht es manchmal 40,6 oder 41,1° C, die Ruhelosigkeit nimmt zu, und die zuerst bestehende nervöse Erregung wird zu einem wilden Delir mit glühendem, rotem Gesicht, mit hellen, wässrigen, glänzenden Augen und weit dilatierten Pupillen; Schreien vor Furcht, die durch imaginäre Objekte ausgelöst wird, Bellen wie ein Hund, Beißen oder Nagen an dem Löffel, mit dem die Medizin verabreicht wird, Zerren an den Bettüchern und Versuche zu entfliehen. Gelegentlich wird der Patient ruhig und schließt seine Augen, aber nur für einen kurzen Moment. Er fährt auf, schreit und das Delir ist wieder da. Wenn man den Patienten fragt, was denn geschehen sei, wird er häufig antworten: „Ich sehe so fürchterliche Tiere, Gespenster und Gesichter auf mich starren, sobald ich zu schlafen versuche." Dies kommt sogar dann vor, wenn wenig Fieber besteht und der Patient psychisch relativ ruhig ist. Dieses eigentümliche Symptom haben nur wenige Mittel. Deshalb ist es ein erstklassiges Charakteristikum.

13. Die Krankheiten, die in den Bereich von Belladonna fallen, können leicht erkannt werden; z. B. akute Manie, Infektionen, die durch hohes Fieber und Delir charakterisiert sind, Puerperalsepsis und andere heftige Affektionen, ausgenommen typhoide Fieber und Diphtherie. Bei den beiden Letzteren wirkt Belladonna nur palliativ und seine Anwendung in diesen Fällen vergeudet nur wertvolle Zeit.

14. Für den Anfänger mögen die eben beschriebenen Symptome mit denen von Aconit ähnlich sein. Aber es sind wesentliche Unterschiede vorhanden, wie später gezeigt wird. Es kann reine Furcht vorhanden sein, aber sie erklärt sich durch den Ernst der Leiden des Patienten, besonders durch die Halluzinationen, die ihn bedrängen. Das Kleinkind mag noch nicht in der Lage sein, sie genau anzugeben; der Erwachsene aber wird von Tieren, Geistern, Gespenstern oder gräßlichen Gesichtern berichten. Zuerst sieht er diese Erscheinungen nur bei geschlossenen Augen im Zimmer, später auch mit offenen. Bei Belladonna herrscht mehr Heftigkeit vor; Rasen, Toben oder Anfälle von wahnsinnigem Lamentieren, Stöhnen oder heftigem Lachen, schnellem Reden, wiederum ängstlich und argwöhnisch und Abneigung gegen Reden. Aconit dagegen zeigt ängstliche Besorgtheit, Angst, Todesfurcht oder Ekstase und Verzückung, was aber weniger charakteristisch ist.

15. Wenn die Krankheit die Oberhand gewinnt und die Lebenskräfte schwinden, weicht das Rasen und die Tobsucht einer Somnolenz, der Kopf wird in das Kissen gebohrt, durch Spasmen der hinteren Halsmuskeln zurückgezogen oder er rollt von einer Seite zur anderen. Die Augen können halb geschlossen sein oder weit geöffnet und starrend. Zähneknirschen, Kaubewegungen, Erweiterung der Pupillen bis die Iris nur noch als Farbsaum sichtbar ist, Zucken und Rucken der Gesichtsmuskeln und der Extremitäten treten häufig noch gleichzeitig auf. Das Gesicht nimmt allmählich eine purpurne Farbe an und ist mit heißem Schweiß bedeckt und dazu können sich noch Konvulsionen und sogar tiefes Koma gesellen. Die Affinität von Belladonna für den Kopf ist so ausgeprägt, daß immer eine Tendenz besteht, ihn in das Krankheitsgeschehen mit einzubeziehen. Ob die Diagnose Meningitis, Fleckfieber, Halsschmerzen, Sepsis oder Scharlach lautet, immer werden Kopfsymptome vorhanden sein. Sogar bei tiefer Bewußtlosigkeit ist ein wenig Zucken, Murmeln und Rucken vorhanden. Ist der Patient vollkommen ruhig, dann ist Belladonna nicht das Mittel.

16. Spasmus ist ein ausgeprägtes Charakteristikum. Er kommt vor als leichtes Zucken einzelner Muskeln, bis zu größeren tonischen und klonischen Konvulsionen, und erstreckt sich auf das sympathische Nervensystem mit Kontraktionen und Spasmen der glatten Muskelfasern. Diese letztere Wirkung kann die Konstriktionsempfindungen in inneren Organen und ihren Orifizien, im Intestinum, im Uterus, im Blasensphinkter, dem Gallengang oder in den Ureteren erklären. Atropin, zusammen mit Morphin wird bei Gallensteinkoliken benutzt. Potenziert wird Belladonna, die Muttersubstanz von Atropin, z.B. Zustände wie spastische Kontraktion des Gebärmuttermundes, die eine Geburt verhindert, schnell und auf natürliche Weise beheben, wenn die Symptome nach Belladonna rufen; ebenso Kontraktionen in der Nabelregion bei einigen Formen von Koliken, mit der Empfindung wie wenn ein Ball geformt würde; Spasmus des Dünndarms, der eine Strangulation vortäuscht; spastische Kolitis.

17. Wir finden durch die Reizbarkeit und mangelnde Koordination der Muskeln Schluckbehinderung im Hals, und im Larynx stark behinderte Atmung mit drohender Erstikkung.

18. Aber die Empfindung einer Konstriktion wird auch dort angegeben, wo ein akuter muskulärer Spasmus nicht möglich ist. So bestehen Kopfschmerzen wie wenn ein Riemen oder Band den Kopf einschnüren würde, Konstriktion der oberen Brusthälfte bei bronchialen Affektionen, Pneumonie oder Herzkrankheiten.

19. Die Empfindung eines Balles in inneren Körperteilen paßt zu dem Obenstehenden. Empfindung wie von einem Ball in der Blase, im hinteren Pharynx und am Nabel.

20. Völleempfindungen erscheinen in jedem befallenen Teil, besonders aber im Kopf, in den Ohren, im Hals und im Herzen.

21. Eine sehr ausgeprägte Schwere ist in den Extremitäten, dem Kopf, in den Augen, in der Brust mit Behinderung der Atmung und im Uterus vorhanden.

22. Die Schmerzen von Belladonna sind gewöhnlich pochend, stechend und durchbohrend. Solche Schmerzen werden auch bei anderen Heilmitteln gefunden. Bei Belladonna jedoch kehren sie mit größerer Wahrscheinlichkeit anfallsartig wieder, erreichen schnell ihren Höhepunkt von unerträglicher Intensität und klingen mit der gleichen Schnelligkeit wieder ab, obwohl sie auch von oben nach unten schießen können oder von innen nach außen oder von einem Ort zum anderen wandern. Je eigentümlicher ein Symptom, desto charakteristischer ist es. Schmerzen, die rasch zunehmen und wieder verschwinden, sind nur wenigen Mitteln eigen und Belladonna führt diese Liste an. Wo immer, bei Neuralgien, Kopfschmerzen oder Koliken die Schmerzen in dieser Weise auftreten und verschwinden, ist Belladonna meist das Simile und wird mit erstaunlicher Schnelligkeit wirken.

23. Drückende Schmerzen werden nicht so oft gefunden, trotzdem sind sie eine wichtige Indikation für dieses Mittel. Schwere, drückende Schmerzen im Kopf, in der Brust und ein Drücken zwischen den Schulterblättern sind wichtige Beispiele.

24. Trockenheit der Schleimhäute ist ein immer vorhandenes Merkmal von Belladonna bei Krankheiten wie Schnupfen, Halsentzündung, Stomatitis, Vaginitis und anderen Erkrankungen, sogar dann wenn die Schleimhäute nicht primär Sitz der Krankheit sind. Bei der Geburt, Abort oder ovariellen Krankheiten ist die Vagina heiß und trocken und äußerst empfindlich bei der leichtesten Berührung. Belladonna-Patienten sind oft durstlos und können eine absolute Abneigung gegen alle Flüssigkeiten haben, sogar dann, wenn Mund und Hals trocken sind; trotzdem können sie häufig kleine Schlückchen kalten Wassers trinken, um die Trockenheit zu lindern. Bei Fieber jedoch ist der Durst oft extrem stark, manchmal unstillbar.

25. Trockenheit der Schleimhäute ist ein frühes Symptom bei einer Belladonnavergiftung. Deshalb sind die Absonderungen der Nase, im Hals, der Vagina und im Rektum meist spärlich. Dies kann helfen, Belladonna von ähnlichen Mitteln zu unterscheiden. Beispielsweise ist bei Aconit der Schnupfen fließend und reichlich, die Diarrhoe profuser, ebenso der zähe und gelbliche Fluor.

26. Aber auf die Blutung trifft der Ausdruck „spärlich" nicht zu. Die ungeheure arterielle Kongestion von Belladonna disponiert zu profusem Herausströhmen von hellem, rotem Blut aus allen Körperöffnungen. So haben wir reichliche Blutungen aus der Nase, den Ohren, dem Mund, den Augen, dem Hals und der Brust, profuse Menses; plötzliche, alarmierende Blutungen während oder nach der Geburt oder eines Aborts; Blutungen aus einem geöffneten Abszeß. Die außerordentliche Besonderheit bei Belladonnablutungen ist, daß sie der Patient oft als heiß empfindet. Sie sind immer hellrot, obwohl bei uterinen Blutungen manchmal kleine dunkle Klümpchen darin vermischt sind.

27. Generell tritt die Verschlimmerung nachmittags und nachts auf. Trigeminusneuralgien oder andere Schmerzen erscheinen täglich um 15 Uhr wieder; ebenso tritt das Fieber zu dieser Stunde wieder auf oder steigt mit fortschreitender Nacht. Delir, rheumatische Schmerzen, Ruhelosigkeit und Koliken werden meist gegen Mitternacht und danach verschlimmert; der Husten weckt den Patienten um 23 Uhr. Aber alle Symptome sind vormittags besser.

28. Die Verschlimmerung durch Berührung wurde schon genügend hervorgehoben. Die aggravierende Wirkung von Stoß und Erschütterung ist beinahe eine „conditio sine qua non" bei diesem Mittel. Dies ist eines der wichtigsten diagnostischen Kriterien. Ob die Entzündung oder Kongestion auf das Ohr, die Hand, das Ovar, den Uterus, auf ein einzelnes Gelenk oder auf einen größeren Bereich des Abdomens begrenzt ist, Empfindlichkeit auf Erschütterung ist ausnahmslos vorhanden. Falls der Arzt versehentlich das

Bett streift, oder die Krankenschwester weniger behutsam als gewöhnlich durch das Zimmer läuft, dann beklagt sich der Patient bitterlich. Bei mehreren Arzneien trifft Empfindlichkeit auf Erschütterung zu, z.B. Aconit, aber Belladonna führt diese Liste an.

29. Der Belladonnapatient ist sehr empfindlich gegen Kälte. Sogar während des Fiebers will er warm bedeckt sein. Ein plötzlicher Wetterwechsel, besonders von warm zu kalt, oder eine Erkältung während des Schwitzens, kann der auslösende Faktor für alle die Beschwerden, die Belladonna erfordern, sein. Kopfschmerzen oder ein steifer Nacken, hervorgerufen durch das Waschen oder Schneiden der Haare sind Beispiele dafür.

30. Sonnenbestrahlung verschlimmert besonders die Kopfschmerzen. Ebenso zeigt die Insolation das Belladonnabild.

31. Bewegung braucht wenig Kommentar, denn jedes Symptom wird praktisch dadurch verschlimmert. Dagegen lindert gewöhnlich Ruhe und Rast.

32. Liegen erleichtert die Dyspnoe, die Schmerzen im Rücken und anderen Stellen und manchmal die Kopfschmerzen; aber da diese durch intensive Kongestion hervorgerufen werden, werden sie durch Liegen gewöhnlich schlimmer. Bei Belladonna finden wir meist den Leidenden bei Kopferkrankungen kerzengerade im Bett oder im Stuhl sitzend. Der Husten und die Reizung der Brust neigen dazu, sich im Liegen zu verschlimmern.

33. Zurückbeugen ist eine weniger wichtige Modalität, aber manchmal lindert es die Kopfschmerzen, die Dyspnoe, den Husten und die Kolik.

34. Verschlimmerung durch Herunterhängenlassen eines Körperteils trifft besonders auf Erkrankungen der Extremitäten zu und auf das Völlegefühl, das diese meist immer begleitet. Die Glieder sind nicht nur äußerst empfindlich, sondern die Schwerkraft vermehrt auch die schon vorhandene Kongestion. Deshalb sitzt der Patient mit einem Panaritium mit erhobener Hand unbeweglich da.

35. Bei beginnendem Fieber ist Aconit vorzuziehen, wenn Angst, Ruhelosigkeit und Todesfurcht, mit einem vollen hebenden Puls vorhanden sind. Manchmal können ein paar Halluzinationen, Aufschreien im Schlaf oder Murmeln auftreten, entsprechend der Höhe des Fiebers. Die Haut ist trocken und sehr heiß. Bei Belladonna dagegen ist es mehr ein Auffahren und Subsultus Tendinum; das Aufschreien ist plötzlich wie durch einen Schreck, und die Ruhelosigkeit wird durch plötzliches Rucken und schnelle Bewegungen charakterisiert. Während der Aconit-Patient den Tod fürchtet, ersehnt ihn derjenige, der Belladonna benötigt und bittet darum, ihm in seinem Elend zu helfen. Die Haut des Belladonnapatienten ist so heiß, daß sie die prüfende Hand zu verbrennen scheint und sie gibt unter der Bettdecke eine so stechende, dampfende Hitze von sich, die unverwechselbar ist. Er kann profus schwitzen, besonders bei Rheumatismus. Schwitzt der Aconitpatient dagegen, so ist es ein kritischer Schweiß, der sofort Erleichterung bringt. In späteren Stadien kann der Belladonnapatient in ein Koma gleiten; bei Aconit kaum, außer der Tod steht bevor.

Spezielle Indikationen

36. Zusätzlich zu den erwähnten Indikationen ist das Folgende für die Verschreibung von Belladonna wertvoll:

> Trockener Mund, besonders nach dem Schlaf; mit oder ohne Durst.
>
> Heißer Kopf und kalte Glieder.
>
> Rückenschmerzen, als ob der Rücken brechen würde.
>
> Kolik, die durch Rückwärtsbeugen gebessert wird.
>
> Heftige Schmerzen im linken Hypochondrium, oder drückende Schmerzen im Nacken während des Hustens.

Husten, der mit Niesen endet.
Haut rot und empfindlich auf Berührung.
Schläfrig, aber kann nicht schlafen.
Schweiß nur auf den bedeckten Teilen.

Therapeutische Indikationen

37. Periodisches, nervöses *Kopfweh* mit Fieber, rotem Gesicht und Schwindel, der beim Bücken schlimmer wird; berstende, pochende, durchbohrende Schmerzen, die durch die geringste Bewegung, durch Erschütterung und Liegen verschlechtert werden.

38. *Epistaxis* mit rotem Gesicht, Völle und Kongestion zum Kopf; reichliche, hellrote Blutung, schlimmer bei der geringsten Erschütterung, bei Bewegung, Lärm oder hellem Licht.

39. *Tonsillitis,* Peritonsillarabszeß; auf der rechten Seite; die entzündeten Teile sind tief rot mit ausgeprägter Trokkenheit; Zusammenschnüren, besonders beim Schlucken von Flüssigkeiten, die leicht durch die Nase wieder zurückkommen; geschwollene, empfindliche, zervikale Lymphknoten.

40. *Kolik bei Säuglingen;* die Schmerzen kommen und verschwinden rasch; das Kind biegt sich unwillkürlich nach rückwärts und schreit; krallende, kneifende Schmerzen in der Nabelregion.

41. *Laryngitis* und Tracheitis: trockener, spasmodischer Husten, ausgelöst durch einen Kitzel im Larynx oder das Gefühl, als ob eine Feder im Hals wäre. Erwachen aus dem Schlaf (oft um 23 Uhr) mit rotem Gesicht, pochenden Kopfschmerzen beim Husten. Nächtlicher Husten bei Kindern; Keuchhusten; das Kind weint vor dem Anfall; Blutung aus den Augen, der Nase oder dem Mund.

42. *Dysmenorrhoe* mit schlimmen Schmerzen, die dem Fluß vorausgehen und rasch kommen und wieder ver-

schwinden; starkes Abwärtsdrängen, wie wenn alles aus der Vagina gepreßt würde; die Menses sind hellrot, reichlich und heiß; furchtbare Visionen; Fieber; gerötetes Gesicht und andere Belladonna-Charakteristika.

43. *Scharlach:* die Haut ist trocken, hellrot, glatt und bei Berührung empfindlich und so heiß, daß sie die Hand verbrennt; schlimmer, entzündeter Hals; pochende Kopfschmerzen; Rückenschmerzen; Zucken; Delir; „Erdbeerzunge" (weiß belegt, die Ränder rot, die Papillen ragen heraus). Das beste Prophylaktikum bei dieser Krankheit.

44. *Abszesse, Schwellungen, Mastitis, Erysipel,* mit glatter Hautrötung, die streifenförmig in die umgebenden Teile ausstrahlt.

45. *Enuresis,* gewöhnlich nach Mitternacht; unruhiger Schlaf; Aufschreien.

46. HAUPTINDIKATIONEN für Belladonna sind:
1. Plötzlicher Beginn.
2. Kongestion, Röte, brennende Hitze, Pulsieren.
3. Empfindlich auf Berührung, Licht, Stoß oder Erschütterung.
4. Muskelzucken; Konvulsionen.
5. „Übererregtheit und zu große Empfindlichkeit aller Nerven."

47. WIRD ANTIDOTIERT DURCH: Camph.; Coff.; Hep.; Hyos.; Op.; Puls.

ES ANTIDOTIERT: Acon.; Antitoxin; Arum-t.; Chin.; Cupr.; Ferr.; Hyos.; Merc.; Op.; Plat.; Plb.

FOLGT GUT AUF: Cupr.; Hep.; Lach.; Merc. ; Phos.; Nit-ac.

WIRD GUT GEFOLGT VON: Chin.; Cham.; Con.; Dulc.; Hep.; Hyos.; Lach.; Rhus-t.; Seneg.; Stram.; Valer.; Verat.

KOMPLEMENTÄR ZU: Calc. (sein chronisches Analogon).

UNVERTRÄGLICH MIT: Essig.

Lektion 8

Ferrum phoricum

1. Eisenphosphat, Ferriphosphat.
2. Zubereitung: Verreibung der Reinsubstanz.

Allgemeine Charakteristika

3. Anämische Personen, Neigung zu lokalen Kongestionen. Heiterkeit, *Teilnahmslosigkeit*; Hoffnungslosigkeit; *körperliche und geistige Depression;* Konzentrationsschwierigkeiten; Gedächtnisschwäche; **Kongestion,** *passiv; Entzündung;* **Fieber;** *Durst. Schwäche: Erschöpfung. Empfindungen: Hitze; Brennen. Schmerzen;* drückend, *pulsierend, schießend, stechend. Trockenheit der Schleimhäute. Blutungen. Absonderungen: blutig. Anämie. Varizen: Phlebitis.* Wassersucht. *Beschwerden durch Erkältung; durch Verletzung;* durch Säfteverlust. *Verschlimmerung:* **Nachts,** morgens, *Kälte;* Berührung; Erschütterung; *Bewegung; im Stehen. Besserung: kalte Applikationen; Wärme; leichte Bewegung; im Liegen.*

4. Die herausragenden Merkmale von Ferrum phos. sind passive Kongestionen, Entzündungen, Fieber oder Schmerzen und Anämie mit rotem Gesicht. Wie Belladonna und Aconit ist es in den ersten Stadien eines entzündlichen Prozesses angezeigt, bevor die Exsudation stattgefunden hat, aber seine Wirkung ist länger anhaltend als diejenige dieser beiden Mittel und tatsächlich auch tiefgehender, denn es ist nützlich bei Beschwerden, die schon länger bestehen. Da es aus der chemischen Vereinigung von Eisen und Phosphor entsteht, enthält es einige Charakteristika von beiden und fügt noch einige neue, ausgeprägte eigene Merkmale hinzu, die nicht bei den Ausgangssubstanzen zu finden sind.

5. So müssen wir also zwei Seiten betrachten. Die akute mit mehr oder weniger plötzlichem Beginn, hoher Temperatur, Rötung des Gesichtes, Kongestion, aktiver Entzündung. Die chronische Seite, die rezidivierende oder subakute Entzündung, Anämie und andere Manifestationen einer psorischen Diathese zeigt.

6. Aber die Kongestion von Ferrum phosphoricum ist kein Einschießen von Blut in den affizierten Körperteil, das durch vermehrte Herzaktion entsteht wie bei Aconit und Belladonna, sondern ist passiv durch die Relaxation der glatten Gefäßmuskulatur von Arterien und Venen veranlaßt. Dies veranschaulicht einen großen Teil der Ferrum phos.-Wirkung. Der ganze Organismus ist spannungslos und in seinen Funktionen geschwächt. Dem Blut mangelt es an Hämoglobin. Das Gehirn, das im akuten Fieberstadium gereizt ist, wird später schwerfällig und funktioniert unvollkommen. Sogar Diarrhoe wird durch Erschlaffung der Blutgefäße in den Eingeweiden hervorgerufen. Der Patient ist eher anämisch und körperlich schwach, selten ist er plethorisch und robust. Aus diesem Grund sind Ferrum phos.-Beschwerden durch große Schwäche, Unpäßlichkeit und einen Anflug von Trägheit und Apathie charakterisiert. Es besteht Gleichgültigkeit gegenüber geistiger oder körperlicher Arbeit und den Dingen des Alltags sogar, wenn sie angenehmer Natur sind. Außerdem besteht ein großes Bedürfnis, sich hinzulegen. Anstrengung oder Mühe verschlimmern alle Beschwerden des Patienten, und Bewegung vermehrt seine Schmerzen. Es ist wenig Unruhe vorzufinden. Ist Furcht vorhanden, finden wir sie nur in einer Menschenmenge oder nachts als ein unbestimmtes Gefühl eines drohenden Unglückes. Wenn Angst vorhanden ist, dann nur, weil der Patient von der Idee besessen ist, er habe jemandem etwas angetan. Deswegen macht er sich Sorgen. Häufig ist er reizbar, sogar bis zur Heftigkeit, aber häufiger ist der geistige Zustand durch Selbstgefälligkeit oder Trägheit und Schwierigkeiten, die richtigen Worte zu finden und Konzentrationsunfähigkeit gekennzeichnet.

7. Viel wichtiger ist jedoch seine Neigung zu Geschwätzigkeit und Fröhlichkeit. Kinder, die an Masern oder Bronchitis erkranken mit hohem Fieber und rotem Gesicht, spaßen, lachen und plappern, als ob sie gar nicht krank wären. Aber das Fieber und das gerötete Gesicht zeigen deutlich die Entwicklung eines ernsteren Geschehens an. Sie reden wie ein Wasserfall, aber es ist nicht die vehemente Geschwätzigkeit von Belladonna. Bei beiden ist die beginnende cerebrale Hyperämie der Grund, aktive Hyperämie beim einen und passive beim anderen. Es ist verblüffend, wie schnell einige Gaben Ferrum phos. das Fieber senken und den Patienten wiederherstellen, wenn die obigen Anzeigen vorhanden sind.

8. Röte des affizierten Teiles ist bei akuten Ereignissen ein konstant zu beobachtendes Zeichen. Sogar wenn die Temperatur nur wenig erhöht ist, zeigt sich in der Röte des Gesichts der Einfluß des Eisenanteils. Erröten mit Gemütserregung bei Schmerzen, während des Hustens oder grundlos. Ferrum phos. zeigt das Bild des leichten Errötens, das so oft bei Anämie und Chlorose beobachtet wird.

9. Bei akuten Erkrankungen kann das Fieber 41°C und mehr erreichen. Der verursachende Faktor ist gewöhnlich eine plötzliche Abkühlung, das Unterdrücken von Schwitzen an einem warmen Sommertag, die Folgen eines Traumas wie z. B. eines Falles, eines schweren Schlages oder von Überheben. Auch ein akuter Infekt kann der Anlaß sein. So ist Ferrum phos. ein Mittel mit großem Wirkungsbereich, besonders bei den Erkrankungen des Kindesalters.

10. Trockenheit der Schleimhäute mit Durst begleitet die meisten akuten Beschwerden, die nach Ferrum phos. verlangen. Es ist von Bedeutung bei Schnupfen, Halsschmerzen, Lungenerkrankungen, Arthritis und Affektionen des weiblichen Genitales; und immer sind Rötung und Pochen vorhanden.

11. Ferrum phos.-Schmerzen können drückend sein, sind aber typischerweise eher pulsierend, stechend oder schießend. Sie können nach oben oder unten schießen wie bei Ischialgien oder Muskelrheumatismus. Das Pulsieren ist fast so ausgeprägt wie bei Belladonna. Stechende Schmerzen können überall erscheinen, aber besonders in der Brust beim tiefen Einatmen oder Husten; im geschwollenen Gelenk bei Bewegung. Hitze, klopfende und einschießende Schmerzen der Weichteile in der Nähe einer Fraktur. Hierbei können wir etwas bezüglich der rationalen Auswahl eines Medikamentes lernen. Arnika ist, wie Sie in einer späteren Lektion lernen werden, das Heilmittel, das am häufigsten bei Quetschungen und Schock nach einer Verletzung gegeben wird. Wenn aber das verletzte Glied geschwollen, heiß und der Schmerz pochend ist und bevor Ekchymosen eingetreten sind, wird Ferrum phos. schneller Erleichterung bringen wegen seiner Fähigkeit, Kongestionen zu beseitigen. Arnika ist dann vielleicht später indiziert.

12. Der Ferrum phos.-Patient hat eine ausgeprägte Blutungsneigung. Passive arterielle Blutungen aus Nase, Rachen, Zahnfleisch, Lungen oder Magen. Hämoptysis, durch Tuberkulose oder Verletzung etc., wird schnell durch Ferrum phos. gestoppt, wenn andere führende Symptome vorhanden sind. Der Blutfluß ist weniger profus als in Fällen, bei denen Aconit oder Belladonna indiziert sind. In außergewöhnlichen Otitis-media-Fällen mit quälenden Schmerzen kann Ferrum phos. eine Parazentese vermeiden helfen. Das Mittelohr kann bis zum Bersten mit Blut und evtl. schleimigem Eiter angefüllt sein. Die Schwellung und Kongestion der Tuba Eustachii nimmt ab und durch die wiederhergestellte Drainage fließt der aufgestaute Eiter auf natürlichem Wege ab. Ferrum phos. ist häufig von Nutzen, wenn Nasenbluten einen Schnupfen oder eine Sinusitis begleitet, und auch wenn das Nasenbluten am Morgen nach dem Aufstehen beginnt, nach einem Schlag auf die Nase, durch Husten oder Schneuzen, oder wenn Nasenbluten einen kongestiven Stirnkopfschmerz erleichtert. Das Mittel kann auch bei Gastritis mit Erbrechen von Blut oder Nahrung, die mit Blut vermischt ist, angezeigt sein. Ebenso bei Blutungen aus dem Rektum, mit oder ohne Hämorrhoiden. Bei Pneumonie, Bronchitis oder florider Phthisis sind die Sputa fast immer mehr oder weniger blutig gestreift. Die Menses sind hellrot, reichlich und vorzeitig. Die Leukorrhoe ist blutig tingiert. Die Ferrum phos.-Blutung ist eigenartig, weil das Blut mit überraschender Geschwindigkeit zu einer gelatinösen Masse gerinnt.

13. Der Ferrum phosphoricum-Patient, der gewöhnlich anämisch ist, kann den Verlust von Blut oder anderen Körpersäften schlecht überwinden. Wir finden Adynamie, Kopfschmerzen und sogar Wassersucht als Folgen des Blutverlustes.

14. Die Neigung zur Erschlaffung beim Ferrum phos.-Menschen finden wir auch bei den Arterien und Venen, im Gegensatz zu Aconit und Belladonna. Es hat Naevi bei Kindern geheilt ohne äußerliche Therapie und Varicosis besonders bei jungen Leuten. Es wirkt prompt in den frühen Stadien der Phlebitis, wenn Fieber, lokale Hitze und Schwäche und die allgemeine Ferrum phos.-Konstitution vorhanden sind.

15. Hauptsächlich ist die rechte Seite betroffen, was uns wieder an Belladonna erinnert. Heftiger, kongestiver Schmerz in der rechten Kopfhälfte; Zahnschmerz rechts; Arthritis der rechten Schulter; Entzündung des rechten Ovars.

16. Die allgemeinen zeitlichen Verschlimmerungen sind

nachts und morgens. Rheumatische Schmerzen, Husten und Fieber sind schlimmer in der Nacht. Nasenbluten und Schweiß sind am Morgen von 4-6 Uhr schlechter.

17. Der Ferrum-phos.-Patient ist sehr kälteempfindlich, besonders an Kopf und Rücken. Kopfschmerz, Neuralgien, Lähmungen und Steife des Nackens, der Schultern oder im Kreuz werden durch Sitzen in Zugluft oder in der Kälte hervorgerufen. Der Husten ist schlimmer durch Kälte und im Freien, bis das Wetter wieder wärmer wird. Umgekehrt erleichtern Wärme und reichliches Zudecken den Patienten im Allgemeinen. Dennoch werden seine Schmerzen fast immer besser durch *kalte* lokale Anwendungen. Dies ist ein wichtiges Unterscheidungsmerkmal, das man sich merken muß, denn eine Besserung schmerzhafter Symptome durch Hitze ist vielen Mitteln eigen. Diese Modalität reiht Ferrum phos. in eine nur kleine Gruppe von Arzneien ein und wird als Folge davon zu einem starken Charakteristikum. Die verschiedenen Formen von Kopfschmerz werden durch kalte Anwendungen besser; Zahnschmerz wird dadurch erleichtert, daß man kaltes Wasser im Mund behält; rheumatische Schmerzen und Neuralgien werden durch kalte Kompressen gelindert.

18. Das Verlangen sich hinzulegen ist nicht nur durch die Schwäche veranlaßt. Der Ferrum-phos.-Patient fühlt sich schlechter im Stehen, nicht nur im Allgemeinen, sondern auch bei Beschwerden des Kopfes, des Abdomens und des Urogenitaltraktes. Es ist eines unserer besten Mittel bei Enuresis diurna der Kinder mit häufigem, schmerzhaftem Harndrang, während der kleine Patient auf den Beinen ist und der sofort aufhört, sobald er ins Bett geht.

19. Die Ferrum-phos-Beschwerden verschlimmern sich durch Mühe oder Anstrengung. Aktive Bewegung vermehrt die Leiden, besonders die der entzündeten Körperteile. Aber leichte oder langsame Bewegung lindert oft. Dies ist ein Beispiel für scheinbare Widersprüche in der homöopathischen Materia Medica, die aber, richtig verstanden, zu wertvollen wahlanzeigenden Indikationen werden.

20. Aconit und Belladonna können von Ferrum phos. zuerst an den Geistessymptomen unterschieden werden. Aconit zeigt mehr ängstliche Ruhelosigkeit und Furcht vor dem Tod. Belladonna Halluzinationen und eine Neigung zur Manie. Die geistigen Symptome von Ferrum phos. sind beinahe das Gegenteil davon. Obwohl alle drei durch Kälte, Bewegung, Berührung und Erschütterung verschlimmert werden, zeigt Belladonna bei weitem die schmerzhaftesten Reaktionen auf alle Sinneseindrücke und steht an der Spitze soweit es Berührung und Erschütterung betrifft. Nur Ferrum phos. wird durch kalte Anwendungen und leichte Bewegung gebessert. Der Puls von Aconit ist voll, schnell, hebend; der von Belladonna schnell, hart, wie ein Geschoß, während der Ferrum phos.-Puls voll und weich ist.

Therapeutische Indikationen

21. Drohender Hydrocephalus (s. Absatz 7).

22. Rachitische Kinder, die allmählich schwach werden, an Gewicht und den Appetit verlieren, und eine Neigung zum schnellen Erröten haben, aber keine weiteren Zeichen der Krankheit aufweisen.

23. Zu Beginn von akuten Erkältungen (Aconit und Belladonna).

24. Drückender Schmerz auf dem Scheitel mit reichlichen, zu frühen Menses, abwärtsziehendes Gefühl im Becken und dumpfer Schmerz in den Ovarien.

25. Cholera infantum; Stuhl wässrig, blutig oder lienterisch; nach unterdrücktem Schweiß.

26. Mumps, besonders rechtsseitig; gerötetes Gesicht; Fieber.

27. Gonorrhoe; im Anfangsstadium mit spärlichem, wässrigem oder schleimigem Ausfluß; Hitze und Brennen in der Urethra; stark geröteter Meatus und Urethralschleimhaut und gelegentlichen Blutungen.

28. Bronchopneumonie, Bronchiolitis oder Phthisis florida; Hitze und Schwere in der Brust; heiße Handflächen; umschriebene Röte der Wangen oder gerötetes Gesicht; Husten locker und rasselnd; Sputum purulent, blutgestreift. Es ist nutzlos, wenn der Patient cyanotisch wird.

29. **HAUPTINDIKATIONEN** für Ferrum phos. sind:
  1. Passive fiebrige Kongestion.
  2. Anämie.
  3. Erröten des Gesichtes.
  4. Verschlimmerung durch Bewegung; Besserung durch leichte Bewegung.
  5. Verschlimmerung im Allgemeinen durch Kälte; Besserung der Schmerzen durch kalte Anwendungen.

30. **KOMPLEMENTÄR ZU**: Bryonia.
WIRD GUT GEFOLGT VON: Bryonia.

Lektion 9

Arsenicum album

1. Gewöhnlicher Name: Arsenige Säure; weißer Arsen; weißes Arsenoxid.

Zubereitungsform: Lösung und Verreibung.

Physiologische Wirkung

2. Auf die Haut aufgebracht wirkt Arsen ätzend und produziert eine heftige Entzündung mit Schorf. Wenn kleine Dosen eingenommen werden, hat es einen tonischen Effekt auf das Nervensystem und den Kreislauf, vermehrt die Produktion von Speichel, Magensaft und Verdauungssekreten, stimuliert die Peristaltik und verbessert die Verdauung und Ernährung. Toxische Dosen erzeugen eine heftige Gastroenteritis mit Übelkeit, Erbrechen und Diarrhoe, Trockenheit im Mund und Hals und Brennen im Magen. Das Herz wird gereizt und schwach, darauf folgt fettige Degeneration des Herzmuskels. Die Zahl der roten Blutkörperchen ist vermindert und das Blut gerinnt schlechter. Der Urin fließt spärlich, wird albuminös und blutig; die Haut trocken und schuppig. Darauf folgen herpetische, ekzematöse und urtikarielle Ausschläge, Exfoliation und die Haut wird bronzefarben. Die Haare und die Nägel können ausfallen. Ebenso ist das Nervensystem nachhaltig betroffen mit motorischen und sensorischen Störungen, Lähmung der respiratorischen Zentren, Zittern und multiplen Neuritiden. Toxische Dosen lassen die Körpertemperatur steigen, obwohl die Extremitäten kalt sind. Der Tod durch Arsenvergiftung folgt auf die Erschöpfung und den Kollaps. Das Gift wird im Urin, Speichel, den Tränen und im Schweiß gefunden. Im allgemeinen sind die Nieren, die Leber, der Magen, das Herz und die Muskeln besonders durch fettige Degeneration betroffen.

Ars. Lektion 9

Allgemeine Charakteristika

3. Antipsorisch, antisykotisch, antisyphilitisch. In späten Krankheitsstadien. Krankheiten, die auf Unterdrückung von Hautausschlägen, der Absonderungen von Schleimhäuten und Fußschweiß folgen; Krankheiten, die durch septische Infektionen, kaltes Essen und eiskaltes Wasser, verdorbene Tierprodukte, Mißbrauch von Chinin, Tabak und Alkohol verursacht werden. **Ausgesprochene Schwäche** und **Entkräftung, Angst; Ruhelosigkeit;** *Furcht; Ungeduld; Reizbarkeit;* **Eile; Traurigkeit; Lebensüberdruß; Gleichgültigkeit;** *Selbstmordgedanken; Überempfindlichkeit; Imbezillität;* **Wahnsinn; Argwohn; Geiz;** *Delir;* **Bewußtlosigkeit;** *Kälte; Kälte einzelner Körperteile;* Kälte befallener Teile.

Schmerzen: **Brennend; wie durch heiße Nadeln oder Drähte;** *pressend; reißend; stechend;* **Trockenheit innerer und äußerer Körperteile.**

Absonderungen: **Scharf, spärlich; reizend, Periodizität. Abzehrung:** *Abmagerung betroffener Körperteile.* **Zittern:** *Zucken; Rucken;* **Krämpfe.** Lähmung. **Anämie; Chlorose.** Blutungen. Hämorrhagische Diathese. Varizen: **Ödeme, Wassersucht; Entzündung;** *erysipelatös; ulcerierend;* **Gangrän.** *Fettige Degeneration.* Verhärtung; **Krebs; Malignität.**

Hautausschläge: **Vesikulär; herpetisch; ekzematös;** *feucht; borkig;* **pustulös; trocken; juckend; brennend;** *schuppend;* **urticariell.**

VERSCHLECHTERUNG: **Dämmerung; nachts; nach Mitternacht;** zwischen 1 und 2 Uhr nachts; **Kälte; Kaltwerden; kalte Luft; kaltes Essen; kalte Getränke; Hinlegen;** *auf dem Rücken liegen; Liegen auf der schmerzhaften Seite;* **körperliche Anstrengung; Bergsteigen; Treppensteigen;** *Bewegung; Aufrichten; Berührung;* **Erbrechen;** *nach dem Stuhlgang;* **nach dem Essen;** *nach dem Trinken;* **durch alkoholische Stimulantien;** *während der Menses.*

Lektion 9 — Ars.

BESSERUNG: Abends und untertags; im Freien; durch warme Speisen und Getränke; warme Anwendungen; *Bewegung;* **Aufrichten;** *durch Schwitzen;* **in Gesellschaft.**

4. Arsen war bereits im 8. Jh. bekannt. In begrenztem Umfang wurde es als Heilmittel bei bestimmten Tierkrankheiten verwendet, aber erst neunhundert Jahre später trat es bei der Behandlung von Menschen auf, als es für lokale Anwendungen bei malignen Geschwüren und Hautkrankheiten in Mode kam und innerlich als „Kur" für intermittierendes Fieber verwendet wurde. Heute wissen wir nicht, wie die Kenntnisse für seine Anwendung gewonnen wurden, aber der Mangel an genauen Regeln für seine Anwendung und die großen und häufig wiederholten Dosen, in welchen es verabreicht wurde, führten in vielen Fällen zu Vergiftungen, teilweise so fatal, daß die „Fakultät" alarmiert wurde und es als zu „gefährlich" verworfen hat. Aber Hausfrauen und „Kurpfuscher" gebrauchten weißes Arsen weiterhin, und waren in vielen Fällen so erfolgreich, daß es schließlich wieder eingeführt und ein „gefahrloses Heilmittel" wurde.

Heute wird es allgemein gebraucht durch die alte Schule, hauptsächlich in Form von Verbindungen mit Kalium oder als Fowlersche Lösung und Salvarsan und seinen Abkömmlingen. Diese Tatsache und die Verwendung von Arsen in Fabriken, die grüne Farbe (Arsenverbindung mit Kupfer) für Tapeten, Teppiche, billige Bilder, etc. sowie für Kosmetik und zum Härten von Talgkerzen herstellen, ist zweifellos der Grund für die vielen Fälle von chronischer Arsenvergiftung.

Aber gerade die „gefährlichen" Arzneien wie Arsen sind in der Hand des Homöopathen eine der mächtigsten Waffen seines Arsenals und im Fall von Arsen ist er besonders in der glücklichen Lage, eine Fülle von Informationen für seine Anwendung in der Behandlung des Kranken zu besitzen.

Seine Prüfungen, die subtile Symptome hervorbrachten, wurden durch die Berichte von unzähligen Fällen akuter wie auch chronischer Vergiftungen ergänzt, so daß ein genaues Bild seiner Wirkung, ja sogar seiner groben Pathologie, zustande kam, vollständiger als es durch homöopathische Prüfungen möglich wäre.

Kein Mittel besitzt ein weiteres und verschiedenartigeres Wirkungsspektrum. Akute Erkrankungen von höchst heftigem Typ: zymotische, septische und durch Malaria bedingte Infektionen; die Folgen von Alkoholismus; Folgen von Unterdrückung von Ausschlägen und Schweiß; psorisches, sykotisches und syphillitisches Miasma liegen im Wirkungsbereich dieses Medikamentes.

Es hat Lupus und Krebs in frühen Stadien geheilt, und wirkte palliativ, wenn eine Heilung unmöglich war. Um dies zu verstehen, werden wir den Arsen-Patienten betrachten.

5. Er ist ängstlich, ruhelos, schwach, blaß, ausgezehrt und fröstelnd. Die Ruhelosigkeit rührt von der Angst her, die in der Bewegung scheinbar Linderung sucht. Sie reicht von leichtem, unbehaglichem Platzwechseln bis zu rasendem Gestikulieren und Umherrennen. Diese Ruhelosigkeit erscheint als eines der ersten Symptome und hält bis zum Eintritt der Bewußtlosigkeit an. Ständig in Bewegung; von Zimmer zu Zimmer, vom Bett zum Stuhl, und wenn er zu schwach ist sich zu bewegen oder sich zu drehen, so sind doch die Hände, der Kopf oder die Füße dieser geplagten Menschen in ständiger Bewegung.

Die Angst und die Ruhelosigkeit sind höchst auffällig bei akuten Krankheiten, aber werden auch immer bei Exacerbationen chronischer Krankheiten verschlimmert, und sogar durch jeden Streß oder Schmerzen. Die

Lektion 9 Ars.

Ruhelosigkeit und die Angst, die während der Schmerzen vorhanden sind, können manchmal zur reinen Verzweiflung anwachsen.

6. Die Schwäche variiert ebenso zu verschiedenen Zeiten und Umständen, von leichter Schwäche bis zur völligen Entkräftung. Es ist nicht außergewöhnlich, Schwäche bei chronisch Kranken oder bei heftigen, akuten Krankheiten zu finden, aber bei Arsen steht sie in keinem Verhältnis zum vorliegenden Anlaß. Die leichteste Anforderung an die Nervenkraft, eine kleine körperliche Anstrengung, Zahnweh oder leichte Schmerzen, ein Hustenanfall, es muß nicht einmal ein starker sein, ein spärlicher, diarrhoeischer Stuhl, der Versuch sich im Bett aufzurichten, oder Erbrechen ist vom Sinken der vitalen Kräfte gefolgt, manchmal geht dies bis zu einer Synkope. Auch wenn man sich in einem relativ guten Zustand befindet, kann eine andauernde Anstrengung, wie z.B. eine Bergbesteigung, vielleicht auch im Zusammenhang mit der dünnen Luft, Erschöpfung, Blutandrang zum Kopf, Frost, Schlaflosigkeit und Herzklopfen zur Folge haben.

Deshalb werden Symptome wie Schwäche oder Mangel an Ausdauer, die bei anderen Mitteln nur „Allgemeinsymptome" sind, bei Arsen durch ihre fast groteske Ausprägung hoch charakteristisch.

7. Aber gerade das Wesen des typischen Arsen-Individuums führt uns zu den Symptomen, die Arsen anzeigen. Er ist immer mehr oder weniger nervös, hastig und leicht erregt. Wenn er krank ist, verstärken sich diese Züge. Er ist schnell beleidigt, reizbar, streitsüchtig, leicht erschreckbar und äußerst empfindlich gegen Schmerzen. Die langsamen, phlegmatischen Menschen empfinden nicht stark. Der reizbare, leicht erregbare, empfindsame Mensch, dessen Nerven durch gewöhnliche Reize übermäßig erschüttert werden, neigt dazu, wenn er leidet, widerspenstig zu werden.

8. Die Furcht ist beim Arsen-Patienten mehr oder weniger mit Angst und Ruhelosigkeit verbunden. Furcht als ob er einen Mord begangen hätte, Furcht vor schrecklichem Unglück, Furcht vor Krankheiten, Furcht vor einer Menschenmenge, Furcht während der Nacht und bei Fieber, besonders aber Todesfurcht. Durch diese Angst und die alarmierende Schwäche scheint ihm der Tod unvermeidlich. Manchmal besteht eine überwältigende Traurigkeit und Hoffnungslosigkeit, und er ist überzeugt, daß seine Krankheit unheilbar und Medizin nutzlos sei. Dies führt zu Selbstmordgedanken, vor allem, wenn er allein ist. Die Furcht beim Alleinsein, daß er sich etwas antut oder sterben werde, wird durch die Anwesenheit anderer gelindert. Andererseits kann die Hoffnungslosigkeit und das körperliche und geistige Elend von Gleichgültigkeit gegenüber seinem Leben und gegenüber allem, was normalerweise als erfreulich angesehen wird, begleitet sein. Diese Haltung ist nicht selten ein Symptom bei typhoiden Fiebern. Wenn es in späten Stadien auftritt, ist Arsen in Betracht zu ziehen.

9. Ein detailliertes Studium des Bildes, das so ein Fall bietet, wird uns weitere wichtige Charakteristika aufzeigen. Jeder Aspekt ist vom Tod gezeichnet. Die Augen sind eingesunken und glasig, das Gesicht aschfahl oder gelblich und kalt bei Berührung, die Lippen, der Mund und die Zunge fast zur Unbeweglichkeit ausgedörrt. Der Patient nippt im Liegen ständig an einem Schnabelbecher mit kaltem Wasser, wohlwissend, daß er, wenn er aufzusitzen versuchte, wieder einen Schwächeanfall erleiden würde. Schwarzer Belag bedeckt die Zähne und das Zahnfleisch. Das Wasser fließt hörbar in den Magen und verursacht dabei Schmerzen und manchmal wird es sofort wieder erbrochen. Im Magen und den Gedärmen wird ein Brennen empfunden. Spärlicher, ätzender, wässriger Durchfall erfüllt das Zimmer mit einem Geruch, wie wenn eine Leiche im Zimmer wäre.

Dunkles, dünnflüssiges Blut sickert aus den Körperöffnungen. Es besteht feuchtkalter Schweiß, oder stechende Hitze und Trockenheit der Haut, die sich wie Pergament anfühlt, leises Gemurmel und seltener wildes Delirium, das nach Mitternacht schlimmer wird. Er sieht Geister und Teufel vor sich. Ausgeprägte Ruhelosigkeit, Angst, Reizbarkeit, Verdrießlichkeit und Hoffnungslosigkeit lassen eine Genesung unmöglich erscheinen. Vom Stupor mit unwillkürlichem Stuhl- und Harnabgang fällt er allmählich in eine totale Bewußtlosigkeit. Obwohl dieses Bild einem hoffnungslosen Fall von typhoidem Fieber entspricht, kann es auch ebenso bei Diphtherie, mit dunklen, eingeschrumpften Membranen und gangränösem Rachen, bei einer Pneumonie mit drohender Paralyse der Lunge, bei septischen Infektionen oder bei anderen Krankheiten vom asthenischen Typ und mit der Neigung zu Zerstörung und Tod angetroffen werden. Man findet solche Symptome normalerweise nicht in einem frühen Krankheitsstadium. Wenn Arsen zu früh und deshalb falsch indiziert gegeben wird, besonders wenn es in wiederholten Dosen niedriger Potenz verabreicht wird, kann es irreperablen Schaden anrichten.

10. Arsen ist, wie viele andere Polychreste, bei Geisteskrankheiten nützlich. Die Symptome für seine Indikation bei Wahnsinn sind meistens Überspitzungen des beschriebenen charakteristischen psychischen Zustandes. Keine homöopathische Arznei hat die Macht, den natürlichen Charakter eines Menschen zu ändern oder zu verbessern, aber es kann den Zustand, der vor der Krankheit bestand, wiederherstellen. Deshalb wird die Habgier, die vielen Arsen-Patienten zu eigen ist, nicht berührt, außer sie ist in einen Wahn ausgeartet. Das Gleiche gilt für das Mißtrauen. Wenn aber diese Laster Folge eines krankhaften Zustandes sind und nicht auf einer natürlichen Disposition beruhen, können wir mit deren vollständiger Beseitigung, zusammen mit dem Rest der Symptome rechnen. Häufig nimmt der Arsenicum-Wahnsinn melancholische Formen an, mit Reizbarkeit, Verzweiflung an seiner Erlösung, ausgeprägter Angst und Ruhelosigkeit. Wiederum kann es mehr vom aktiven Typ sein mit heftigen Angstanfällen; Wutanfällen; Furcht vor Geistern, besonders nachts; mit Versuchen unsichtbaren Verfolgern zu entkommen und mit Visionen von Phantomen, Geistern und Teufeln; mit der Wahnvorstellung von zahllosem Ungeziefer, das er „händeweise" von sich wirft. Impuls Selbstmord oder einen Mord zu begehen. Die Mutter hat plötzlich den Trieb ihr Kind zu töten; der Barbier, mit dem Rasiermesser in der Hand, muß starken Willen aufbringen, um dem Versuch zu widerstehen, seinen Kunden den Hals durchzuschneiden. Später können diese Impulse unkontrollierbar werden.

11. Arsen ist ein wunderbares Mittel für die chronischen Folgen von Alkohol. Säuferwahn bei alten Trinkern mit gereiztem Magen, Diarrhoe, Abmagerung und Schwäche.

12. Die Bewußtlosigkeit bei Arsen tritt in ihrer alarmierendsten Form als Vorbote des Todes auf, wie es oben bei typhoiden Fiebern beschrieben wurde; aber die ausgeprägte Schwäche, die zu Ohnmachtsanfällen und Bewußtlosigkeit auch bei nicht Bettlägrigen disponiert, kann auch unter anderen Umständen erscheinen. Eine Frau zum Beispiel, fällt offensichtlich grundlos ohnmächtig zu Boden. Ein Bewußtseinsverlust, dem unmittelbar Krämpfe folgen, ist eine Indikation für Arsen bei Epilepsie.

13. Schreckliche, brennende Schmerzen sind nicht zuletzt ein wichtiges Kennzeichen dieses Mittels. Brennen im Gehirn, im Kopf, im Gesicht, Kiefer, Hals, Ösophagus, Magen, Abdomen, Haut, Uterus, Urethra, oder im Rektum; kein Körperteil ist ausgenommen. Neuralgische Schmerzen, wie von heißen Drähten, die durch die Nerven getrieben werden; Brennen, wie wenn heiße Nadeln in einen Körper-

teil gestochen würden; brennende Schmerzen im Rückgrat, wie von einem Strom aufsteigender, heißer Luft. Die Hautausschläge jucken heftig, und wenn man kratzt, weicht das Jucken einem Brennen; Geschwüre brennen unerträglich. Das Arsen-Brennen ist gewöhnlich von einer Entzündung begleitet; es ist nicht nur eine abnormale Empfindung.

14. Pressende Schmerzen sind weniger charakteristisch; sie kommen besonders in der Stirn, im Hinterhaupt, in den Hypochondria, im Magen und der Brust vor.

15. Kälte ist eine der wesentlichen Züge dieses Mittels, wie schon angegeben wurde. Die ausgeprägte Kälte bei Cholera oder Amöbenruhr findet ihre exakte Entsprechung in Arsen. Kälte, als ob Eiswasser durch die Blutgefäße rinnen würde; innere Kälte, während sich die Haut nicht kalt anfühlt. Daneben sind auch die mehr definierten Symptome lokaler Kälteempfindung und die Kälte befallener Körperteile vorhanden. Kälte der Stirn, des Gesichtes, der Brust, des Abdomens, der Knie, der Füße, der Fußsohlen und anderswo.

16. Wenn Arsen gesunden Personen in roher oder potenzierter Form gegeben wird, vermindert sich die Sekretion der Schleimhäute und der Haut. Daher stammt der heftige und unlöschbare Durst, die Trockenheit der Nasenwege und des Pharynx; die Trockenheit der Konjunktiven, die oft eine Empfindung als ob Sand im Auge wäre auslöst; die Rauhheit und Trockenheit der Haut, die sich manchmal wie Pergament anfühlt; und die allgemeine Tendenz zu spärlichen Absonderungen; beim chronischen Fall kann Durstlosigkeit bestehen, aber sie ist trotzdem mit Trockenheit des Mundes und Halses verbunden. Beim akuten Fall ist Durst eines der herausragendsten Symptome. Er kann heftig und unlöschbar sein. Der Patient verlangt nach kaltem Wasser, aber wenn er es zu häufig zu sich nimmt, verursacht es Magenbeschwerden und wird sofort erbrochen. Dieser Durst kann nur von den sehr brennenden und trockenen Schleimhäuten kommen, und wird vorübergehend durch Befeuchten gebessert. Daher trinkt er kleine Mengen, aber häufig.

17. Manchmal sind die Absonderungen bei Arsen ätzend und stinkend. Der Schnupfen ist spärlich, heiß und ätzend; die Tränen werden heiß empfunden und schmerzen die Lider; die Leukorrhoe ist spärlich, aggressiv und greift die Labien an; der diarrhoeische Stuhl ist wenig, stinkt wie Aas und der Anus brennt dabei wie Feuer; die Absonderungen von Geschwüren sind spärlich, wässrig, stinken wie verdorbenes Fleisch; die Menses ist spärlich, ätzend und widerwärtig.

18. Die Tatsache, daß Arsen Malaria-Fieber bezwingt, wurde schon vor Jahrhunderten entdeckt. Aber Prüfungen und klinische Erfahrungen haben gezeigt, daß die periodische Wiederkehr von vielen Symptomen nicht notwendigerweise durch das Malaria-Plasmodium ausgelöst wird. Arsen hat wöchentliche oder vierzehntägige Kopfschmerzen, die mit unfehlbarer Regelmäßigkeit auftreten. Bei intermittierendem Fieber erscheint der Anfall täglich, jeden 2. Tag, jeden 4. Tag und regelmäßig um 2 Uhr nachts, mittags, oder um 15 Uhr. Neuralgien, egal ob sie von Malaria kommen, treten in derselben Regelmäßigkeit auf.

19. Abmagerung wird allgemein im bereits fortgeschrittenen Fall beobachtet, und in akuten Fällen tritt sie mit überraschender Schnelligkeit auf. Arsen ist eine der Arzneien, die Abmagerung befallener Körperteile besitzen. Auch wenn der Patient mager ist, kann der befallene Teil noch magerer sein.

20. Pulsieren oder Pochen kann als schmerzlos oder als schmerzhaft mit Entzündung und Kongestion empfunden werden.

21. Zittern ist ein markantes Kennzeichen von Arsen.

Gliederzucken beim Zubettgehen wird bei vielen Krankheiten angetroffen. Wenn es mit Krämpfen verbunden ist, können sie klonisch oder tonisch sein; sie können hysterisch, urämisch, epileptiform oder epileptisch sein; wir haben schon eine Besonderheit bei Grand-Mal-Anfällen bei denen Arsen das Heilmittel ist, erwähnt (§ 12).
Die Empfindung eines warmen Luftstromes, der die Wirbelsäule bis zum Kopf hinaufstreicht, ist auch ein erstes Anzeichen oder eine Aura.

22. Mit der psychischen Reizbarkeit stellt sich auch eine erhöhte Reizbarkeit der Muskelfasern ein. Eine Folge davon ist die Tendenz zu Konstriktion und Spasmen der Ringmuskeln, vor allem im Verdauungstrakt. Der Patient erbricht selten leicht und unbehindert. Stattdessen besteht ein sehr schmerzhaftes Würgen durch die Kontraktion der Cardia; Aufstoßen ist erfolglos und verursacht große Schmerzen. Schlucken kann unmöglich sein, oder der Bolus wird auf halbem Weg durch spastische Kontraktionen des Ösophagus wieder zurück befördert. Es sind auch zusammenschnürende Empfindungen im Magen vorhanden, und ein spastischer Verschluß des Anus mit vergeblichen Versuchen Stuhl abzusetzen. Im Respirationstrakt sind Kontraktionen der Glottis wie bei einem Laryngismus stridulus, der Bronchien wie bei Asthma, und Kontraktionen im Präcordium wie bei einer Angina pectoris anzutreffen.

23. Andererseits sind in typhoiden Fällen die Sphinkteren erschlafft und der Stuhl und Urin können unwillkürlich entweichen. Die Zunge und die Pharynxmuskulatur können ebenso befallen sein, dies zeigt sich zuerst an einer Schwellung, später an dem Verlust der Sprache. Paralytische Zustände des Blasensphinkters oder des Detrusors haben Enuresis oder Harnverhaltung zur Folge. Bei Harnverhaltung nach Entbindung sollte auch an Arsen gedacht werden, natürlich müssen die allgemeinen Charakteristika die Wahl entscheiden. Paralyse der Lungen ist häufig ein Symptom bei hypostatischer Pneumonie alter Menschen. Arsen rettete vielen Patienten mit postdiphterischen Lähmungen das Leben.

24. Arsen hat einen tiefen Einfluß auf das Blut. Es vermindert die Zahl der roten Blutkörperchen und die Gerinnbarkeit. Deshalb ist es bei Anämie, sogar bei Perniciosa, und bei Hämorrhagien wertvoll. Das Blut ist gewöhnlich dunkel und dünnflüssig. Die Petechien, das Nasenbluten, Zahnfleischbluten und die intestinalen Blutungen lassen auf einen zymotischen Zustand schließen, für den Arsen so gut paßt. Sogar die Geschwüre bluten leicht; und trotz ihrer spärlichen Menses hat die Frau eine ausgesprochene Neigung zu Metrorrhagien.

25. Arsen ist eines unserer ersten Mittel bei Aszites und auch bei Anasarka. Bei Ödemen, sowohl bei kardial, renal, als auch toxisch bedingten, findet man Arsen häufig indiziert. Schwellung des lockeren Gewebes unterhalb der Augen ist sehr charakteristisch für dieses Mittel.

26. Arsen ist häufig angezeigt bei Krebs. Entzündete Stellen neigen dazu, erysipelatösen Charakter anzunehmen oder gangränös zu werden. Dies entspricht der Todestendenz dieses Mittels. Gangrän der Lungen mit schrecklich fötidem Auswurf; Gangrän der Zunge; des Halses bei Diphterie; trockene Gangrän alter Menschen, die mit Flecken beginnt, die später allmählich schwarz werden; Gangrän der Zehen, die langsam auch auf den Fuß übergreift. Arsen wird diesen langsamen Gewebsuntergang aufhalten, sogar bei alten verbrauchten Kranken. Falls das Gewebe nicht mehr regeneriert werden kann, wird es die Bildung einer Demarkationslinie und die Abstoßung des unbrauchbaren Teiles beschleunigen.

27. Fettige Degeneration ist eine andere Art der Destruktion bei Arsen. Fettige Degeneration des Herzens, der Nieren oder jedes anderen Organs.

28. Verhärtungen werden häufig bei malignen oder septischen Erkrankungen angetroffen. Sie zeigen sich als harte Knötchen an den Lippen, im Gesicht, den Brüsten, im Uterus und an anderen beliebigen Stellen. Sie brechen zur Oberfläche hin auf und scheiden putriden, wässrigen Eiter aus.

29. Arsen erzeugt in seinen Prüfungen die brennenden Schmerzen und die typische Kachexie von Krebs. In frühen Stadien ist es in der Lage ihn zu heilen, und wenn eine Heilung nicht mehr möglich ist, wirkt es ausgezeichnet palliativ.

30. Die Geschwüre von Arsen sind in der Regel nicht tief, haben aber die Tendenz sich auszubreiten und serpiginös zu werden. Geschwüre im Hals und Mund; der Kornea; an den Nares; Magengeschwüre; kleine Geschwüre an den Fingerspitzen, der Glans und der Vorhaut. Diese Geschwüre brennen alle wie wenn sie kauterisiert worden wären.

31. Starke Gifte, wie z.B. septische Produkte, zymotische Infektionen und Leichengift, erfordern tief wirkende Mittel wie Arsen. Es beseitigt erfolgreich die Folgen vom Genuß verdorbenen Käses, Fleiches und Würste, wenn die Symptome es anzeigen. Kein Mittel ist häufiger bei Wunden mit brennenden, reißenden Schmerzen, enormer Schwellung, Gewebsverhärtungen und der Neigung zu Gangrän der umgebenden Lymphknoten indiziert.

32. Arsen ist gelegentlich ein Mittel für die Folgen von Unterdrückung. Auf einen unterdrückten Schnupfen folgt gern ein Asthmaanfall. Die Unterdrückung eines Ekzems, Nesselausschlages und anderer Ausschläge kann ähnliche Folgen nach sich ziehen. Herzklopfen folgt der Unterdrückung von Herpes oder Fußschweiß. Wenn bei Scharlach oder Masern sich der Ausschlag langsam entwickelt und sich wahrscheinlich wieder zurückzieht, mit dem Auftreten von Petechien, Erschöpfung, Kälte, Angst und Ruhelosigkeit, dann ist Arsen indiziert.

33. Die weitaus wichtigste Zeit, in der Verschlimmerung auftritt, ist nach Mitternacht, oder zwischen 1 und 2 Uhr nachts. Zu dieser Zeit sind die Angst, die Ruhelosigkeit, das Fieber, die Schmerzen, die Dyspnoe, der Husten, die Diarrhoe schlimmer. Gelegentlich wächst die Furcht, die Angst und die Verzagtheit mit dem Einbruch der Dämmerung, wenn die Konturen durch die fortschreitende Dunkelheit undeutlich werden.

34. Kälte verschlimmert in jeder Form. Der Husten, die Schmerzen, das Asthma, die Diarrhoe und der Schwindel werden schlimmer durch Kälte. Kalte Getränke erzeugen Husten und aggravieren die Hals-, Magen- und Darmsymptome. Kaltes Essen, wie Eis, verursacht Gastralgie, Gastritis, Diarrhoe; sowohl kalte Getränke als auch kaltes Essen verschlimmern den Frost bei Arsen. Die einzige Ausnahme sind kongestive Kopfschmerzen, sie werden durch lokale, kalte Anwendungen gebessert.

35. Während des Liegens werden Furcht und Ruhelosigkeit unerträglich, und rheumatische und neuralgische Schmerzen werden schlechter. Bewegung verschlimmert den Frost, die Kopfschmerzen, die Schwäche, das Konstriktionsgefühl in der Brust und löst manchmal Erröten aus; dagegen werden die gichtigen und rheumatischen Schmerzen in den Gliedern, und bis zu einem gewissen Grad die Angst und Ruhelosigkeit durch Bewegung gelindert. Liegen verschlimmert besonders die Gesichtsneuralgien, Zahnschmerzen, die Dyspnoe, das Herzklopfen und den trockenen Husten. Auf dem Rücken liegen verschlechtert die Brustsymptome noch mehr. Liegen auf der befallenen Seite verschlimmert ebenfalls, wenn sie empfindlich und entzündet ist.

36. Die Folgen des Aufrichtens im Bett und von körperlicher Anstrengung sind genügend betont worden.

37. Nach dem Essen treten auf: Schmerzen, Hitze, bitterer Geschmack im Mund, Übelkeit, drückende Schmerzen im Magen, Empfindung der Völle bis zum Hals herauf, Ekel sogar vor dem Geruch des Essens, Erbrechen oder sofortiger Stuhldrang. Nach dem Trinken sind Stuhldrang und Übelkeit ebenso anzutreffen. Warme Getränke erleichtern, aber kalte werden wie ein Stück Eis im Magen empfunden und sofort erbrochen. Wein oder andere alkoholische Getränke verursachen eine ausgesprochene Verschlimmerung.

38. Während der Menses besteht eine bemerkenswerte körperliche Schwäche; es sind Kopfschmerzen, ein scharfes, stechendes Schießen vom Rektum in die Vulva oder Pubes und stechende, schneidende Schmerzen im Hypogastrium, in den Flanken oder im Rücken vorhanden.

39. Die Besserung bei Arsen bedarf fast keiner Erläuterung. Frische Luft erleichtert die Dyspnoe, die Kopfschmerzen, das Schweregefühl im Kopf, das Surren und Summen in den Ohren; aber alle anderen Symptome, einschließlich der Dyspnoe, werden durch kalte Luft verschlimmert. Die charakteristische generelle Besserung wird von der Wärme herbeigeführt, sogar bei den brennenden Schmerzen.

40. Rheumatische Schmerzen werden durch Schwitzen etwas gelindert und bei intermittierendem Fieber werden beim Schweißausbruch alle vorhandenen Symptome erleichtert.

41. Der Student wird schnell begreifen, daß Arsen wegen seiner tiefen und eingreifenden Wirkung, für Zustände paßt, die eine Tendenz zum Tod zeigen und nur bei ernsten, akuten Krankheiten oder im Verlauf chronischer Erkrankungen Anwendung findet. Ausnahmen bilden akute Erkältungen, Bronchitis und frühe Stadien von solchen Fiebern, die milde sind und nicht von dem sthenischen Charakter wie bei Aconit und Belladonna. Aber in einigen Fällen kann Arsen Aconit ähnlich sein, wie bei frühen Stadien von kontinuierlichem Fieber. Die Haut ist heiß und trocken; der Puls voll und schnell; und der Patient ist ängstlich und ruhelos. Aconit wurde gegeben, aber der Erfolg bleibt aus. Das Fieber steigt weiter, der Patient wird schwächer, trinkt wenig und oft; die Zunge wird braun und typhoide Symptome entwickeln sich; Arsen ist dann offensichtlich das Mittel.

Therapeutische Indikationen

42. Hier werden dem Studierenden einige spezielle Indikationen für die Anwendung von Arsen in der Praxis gegeben.

43. *Schnupfen:* Verstopfung der Nase; dünner wässriger Ausfluß, der die Nares und die Oberlippe wund macht; Brennen und Schmerzen der Nasenlöcher; reichlicher Tränenfluß; Brennen der Augen; häufiges Niesen; Trockenheit des Mundes; Verlust des Geschmackssinnes; Frost, besonders nach Trinken von kaltem Wasser; Schwäche.

44. *Gastritis:* Brennen im Magen, wie von glühenden Kohlen; scharfe, schießende Schmerzen, verschlimmert durch das Trinken von kaltem Wasser; quälendes Sodbrennen; alles, was gegessen oder getrunken wurde, wird erbrochen; Schwäche nach dem Erbrechen, das durch Eiscreme oder eiskaltes Wasser herbeigeführt wurde; nach dem Genuß von verdorbenem Fleisch, Würsten oder Schellfisch; durch Leichengift.

45. *Enteritis, Cholera, Cholera Infantum:* dicke, dunkelbraune Schleimstühle oder schwarz-braune, wässrige und äußerst ätzende Stühle. Erbrechen nach dem Essen oder Trinken; Cholera oder Dysenterie mit sinkender Lebenskraft; die Körperoberfläche ist kalt, während innere Hitze besteht; kalter, klebriger Schweiß; Cholera Infantum mit den obigen Symptomen; die Haut ist trocken, rauh, gelb oder gelb-braun; rasche Abmagerung.

46. *Asthma:* Anfälle nach Mitternacht; Blässe, Erschöpfung; Schweiß; Qual; Unmöglichkeit sich niederzulegen.

47. HAUPTINDIKATIONEN von Arsen sind:
1. Angst, Ruhelosigkeit und Todesfurcht.
2. Brennende Schmerzen, verschlimmert durch Kälte und gebessert durch Wärme.
3. Schwäche, Erschöpfung.
4. Brennende, juckende Hautausschläge.
5. Verschlimmerung nach Mitternacht.
6. Mangel an Lebenswärme.
7. Brennender Durst; trinkt wenig und oft.

48. WIRD ANTIDOTIERT DURCH: Camphora; China; Ferrum met.; Graphit; Hepar sulph.; Iod.; Ipecac.; Nux-vom.; Sambucus; Tabacum; Veratrum alb.

ES ANTIDOTIERT: Carbo veg.; China; Ferrum met.; Graphit; Hepar sulph.; Iod.; Ipecac.; Lachesis; Nux vom.; Merkur; Phosphor; Sambucus; Tabacum; Veratrum alb.; Bleivergiftung.

FOLGT GUT AUF: Aconit; Agaricus; Arnica; Belladonna; Chamomilla; China; Ipecac; Lachesis; Veratrum alb.

WIRD GUT GEFOLGT VON: Nux vom.; Iod.; Rhus tox; (Hautkrankheiten) Sulfur.

KOMPLEMENTÄR ZU: Carbo veg.; Phosphor; Thuja; Secale.

Lektion 10

Carbo vegetabilis

1. Gebräuchliche Bezeichnung: Holzkohle.
2. Zubereitungsform: Verreibung; höhere Potenzen in Lösung.

Allgemeine Charakteristika

3. Antipsorisch; antisykotisch; antisyphilitisch. Paßt für Menschen, die träge, fettleibig und faul sind.
Beschwerden, die auf akute, erschöpfende Krankheiten folgen; Folgen von: *Überessen; zu gutem Essen; Salz; verdorbenem Fleisch; Ausschweifungen; Alkohol; Verlust vitaler Säfte; Onanieren; Sexuellen Exzessen;* **Mißbrauch von Chinin, Merkur;** *Überhitzung; Krankheiten alter Menschen.*
Letzte Stadien von Krankheiten.
Schwäche: **Erschöpfung;** *Ohnmacht;* Koma. **venöse Plethora; Varizen;** *Zyanose; Blutung, Anämie;* **eisige Kälte.**
Stumpfsinnigkeit; *Gedächtnisschwäche;* **Angst;** *Jähzorn; Traurigkeit; Weinen;* **Gleichgültigkeit;** *Ruhelosigkeit;* Empfindungen: *Taubheit; Kribbeln;* Konstriktion.
Schmerzen: **Brennen;** *Drücken;* Zusammenschnüren; *Zerren;* stechen.
Abmagerung: von befallenen Körperteilen.
Verhärtete Lymphknoten; Krebs; Geschwüre; Karbunkel.
Sepsis; *Gangrän.*
Stinkende Absonderungen.
VERSCHLECHTERUNG: Morgens; *nachts;* **Abends;** *Kälte; kalter Luftzug; warmes Zimmer; warmes, feuchtes Wetter; Wärme; Überhitzung; während und* **nach** *dem Essen; Fett; reichhaltiges Essen; alkoholische Getränke; Gehen in der frischen Luft; Unverträglichkeit von Kleidung am Bauch.*

Lektion 10 Carb-v.

BESSERUNG: Kalte Luft; frische Luft; *Ruhe;* **Aufstoßen.**

4. Carbo vegetabilis ist ein typisches Beispiel für das Ergebnis einer homöopathischen Potenzierung. In seiner natürlichen oder rohen Form ist es nichts anderes als Holzkohle, die aus Birken- oder Buchenholz gemacht wurde, und verglichen mit Arsen oder anderen starken Giften ist es relativ inert. Doch wenn es potenziert ist, wird es zu einem unserer wirksamsten und eingreifendsten Polychreste, mit einer therapeutischen Wirkungsbreite, die von einer gewöhnlichen Erkältung des Kopfes oder einer blähenden Dyspepsie bis zu Zuständen, die zum Tod führen, reicht.

5. Die desodorierenden und antiseptischen Wirkungen von Holzkohle waren bekannt, bevor Hahnemann seine erste Prüfung gemacht hatte und seine wunderbare Kraft bei der Heilung von Krankheiten zeigte. Die Tatsache, daß verriebene Holzkohle, lokal angewendet, den schrecklichen Gestank fauliger Geschwüre oder krebsigen Gewebes, das aufgebrochen ist, größtenteils aufhebt, brachte ihn zur Überzeugung, daß sie in homöopathischen Dosen angewendet sich als nützliche Arznei erweisen würde. Darin erkennt man wieder das Phänomen, das häufig beobachtet werden kann, daß die Wirkung eines Mittels in roher Form oft einen Hinweis auf die innere, homöopathische Qualität oder Natur gibt. Die Verwendung von „Hausmitteln" beruht fast ohne Ausnahme, auf einigen ihnen innewohnenden, heilenden Kräften. Wissenschaftliche Prüfungen fügen nur weiteres Wissen hinzu und erweitern ihren Anwendungsbereich. Die zwei Hauptcharakteristika von Carbo vegetabilis sind Zersetzung des Gewebes und Fäulnis, dies erklärt viele seiner Kardinalsymptome.

6. Schwäche, faulige Zersetzung und venöse Plethora sind die Hauptcharakterzüge dieses Mittels und weisen auf die Art von Krankheiten hin, die es heilt. Diese sind von langsamer Art wie typhoide Fieber, Typhus, Leichenvergiftung,

Sepsis, intermittierendes Fieber, das lange bestand und wenn Chinin mißbräuchlich angewendet wurde, Lebererkrankungen, alte Fälle von Syphillis, die durch massive Dosen von Calomel verschlimmert wurden und letzte Stadien von Pneumonien. Es paßt besonders auf Menschen, die durch ausschweifende Lebensweise, Überessen mit zu guter Nahrung, Onanieren und sexuelle Exzesse geschwächt wurden, auf alte Trinker und auf Frauen, die postpartale Blutungen und Metrorrhagien hatten. So paßt sie also auf Krankheiten alter Menschen und auf solche, die kraftlos, geschwächt und unfähig sind, den Folgen von Ausschweifung oder ernsten, akuten Erkrankungen zu widerstehen.

7. Der typische Carbo vegetabilis-Patient ist fett, träge und faul. Sein Verstand arbeitet langsam. Er erinnert sich nur schwierig an gewöhnlichste Dinge. Er kann sich nicht zu Aktivität aufraffen und hat eine Abneigung gegen körperliche und geistige Anstrengung. Ein kurzer Spaziergang entkräftet ihn, und er fühlt sich schwach und frostig und muß sich niederlegen. Er wird durch die geringsten Anlässe ohnmächtig; bei der ersten Bewegung am Morgen, sogar dann wenn er noch im Bett liegt. Er ist gleichgültig gegen erfreuliche und unerfreuliche Dinge. Das leichteste Gericht verursacht Kopfschmerzen, Sodbrennen, Übelkeit, Völle- und Schweregefühl, Brennen im Magen und später Flatulenz, fast zum Bersten. Sein blasses Gesicht errötet bis zu den Haarwurzeln durch ein oder zwei Schlückchen Wein. Jeder kleine Luftzug verursacht Schnupfen, Laryngitis oder okzipitale Kopfschmerzen, und doch erträgt er Überhitzung nicht.

8. Die Schwäche bei Carbo vegetabilis wird von keinem anderen Medikament übertroffen. Sie ist nicht die Folge einer mangelhaften Herzaktion oder einer Minderfunktion irgendeines Organs, sondern sie resultiert aus einem echten Mangel an vitaler Reaktionskraft. Deshalb ist Carbo vegetabilis für die Fälle indiziert, die an den Folgen von erschöpfenden, akuten Krankheiten leiden. Obwohl die Symptome der ursprünglichen Erkrankung längst vergangen sind, hinterließ sie den Patienten in einem so schlechten Zustand, daß er von sich aus nicht wieder gesund wird; oder gewisse chronische Erkrankungen kommen immer wieder, trotz allen Versuchen, ein normales Leben zu führen. Immer dann, wenn ein Patient sagt, daß er verstopft sei oder an einer Diarrhoe leidet seit einem von typhoidem Fieber; daß er seitdem er Masern oder Keuchhusten in der Kindheit hatte, Asthma habe; seit er sich vor vielen Jahren überhoben hatte, eine Lähmung vorhanden sei oder eine Bronchitis habe, die, seitdem der Patient eine Pneumonie hatte, bestehe, ist Carbo vegetabilis möglicherweise das Mittel.

9. Carbo veg. wird, wenn es angezeigt ist, nicht nur die Folgen eines Keuchhustens beseitigen, sondern auch im Frühstadium dieser Krankheit Heilung in einer Woche oder zehn Tagen bewirken. Kurze, harte aber ziemlich seltenen Hustenanfälle, die durch einen Wechsel von warmer zu kalter Atmosphäre, nach Essen oder Trinken, besonders von kalten Dingen, verschlimmert werden; Auswurf meistens am Morgen; Erbrechen von Nahrung und Schleim; viel Flatulenz; rotes Gesicht während des Hustens. Carbo veg. wird in zahlreichen Fällen, in denen keine klare Indikation für ein Mittel besteht, oft überraschend schnell die Beschwerden lindern und falls es nicht zur Heilung führt, bringt es doch häufig Symptome hervor, die zum Simillimum führen.

10. Bronchitis bei alten Menschen weicht auf Carbo veg., wenn kein profuser Auswurf mit gelbem oder grünem Schleim besteht, oder wenn viel Schleim in der Brust mit mangelhafter Kraft zum Abhusten vorhanden ist; Brennen in der Brust; Stechen zwischen den Schulterblättern und im Kopf beim Husten; wenn die Extremitäten bis zum Knie kalt sind; und wenn Kollaps und der Wunsch nach zugefächelter Luft besteht. Dieselbe Indikation trifft auf feuchtes Asthma bei alten Menschen zu, bei stark geschwächten Personen oder alten Trinkern. Während des Anfalls wird die Haut blau und kalt, und das Gesicht drückt große Angst aus. Der Patient kann nicht liegen und findet durch Aufstoßen Erleichterung. Carbo veg. ist nützlich bei Asthma, das ein Reflex einer Ansammlung von Flatulenz im Magen-Darmtrakt ist. Er will alle Fenster und Türen offen haben und bittet ständig darum, ihm Luft zuzufächeln, damit er mehr Sauerstoff bekommt. Schwindel, Kopfschmerzen und andere Symptome von Carbo veg. werden durch ungenügende Oxigenation des Blutes verursacht.

11. Die Wirkung von Carbo veg. auf die Schleimhäute wird durch den Schnupfen, den es produziert, noch weiter erläutert. Jucken in der Nase, besonders den Nasenlöchern mit häufigen, vergeblichen Ansätzen zu niesen; wässriges, ätzendes Sekret oder Verstopfung der Nase mit Heiserkeit und Rauheit in der Brust. Schnupfen, der durch den Aufenthalt in einem überhitzten Raum und durch feuchtes, warmes Wetter verursacht wurde. Falls Carbo veg. früh genug gegeben wird, werden sich die laryngealen und Brust-Symptome nicht ausbilden. Die Erkrankung kann im Larynx ohne Schnupfen beginnen. Dann ist Heiserkeit und Aphonie, mit oder ohne Rauheit oder Brennen vorhanden, das untertags besser wird, abends aber wieder kommt; Heiserkeit von Sängern oder Rednern, die durch Sprechen und feuchte Kälte an Herbstabenden verschlimmert wird.

12. Kälte ist ein ständiger Begleiter von Carbo veg.-Beschwerden. Sie kann generell vorhanden sein, oder nur als Kälte eines Gliedes, das von einem varikösen Geschwür befallen ist, oder als Kälte der Nase, der Ohren und der Knie – obwohl die Füße warm sind – sogar bei Patienten, die anscheinend nicht sehr krank sind. Kälte, Zyanose und Kollaps in letzten Krankheitsstadien wie sie nicht selten bei

Pneumonie, Typus oder typhoiden Fällen gefunden werden, wenn sich der Fall plötzlich zum Schlechten wendete und völlig hoffnungslos erscheint. Der Patient liegt da wie tot; er atmet kaum; die Stimme ist schwach und rauh, oder zu einem kaum hörbaren Flüstern reduziert; das Gesicht ist aschfahl oder zyanotisch; der Puls fadenförmig und flimmernd oder am Handgelenk nicht palpabel; die Beine sind in kaltem Schweiß gebadet. Sogar der Atem ist kalt; der Patient bittet darum ihm ständig zuzufächeln. Koma tritt ein und der Tod scheint zu drohen. Die erste Gabe von Carbo veg. wird eine Reaktion in Gang setzen. Die Finger an der Arteria radialis tasten einen leichten Puls, der allmählich regelmäßiger wird und an Kraft und Volumen gewinnt. Er atmet tiefer, der Körper wird wärmer und falls der Patient komatös war, kehrt das Bewußtsein langsam zurück. Hier wurde das Bild eines Sterbenden gezeichnet und die einzige Hoffnung auf Rettung für ihn liegt in der angemessenen Gabe von Carbo veg. Arsen besitzt dieselbe Kälte, dieselbe alarmierende Schwäche und Erschöpfung, kalten Schweiß auf Gesicht und Füßen; dieselben brennenden Schmerzen und Dyspnoe. Aber der Arsenpatient kann das Angefächelt werden nicht ertragen, weil der geringste Hauch von kalter Luft verschlimmert und seine Angst und Furcht sind von einer Ruhelosigkeit begleitet, die so treibend ist, daß er den Kopf von einer Seite zur anderen wirft, auch wenn der Patient zu schwach ist um ein anderes Körperglied zu bewegen. Wenn Carbo veg. das Mittel ist, kann die Angst stark sein, aber der Patient liegt da wie ein Klotz.

13. Angst ist ein ausgeprägtes Charakteristikum von Carbo veg.; aber sie kommt gewöhnlich abends oder nachts, begleitet von Schmerzen in den Gliedern, variköser Geschwüren oder wird durch Lufthunger ausgelöst, oder ist Folge von Jucken der Haut, wenn sie warm wird im Bett. Es kann Reizbarkeit oder Depression mit Weinen vorhanden sein, aber der typischere Zustand ist geistige Stumpfsinnigkeit, Betäubung und Gleichgültigkeit.

14. Die allgemeine Trägheit wird in der venösen Zirkulation besonders sichtbar. Die Venenwände sind schwach und schlaff; der venöse Rückfluß verlangsamt, was zu Varizen disponiert, die befallenen Teile sind blau, die Extremitäten aufgetrieben und es treten Blutungen auf. Der ganze Verdauungstrakt ist geschwächt und arbeitet unvollkommen, die Leber ist untätig und empfindlich auf Druck; Hämorrhoiden wölben sich vor, bluten und brennen wie Feuer und werden nach jeder Ausschweifung verschlimmert. Eine ätzende Flüssigkeit sickert aus dem Rektum und löst Brennen und Wundheit am Perineum aus.

15. Es besteht eine Tendenz zu Geschwüren, die meist an Stellen verminderter Zirkulation wie an den unteren Teilen der Beine und Knöchel auftreten. Die Ulcera von Carbo veg. sind indolent, und von einem dunklen, bläulichen Hof umgeben. Sie sind oberflächlich und neigen dazu, sich auszubreiten. Sie brennen und bluten leicht und schwitzen eine fötide, ätzende, blutig-seröse Flüssigkeit aus.

16. Die Blutungen von Carbo veg. sind dunkel, dünn und gerinnen nicht. So finden wir Nasenbluten, das sich tagelang oder wochenlang zur selben Zeit wiederholt und dem eine ausgeprägte Gesichtsblässe vorausgeht und folgt, und das von Ohnmacht, fadenförmigem Puls und allgemeiner Kälte begleitet wird; Bluthusten oder Erbrechen von Blut und Blutungen im Verdauungstrakt mit den selben Symptomen.

17. Gangrän ist nur eine weitere Stufe der Auflösung des Gewebes, ausgelöst durch mangelnde Blutversorgung. Carbo veg. paßt besonders für die feuchte Gangrän alter Menschen und solcher, die durch ausschweifendes Leben oder durch sich lang hinziehende chronische Erkrankungen geschwächt wurden; Karbunkel, die gangränös und schwarz werden, und die eine dunkle, jauchige, aashaft stinkende Flüssigkeit absondern.

18. Wie schon angegeben wurde, sind brennende Schmerzen ein wichtiger Bestandteil des Carbo veg.-Bildes. Brennen im Larynx und in der Trachea; in der Brust, wie von glühenden Kohlen; in Geschwüren oder krebsigen Wucherungen; Brennen auf dem Scheitel während der Menopause; in den Handinnenflächen und Fußsohlen während der Menses; sogar Brennen in den Knochen.

19. Drückende Schmerzen, als ob ein Gewicht auf dem Scheitel, dem Hinterhaupt und den Schläfen liegen würde. Die charakteristischsten Kopfschmerzen von Carbo veg. sind im Hinterkopf lokalisiert. Die Kopfhaut ist äußerst empfindlich auf Berührung und der Kopf ist schwer wie Blei.

20. Zusammenschnürende Schmerzen treffen besonders auf eine Form von Kopfschmerzen zu mit der Empfindung als ob ein Band fest um die Stirn gezogen wäre oder ein Hut fest auf den Kopf drücke.

21. Zerrende und stechende Schmerzen sind weniger charakteristisch. Stechen im Kopf, der Milz, im Rektum, der Brust und den Gelenken. Stechende Schmerzen überall im Körper, beim Warmwerden im Bett, mit Angst und Ruhelosigkeit.

22. Zusammen mit vielen anderen Mitteln verursacht Carbo veg. Entzündung der Drüsen. Bei Mumps ist es indiziert, wenn seine allgemeinen Symptome stimmen, aber besonders nützlich ist es, wenn die Entzündung der Parotis sich zurückentwickelt und plötzlich auf die Hoden oder Ovarien überwechselt.

23. Obwohl die Verhärtung nicht so ausgeprägt ist wie bei anderen Mitteln, sind die Lymphknoten, die Mammae mit brennenden Schmerzen und einer Tendenz zur Eiterung, sowie szirrhöser Krebs, Lupus und Epitheliome häufig verhärtet.

24. Die wichtigste Verschlimmerung, die Zeit betreffend, ist morgens und abends. Morgens besteht Verwirrung im Kopf und Unfähigkeit klar zu denken; Übelkeit; Schwäche; Zittern und Angst; Husten; Kälte und erschöpfender Schweiß. Nachts leidet der Patient an vielen Schmerzen; an Hautjucken; Nasenbluten; reichlichen Schweißen und Kälte; oder einer allgemeinen Hitzeempfindung. Blähungen kehren zurück und machen das Liegen unmöglich. Abends ist er müde und schwach, durch Husten und Kopfschmerzen und durch Schmerzen im Gesicht und den Extremitäten gequält; besonders aber sein Schnupfen und seine Aphonie werden zu dieser Zeit akzentuiert.

25. Einige Verschlimmerungen durch Essen beginnen bereits am Tisch und halten noch Stunden danach an. Der Kopf des Patienten schmerzt; sein Magen fühlt sich schwer und das Abdomen voll wie zum Bersten an; er stößt eine brennende oder ranzige Flüssigkeit auf und bekommt Herzklopfen. Aber die gastrischen und abdominellen Schmerzen und die flatulente Auftreibung treten eher eine halbe oder eine Stunde nach dem Essen auf. Milch, Schweinefleisch, fette Dinge (gegen die er gewöhnlich eine Abneigung hat), Kohl, Fisch oder Fleisch, besonders verdorbenes, kann er nicht verdauen.

26. Gehen im Freien trägt die Verschlimmerung durch Anstrengung und Kälte in sich. Der Carbo veg.-Patient ist aber auch gegenüber Hitze empfindlich. Sonnenhitze oder ein warmer Raum und warme Bedeckung bei Nacht verursachen Kopfschmerzen, Jucken und Dyspnoe. Wärme, Ruhen, feuchtes Wetter verschlimmern immer sein Asthma, seine Neigung zu geschwollenen Händen, Füßen und Beinen, und er fühlt sich allgemein miserabel.

27. Der Carbo veg.-Patient kann feste Kleidung um die Hypochondrien oder das Abdomen nicht ertragen. Dies zählt zu den allgemeinen Modalitäten, wie auch Erleichterung durch Aufstoßen. Ein Grund, warum der Flatulenz und Auftreibung bei diesem Mittel so große Aufmerksamkeit geschenkt wird, ist der, daß sie viele Reflexsymptome verursachen. Deshalb ist die Erleichterung durch Aufstoßen, Abgehen von Winden und Lockern der Kleidung sowohl eine allgemeine wie auch lokale Modalität.

28. Carbo veg. und Arsen haben viele Symptome gemeinsam. Beide haben charakteristischerweise brennende Schmerzen, Schwäche, Kälte, mit nächtlicher Verschlimmerung. Beide sind empfindlich auf Kälte, werden durch Anstrengung verschlechtert und durch Ruhe gebessert. Beide haben Angst und Ruhelosigkeit; widerliche, wundmachende Absonderungen und passen auf Finalstadien, Vergiftungen durch verdorbenes Fleisch oder Fisch und auf die chronischen Folgen von Alkoholismus.

Aber Carbo veg. hat vor allem Verschlimmerung abends und morgens; Arsen nach Mitternacht. Carbo veg. geht es besser beim Liegen, außer er zerplatzt vor Flatulenz. Die Mehrzahl der Beschwerden bei Arsen werden durch Liegen verschlimmert.

Carbo veg. fehlt die Todesfurcht. Arsen hat viel weniger Flatulenz und auch die venöse Überfüllung nur in einem geringeren Maße. Während des Fiebers ist der Carbo veg.-Patient gewöhnlich durstlos, aber sehr durstig während des Frostes. Der Arsen-Patient ist durstlos während des Frostes, aber extrem durstig, sowohl vor, als auch nach dem Frost. Carbo veg. ist träge und indolent, besonders wenn er überhitzt ist oder bei warmem, feuchtem Wetter; Arsen dagegen zeigt mehr nervöse Empfindlichkeit, Ungeduld mit einer Tendenz zur Eile, von der er nur durch seine Schwäche abgehalten wird. Wärme in jeder Form ist angenehm.

29. HAUPTINDIKATIONEN von Carbo veg. sind:
1. Venöse Plethora.
2. Geistige und physische Trägheit und Reaktionsmangel.
3. Schwäche.
4. Kälte.
5. Brennende Schmerzen.
6. Exzessive Flatulenz.
7. Verschlimmerung durch extreme Temperaturen.

WIRD ANTIDOTIERT DURCH: Arsen; Camphora; Coffea; Ferrum; Lachesis.
ES ANTIDOTIERT: China; Drosera; Kal. carb.
FOLGT GUT AUF: Arsen; China; Drosera; Kali. carb.; Lachesis; Lycopodium; Phosphor; Pulsatilla; Sepia; Sulfur.
FEINDLICH zu: Causticum; Carbo animalis.

Lektion 11

Antimonium tartaricum

1. Brechweinstein, Kaliumantimonyltartrat.
Zubereitungsform: Trituration und Lösung.

Physiologische Wirkung

2. Auf die Haut aufgebracht, erzeugt es einen papulösen Ausschlag, der vesikulös und dann pustulös wird und eine zentrale Eindellung entwickelt.
Kleine Dosen, innerlich angewendet, verursachen Übelkeit, vermehren die Produktion des Speichels, der Magen- und Verdauungssekrete und des Bronchialschleimes.
Große Dosen erzeugen Erbrechen, Durchfall und Krämpfe im Epigastrium; schwächen die Herztätigkeit, mit Abfall des Blutdrucks, erniedrigter Körpertemperatur, stark vermehrtem Bronchialschleim; sie verursachen Ohnmacht, Kälte und Lähmung sowohl der motorischen als auch sensorischen Nervenzentren und schwächen die Reflexe.

Allgemeine Charakteristika

3. Apathische, phlegmatische Patienten. Alte Menschen und Kinder. Krankheiten durch Leben in feuchten Kellern; durch Erkälten; durch Unterdrückung von Hautausschlägen.
Vermehrte Schleimhautabsonderungen.
Erschöpfung; Schläfrigkeit; Kälte.
Reizbarkeit; Abneigung berührt oder angesehen zu werden; Angst; Ruhelosigkeit.
Durstlosigkeit; während Hitze; extremer Durst; **Übelkeit.**
Zittern; *Konvulsionen; Zucken;* Lähmung.
Hautausschläge; **pustulös;** *vesikular.*
VERSCHLECHTERUNG: Abends; *nachts; durch Ärger; Wär-*

me; warmes Wetter; Wärme im Bett; kaltes, *nasses* Wetter oder Luft; Essen; *nach dem Erbrechen; Liegen;* Bewegung; *Berührung.*

BESSERUNG: kalte Luft; Entblößen; passive *Bewegung.*

4. Schläfrigkeit, reichliche Schleimsekretion, Kälte und Erschöpfung sind die herausragenden Kennzeichen von Antimonium tartaricum. Wie Arsen, Carbo veg. und andere Arzneien dieser Klasse, ist es gewöhnlich in späteren Krankheitsstadien indiziert oder bei Patienten, denen es an vitalen Reaktionen mangelt; bei alten Menschen, die an katarrhalischen Affektionen des Respirationstraktes oder an einer Gastroenteritis leiden und bei Kindern mit schwacher Konstitution.

5. Dem konstitutionellen Typ darf nicht zu viel Aufmerksamkeit geschenkt werden, da zumindest theoretisch die Zustände, die nach Antimonium tart. verlangen bei jedem Patienten auftreten können, unabhängig von seiner Konstitution und geistigen Charakteristika, sofern die zugrundeliegenden auslösenden Faktoren es anzeigen. Trotz allem ist der typische Antimonium tart.-Patient träge, apathisch und hat schwache Muskeln.

6. In der täglichen Praxis wird Antimonium tart. sehr oft für Affektionen der Respirationsorgane verwendet. Durch seine Wirkung auf den Vagus erzeugt dieses Mittel eine Entzündung des Larynx, der Trachea und der Bronchien, mit der Sekretion großer Mengen viskösen, weißlichen Schleims, der das Atmen erschwert und schließlich zur Paralyse der Lunge und zum Tod führt.

7. Beim Husten oder Atmen wird ein grobes Rasseln laut, das der Arzt, bevor er noch das Krankenzimmer betritt, hören kann und das ihm sofort dieses Mittel in den Sinn bringt. Aber andere Leitsymptome müssen ebenfalls vorhanden sein, wenn er sich der Korrektheit seiner Verschrei-

bung sicher sein will. Beobachtet er genau, wird er bemerken, daß das blasse Gesicht mit der schmalen Nase und den halonierten Augen mit kaltem Schweiß bedeckt ist; die Nasenflügel dilatieren sich bei jedem mühsamen Atemzug; er besitzt ein merkwürdig schwärzliches Aussehen und der Patient gibt jeden Augenblick zu verstehen, daß er allein sein will. Die Brust scheint voll Schleim zu sein, aber er kann ihn nicht abhusten. Obwohl das Gesicht und die Glieder, und vielleicht der ganze Körper kalt sind, will er nicht fest zugedeckt sein und das Zimmer kühl haben. Gelegentlich versucht er zu erbrechen, kann dies aber erst nach heftigem Würgen zu Stande bringen, und dadurch wird der Schweiß, die Schwäche vermehrt. Sogar wenn er Fieber hat, nimmt er nur ab und zu ein Schlückchen Wasser zu sich. Er neigt mehr dazu es zurückzuweisen, nicht nur weil es seine Übelkeit vergrößert, sondern weil er keinen Durst hat. In Ausnahmefällen kann ein beträchtlicher Durst bestehen.

8. Hier wurde das Bild einer typischen Bronchopneumonie gezeichnet, für welche Antimonium tart. das Mittel ist. Einige andere Mittel können ohne Erfolg gegeben worden sein. Vielleicht ist eine Hepatisation der rechten Lunge und eine Untertemperatur vorhanden. Der Puls ist schwach und fadenförmig. Falls eine Dyspnoe angegeben wird, besteht ausgesprochene Angst. Aber der typische geistige Zustand ist Stumpfsinnigkeit und Sopor, mit mürrischer Reizbarkeit, wenn er gestört wird.

9. Bei Kindern können die geistigen Charakteristika in ihrer vollständigen Ausprägung beobachtet werden, da sie selten simulieren oder ihre Gefühle verbergen. Die Anwesenheit Fremder stört sie. Sie weinen oder zeigen ihre Reizbarkeit auf andere Weise, wenn der Arzt sie berührt oder nur anschaut. Dies wird sichtlich bestätigt bei Keuchhusten. Das Kind ist schläfrig und nimmt wenig Anteil an dem was um es vorgeht. Es atmet mühevoll; seine Stirn ist mit kaltem

Schweiß bedeckt. Wenn es berührt wird, richtet es sich auf, schreit verärgert und unmittelbar darauf setzt ein Hustenanfall ein. Es schnappt wegen der großen Schleimansammlung nach Luft, wird im Gesicht blau, würgt, erbricht und zittert. Dann fällt es erschöpft zurück und gleitet wieder in einen Stupor. Falls es ihm zu warm wird, hustet es häufiger.

10. Dieselben Symptome liegen in modifizierter Form auch bei Bronchopneumonie vor. Die Brust ist voll von Rasselgeräuschen, grob, manchmal fast ein Blubbern. Der kleine Patient ist außerordentlich schwach und schläfrig. Er weint und ist ärgerlich vor einem Hustenanfall und kann selten abhusten.

11. Bei einfacher, akuter oder chronischer Bronchitis können weniger Schwäche und andere alarmierende Symptome vorhanden sein, aber immer ist der lockere, rasselnde Husten, und besonders beim alten und schwachen Patienten weniger Auswurf vorhanden als man nach der großen Menge Schleim in den Bronchien erwarten könnte. In fortgeschrittenen Fällen wird der Patient von alarmierenden Erstickungsanfällen befallen, er richtet sich plötzlich im Bett auf, hustet, erbricht und wird schwach und kalt. Solche Patienten leiden oft an Durchfällen.

12. Bei feuchtem Asthma, besonders der älteren Menschen, wird Antimonium tart. gut ansprechen, wenn der Patient an der profusen Schleimansammlung fast erstickt und der Anfall sich nach Mitternacht oder dann wenn er in einem warmen Zimmer überhitzt wurde, einstellt.

13. Antimonium tart. vermehrt den Kohlendioxidgehalt des Blutes und lähmt das Respirationszentrum in der Medulla. Diesem Übermaß von CO_2 kann teilweise die charakteristische Schläfrigkeit, Kälte und Erschöpfung dieses Mittels zugerechnet werden. Die Fähigkeit der roten Blutkörperchen Sauerstoff zu transportieren ist vermindert; die

Körpertemperatur und der Blutdruck sind erniedrigt. In verzweifelten Fällen kann eine Zyanose eintreten. Der Brechweinstein schließt in seiner Toxikologie alle diese ernsten Komplikationen respiratorischer Erkrankungen mit ein.

14. Vor Jahren, war Antimonium tart. ein weit verbreitetes Emetikum. Daher stammt die gebräuchliche Bezeichnung Brechweinstein. Übelkeit und Erbrechen können jede Krankheit, bei der diese Arznei indiziert ist, begleiten. Die Übelkeit ist ausgeprägt, zuweilen fürchterlich und neigt dazu, in Wellen zu kommen. Erbrechen ist schwierig. Der Patient müht sich ab und würgt und wird fast ohnmächtig; seine Hände zittern und sein ganzes Verhalten drückt intensive Angst aus. Nach dem Erbrechen aber ist die Übelkeit gelindert, bis zur nächsten Welle. Wenn er entdeckt, daß ihm Liegen auf der rechten Seite Linderung verschafft, so ist dies nur eine vorübergehende Erleichterung. Das Erbrochene kann Essen, Schleim oder Galle sein. Die Zunge ist rot und trocken in der Mitte, oder hat einen dicken, weißen Belag.

15. Egal ob es sich um einfache Gastritis, Schwangerschaftserbrechen, ein akutes Exanthem, bei dem der Ausschlag wieder zurückschlug, oder Arthritis mit gastrischen Komplikationen handelt, die oben aufgezählten Charakteristika werden vorhanden sein.

16. Antimonium tart. ist fast ein Spezifikum bei Cholera und Sommerdurchfällen der Kinder, da es all die Schwäche, Übelkeit, Erbrechen und Durchfall besitzt, die so oft bei solchen ernsten Krankheitsfällen angetroffen werden.

17. Die Stühle sind profus, wässrig oder schleimig und grasgrün. Schneidende Koliken gehen ihnen voraus, manchmal mit Übelkeit und Tenesmen und ihnen folgt ein Brennen im Anus, weiter anhaltende Tenesmen, ein Schwächegefühl und eine Erleichterung der Kolik.

18. Wie die Diagnose auch immer lautet, das Kind ist reizbar, will nicht berührt oder angeschaut und möchte ständig herumgetragen werden. Dazu kann man noch bemerken, daß, obwohl die Abneigung gegen Berührung hauptsächlich psychisch bedingt ist, doch oft eine körperliche Basis dafür vorhanden ist. In vielen Fällen besteht ein Wehtun wie nach Schlägen am ganzen Körper und sogar leichte Berührung verursacht Schmerzen.

19. Antimonium tart. ist auch gelegentlich bei Arthritis indiziert. Es sind reißende und ziehende Schmerzen von großer Stärke in den befallenen Gelenken vorhanden, mit Muskelzucken und reichlichen Schweißen, die nicht erleichtern. Das Besondere an diesen Fällen ist, daß die Schmerzen durch die Bettwärme und nachts verschlimmert werden. Die charakteristischen geistigen Symptome, die Schwäche, Kälte, die Übelkeit und das Erbrechen vervollständigen das Bild dieser Arznei.

20. Die Ausschläge, die Antimonium tart. erzeugt, entsprechen denen von Pocken so stark, daß dieses Mittel schon lange erfolgreich für deren Behandlung benutzt wurde, einschließlich Fälle mit geringerer Ausprägung. Wenn das rohe Pulver auf die aufgekratzte Haut gebracht wird, entwickelt sich eine typische Pustel, die von der erfolgreichen Impfung mit dem Kuhpockenvirus nicht unterschieden werden kann.

21. Dem Antimonium tart.-Patienten geht es vor allem nachts schlechter. Die rheumatischen Schmerzen sind während der dunklen Stunden stärker; das Fieber steigt zur selben Zeit. Die Übelkeit, das Erbrechen, die Diarrhoe, der Husten, die Dyspnoe, der Schweiß, alles ist nachts ausgeprägter. Der Husten tritt meist von 4 bis 6 Uhr morgens auf, und die asthmatischen Anfälle um 3 Uhr.

22. Ärger verschlechtert den Patienten allgemein, aber besonders ruft er Husten hervor.

23. Obwohl Feuchtigkeit und kalte Luft oder sich Erkälten die ursächlichen Faktoren von Antimonium tart.-Beschwerden sind, erträgt der Patient Wärme nicht. Sie verschlimmert Kopfschmerzen, Zahnweh, die Schläfrigkeit, den Husten und die Dyspnoe. Beim Warmwerden im Bett werden besonders der Husten, das Zahnweh und die rheumatischen Beschwerden aggraviert.

24. Im Gegensatz dazu erleichtert frische Luft und Entblößen.

25. Nach dem Essen (oder Trinken) bestehen Übelkeit, Erbrechen, Husten, Zahnweh, lumbale Rückenschmerzen und Schläfrigkeit.

26. Liegen verstärkt das Kopfweh, den Husten und die Dyspnoe, egal ob diese asthmatisch, durch ein Lungenödem oder durch obstruierenden Schleim in den Bronchien bedingt sind. Deshalb geht es dem Patienten besser, wenn er sich aufsetzt.

27. Aktive Bewegung aggraviert die rheumatischen Schmerzen und das Wehtun; und doch erfährt der Patient eine allgemeine Erleichterung durch passive Bewegung oder von solcher, die keine Anstrengung seinerseits erfordert. Das Kind möchte ständig herumgetragen werden.

28. HAUPTINDIKATIONEN von Antimonium tart. sind:
 1. Grobes Rasseln durch Schleim in der Brust.
 2. Schreckliche Übelkeit, die wellenartig auftritt, besser durch Erbrechen.
 3. Abneigung berührt oder angesehen zu werden.
 4. Schwäche, Erschöpfung, Kälte.
 5. Durstlosigkeit während des Fiebers.
 6. Verschlimmerung durch Wärme; durch kalte oder feuchte Luft.

29. WIRD ANTIDOTIERT DURCH: Asa foetida; China; Cocculus; Ipecac; Pulsatilla; Opium; Laurocerasus; Sepia.

ES ANTIDOTIERT: Baryta carb.; Bryonia; Camphora; Causticum; Pulsatilla.
VERTRÄGLICH MIT: Phosphor.
FOLGT GUT AUF: Silicea; Pulsatilla; Terebinthina; Variolinum.
UNVERTRÄGLICH MIT: Kalium sulphuricum.

Lektion 12

Ipecacuanha

(Cephaelis Ipecacuanha)

1. Gewöhnlicher Name: Brechwurzel. Fam. nat.: Rubiaceae. Vorkommen: Brasilien. Zubereitungsform: Tinktur oder Trituration der getrockneten Wurzel. Alkaloid: Emetin.

Physiologische Wirkung

2. Ipeca. bewirkt auf die Haut aufgebracht, eine Reizung, der Bläschen, Pusteln und Ulceration folgen. Die Inhalation des getrockneten Pulvers kann Coryza oder asthmatische Anfälle hervorrufen. Innerlich eingenommen bewirkt sie einen vermehrten Speichelfluß, Nausea, Erbrechen und profuse Sekretion von Bronchialschleim.

Kleine Dosen stimulieren die Leber; große wirken als cholagoges Abführmittel; toxische setzen die Körpertemperatur herab, verursachen Herzlähmung und Tod.

Allgemeine Charakteristika

3. Besonders passend für Personen, die stämmig und von schlaffer Faser sind; für Menschen mit heller Haut; Frauen und Kinder; Patienten mit einer Blutungsvorgeschichte. Besonders indiziert bei Beschwerden, die durch reichliche und schwerverdauliche Speisen hervorgerufen wurden; durch Gebäck; Schweinefleisch; Eiscreme; Süßigkeiten; bei Beschwerden durch Verdruß und verhaltenem Ärger; durch Chinin; Morphin; durch Unterdrückung von Hautausschlägen.

Ständige Übelkeit.
Vermehrte Schleimabsonderung. *Schwäche; Erschöpfung.*
Hämorrhagien. *Verdrießlichkeit; Ungeduld;* Ruhelosigkeit;

Traurigkeit; *hochmütige Stimmung. Periodizität; intermittierende Fieber. Durstlosigkeit. Konvulsionen.*
Schmerzen: krallend; *schneidend; zermalmend; greifend.*
VERSCHLECHTERUNG: Nachts; *Wärme; Kälte; Feuchtigkeit; Bewegung; nach dem Essen,* besonders von *reichhaltigen* und schwer verdaulichen Speisen. *Fett;* kalte Getränke; **Zurückschlagen von Hautausschlägen.**
BESSERUNG: in der frischen Luft; Ruhe.

4. Übelkeit ist das vorherrschende Merkmal bei Ip. Sie ist das erste Symptom, das bei den Prüfungen erscheint und gewöhnlich das erste Krankheitszeichen. Sie wird auch durch den Gesichtsausdruck und das Verhalten des Patienten deutlich.

F100 Übelkeit finden wir bei vielen Mitteln, aber nur bei wenigen ist sie so hartnäckig und unnachgiebig wie bei Ip. und bei keinem anderen eine so häufige Begleiterscheinung bei anderen Beschwerden.

5. Ip. affiziert wie Ant-t. in besonderer Weise den Vagus, führt zu vermehrter Schleimsekretion in Larynx, Trachea und Bronchien, zu Dyspnoe und spastischem Husten. Es bewirkt Entzündungen der Mucosa des Gastrointestinaltraktes, welchen Diarrhoe, Dysenterie und sogar Symptome, die der Amöbiasis ähneln, folgen. (Aber man sollte sich merken, daß das Emetin nur in wenigen Fällen der zuletzt genannten Erkrankung wirklich homöopathisch ist.)

Es wirkt auch auf das vasomotorische System, senkt den Blutdruck und prädisponiert zu Blutungen aus jeglichen Körperöffnungen. Aber ganz gleich, ob es sich um einen Fall von Gastritis, Diarrhoe, Bronchitis, Asthma, Epistaxis, postpartaler Blutung oder sonst etwas handelt, es ist immer eine mehr oder weniger ausgeprägte Übelkeit vorhanden.

Sogar das Jucken bei einem Hautausschlag wird davon begleitet, und der arme Kranke kratzt bis zum Erbrechen. Mit der Übelkeit sind Schwäche, Abneigung gegen Speisen, kalter Schweiß, besonders im Gesicht und profuser Speichelfluß verbunden.

6. Der typische geistige Zustand zeigt schlechte Laune, Ungeduld und Reizbarkeit. Manchmal kann Unruhe vorhanden sein, aber sie ist nicht mit der Angst und dem Sich-umher-werfen von Arsenicum zu vergleichen. Die Reizbarkeit des Erwachsenen zeigt sich bei Kindern als Heulen und Schreien beim geringsten Anlaß.

7. Viele Beschwerden, die Ipeca. erfordern, sind durch Verdruß, Kränkung, unterdrückten Zorn oder „verhaltenem Mißfallen", wie es auch manchmal bezeichnet wird, verursacht. Z. B. ein Kind wird bestraft. Es bekommt Fieber oder Krämpfe, erbricht. Dann kann Ipeca. die passende Arznei sein. Gelegentlich ist es nützlich bei Asthma oder gastrointestinalen Erkrankungen, die von unterdrückten Hautausschlägen herrühren. Es wird die akuten Beschwerden lindern und die ursprünglichen Hauterscheinungen wieder hervorrufen. Es ist ebenfalls von Nutzen bei intermittierendem Fieber, das durch den Gebrauch von Chinin verschleiert wurde. Der Frost von Ipeca. ist typischerweise kurz und wird durch äußere Wärme oder im warmen Zimmer verschlimmert. Ihm folgen mehrstündiges Fieber und Schweiß, und die quälende Übelkeit hält während des ganzen Paroxysmus an. Bei Frost und Fieber oder bei Malaria, wo kein anderes Mittel klar indiziert ist, kann Ipeca. den Fall entwirren und es können deutliche Symptome, die auf ein anderes Mittel hinweisen, auftreten.

8. Die wichtigsten Wirkungsbereiche für Ipeca. sind der Gastrointestinaltrakt, die Atmung und Blutungen.

9. Es ist eines der ersten Mittel an die man denken sollte bei verdorbenem Magen oder Gastritis nach üppigen Speisen, Gebäck, Schweinefleisch und schwer verdaulichen

Nahrungsmitteln. Die Übelkeit ist vorherrschend und wird durch Erbrechen nicht erleichtert. Nachdem der Mageninhalt entleert wurde, würgt der Patient noch eiweißartigen, sauren Schleim oder Galle hervor und später vielleicht hellrotes Blut. Er speit, schaudert und Speichel läuft ihm aus dem Mund. Die Zunge ist aber rein oder nur leicht belegt, dies ist ein wichtiges differenzierendes Symptom. Diese Indikationen passen auch auf die Seekrankheit, die Wirkungen von Tabak, auf Gastroenteritis und auf die Cholera infantum.

10. Ip. ist häufig zu Beginn einer Cholera infantum indiziert. Die Stühle sind grasgrün; schleimig und wässrig; putrid und schaumig wie fermentierte Melasse; oder schleimig, dysenterisch, mit mehr oder weniger Blut vermischt. Das Gesicht ist blaß, die Augen eingesunken und von blauen Ringen umrandet und die Mundwinkel als Ausdruck der heftigen Übelkeit verzogen.

11. Arsen folgt, wenn die Erschöpfung und die Unruhe zunehmen, wenn die charakteristische Durstlosigkeit von Ip. dem intensiven Durst nach kaltem Wasser in häufigen Schlucken weicht, wenn brennende Schmerzen im Magen auftreten und der Patient schwächer und unruhiger wird und eine ausgeprägte mitternächtliche Verschlimmerung auftritt.

12. Ip. ist eines der besten Mittel bei bronchialen Erkrankungen, besonders wenn sie bei warmem, feuchtem Wetter auftreten. Der Husten kann rauh, trocken und höchst anstrengend sein, durch ein Kitzeln im oberen Bereich des Larynx hervorgerufen werden und mit einer Neigung zu würgen oder zu Erbrechen verbunden sein; er ist schlimmer im warmen Zimmer. Der Husten ist aber gewöhnlicherweise locker und mit Pfeifen oder Rasseln in der Brust kombiniert. Ipeca. zeigt ein genaues Abbild der kapillären Bronchitis. Die Brust scheint vollgefüllt mit Schleim

zu sein, aber es wird wenig expektoriert, wenigstens solange, bis das Kind während des Hustens erbricht. Die Atmung ist beschleunigt und pfeifend. Das Gesicht kann zyanotisch sein.

13. Wenn der Husten weniger wird, der Schleim aber mehr und das pfeifende Atemgeräusch zum rauhen Rasseln, wenn wir Nasenflügeln vorfinden und die Benommenheit ständig zunimmt, dann ist Antimonium tart. das indizierte Arzneimittel.

14. Ip. paßt auch bei Keuchhusten. Das Kind wird steif während des Anfalls, das Gesicht wird blaß oder zyanotisch und aus den Augen oder aus der Nase kann es bluten. Schließlich erschlafft es wieder und erbricht eine große Menge Schleim, was bis zum nächsten Hustenanfall erleichtert. Dies kann sich solange wiederholen, bis das Kind erschöpft ist, die Brust sich vollfüllt, das Herz schwächer wird und andere Symptome dazu kommen, die einen tödlichen Ausgang befürchten lassen.

15. Durch Ip. wurde Asthma geheilt, besonders wenn es bei fetten und schlaffen Menschen auftrat, die empfindlich gegen warmes und feuchtes Wetter sind. Es besteht die gleiche Anhäufung von Schleim wie oben beschrieben. Der Husten ist pfeifend und rasselnd, aber der Patient ist nicht in der Lage zu expektorieren. Es besteht ein Zusammenschnüren in der Brust und im Larynx, das durch die leichteste Bewegung verstärkt wird; Erstickungsanfälle in der Nacht mit tetanischer Rigidität und bläulichem Gesicht; kalter Schweiß und Kälte der Extremitäten. Das Erbrechen erleichtert sowohl den Husten als auch die Dyspnoe, weil es den Schleim herausbefördert.

16. Die Blutungen von Ip. sind rein arteriell, und das Blut gerinnt schnell. Epistaxis, Hämatemesis und Blutungen aus dem Darm, Urethra und Uterus sind alle von dieser Art und werden von der immer vorhandenen Übelkeit, der Schwäche und von kaltem Schweiß begleitet.

Die Menses sind reichlich, zu früh und zu häufig; die Übelkeit besteht während der ganzen Periode; der Patient findet keine Erleichterung, nicht einmal nach dem Erbrechen und mit jedem Versuch zu erbrechen, kommt hellrotes Blut im Schwall hervor. Manchmal schießen schneidende Schmerzen vom linken Ovar zum rechten, oder es ist in der Nabelgegend das Gefühl vorhanden, als ob sich dort eine Hand festkrallen würde. Drohender Abgang mit scharfen oder krallenden Schmerzen in dieser Region, die nach unten zum Uterus verlaufen mit Nausea und Ohnmachtsgefühl.

Die Blutungen nach der Geburt nehmen oft ein bedrohliches Ausmaß an. Sie sind mit den oben erwähnten Symptomen verbunden und mit Zusammenschnüren der Brust, erschwerter Atmung, Blässe, weißer Färbung der Lippen und sogar der Zunge, Nausea und kaltem Schweiß.

17. Ip. ist ein kurz wirkendes Mittel und wird meist in den frühen Stadien akuter Krankheiten benötigt. Antimonium tart. steht ihm am nächsten. Diese beiden Mittel sind sich in ihrer Wirkung sehr ähnlich. Da aber die Metalle und ihre Verbindungen tief und lange wirken, paßt Antimonium tart. mehr auf die späteren Krankheitsstadien, wenn die Vitalität des Patienten unter der Belastung der Beschwerden nachzugeben beginnt. Sowohl Ip. als auch Ant-t. erzeugen reichliche Schleimbildung mit erschwerter Atmung, Durstlosigkeit, intensiver Übelkeit, Schwäche und Ohnmacht, Kälte und kaltem Schweiß. Beide sind charakterisiert durch die Reizbarkeit und die gestörte Verdauung. Bei Ip. fällt das Erbrechen verhältnismäßig leicht, aber es bessert die Übelkeit nicht; das Erbrochene ist vorwiegend bitter und die Zunge ist rein oder nur leicht belegt. Bei Ant-t. ist das Erbrechen mit großer Anstrengung verbunden und es wird von kaltem Schweiß auf der Stirn begleitet und ihm folgen große

Lektion 12   Ip.

Erschöpfung und Schläfrigkeit; das Erbrochene ist oft sauer und die Zunge in der Mitte rot und trocken oder sie zeigt einen dicken weißen Belag. Bei Ant-t. kommen zur Furchtsamkeit und der schlechten Laune noch eine Abneigung, berührt oder angesprochen zu werden, hinzu; Ip. ist hochmütig und will irgendetwas, weiß aber nicht genau was. Es ist häufig indiziert bei Bronchialerkrankungen und Asthma, besonders bei Kindern mit erstickendem Husten, Zyanose, pfeifender oder rasselnder Atmung und bei Kindern, die nicht schlafen können. Ant-t. ist oft besonders nützlich bei Brusterkrankungen schwacher oder alter Leute, wenn die Trachea und die Bronchien so mit Schleim gefüllt sind, daß die Gefahr der Asphyxie besteht; wenn eine immer mehr zunehmende Schläfrigkeit und drohende Paralyse der Lunge zu finden ist. Außerdem wird der Ant-t.-Patient durch passive Bewegung gebessert; während nahezu alle Beschwerden von Ip. durch Bewegung jeder Art verschlimmert werden.

18. Die Kopfschmerzen von Ip. sind oft durch Verdauungsstörungen bedingt. Die Schädelknochen schmerzen, als ob sie gequetscht oder geschlagen worden seien und die Schmerzen erstrecken sich zu den Zähnen und zur Zungenwurzel. Mit diesen Symptomen sind beständige Übelkeit und Erbrechen verbunden.

19. HAUPTINDIKATIONEN für Ip. sind:
 1. Ständige Übelkeit.
 2. Übelkeit, die bei allen Beschwerden mit auftritt.
 3. Reine Zunge.
 4. Durstlosigkeit.
 5. Profuse Schleimabsonderung.
 6. Reichliche, arterielle Blutungen.

20. WIRD ANTIDOTIERT DURCH: Arnica; Arsenicum; China; Nux vom.; Tabacum.

21. FOLGT GUT AUF: Arsenicum (bei Cholera infantum,

Schwäche, Erkältung, Krupp, Frost); Belladonna; Bryonia; Cadmium sulf.; Calcarea carb.; Chamomilla; China; Cuprum; Ignatia; Nux vom.; Phosphorus; Pulsatilla; Sepia; Sulfur.

22. KOMPLEMENTÄR ZU: Arsenicum; Cuprum met.

23. FEINDLICH: Bismut.

24. Es muß noch erwähnt werden, daß diese Gruppe von Arzneien, die Arsenicum, Carbo veg. und Antimonium tart. umfaßt, mit allen Zeichen und Symptomen des Kollapses und des bevorstehenden Todes korrespondiert. Die Erschöpfung, die Kälte und der reichliche Schweiß sind unverkennbare Anzeichen, daß die Lebenskraft des Patienten schnell an Boden verliert, und es nicht mit der verheerenden Kraft der Krankheit aufnehmen kann. Obwohl andere Medikamente in der Lage sind das Blatt zu wenden, wenn sie rechtzeitig verabreicht werden, sind sie in den späteren Krankheitsstadien wirkungslos und es muß ein Mittel aus der oben erwähnten Gruppe gegeben werden, um das Leben des Patienten zu retten. Sie sind um es einmal so auszudrükken, „letzte Mittel" und die homöopathische Literatur ist voll von bemerkenswerten Heilungsberichten, die durch ihre rechtzeitige Hilfe möglich wurden. Diese Arzneien sind sich in vieler Hinsicht ähnlich und ihre Unterscheidung ist in mancher Beziehung schwierig. Ein Rückblick auf die betreffenden Lektionen zeigt, daß Carbo veg. an erster Stelle steht, was die Kälte, die Flatulenz und den Lufthunger (will, daß man ihm ständig Luft zufächelt) und das Bild des Todes betrifft. Für dieses Mittel sind die Angst, die Ruhelosigkeit und das Brennen weniger charakteristisch. Gewöhnlicherweise bleibt der Körper noch eine Zeitlang nach dem Tode warm. Bei Carbo veg. ist der Patient bereits einige Stunden vor seinem Lebensende eisig und wie ein Leichnam; die Zunge und sogar der Atem sind kalt. Strychnin oder andere Stimulantien erzielen in solchen Fällen nur einen kurzen und palliativen Effekt. Aber Carbo veg. scheint die Lebenskraft selbst zu beeinflussen, um eine Reaktion und die Wiederherstellung der Blutzirkulation zu bewirken, manchmal sogar in Fällen, bei denen das Herz offensichtlich schon zu schlagen aufgehört hat.

25. Zu der Erschöpfung und der Kälte von Carbo veg. kommt bei Arsen noch größere Angst, Unruhe und brennender Schmerz hinzu. Sogar im Koma äußert sich noch der Bewegungsdrang ein wenig durch Bewegungen des Kopfes, der Hände oder der Füße, und das Brennen fehlt selten, egal um welche Diagnose es sich handelt. Sogar beim Moribunden zeichnen sich Spuren der Angst und der Furcht im Gesichtsausdruck ab.

26. Antimonium tart. ist mehr durch die Nausea und die Schleimanhäufung, durch geringe oder fehlende Unruhe und keine brennenden Schmerzen charakterisiert.

27. Ipecac wurde zu dieser Gruppe wegen seiner Ähnlichkeit mit Antimonium tart. hinzugefügt.

Bemerkungen zu Veratrum album

28. Veratrum album, der weiße Germer, hat viele Merkmale mit der vorigen Gruppe, besonders mit Arsenicum und Carbo veg. gemeinsam. Er wird nur gelegentlich bei chronischen Krankheiten angewendet, ist aber eines der wichtigsten Notfallmittel bei Beschwerden, die durch plötzlichen und heftigen Beginn, **Ohnmacht, eisige Kälte, Erschöpfung, kalten Schweiß** und **Kollaps** charakterisiert sind.

29. Er wirkt tief auf den Gastrointestinalbereich und verursacht:

1. **Nausea:** *Würgen; plötzliches wäßriges Erbrechen* und **Durchfall;** *spastische Kolik; Muskelkrämpfe der Bauch- und Wadenmuskulatur;* **Facies Hippocratica oder bläu-**

liches Gesicht; Erschöpfung, kalter Schweiß und starker Durst nach großen Mengen kalten Wassers.
2. Cholera Asiatica, Cholera, Leichenvergiftung, Gastritis oder Enteritis schwerer Art.
3. **Wahnsinn, religiöser Art;** *erotische* oder puerperale **Manie** mit **wütendem Delirium,** *Geschwätzigkeit,* **Beten; Weinen,** Zerreißen der Kleider, Fluchen oder Schamlosigkeit.
30. Die HAUPTINDIKATIONEN für Veratrum sind:
Kalter Schweiß auf der Stirn bei vielen verschiedenen Beschwerden. Allgemeine oder lokalisierte Kälte von Gesicht, Nase, Zunge, Atem, Scheitel, Extremitäten, Erbrechen, heftiger Art; von Speisen, Galle oder **enormer Menge saurer wäßriger Flüssigkeit;** mit **profuser, gußartiger,** manchmal schmerzloser **Stuhlentleerung,** der *ein Schwäche- und Leergefühl im Abdomen folgt.*

Bemerkungen zu Camphora

31. Kampfer ist, wie die anderen Mitglieder dieser Gruppe, ein Notfallmittel. Es paßt besonders bei Beschwerden, die durch heftige Ursachen wie z. B. eine überwältigende Infektion, plötzliche Kälteeinwirkung oder Sonnenhitze , Traumen, Schock nach einer Operation oder dem Zurücktreten von Hautausschlägen oder Sekreten hervorgerufen werden.
32. Es ist durch einen plötzlichen und heftigen Beginn charakterisiert, durch extreme Angst und Unruhe, wütendes Delir, schnell sich einstellende Erschöpfung, eisige Kälte, Sopor und Bewußtlosigkeit.
33. Diese Symptome werden begleitet von kaltem Schweiß, Nausea, Erbrechen, dünnen braunen oder kaffeesatzartigen Stühlen, Krämpfen in der Wadenmuskulatur oder tetanischen und epileptiformen Konvulsionen.

Lektion 12 — Camph.

34. Der Kampfer-Patient ist ausgesprochen empfindlich gegenüber Kälte und Schmerzen und die anderen Beschwerden werden dadurch verschlimmert. Aber trotz der eisigen Kälte der Haut und der Symptome des Kollapses will er nicht zugedeckt sein, und er schiebt ständig die Decken beiseite, sogar wenn er bereits halb ohnmächtig ist. Während des Fiebers kann ein unstillbarer Durst nach größeren Mengen von Eiswasser bestehen. Zu anderen Zeiten aber kann Durstlosigkeit oder das Verlangen zu trinken ohne (ausgeprägten) Durst vorhanden sein.

35. Daher ist Kampfer angezeigt bei kongestiven Frostzuständen oder perniziöser Malaria, wenn die Hitzeperiode von kurzer Dauer ist oder gänzlich fehlt; der Patient ist kalt und fast pulslos und doch will er nicht zugedeckt sein; Kampfer ist indiziert in den Spätstadien der Pneumonie oder anderer Indikationskrankheiten, wenn Kälte, kalter Schweiß, Facies Hippocratica, Erstickungsanfälle und ein plötzliches Abnehmen der Lebenskräfte vorhanden sind. Ebenso nach der Unterdrückung von Erysipel, Scharlach oder Masern mit eisiger Kälte, Erschöpfung und Cyanosis.

36. Es kann auch nützlich sein bei bestimmten Formen des Wahnsinns, der Puerperalmanie, bei Tetanus und hysterischer Epilepsie.

37. Kampfer ist indiziert bei asiatischer Cholera und bei Cholera infantum in den Frühstadien, wenn Kälte und Kollapserscheinungen auftreten bevor das Erbrechen und die Diarrhoe eingesetzt haben; oder in späteren Stadien, wenn ein plötzliches Aufhören aller Sekretionen eintritt und es dem Patienten rapide schlechter geht.

38. Eines der häufigsten Anwendungsgebiete von Kampher ist der akute Schnupfen. Wird er während der ersten Stunden des Beginns gegeben, wird er oft kupieren. Hier gleicht er Aconit.

39. Die Hauptindikationen für **Camphora** sind:
Eisige Kälte der Körperoberfläche, plötzliche und völlige Erschöpfung der Lebenskräfte, kalter Schweiß, leichenartige Blässe, Durstlosigkeit und das Verlangen, nicht zugedeckt zu werden.
Kälteempfindlichkeit; Verlangen, während des Fiebers unbedeckt zu sein und unstillbarer Durst nach großen Mengen Eiswasser.
Choleraartige Symptome mit Kälte; spärliche oder unterdrückte Absonderungen, Krämpfe der Wadenmuskulatur und Kollaps.
Konvulsionen mit Hochziehen der Oberlippe, kaltem Schweiß und ausgeprägter Erschöpfung.
40. Kampfer in roher Form ist ein Antidot für alle pflanzlichen Arzneimittel und für Cuprum und Ferrum. Da es als Hausmittel verwendet wird, soll man die Patienten davor warnen. Er sollte aus den Krankenzimmern entfernt werden.
41. Arsenicum, Veratrum und Camphora sind einander bezüglich der Kälte und der Erschöpfung ähnlich. Arsen kann schnell von Veratrum anhand des charakteristischen Durstes, der Schmerzempfindlichkeit und der nachmitternächtlichen Verschlimmerung unterschieden werden. Arsen besitzt mehr brennende, Veratrum mehr ziehende, schneidende oder packende Schmerzen; Camphora hat eine Berührungsempfindlichkeit des Körpers und ist bei Cholera gewöhnlich schmerzlos.
42. Camphora und Veratrum sind sich ähnlich bei wildem Delir, Kälte, kaltem Schweiß und Kollaps. Beide besitzen eine ausgeprägte Facies Hippocratica und Kälte der Nase, der Zunge und der herzfernen Körperpartien. Bei Veratrum erscheint der Schweiß beständig auf der Stirn; bei Camphora ist er mehr allgemein oder überhaupt nicht vorhanden. Die Kälte von Veratrum wird oft als Empfindung be-

schrieben, als ob kaltes Wasser durch die Knochen zu den Füßen fließen würde oder als ob es in den Blutgefäßen zirkulieren würde; die Kälte von Camphora ist als ob ein kalter Wind auf den Körper bliese. Während des Fiebers wollen sowohl Arsenicum als auch Veratrum unbedeckt sein, aber während des Froststadiums wollen sie zugedeckt sein. Camphora verlangt nach großen Mengen Eiswasser und warmer Bedeckung während des Fiebers; der Patient stößt aber sogar noch im halb ohnmächtigen Zustand sämtliche Decken weg, wenn die Haut eiskalt ist, und er ist gewöhnlicherweise durstlos.

Lektion 13

Test-Fall

1. Sie haben jetzt gelernt, zwischen akuten und chronischen Fällen zu unterscheiden und nach latenten oder subtilen Ursachen rekurrenter oder multipler Beschwerden zu suchen.

2. Ihnen wurde dargelegt, daß jedes Individuum auf seine eigene Art und Weise krank wird. Die Individualität des Patienten kommt zu den Symptomen der Beschwerden noch hinzu und modifiziert sie.

3. Sie wurden darauf aufmerksam gemacht, daß die Widerstandsfähigkeit und die Empfänglichkeit gegenüber einer Krankheit zueinander in Beziehung stehen; eine hohe Widerstandsfähigkeit bedeutet eine geringe Empfänglichkeit und umgekehrt.

4. Ihnen wurde gezeigt, wie man einen Fall aufnimmt, ihn analysiert, wie man die Symptome herausarbeitet, klassifiziert und bewertet. Sie lernten wie man Symptome unterscheidet, die verläßliche Führer in der Wahl eines Arzneimittels sind und welche weniger wichtig sind.

5. In der Lektion „Gebrauch des Repertorium-Teil 1" werden Sie mit der Verwendung des Repertoriums bekanntgemacht.

6. Sie haben in den Lektionen 6-12 Beispiele für den Vergleich und die Unterscheidung von Arzneimitteln studiert.

7. Sie sind jetzt soweit, daß Sie ihr Wissen praktisch anwenden können.

8. Wählen Sie einen Fall aus Ihrer Praxis und wenden Sie die verschiedenen Schritte, die zur Wahl des Similimum führen so an, wie es im Kurs ausgeführt und gelehrt wurde. Achten Sie auf die Vorgeschichte und die jetzige Anamnese,

Lektion 13 — Test-Fall

die körperliche Untersuchung und besonders auf objektive und subjektive Symptome. Vermeiden Sie voreilige Schlüsse auf das Medikament. Lassen Sie sich nicht über Gebühr von der Diagnose beeinflussen. Versuchen Sie nicht durch direkte Fragen oder anderswie den Fall auf ein bestimmtes Arzneimittel hinzubiegen, sondern lassen Sie die tatsächlichen Symptome als Hinweise für das richtige Mittel zur Geltung kommen.

9. a) Schreiben Sie alle Angaben so auf, wie Sie sie erhalten.
   b) Klassifizieren und ordnen Sie die Symptome.
   c) bewerten Sie diese, listen Sie die Charakteristika in der Reihenfolge ihrer Bedeutung auf.
   d) Benennen Sie das Arzneimittel und legen Sie dar, wie und warum es gewählt wurde.

10. Wir möchten Sie ermuntern, die Inhalte dieses Kurses in die Praxis umzusetzen.

11. Die Aufnahme des Falles und die Verschreibung gemäß den obigen Regeln, wird mehr Zeit in Anspruch nehmen, als Sie es bisher gewohnt waren, aber es wird sich lohnen. Wenn es nötig sein sollte, bestellen Sie den Patienten mehrmals, so wie Sie es auch bei einem Fall tun würden, der eine gewissenhafte Analyse erfordert. Es ist auch angemessen, jeden Besuch zu berechnen. Der Patient wird zweifelsohne von Ihrem Interesse und der Sorgfalt Ihrer Methode beeindruckt sein.

Lektion 14

Arnica montana

1. Gebräuchlicher Name: Berg-Wohlverleih. Fallkraut. Fam. nat.: Compositae. Verwendet wird die ganze frische Pflanze zur Zeit der Blüte, einschließlich der Wurzel, Verbreitungsgebiet: in den Bergen von Frankreich und Nordeuropa.

Physiologische Wirkung

2. Arnica, ein Heilmittel, das viel älter als die Homöopathie ist, wurde schon vor Hahnemanns Zeit verwendet, besonders bei Geisteskrankheiten.

Arnica wirkt reizend, stimulierend, depressiv, antipyretisch, diuretisch und ist ein Wundheilmittel. Es reizt den Gastrointestinaltrakt. In einigen Fällen hat der alkoholische Auszug der Blüten eine erysipelartige Entzündung der Haut hervorgerufen. Diese schreibt man einer kleinen, giftigen Fliege zu, die manchmal in den Blüten haust. Kleine, innerlich angewendete Dosen steigern die Herzaktion, den arteriellen Blutdruck und stimulieren die Ausscheidung der Haut und der Nieren.

In großen Dosen erzeugt Arnica eine vorübergehende Erregung, der eine Depression des Kreislaufs, der Atmung und der Nervenzentren folgt. Es brachte Kopfschmerzen, Bewußtlosigkeit und sogar Konvulsionen mit Erniedrigung der Körpertemperatur, Pupillenerweiterung und Muskelparesen hervor. Eine toxische Dosis lähmt das sympathische Nervensystem und führt zu Kollaps und Tod.

Arnica war schon seit langem ein weit verbreitetes Heilmittel für äußere Anwendungen bei Prellungen, Verstauchungen usw. Potter stellt in seiner „Materia Medica, Pharmacy and Therapeutics" fest: „Echymosen werden durch innere wie auch äußere Anwendung schnell resorbiert; und für innere Quetschungen, hervorgerufen durch einen Stoß oder Erschütterung erwies es sich als sehr erfolgreich bei innerlicher Anwendung. Die wässrige Lösung, äußerlich angewendet, fördert die schnelle Heilung von Schnittverletzungen."

„Arnica wird zweifellos mit Erfolg bei Typhus und typhoidem Fieber angewendet, ebenso bei Delirium tremens, Rheumatismus, Gicht, Blutungen, Epistaxis, Hämoptysis, Amaurosis, Gehirnerschütterung, chronischer Dysenterie und bei Blasenlähmung."

„Arnica beruhigte, innerlich angewendet, hervorragend idiopathische Manie und beherrschte öfters erschöpfende Diarrhoe, bei der schon viele andere Arzneien versagt hatten."

Es wirkt auf die venösen Kapillaren, auf die Lymphgefäße und auf die terminalen Enden der sensorischen und vasomotorischen Nerven; auf die Muskelfasern an der Verbindung mit den Sehnen; auf die zu den Muskeln führenden motorischen Nerven; auf die spinalen Nerven; auf die kardialen Inhibitationszentren; auf die serösen Membranen und auf die Haut.

Allgemeine Charakteristika

3. Der Patient ist klein und fett (C. Hering). Folgen von **Verletzungen** und **Überanstrengungen**. *Reizbarkeit; Vergeßlichkeit; Verwirrung; Bewußtlosigkeit; Apathie; Gleichgültigkeit; hält sich für gesund;* **Furcht vor Annäherung oder Berührung;** *erschrickt leicht;* Delir, *Murmeln; übermäßige Empfindlichkeit der Sinne; Stumpfsinnigkeit.*

Schmerzen: **Wehtun wie nach Schlägen; Drücken;** *Brennen,* **Reißen,** *stechen.* Taubheit; **Ameisenlaufen.** *Schwäche,* **Erschöpfung,** *Zittern,* Zucken und Rucken, *Konvulsionen,* Kongestion der venösen Kapillaren. *Affektionen der linken*

Seite. **Blutungen; Ecchymosen.** Verhärtung von befallenen Teilen. Fettige Degeneration. Sepsis. *Periodizität;* intermittierendes Fieber. **Schmerzende Hautausschläge; Furunkel.**
VERSCHLECHTERUNG: morgens; **abends; nachts;** durch Kälte; *Erkältung;* **Berührung; Druck; körperliche Anstrengung;** *Bewegung; Gehen, Reiten; Stoß; Lärm;* **während** *und nach dem Schlafen; emotionale Erregung,* **Erschütterung.**
BESSERUNG: Im Freien; *Liegen;* Wärme.

4. Arnica mußte sich lange Zeit als Hausmittel bewähren bis sie eine „offiziell" anerkannte Arznei wurde. Mehrere Jahrhunderte lang wurde es von der Bevölkerung Deutschlands bei Verstauchungen und Quetschungen verwendet. Dr. Fehr, der von den durch Laien erzielten Resultaten erfuhr, lenkte die Aufmerksamkeit des gelehrten medizinischen Standes auf sie. Als Hahnemann 1805 die Fragmenta de Viribus Medicamentorum veröffentlichte, war nur sehr wenig Wichtiges dem hinzugefügt worden, was von den deutschen Bauern stammte. Darin hielt Hahnemann seine ersten Nachforschungen über den Berg-Wohlverleih fest. Später entdeckte er in einer Reihe meisterhaft ausgeführter Prüfungen an sich und seinen Mitarbeitern die ganze Reichweite seiner Nützlichkeit. Die im gesunden Organismus erzeugten Symptome erwiesen sich als identisch mit den zahlreichen und verschiedenen durch mechanische Einwirkung erzeugten Verletzungen. Die resultierenden Gewebsveränderungen, Blutungen und die geistigen und nervösen Phänomene sind alle in seiner Pathogenese enthalten und sein Anwendungsbereich wurde seitdem noch erweitert und durch klinische Erfahrungen bestätigt.

5. Das Wissen über diese Arznei ist eine bemerkenswerte Bestätigung der universellen Anwendung des Ähnlichkeitsgesetzes. Die Homöopathie kann sich nicht mit den physikalischen Ursachen direkt befassen, aber sie kann die Beseitigung ihrer Folgen fördern, indem sie die natürlichen Reparaturprozesse stimuliert, und sie kann die durch schwere mechanische Einwirkung gestörte Lebenskraft wieder herstellen. In jedem Fall wirkt die potenzierte Arznei über die Lebenskraft. Daher ist sie in der Lage entsprechende Zustände zu heilen, unabhängig von der auslösenden Ursache. So ist Arnica fähig, Arnicazustände zu beheben, ganz gleich ob sie, wie im ersten Beispiel, traumatischen Ursprungs sind, oder durch einen dynamischen oder miasmatischen Einfluß hervorgerufen wurden. Aus diesem Grund erzielt die innerliche Anwendung der Potenz viel bessere Resultate als die primitivere Methode der äußerlichen Applikation der Tinktur.

6. Was täten wir ohne Arnica? Kaum ein Tag vergeht an dem wir nicht zu einem Patienten mit einem verletzten Knie oder Kopf gerufen werden. Obwohl wir im Gedächtnis behalten sollten, daß auch noch andere Mittel nötig sein können, ist es doch in der täglichen Praxis zu vertreten, Arnica zuerst zu geben, da es so innig mit den Folgen von Traumen übereinstimmt.

7. Hering sagte immer, daß der typische Arnica-Patient „klein und fett" sei; und durch seine Kenntnis der Materia Medica konnte er dem hinzufügen: „und einer, der ungebührlich schlimme und lange andauernde Folgen von Verletzungen davonträgt". Wenn ein Patient diese besondere Empfindlichkeit zeigt, erfährt er gewöhnlich große Erleichterung durch dieses Mittel, unabhängig von der Konstitution.

8. Ein Mann erhält einen Schlag auf den Kopf, was für Folgen können eintreten? Bewußtlosigkeit, heißer Kopf, kalte Extremitäten, flatternder Puls, vielleicht unwillkürlicher Stuhl- und Harnabgang und Konvulsionen. Dies sind die Symptome einer Comotio, aber sie sind ebenso charakteristisch für Arnica. Wenn dieser Mann wiederhergestellt ist und in der Zwischenzeit nicht diese Arznei erhielt, kann er noch jahrelang an den Folgen dieses Schlages auf den Kopf leiden. Er hat sich verändert. Früher war er heiter und guter Dinge, nun ist er traurig, verzagt, streitsüchtig und schnell gereizt. Er ist vergeßlich, macht beim Sprechen und Schreiben Fehler und kann nicht mit der gewohnten Klarheit denken. Sein Verstand ist getrübt, als ob er im wachen Zustand träumen würde; er sitzt da wie tief meditierend, doch er denkt nichts. Er klagt über Mattigkeit, Müdigkeit und Schwäche. Auch kann er ängstlich sein und leicht erschrecken. All seine Sinne sind überempfindlich, Lärm tut seinem Kopf weh, Licht schmerzt seinen Augen. Oder er ist gleichgültig und apathisch und sein Sensorium scheint benommen zu sein. Oder er bekommt von Zeit zu Zeit heftige Kopfschmerzen, oder periodische Konvulsionen, die an Epilepsie erinnern. Dies sind alles Arnicasymptome. Sie wirkt sogar dann noch palliativ, wenn die Symptome durch eine Kompression bedingt sind. Offensichtlich traumatische Symptome werden je nach Unfallart und Lokalisation der Verletzung variieren.

9. Bei Alpträumen nach einem Auto- oder Eisenbahnunfall, sogar dann wenn nur eine geringe oder keine Verletzung vorliegt, ist Arnica nützlich.

10. Das Wehtun und das gequetschte Gefühl nach einem Schlag auf den Magen, kann einige andere Mittel erfordern, entsprechend den allgemeinen Symptomen. Arnica ist besonders dann indiziert, wenn Hämatemesis, und vielleicht hektisches Fieber, Verstopfung und Abmagerung folgen.

11. Wenn ein Schlag auf das Auge Schmerzen, Schwellung, Entzündung und Lähmung der Augenmuskeln mit Diplopie, erweiterter Pupille, Schwindel beim nach unten Schauen, oder mit der seltsamen Illusion, „als ob alle hohen Gegenstände sich nach vorn neigen und auf ihn fallen würden", dann ist Arnica das Mittel.

12. Nach einer Verletzung der Mammae entwickelt sich oft ein harter Knoten. Es ist wunderbar wie schnell er sich durch Arnica zurückentwickelt, ehe er maligne werden kann.

13. Und so paßt sie für eine lange Liste von Verletzungsfolgen; Cystitis oder Harnverhaltung nach einer Verletzung des Blasenhalses durch den Kopf des Kindes bei einer schwierigen Geburt; Harnverhaltung nach einer Erschütterung des Rückenmarks; ständiger, erfolgloser Harndrang, während der Urin unwillkürlich abtropft, oder durch eine Quetschung verursachte Hydrozele. Pleuritis oder öfter Pleurodynie, ausgelöst durch ein Brusttrauma; Stiche und Wehtun der Interkostalmuskeln und Rippenknorpel. Kieferschmerzen nach einer Zahnextraktion oder einer langen Tortur im Stuhl des Zahnarztes.

14. Bei der Entbindung sind die Wehen schwach und ineffektiv, oder zu stark; der Frau tut es überall weh. Sie leidet an qualvollen Nachwehen, nicht so sehr wegen der Heftigkeit der uterinen Kontraktionen als durch die Überempfindlichkeit des Uterusgewebes. Sie kehren zurück, sobald das Kind gestillt wird. Während der Schwangerschaft sind die Kindsbewegungen oft schmerzhaft, was die Empfindlichkeit des Uterus und des umliegenden Gewebes anzeigt.

15. Die Folgen von Überanstrengung sind denen von Traumen verwandt, und deshalb liegen sie im Wirkungsbereich des Mittels. Wenn durch Ausrutschen, Überheben oder durch langes Marschieren Wehtun und quetschende Schmerzen der Muskeln selbst bestehen, dann wird Arnica oft helfen.

16. Blutungen durch Verletzung. Innerlich angewendet wird Arnica nicht nur als Hämostyptikum dienlich sein, sondern auch die Resorption des im Gewebe geronnenen Blutes fördern. Wenn sie sofort nach der Verletzung gegeben wird, kann die Verfärbung in vielen Fällen völlig vermieden werden. Falls die Blutung von einer mechanischen Verletzung herrührt oder nur Kapillaren oder kleinere Blutgefäße betroffen sind, wird Arnica Hämoptysis, Hämatemesis, Blutungen in die Augenkammern, Bluten aus dem Ohr, Hämaturie, Nasenbluten oder Blutungen irgendeines Körperteils stillen.

17. Pathogenetisch gesehen, scheint Arnica die Kraft zu haben, die Wände der Kapillaren zu schwächen, so daß das Blut durchsickern kann. Dies ist der Grund für die ausgeprägte Neigung zu Ecchymosen bei voll entwickelten Arnika-Fällen, wie z. B. bei typhoidem Fieber, Sepsis und für die passiven Blutungen aus den Schleimhäuten. Aus den Nasenschleimhäuten kann es durch jeden Versuch sich die Nase zu schneuzen, beim Husten und sogar beim Gesichtwaschen zu bluten beginnen.

18. Ein Apoplex kann einer „Contusio" so sehr gleichen, daß eine korrekte Diagnose ohne zu Hilfenahme der Vorgeschichte nicht möglich ist. Auch hier wird der Kopf heiß und der Körper und die Extremitäten kalt sein; es wird eine Halbseitenlähmung und eine laute, blasende Atmung vorhanden sein. Das ist ein Zustand für Arnica, besonders wenn die Lähmung linksseitig ist, und Stuhl und Urin unwillkürlich abgehen. Dieses Mittel kann auch gegeben werden, wenn keine Symptome für ein anderes Mittel festgestellt werden. Sie wird gewöhnlich die Absorbtion der cerebralen Blutung fördern, den Patienten wieder zu Bewußtsein bringen und so eine genauere Verschreibung ermöglichen, falls diese nötig wird.

19. Plötzlich beginnender, kongestiver Frost, sich schnell entwickelnde Bewußtlosigkeit und Untertemperatur; Meningitis, sowohl traumatisch als auch nicht traumatisch bedingt, und Koma durch Alkoholvergiftung sind alles Zustände, die zur selben Kategorie gehören. Wir fanden, daß

Arnica die Folgen von Alkoholismus antidotiert. Z. B.: Delir, das bei anderen Arnicazuständen nur ein Gemurmel und gering ausgeprägt ist, erreicht hier einen Grad von Wahnsinn. Sonderbar ist, daß der Patient sich manchmal seines Handelns völlig bewußt ist.

20. Die Art von typhoidem Fieber, das nach Arnica verlangt, verdeutlicht stärker den allgemeinen Charakter dieser Arznei. Allmählich zunehmende Erschöpfung; Stumpfsinnigkeit; müde, wie nach einer langen Reise; wie in Gedanken versunken, doch denkt an nichts; will sich niederlegen und wünscht alleingelassen zu werden. Im Bett ändert er ständig seine Lage, um eine weiche Stelle zu finden, wegen der Empfindung wie weh und geschlagen an der Körperoberfläche. Der benommene geistige Zustand gleitet in ein leises murmelndes Delir und in einen Stupor über. Wenn er aufgeweckt wird, antwortet er korrekt auf Fragen, obwohl er offensichtlich durch die Störung irritiert ist, aber unmittelbar danach fällt er wieder in den Stupor zurück. Oder wenn er angesprochen wird, beginnt er zu antworten, vergißt aber die zur Vollendung des Satzes notwendigen Wörter. Wenn man ihn nach seinem Befinden fragt, behauptet er, daß ihm nichts fehle und es ihm gut gehe. Er tut dies, trotz der Tatsache, daß seine Zähne mit einem schmutzigen Belag bedeckt sind, sich hier und dort am Körper gelblichgrünliche Petechien bilden, und die Anzeichen des Todes schon erscheinen. Später zupft er an den Bettdecken, greift nach eingebildeten Dingen in die Luft, oder liegt völlig bewegungslos da, mit Ausnahme gelegentlicher Versuche trotz seines Stupors, sich in eine bequemere Lage zu bringen, eine weichere Stelle im Bett zu finden. Schließlich fällt der Kiefer herunter, die Sphinkteren erschlaffen, die Atmung wird laut und blasend und die tiefe Bewußtlosigkeit endet im Tod.

21. Zucken und Rucken kann lokalen oder zentralen Ursprungs sein. So ruckt und zuckt das Kleinkind bei drohender Meningitis im Schlaf. Aber das Zucken der Muskeln eines verletzten Gliedes ist ein Reflex auf die lokale Reizung. Manchmal kommt dies bei einer Fraktur vor und gefährdet dann nicht nur die richtige Adaptation der Fragmente, sondern ist auch sehr schmerzhaft. Arnica wird oft diesen Zustand beheben.

22. Verhärtung nach einem Trauma wurde als Beispiel bei Mammatumoren angeführt. Indurationen von anderen Geweben sind, wenn traumatisch bedingt, ebenso charakteristisch.

23. Taubheit und Ameisenlaufen sind häufig in den betroffenen Arealen von Schmerzen wie geschlagen begleitet. Prickeln und Kribbeln wird manchmal am ganzen Körper gespürt.

24. Obwohl Arnica in seiner Pathogenese fettige Herzdegeneration besitzt, ist Fettanreicherung um das Herz ein charakteristischerer Zustand.

25. Morgens ist die Schwäche ausgeprägter; es bestehen Kopfschmerzen, Frost, Nasenbluten und Husten. Die meisten Symptome sind aber abends und nachts schlimmer.

26. Erkälten und Kälte im Allgemeinen hat schmerzhafte Beschwerden wie Rheumatismus, Kopfschmerzen usw. zur Folge.

27. Kein Mittel zeigt größere Empfindlichkeit auf Berührung und Druck wie dieses. Arnica ist selten angezeigt, wenn Wehtun wie geschlagen fehlt. Bei Herzhypertrophie kann die ganze Brust wie auch das Praecordium so empfindlich sein, daß leichter Druck der Bekleidung Schmerzen verursacht. Die Kopfhaut ist bei Kopfschmerzen empfindlich; die Brustwarzen sind so empfindlich, daß Stillen unerträglich ist; die Muskeln und Gelenke sind empfindlich. Bei einer Verstauchung, bei der mehr die Weichteile und weniger die Ligamente betroffen sind, lindert Arnica wunderbar. Sie besitzt die ganze sprichwörtliche Empfindlichkeit und Verdrießlichkeit von Gicht. Schon der reine Gedanke an Berührung verschlimmert, und diese Idee ergreift ihn so sehr, daß er sich ständig fürchtet durch einen, der sich ihm nähert, gestoßen zu werden, eine wertvolle Indikation für Arnica. Kein Wunder, daß Erschütterung verschlimmert. Die kleinen gruppenweise auftretenden Furunkel sind außerordentlich schmerzhaft auf Berührung.

28. Die Schmerzen, der Schwindel, das Herzklopfen, die Übelkeit, die Kopfschmerzen, der Frost und die Schwäche nehmen alle durch Bewegung zu, und besonders beim Gehen. Fahren im Auto oder in einer Kutsche verursacht, neben den Folgen der Stöße, Schwindel und Übelkeit.

29. Dem Essen folgen Magenschmerzen, Kongestion zum Kopf mit drohendem Apoplex, Völle und drückende Schmerzen im Abdomen, Migräne, Zahnschmerzen, Unbehagen und Schwindel mit Sehverschlechterung.

30. Auf emotionale Erregungen folgen generelle Depression von Geist und Körper, und besonders Kopfschmerzen.

31. Es besteht Verlangen nach frischer Luft, und der Patient fühlt sich im Freien besser.

32. Liegen lindert fast alle Beschwerden. Eine Ausnahme bildet der Zerschlagenheitsschmerz. Sogar die Kopfschmerzen können in ihrer Intensität durch Flachliegen verringert werden.

33. **HAUPTINDIKATIONEN** von Arnica sind:
   1. Traumen.
   2. Verletzungen von Weichteilen.
   3. Blutungen, Ecchymosen.
   4. Stupor; antwortet aber korrekt, wenn er angesprochen wird.
   5. Schmerzhafte Hautausschläge.

Wird Antidotiert Durch: Campher; Ipeca. (massive Dosen); Coffea (Kopfschmerzen); Aconit; Arsen; China;: Ignatia; Ipeca. (potenziert).

Es antidotiert: Ammonium carb.; China; Cicuta; Ferrum;
Ignatia; Ipeca.; Senega.

Folgt Gut Auf: Aconit; Apis; Ipeca.; Veratrum alb.

Wird Gut Gefolgt Von: Aconit; Arsen; Bryonia; Ipeca.; Rhus tox.

Komplementär Zu: Aconit; Ipeca.

Lektion 15

Rhus toxicodendron
Rhus Radicans

1. Gebräuchlicher Name: Giftefeu; Gifteiche; Fam. nat.: Anacardiaceae. Verbreitungsgebiet: Nordamerika. Wächst in Wäldern und entlang von Zäunen auf lockerem Boden. Verwendeter Teil: Die Tinktur der frischen Blätter, die bei Sonnenuntergang vor der Blüte gesammelt werden. Wirksame Substanzen: Toxicodendronsäure; Toxicodendrol.

Physiologische Wirkung

2. Lokal auf die Haut aufgebracht, wirkt Rhus tox. reizend, verursacht Jucken und einen vesikulären Hautausschlag, der sich auf die Schleimhäute ausdehnen kann, wo er eine ödematöse Schwellung, Trockenheit, Rauheit und Brennen erzeugt. Innerlich angewendet oder inhaliert treten kolikartige Schmerzen im Abdomen auf, mit einer Verschlimmerung bei Nacht, Diarrhoe, Tenesmus, blutige Stühle und Blut im Urin, und Fieber, das oft typhoid oder intermittierend ist; rheumatische Schmerzen in fibrösen Geweben, Gelenken und in der Lumbalregion, gelindert durch Wärme und verschlimmert durch Ruhe. Fatale Ausgänge einer Rhusvergiftung wurden noch in keinem Fall berichtet.

Allgemeine Charakteristika

3. Antipsorisch. **Rheumatische, paretische und typhoide Zustände** infolge einer Einwirkung von **Kälte** und **Feuchtigkeit;** vom **Durchnäßtwerden;** von **Überanstrengung** und **Überdehnung;** von **Traumen.** *Linksseitige Beschwerden;* oder sich von links nach rechts ausdehnende Schmerzen.
Ruhelosigkeit; Angst; *Furcht;* **milde Disposition; Reizbarkeit;** *Ungeduld;* **Gedankenabwesend; Verwirrung;** Vergeß-

lichkeit; **Traurigkeit;** *Entmutigung;* **Argwohn; Selbstmordabsichten;** *Abneigung gegen Gesellschaft;* **Delir;** *Bewußtlosigkeit;* **Erschöpfung.**

Abneigung gegen frische Luft. Durst. Rucken der Muskeln. Zittern.

Empfindungen: **Trockenheit der Schleimhäute; Schwere; Taubheit; Kribbeln; Taubheit einzelner Körperteile;** *befallener Teile;* **Kälte befallener Teile.**

Schmerzen: **Wie verstaucht; wie losgerissen; drückend; Wehtun wie nach Schlägen;** *Wehtun; stechend; brennend;* **Paralyse. Blutungen.** *Periodizität. Septische Infektionen; phlegmonöse Entzündung;* Eiterung; *Karbunkel; Gangrän; Entzündung lymphatischer Drüsen.*

Hautausschläge: **Feucht; feine Bläschen; pustulös; ekzematös; krustig; erysipelatös**

VERSCHLECHTERUNG: **Morgens; nachts; nach Mitternacht; in Ruhe; beim Beginn der Bewegung; beim Liegen; Anstrengung; Kälte; Erkälten; kalte Getränke; Baden; nasses Wetter; Wetterwechsel;** *im Freien;* **Berührung.**

BESSERUNG: **fortgesetzte Bewegung; Wechseln der Lage; Bewegung des befallenen Teiles; nach dem Schwitzen; heiße Anwendungen; warme Bedeckung;** *Druck.*

4. Rhus tox. ist in Nordamerika beheimatet, wurde aber 1640 nach England gebracht. Der früheste Bericht über eine arzneiliche Anwendung stammt aus dem Jahr 1798. Seine giftige Wirkung wurde von Doktor Du Fresnoy aus Valenciennes bei einem jungen Manne entdeckt, der durch die flüchtigen Ausdünstungen der Pflanze, denen er zufällig ausgesetzt war, von einem vesikulären Hautausschlag, der schon sechs Jahre bestand, geheilt worden war. Du Fresnoy und andere gebrauchten Rhus erfolgreich bei Rheumatismus, Paralysen, Amaurosis und einigen Formen von chronischen Hauterkrankungen. Hahnemann und seine Nach-

folger prüften ihn ausgiebig und führten Rhus als eines der wichtigsten Polychreste ein.

5. Die wirksamen Substanzen von Rhus sind Toxicondendrol, ein Glykosid, und eine flüchtige Substanz, die unter der Bezeichnung „Toxicodendronsäure" bekannt ist und die von der Pflanze in großer Menge nach Sonnenuntergang, bei feuchtem und wolkigem Wetter und an warmen Juni- oder Julitagen abgegeben wird. Seine giftige Wirkung wird noch verstärkt, wenn das Opfer erhitzt ist und schwitzt, wenn es der Pflanze ausgesetzt ist. Es ist bemerkenswert, daß diese Besonderheiten in den Prüfungen zutage traten, und in der klinischen Erfahrung zu wichtigen Modalitäten wurden.

6. Obwohl viele Menschen immun gegen die Wirkung der flüchtigen Substanz sind, gibt es einige, die dafür so empfänglich sind, daß sie schon beim Vorbeigehen an der Pflanze eine heftige Vergiftung davontragen.

7. Zwei Arten von Rhus tox. sind bekannt. Eine wächst als Staude mit geradem, ziemlich schlankem und dünnem Stamm, die selten höher als 1,50 m wird und unter dem Namen Gifteiche bekannt ist. Die andere Form, Giftefeu oder Rhus radicans genannt, ist eine Kletterpflanze mit dickem, sich windendem Stamm mit vielen bräunlichen Ausläufern, mit denen er sich an seinen Wirt klammert.

8. Obwohl beide Arten aus demselben Wurzelstock entspringen können und ihre Morphologie nur von ihrem Standort abhängig zu sein scheint, unterscheiden sie sich etwas in ihrer pathogenetischen Wirkung und im klinischen Gebrauch. Aber weil sie nahezu identisch in ihrer Wirkung sind, werden sie als ein Mittel – Rhus tox. – dargestellt und ihre Unterschiede kurz am Ende dieser Lektion aufgeführt.

9. Die führenden Charakteristika von Rhus sind: Lahmheit, Steifheit, Angst und Ruhelosigkeit; typhoide Fieber;

phlegmonöse Entzündung; paretische Zustände; Verschlimmerung durch Kälte, Feuchtigkeit, Ruhe und Überanstrengung; Besserung durch Wärme und fortgesetzte Bewegung.

10. Um diese zentralen Züge können all die vielen und verschiedenen Zustände dieses mächtigen und nützlichen Polychrestes gruppiert werden. Gewöhnliche Erkältungen, Influenza, Rheumatismus, Neuritis, typhoide, intermittierende und eruptive Fieber, septische Infektionen und Erysipel sind unter den vielen Krankheiten, die es heilt.

11. Rhus steht direkt neben Arnika als ein Wundheilmittel, und folgt oft diesem bei den Folgen von Verletzungen. Da es eine besondere Affinität für Faszien, Aponeurosen und die Scheiden und Sehnen der Muskeln hat, mehr als auf das Muskelgewebe selbst, ist es für die Folgen von Verstauchungen, Heben schwerer Gegenstände und Anstrengungen wie Rennen und Schwimmen äußerst nützlich. Falls es nach einer Contusio indiziert ist, dann deshalb, weil das fibröse Gewebe verletzt worden ist – Gewebe, das nicht in den Wirkungsbereich von Arnika fällt.

12. Rhus heilte mehr Arthritisfälle, sowohl akute wie auch chronische, als irgend eine andere Arznei. Es paßt gewöhnlich nicht auf Fälle, die sich nach Einwirkung von trockenen, kalten Winden plötzlich entwickeln wie z.B. bei Aconit und Belladonna, sondern mehr auf die akuten Schmerzen und Steifheit, die auf eine völlige Durchnässung in einem Unwetter, nach Schlafen auf feuchtem Boden, nach einer Verkühlung während man schwitzt oder nach einer starken körperlichen Anstrengung folgen. Der Patient, der Rhus benötigt, ist auf Witterungseinflüsse empfänglicher, wenn seine Haut feucht ist. Feuchtigkeit scheint ein wesentlicher Faktor zu sein, der zur Entwicklung von Rhussymptomen beiträgt.

13. Bei akuter Arthritis verstreichen die Konturen der Gelenke und sie sind glänzend und ödematös ohne oder nur mit geringer Röte. Die stechenden, reißenden Schmerzen zwingen den Patienten dazu, sich zu bewegen, obwohl Bewegung qualvolle Schmerzen hervorrufen kann. Nachdem er sich eine Weile bewegt hat, lassen die Schmerzen und die Steifheit nach und er hält inne und versucht zu ruhen. Aber seine Ruhepause ist nur kurz, da die Schmerzen mit erneuter Stärke zurückkehren und ihn zwingen, sich wieder zu bewegen. Dies wiederholt sich bis er erschöpft ist. Manchmal spürt er Schmerzen, als ob das Fleisch von den Knochen gerissen oder die Knochen abgeschabt würden. Öfters besteht eine Taubheit und Kribbeln in den befallenen Gliedern und eine Empfindung einer sich einstellenden Lähmung.

14. Bei chronischer Arthritis ist weniger Schwellung, dafür aber mehr Steifheit vorhanden, oft mit Kontrakturen in den über dem Gelenk liegenden Strukturen. Der Patient ist das reinste Barometer. Jeder Wetterwechsel, besonders zu Feuchtem, verschlimmert seine Leiden. Er belagert den Ofen bei Tag, und nachts stapelt er Decken über sich. Nach längerem Sitzen beginnen seine Gelenke zu schmerzen und steif zu werden, so daß ihm Bewegung schwerfällt, aber sobald er sich eine Weile bewegt hat, wird er geschmeidig.

15. Jedoch kann der Rhus-Patient nicht weit gehen. Er besitzt keine Ausdauer und wird bald müde. Leichte Anstrengung schwächt und erschöpft ihn, und er muß sich niederlegen.

16. Schwäche und Erschöpfung und ein Gefühl der Hilflosigkeit treten häufig bei Rhusvergiftungen auf und erscheinen bei Prüfungen frühzeitig.

17. Rhus wurde als das große Antiparalytikum bezeichnet. Die Lähmung, die Rhus heilt, ist funktionell und Folge von Nässe, Kälte oder Überanstrengung; seltener von spinalen Entzündungen. Sie kann schmerzlos sein, nur ein Glied betreffen oder als Paraplegie auftreten; sie kann nur einen

Nerv befallen wie bei einer Ptosis der Lider. Wenn Rhus das Mittel ist, fühlt sich der befallene Körperteil häufig kalt und taub an.

18. Die deprimierende Wirkung von Rhus erfaßt den Körper wie auch den Geist. Der Verstand arbeitet langsam. Der Patient ist teilnahmslos und vergeßlich. Eigennamen entfallen ihm. Er ist geistesabwesend, traurig, entmutigt und weint schnell, und in seiner Niedergeschlagenheit will er allein sein.

19. Rhus zeigt, wie auch mehrere andere Polychreste, zwei gegensätzliche geistige Zustände. Während einige Patienten ausgesprochen reizbar und ungeduldig über Kleinigkeiten sind, erweisen sich andere als mild und zurückhaltend. Dies bemerkt man oft bei typhoidem Fieber.

20. In typhoiden Zuständen und septischen Infektionen erscheint der bedenklichere geistige Zustand. Die oben erwähnte Teilnahmslosigkeit, körperliche Schwäche und geistige Depression erscheint frühzeitig, oder bevor die Krankheit erkannt wird. Der Schlaf ist ruhelos und voll von Träumen über ermüdende Anstrengungen. Mit dem Fortschreiten der Krankheit wächst die Stumpfheit und Teilnahmslosigkeit. Der Patient ist gegenüber allem gleichgültig, aber die wachsende Ruhelosigkeit treibt ihn dazu, sich zu bewegen. Die Schwäche entspricht keinesfalls der Schwere der Erkrankung. Trotzdem wendet er sich von einer Seite zur anderen, sitzt auf im Bett, legt sich wieder nieder; wenn er kräftig genug ist, geht er in ein anderes Zimmer, versucht es auf einer anderen Couch, nur um wieder zurückzukehren. Sein blasses Gesicht wird plötzlich rot und heiß, und er klagt über einen eigentümlichen Kopfschmerz, als ob ein Brett an seine Stirn geschnallt wäre. Vielleicht beginnt aus seiner Nase dunkelrotes Blut zu tropfen. Er hat eine belegte Zunge mit einem roten Dreieck an der Spitze. Blaue Ringe bilden sich um die Augen. Schläfrigkeit geht allmählich in einen Stupor mit leisem, murmelnden Delir über, da der Zustand von Grund auf asthenisch ist und sein Puls schwach und schnell. Sein Mund und Hals sind trocken und er wird von einem unlöschbaren Durst auf kalte Getränke gequält. Wenn er gefragt wird, antwortet er langsam und mit offensichtlicher Abneigung und manchmal beendet er einen begonnenen Satz nicht. Ferner kann er argwöhnisch werden gegenüber seinen Pflegern und seine Medizin zurückweisen, im Glauben, es sei Gift. Schließlich wird er allmählich bewußtlos. Seine Zunge wird dunkelbraun und tief rissig; Mund und Zähne sind mit einem dunkelbraunen Belag bedeckt. Bräunlicher, wässriger, aashaft stinkender Stuhl entweicht unwillkürlich, und Urin geht unbemerkt ab. Sogar im Koma ist er noch ruhelos.

21. Das Bild, das gerade beschrieben wurde, ist typisch für Typhus. Aber viele Krankheiten nehmen, wenn Rhus das Mittel ist, typhoide Symptome an. So z. B. Pneumonie mit rostfarbenem Sputum oder mit grünlichem, putridem Schleim, der sich auf der Zunge kalt anfühlt; Peritonitis mit drückenden, schneidenden Schmerzen und blutigen Stühlen; Parametritis oder Metritis mit erysipelartiger Entzündung des Genitales, fötiden Lochien und einer Parese der unteren Extremitäten; Dysenterie mit reißenden Schmerzen an der Rückseite der Oberschenkel; Scharlach mit miliarem Hautausschlag, dunkelrotem, ödematösem Rachen, Zellulitis des oberflächlichen Gewebes und Arthritis; oder Diphtherie mit blutigem Speichel und Diarrhoe.

22. Die für Rhus typischen Schmerzen wurden schon erwähnt. Wehtun und Schmerzen wie von Schlägen treten bei Krankheiten wie Influenza und Rheumatismus auf, aber sie können auch eine Pneumonie, typhoides oder intermittierendes Fieber, Erysipel oder noch viele andere Krankheiten begleiten. Brennen kann überall erscheinen. Es kommt besonders bei Hauterkrankungen vor.

23. Ebenso können stechende Schmerzen in fast allen Lokalisationen auftreten. Dasselbe kann von drückenden Schmerzen gesagt werden.

24. Taubheit, Kribbeln und Ameisenlaufen begleiten häufig Rheumatismus und Paralyse, aber sie können auch bei vielen anderen Krankheiten auftreten. Rhus weist alle pathognomonischen Symptome der Neuritis auf.

25. Betroffene Körperteile sind kalt infolge der verminderten Zirkulation. Auf der Seite, auf der man liegt besteht Taubheit, ebenso im linken Arm bei Herzerkrankungen.

26. Blutungen aus jeder Körperöffnung können Rhus anzeigen, besonders wenn sie durch Anstrengung, ein Trauma oder durch eine septische Infektion bedingt sind. Das Blut ist dunkelrot. Bei Metrorrhagie, Hämoptysis oder Epistaxis infolge einer Überanstrengung ist Rhus das erste Mittel, das einem in den Sinn kommt.

27. Die charakteristische Periodizität bezieht sich besonders auf intermittierendes Fieber und auf Kopfschmerzen.

28. Wegen seiner Tendenz das Bindegewebe mit einzubeziehen ist Rhus ein wichtiges Mittel bei Entzündung des Unterhautgewebes. Die Schwellung ist immer mehr oder weniger ödematös und die Oberfläche dunkelrot oder purpurn, oft mit Vesikeln. Später kann Gangrän dazukommen. Bei richtigem Erysipel heilt Rhus, wenn Vesikel vorhanden sind; wenn es juckt und brennt und Wärme Linderung verschafft und dann, wenn eine Tendenz vorhanden ist, das Zerebrum mit einzubeziehen bei den typischen geistigen Symptomen. Erysipel, das rechts beginnt ist sehr charakteristisch; ebenso ein Erysipel an den Genitalien. Bei all diesen Entzündungsformen sind die umliegenden Lymphknoten mit befallen; bei Entzündung der Hand die axillaren, bei Entzündung der unteren Extremitäten die inguinalen Knoten.

29. Der Karbunkel zeigt anfangs eine dunkelrote Oberfläche, Bläschenbildung und brennende, durch Wärme gelinderte Schmerzen. Rhus wird oft den Krankheitsverlauf stoppen, bevor die Eiterung so weit fortgeschritten ist, daß sich ein Abszeß bildet.

30. Rhus hat eine bemerkenswerte und vielfältige Wirkung auf die Haut: Erytheme, die schnell Bläschen und Pusteln bilden und aus deren Krusten und Schorfen ein dünnflüssiges Sekret sickert, die kribbeln, brennen und jucken, besonders nach dem Kratzen.

31. Kopfekzem, Impetigo und, seltener, trockene, schuppende Ausschläge fallen in den Bereich seiner Wirkung. Aber es muß daran erinnert werden, daß im allgemeinen Rhus-Ausschläge feucht und nicht trocken sind.

32. Bei Scharlach oder Masern paßt Rhus ausgezeichnet auf den adynamischen Typ mit miliarem Hautausschlag; bei Pocken für den hämorrhagischen Ausschlag. Windpocken können ebenfalls Rhussymptome zeigen. Die Prüfungen schließen Urticaria ein, die durch Durchnässen hervorgebracht und durch kalte Luft verschlimmert wurde, Pemphigus, Purpura hämorrhagica und verschiedene Arten von Herpes.

33. Die vorherrschende Verschlimmerung, die Zeit betreffend, tritt nachts auf. Obwohl einige Rhussymptome untertags erscheinen können, nehmen die meisten und besonders Ruhelosigkeit, Angst und Furcht nach Sonnenuntergang zu. In vielen Fällen erreichen sie ihren Höhepunkt nach Mitternacht. Dies trifft besonders auf die rheumatischen Schmerzen, Krämpfe und andere Muskelsymptome zu. Delir, Ruhelosigkeit und Hautjucken sind nachts stärker.

34. Abends bestehen Traurigkeit und Neigung zum Weinen; Husten und Ruhelosigkeit stören den Schlaf des Patienten.

35. Am Morgen fühlt sich der Patient durch und durch miserabel, weil durch die relative Ruhe die Gelenke steif sind, der Verstand betäubt und benommen und das Gehirn kongestioniert ist. Beim Aufrichten beginnt er zu husten oder hat Nasenbluten.

36. Die Verschlimmerung während des Ausruhens und beim Stillsitzen ist ein wesentlicher Zug von Rhus und unterscheidet ihn von anderen Mitteln, die ebenfalls durch Bewegung gebessert werden.

37. Liegen ist eine wichtige Modalität. Es bezieht sich sowohl auf den allgemeinen Zustand wie auch auf jedes Teilsymptom, das im Fall gefunden wird. Auch dann wenn der Patient nicht übermäßig ruhelos ist, treten viele Beschwerden, besonders Schmerzen, erneut auf, wenn er sich niederlegt. Sie werden beim Aufsitzen gelindert. Dies kann nicht durch eine vermehrte Kongestion wie bei Belladonna oder Aconit erklärt werden.

38. Kälte verschlimmert in jeder Form; Erkälten, kalt Baden, kalte Getränke und frische Luft wurden alle mit in die Liste der allgemeinen Charakteristika aufgenommen, um Klarheit und Vollständigkeit zu erreichen. Verkühlen ist oft die direkte Ursache einer Beschwerde, wie Kältegefühle im Kopf, Laryngitis oder Rheumatismus. Kalte Getränke verursachen Schmerzen im Magen. Wenn die Hand oder ein Fuß unter der Bettdecke herausgestreckt werden, löst das stets einen Hustenanfall oder einen erneuten Frost aus. Man könnte erwarten, daß kalte Luft verschlimmert, aber sie verursacht nur eine unangenehme Empfindung auf der Haut, auch bei warmem Wetter. Baden kann auch dann verschlimmern, wenn das Wetter nicht kalt ist. In der Tat kann Baden die Wirkung des Mittels stoppen. Nasses Wetter und Feuchtigkeit sind nicht nur die führenden Ursachen für Rhusbeschwerden, sondern auch die wichtigsten Modalitäten für die Verschlimmerung der Symptome sowohl allgemein wie auch bei den Einzelsymptomen.

39. Wegen der empfindlichen Hautoberfläche verschlimmert Berührung. Andererseits lindert Druck praktisch alle Schmerzen, wenn die Reizung der Haut fehlt. Der Lumbago z. B., der häufig Rhus erfordert, wird durch Liegen auf harter Fläche oder Druck mit der Hand gebessert.

40. Erleichterung durch fortgesetzte Bewegung ist eine Modalität von Rhus, die sich nicht nur auf die Ruhelosigkeit, die Schmerzen, Lahmheit und Steifheit bezieht, sondern auch auf andere Beschwerden. Aphonie bessert sich bei fortgesetztem Gebrauch der Stimme. Herzklopfen und Dyspnoe nehmen ab durch Bewegen. Sogar die geistige Benommenheit wird geringer durch moderate körperliche Anstrengung.

41. Die Mittel, soweit sie schon besprochen sind, die mit Rhus verglichen werden sollten, sind Aconit, Arsen und Arnika. Aconit kann kaum mit Rhus verwechselt werden, obwohl es Ruhelosigkeit, Angst, Empfindlichkeit auf Kälte und Verschlimmerung nachts besitzt, weil es einen völlig sthenischen Charakter aufweist, und weil sein Beginn mehr schnell und heftig ist und Bewegung jedes Symptom verschlimmert.

42. Arsen zeigt neben Furcht, Angst, Ruhelosigkeit und brennenden Schmerzen, in einer stärkeren Ausprägung als Rhus, Verschlimmerung durch fortgesetzte Bewegung.

43. Bei Arnika kann der Anschein von Ruhelosigkeit aufkommen, weil der Patient vergeblich versucht, eine weiche Stelle im Bett zu finden. Wenn der Arnika-Patient aus seinem Stupor gerissen wird, antwortet er korrekt; der Rhus-Patient versäumt es gelegentlich einen Satz zu vollenden. Statt Angst und Besorgtheit zu zeigen, behauptet der Arnika-Patient nicht krank zu sein. Arnika befällt mehr die

Weichteile, und jede Bewegung ist äußerst schmerzhaft; Rhus dagegen das fibröse Gewebe, mit starken Schmerzen bei Bewegungsbeginn, aber Linderung durch fortgesetzte Bewegung.

44. Zusätzlich zu den oben angegebenen Indikationen für Rhus tox. weist Rhus radicans ein Brennen auf der Zunge mit empfindlicher Zungenspitze auf; Schmerzen und andere Symptome sind schlechter vor einem Sturm, aber werden besser, wenn er ausgebrochen ist, besonders bei einem Gewitter. Die Kopfschmerzen von Rhus radicans sind typischerweise im Hinterkopf, erstrecken sich über den Kopf nach vorne, mit Schmerzen und Steifheit im Nacken. Er besitzt eine ausgesprochene jährliche Verschlimmerung. Es heilt phlegmonöses Erysipel der Knöchel, das sich auf die Beine ausdehnt, ohne begleitendes Fieber. Wenn eine akute Rhus-Vergiftung sich typisch entwickelt, ist Rhus radicans, in hoher Potenz verabreicht, das beste Antidot. Es ist ebenso das natürliche Antidot für Dermatitis exfoliativa, die durch den Mißbrauch von Chinin und Verbindungen, die Chinin enthalten, ausgelöst wurde.

45. HAUPTINDIKATIONEN für Rhus tox. sind:
1. Unwiderstehliches Verlangen sich zu bewegen.
2. Geistige und körperliche Ruhelosigkeit.
3. Lahmheit, Steifheit und rheumatische Schmerzen mit Taubheit und Kribbeln.
4. Paretische Zustände.
5. Akute Krankheiten, die einen typhoiden Charakter annehmen.
6. Phlegmonöse Entzündung.
7. Erytheme und vesikulöse, pustulöse oder feuchte ekzematöse Hautausschläge.
8. Verschlimmerung durch Kälte, Feuchtigkeit und Wetterwechsel; während der Ruhe, durch Überanstrengung und Überdehnung.

Lektion 15 — Rhus-t.

9. Besserung durch fortgesetzte Bewegung und Wärme.

46. WIRD ANTIDOTIERT DURCH: Bryonia; Belladonna; Campher; Coffea; Croton tig.; Grindelia; Mercur; Sanguinaria; Sulfur.

ES ANTIDOTIERT: Bryonia; Ranunculus bulb.; Rhododendron.

KOMPLEMENTÄR ZU: Bryonia; Calcarea fluor.; Phytolacca.

WIRD GUT GEFOLGT VON: Arsen; Bovista; Bryonia; Calcarea carb.; Belladonna; Graphit; Mercur; Nux vomica; Phosphor; Pulsatilla; Sepia; Sulfur.

FOLGT GUT AUF: Arnica.

FEINDLICH: Apis.

Antidote für Rhusvergiftung: Anacardium; Bryonia; Croton tig.; Graphit; Grindelia rob.; Kali sulph.; Rhus radicans (hoch); Sanguinaria; Sepia.

Lektion 16

Bryonia alba

1. Gewöhnlicher Name: Weiße Zaunrübe. Familie: Kürbisgewächse. Vorkommen: Mittel- und Südeuropa. Verwendeter Teil: Tinktur aus den frischen, vor der Blüte gewonnenen Wurzeln.

Physiologische Wirkung

2. Ruft auf die Haut aufgebracht Blasen hervor. Bei innerlicher Einnahme von giftigen Dosen verursacht sie gastrointestinale Entzündungen mit reichlichem Erbrechen und unkontrollierbarem Durchfall, erweiterte Pupillen, erniedrigte Temperatur, Kolik, Kollaps und Tod. In einigen Fällen sind die serösen Häute entzündet und mit Exsudat bedeckt. Die unteren Teile der Lunge zeigen Hepatisation ohne Bronchitis. Die Schleimhaut der großen Bronchien ist gereizt, was zu Husten mit Schmerz und Atemnot führt. Die Muskeln sind heftig gereizt und kongestioniert.

Allgemeine Charakteristika

3. Antipsorisch; antisykotisch. Patient dunkelhäutig, reizbar und von starker Faser.

Beschwerden von **Zorn**, *Ärger, Erkältung, Abkühlung; kalten Getränken, wenn er erhitzt ist; Warmwerden; Sonnenhitze,* durch *Unterdrückung* von **Ausschlägen** und *Absonderungen*. Beschwerden erscheinen langsam. **Rechtsseitige Beschwerden;** *linksseitige Beschwerden.*

Reizbarkeit; geistige Schwerfälligkeit; Verwirrung; *Ruhelosigkeit; Furcht vor dem Tod;* **Angst; ungestüm;** *eilig; Traurigkeit; Abneigung gegen Gesellschaft;* **Delirium;** Wahnvorstellungen, **Trockenheit innerer Teile. Fieber mit Durst.** *Entzündung:* **seröser Häute,** *Schleimhäute, Muskelgewebe;* Kongestion.

Empfindungen: Schwere, *Druck.*
Schmerzen: Stechend; durchbohrend; *lanzinierend; wie gequetscht;* **pulsierend; berstend; drückend wie von einer Last; brennen;** Blutung.

VERSCHLECHTERUNG: Morgens; abends; nachts; Bewegung; Erschütterung; *Bücken;* **Aufstehen;** *Kälte;* **Warmwerden; warmes Zimmer;** *Hinlegen;* **nach dem Essen.**

BESSERUNG: Druck; Liegen auf der schmerzhaften Seite; Ruhe; Hinlegen; kalte Getränke; *kalte und warme Anwendungen.*

4. Seit Jahrhunderten wird Bryonia von den Europäern als Hausmittel verwendet, besonders für lokale Anwendungen bei Rheumatismus. Pereira beschreibt es als ein kraftvolles Emetikum und Purgativum. Er und andere verwendeten sie bei Erbrechen. Hermand und De Montgomery hielten sie für hilfreich bei Kolik, Durchfall und Dysenterie. Die Alten verschrieben sie bei Wassersucht und besonders bei Hydrothorax. So zeigten uns sowohl Laien als auch Ärzte einige der wichtigsten Verwendungszwecke dieser Arznei, lange bevor sie von Hahnemann und den österreichischen Prüfern geprüft worden war. Aber sie wurde, ebenso wie viele andere nützliche Arzneien, von der Ärzteschaft verworfen, weil sie keine Regel kannte, nach denen sie anzuwenden war. Sie wurde aus der offiziellen Pharmakologie verbannt und viele Jahre in den Büchern verschwiegen.

5. Bryonia ist eines der am häufigsten angezeigten Polychreste der homöopathischen Materia Medica. Es ist unschwer zu erlernen oder zu verschreiben, denn seine charakteristischen Indikationen sind klar und deutlich.

6. Vier Charakteristika kennzeichnen das ganze Arzneibild:
   1. Verschlimmerung durch Bewegung.
   2. Scharfe, stechende Schmerzen.

3. Trockenheit innerer Teile.
4. Besserung durch Druck.

7. Verschlimmerung durch Bewegung ist bei vielen Mitteln und bei vielen Patienten vorhanden. Wenn ein Organ oder Körperteil entzündet und empfindlich ist, ist es ganz natürlich, daß Bewegung darin Schmerz hervorruft. Diese Modalität wird bei Bryonia zum großen Charakteristikum, nicht nur weil sie beim geringsten Symptom des Patienten sich auswirkt, sondern auch weil der Patient so auffallend durch Bewegung beeinträchtigt wird, daß die geringste Lageveränderung, auch eines entfernteren Körperteils, seine Schmerzen verstärkt (s. Lektion 4, § 27). Mit anderen Worten, Bryonia steht an der Spitze aller Arzneimittel, die Verschlimmerung durch Bewegung zeigen.

8. Scharfe, durchbohrende oder stechende Schmerzen herrschen vor, egal ob es sich bei dem Fall um kongestiven Kopfschmerz, Meningitis, Neuralgie, Pleuritis oder Arthritis handelt. Meistens wird die Art dieser Schmerzen durch die zugrundeliegende Pathologie erklärt.

9. Trockenheit innerer Teile paßt nicht nur auf die Unterdrückung von Sekretionen der Schleimhäute sondern genauso auf die seröser Oberflächen.

10. Druck bessert, weil er Bewegung verhindert oder den Zufluß des Blutes zu den kongestionierten Teilen erschwert. Deshalb wird man den Patienten, der z.B. an einer Pneumonie, Pleuritis oder Appendicitis erkrankt ist, auf der affizierten Seite im Bett liegend vorfinden.

11. Der typische Bryonia-Patient ist dunkelhäutig, reizbar und von starker, fleischiger Faser. Er ist mürrisch und leicht erzürnt, besonders wenn er unpäßlich ist, und leidet oft an den Folgen von Zorn, Ärger oder tiefer Demütigung. Er verlangt nach Dingen, die nicht zu haben sind oder er weist alles zurück, was ihm angeboten wird. Er leidet gewöhnlicherweise an Verstopfung. Er ist sehr empfindlich gegen kalte Luft, Kälte, trockene Winde und wird immer krank, wenn er sich während des Schwitzens verkühlt hat. Dennoch kann er die Sonnenhitze nicht ertragen, und einige seiner Beschwerden werden durch Hitze oder Warmwerden verschlimmert.

12. Bryonia ist jedoch ein Mittel von so großem Umfang, daß der Typ oder der Körperbau des Patienten von zweitrangiger Bedeutung sind, denn Bryoniabeschwerden können bei jedem auftreten, mit Ausnahme vielleicht von stämmigen, schlaffen oder trägen Individuen, die eher nach solchen Mitteln wie Carbo veg. und Antimonium tart. verlangen.

13. Der Bryonia-Patient hat die Neigung ungestüm und immer in Eile zu sein. Er trinkt und ißt hastig, ist schnell in seinen Bewegungen, und er spricht auch schnell; aber seine Beschwerden entwickeln sich oft langsam.

14. Obwohl sich hohes Fieber und heftige Kongestion nach dem Aufenthalt in trockenkalten Wind einstellen, entwickeln sie sich langsamer als bei solchen Arzneien wie Aconit und Belladonna und pflegen eher nach einem langen Aufenthalt im Wind aufzutreten als wie nach einer plötzlichen Erkältung.

15. Die Hauptangriffspunkte sind die serösen Häute von Kopf, Brust, Gelenken und Abdomen; Schleimhäute eines jeden Körperteiles, aber besonders die des Atmungs- und Verdauungstraktes; Lungengewebe, Leber und Muskeln.

16. Wie Rhus tox. hat Bryonia eine bemerkenswerte typhoide Phase wegen der Wirkung auf das Blut und die Peyerschen Plaques, obwohl sie für Fieber vieler Arten paßt: kontinuierliche, remittierende, biliöse und eruptive, weniger oft auf intermittierende. Das Fieber ist ein Begleiter der Entzündung und Kongestion in jedem Körperteil und mit ihm ist ein Syndrom verbunden mit mehr oder weniger geistiger Verwirrung und Schwerfälligkeit, Kopfschmerz, körperlicher Schwäche, extremer Trockenheit des Mundes und des Halses mit Durst; reichlich öligem oder saurem Schweiß und äußerlicher Kälte. Der Puls ist schnell und gespannt, aber weniger prall gefüllt als bei Aconit oder Belladonna. Die Zunge ist in der Mitte weiß belegt, mit rotem Rand. Es besteht bitterer Mundgeschmack. Gleichgültig, ob es sich bei der Erkrankung um Kopfschmerz, typhöses oder rheumatisches Fieber handelt, die Leber ist mehr oder minder beteiligt. Falls Erbrechen vorhanden ist, ist das Erbrochene sehr bitter oder besteht aus purer Galle.

17. Schlechte Laune schlägt um zu ausgesprochener Gemeinheit. Traurigkeit geht über in Verzweiflung an der Genesung oder an der Zukunft. Müdigkeit, die früh erscheint, wird zu ausgeprägter Schwäche, obgleich es nicht die tiefe Erschöpfung von Arsenicum, Carbo vegetabilis und Antimonium tart. ist. Angst ist mehr oder weniger ausgeprägt, aber ihr fehlt die Intensität, die Aconit und Arsenicum charakterisiert. Ruhelosigkeit kommt besonders während des Fiebers und mit heftigen Schmerzen, aber der Bryonia-Patient hat eine Abneigung gegen Bewegung, vor allem deswegen, weil sie alle seine Beschwerden verschlimmert.

18. Mit Fortschreiten des Falles beginnen sich typhusartige Symptome einzustellen. Die Zunge wird gelb, der Stirnkopfschmerz intensiver, und die geringste Bewegung, sogar der Augen oder das Heben der Hand oder des Fußes, verursacht ein Pochen im Kopf, als ob das Gehirn durch die Schädeldecke in die Luft fliegen würde.

19. Der Patient liegt völlig ruhig da, sein Gesicht ist manchmal purpurrot gefärbt und sieht wie das eines Berauschten aus oder ist gelblich durch den Ikterus.

20. Bei Typhus ist Bryonia in frühem Stadium angezeigt. Das Sensorium ist benebelt und verwirrt. Der Patient döst häufig und träumt von den Ereignissen des Tages, und während seine Augen geschlossen sind, sieht er Personen vor sich, die nicht im Raum sind. Delirium folgt, aber es ist von leichter Art, zuerst während er döst oder gerade einschläft, später aber genauso in wachem Zustand. Er spricht unzusammenhängend über seine Geschäfte oder zurückliegende Ereignisse. Gelegentlich versucht er aus dem Bett zu steigen, wobei er sagt, er sei von zu Hause weg und müßte dorthin zurück, damit man sich angemessen um ihn kümmern kann.

21. Das Epigastrium ist berührungsempfindlich, und in der Lebergegend sind stechende oder durchbohrende Schmerzen, Schweregefühl und Schmerzhaftigkeit vorhanden. Die Lippen sind trocken und rissig, der Mund und die Zunge ausgetrocknet. Trotzdem verlangt er nach Wasser nur in langen Abständen, von welchem er dann gierig ein Glas hinunterkippt. Dies ist der charakteristische Durst von Bryonia. Nach dem Trinken beklagt er sich oft über Übelkeit und erbricht vielleicht.

Er hat meist Verstopfung, denn die Trockenheit erstreckt sich vom Mund durch den ganzen Verdauungstrakt, woraus reichlicher, harter und ausgetrockneter Stuhl resultiert, der mit großer Anstrengung entleert wird. Diarrhoe ist keine häufige Komplikation des Bryonia-Typhus, aber in fortgeschrittenen Fällen können die Stühle breiig, braun, stinkend und manchmal unfreiwillig sein.

22. In Fällen von unterdrückten Ausschlägen oder Absonderungen müssen immer die Symptome die Richtschnur sein. Aber diese Symptome werden oft Bryonia erfordern. So beim Schnupfen, wenn die Absonderung plötzlich stockt und heftige Schmerzen über dem Sinus frontalis, pochender Kopfschmerz, schlimmer durch die geringste Bewegung, Trockenheit von Nase, Mund und Hals mit dem charakteristischem Durst entstehen, dann wird Bryonia die Absonderung wieder in Gang bringen und meist eine Heilung erzielen.

23. Unterdrückte Menses durch das Stehen an der Straße in winterkaltem Wetter oder durch unzureichende Bekleidung beim Fahren, kann zerreißenden Kopfschmerz, Schmerzhaftigkeit der Brüste, stechenden Schmerz im rechten Ovar, der sich zum Oberschenkel erstreckt, oder vikariierendes Nasenbluten zur Folge haben.

24. Bryonia ist das Heilmittel bei Masern oder Scharlach, wenn sich der Ausschlag langsam entwickelt oder wieder zurückgetreten ist und sich alarmierende Symptome einstellen. Heftiger Kopfschmerz, Schläfrigkeit und plötzliche Schreie zeigen eine beginnende Meningitis an. Die scharfen, stechenden oder lanzinierenden Schmerzen, die in Intervallen wiederkehren, besonders wenn der kleine Patient bewegt wird, sind charakteristisch für das Mittel. Ausgeprägter Strabismus kann vorhanden sein. Das Gesicht ist blaß oder abwechselnd blaß und rot; die Zunge in der Mitte weiß; der Mund und die Lippen trocken. Wasser wird mit Begierde in langen Abständen getrunken, evtl. von Erbrechen gefolgt. Bryonia ist nicht oft angezeigt bei primärer Meningitis. Wenn aber die meningeale Beteiligung durch das Zurückschlagen eines Hautausschlages verursacht wurde, wird Bryonia das Geschehen wenden, die Hirnsymptomatik lindern und den Hautausschlag wieder hervortreten lassen. Ein sehr charakteristisches Symptom in solchen Fällen ist eine kauende Bewegung des Kiefers.

25. Ein Zurückschlagen von äußeren Hauterscheinungen zieht immer ernste Folgen nach sich, aber nicht stets cerebrale Symptome. Kongestiver Kopfschmerz, Diarrhoe, Dyspnoe und Schwäche, besonders beim Aufstehen aus dem Bett, können sich ebenfalls einstellen und Bryonia das angezeigte Mittel sein.

26. Die Arten von Kopfschmerz, die Bryonia erfordern, sind Legion. Die am meisten charakteristischen liegen jedoch frontal oder occipital. Sie können kongestiv oder neuralgisch sein. Schießende, stechende und pochende Schmerzen herrschen vor. Falls die Kongestion nicht besonders ausgeprägt und der Schmerz nur leicht dumpf ist, ist Bryonia aber dann indiziert, wenn er durch die geringste Bewegung akut pochend oder scharf stechend wird, sogar wenn lediglich nur die Augenlider bewegt werden oder durch die Erschütterung beim Husten. Dies alles wird gelindert durch völlige Ruhe, Druck und heiße Anwendungen. Diese Kopfschmerzen können die Folge von Sonnenhitze oder Überhitzung irgendwelcher Art sein. Sie können auch viele Beschwerden begleiten, z.B. gastrische Störungen. Verstopfung und wie schon erwähnt Fieber. Bücken verschlimmert immer.

27. Bryonia ist eines der Hauptmittel bei Atemwegserkrankungen. Der Bryonia-Patient ist empfindlich gegenüber Zugluft und erkältet sich immer. Das Ergebnis kann eine Diarrhoe, Pneumonie, Pleuritis, Bronchitis oder Schnupfen sein. Im letzteren Fall ist Bryonia ein nützliches, aber zu wenig beachtetes Mittel. Rechtzeitig gegeben wird es sogar innerhalb einiger Stundes eine Erkältung im Kopfbereich coupieren. Die ersten Symptome sind dumpfer Kopfschmerz, Niesen, das stechende Schmerzen auf dem Vertex hervorruft, Rötung der Augen, Tränenfluß und evtl. Schmerz im Nasenbein. Innerhalb einiger Stunden steigen die Beschwerden nach unten und rufen Rauhigkeit und Trockenheit des Pharynx sowie Heiserkeit hervor. Häufig sind auch Magenbeschwerden mit Nausea vorhanden. Bryonia ist selten bei Coryza ohne jegliche gastrische Beteiligung oder Verstopfung indiziert.

28. Die normale Verlaufsrichtung einer Erkältung ist von oben nach unten absteigend. Dies trifft besonders auf Bryonia-Erkältungen zu, und eine frühzeitige Verabreichung des Medikaments wird die Entzündung aufhalten und die Brustorgane schützen. Wenn die Symptome der oberen Passagen nachgelassen haben und der Brustkorb allein betroffen ist, oder der Infekt in Form einer Bronchitis begonnen hatte, wird Bryonia immer noch das Mittel sein. Wird es in einer zu hohen Potenz gegeben oder in einer niedrigen, die zu oft wiederholt wird, kann eine so starke Kongestion zum Kopf oder dem Sinus entstehen, daß ein passendes Antidot nötig wird.

29. In der Grippeepidemie von 1918-1920 rettete Bryonia vielen das Leben. Die Behandlungsmethoden der „Alten Schule" waren völlig unzulänglich, denn in vielen Fällen breitete sich die Infektion so schnell von der Nase und dem Rachen auf die Brust aus, sodaß sich eine Bronchopneumonie entwickelte, ehe der Arzt sich versah. Aconit, Belladonna oder Ferrum phosphoricum wären vielleicht am Anfang angezeigt gewesen, aber Bryonia war oft das Heilmittel, wenn die Erkrankung derart verlief.

30. Der Husten ist vor allem trocken und quälend und erscheint dem Patienten als ob er aus dem Magen käme. Bei jedem Paroxysmus hält er unwillkürlich den Kopf oder unterstützt mit seinen Händen den Brustkorb, denn der Druck erleichtert. Er hat das Gefühl, als ob er die Lungen ausdehnen müsse, aber jeder Versuch wird von scharfen stechenden Schmerzen begleitet. Immer wenn ihm heiß wird oder er einen warmen Raum betritt, beginnt der Husten aufs Neue. Er kann nicht einmal in Ruhe essen, denn nach den ersten Bissen beginnt schon wieder der Husten. Er kann auch sicher sein, daß er wieder losgeht, wenn er vom Tisch aufgestanden ist. Diese Symptome sind ausgezeichnete Indikationen für Bryonia bei Keuchhusten. Den Paroxysmen folgt Erbrechen von Nahrung und dann von Galle.

31. Bryonia ist bei Pneumonie indiziert nachdem Exsudation eingetreten ist. Der typische Frost von Bryonia wird von innerer Hitze und Röte des Gesichtes begleitet. Die Atmung ist kurz, schnell und erschwert durch das Gefühl eines Gewichtes im Sternum oder ein zusammenziehendes Gefühl im Epigastrium; hauptsächlich aber wegen der quälend stechenden und durchbohrenden Schmerzen in der Pleura bei jedem Atemzug. Der Verstand ist getrübt; das Gesicht ist gerötet und angeschwollen wie beim Typhus und verrät Angst. Die Haut ist schweißgebadet, der Mund und Rachen aber trocken und ausgedörrt. Gewöhnlich sind Schwere oder Schmerz und Stechen in der Lebergegend zu finden, später evtl. Ikterus. Die Expectoration ist zuerst spärlich und evtl. blutig gestreift, später nimmt sie eine rostbraune Farbe an. Der Patient will manchmal aufgestützt im Bett sitzen, denn es erleichtert den Husten und die Dyspnoe; aber häufiger liegt er auf der betroffenen Seite (meist die rechte Lunge), um seine Schmerzen zu erleichtern.

32. Pleuritis ohne pneumonische Komplikationen zeigt ein ähnliches Bild. Der Husten ist trocken, jeder Atemzug eine Qual, und der Patient liegt auf der betroffenen Seite.

33. Wegen seiner Affinität zu den serösen Häuten wird Bryonia oft für Synovitiden und Arthritiden verwendet. Das Gelenk ist geschwollen, rot und heiß, das Fieber nicht hoch, aber Rachen und Mund trocken. Ein oder mehrere Gelenke sind beteiligt und bleiben es bis zur Genesung. Wenn die Entzündung überhaupt den Ort wechselt, dann nur langsam. Reichlicher, sauerriechender Schweiß.

34. Bryonia ist eines der wenigen Mittel, die eine ausgeprägte Entzündung des Muskelgewebes produzieren. Daher ist es das Similimum bei Schmerzen, die in Ruhe wie gequetscht sind und stechend werden bei Bewegung. Es wird oft bei Lumbago angewendet. Trotz der Schmerzhaftigkeit der Lumbalmuskulatur ist starker Druck für den Patienten die größte Erleichterung.

35. Die Trockenheit, die ein konstantes Symptom des Mundes und Rachens ist, erstreckt sich auch auf den Anus. Die Nahrung liegt unverdaut im Magen und fühlt sich wie ein Klumpen oder Stein an. Bei Gastritis oder „verdorbenem Magen" nach Diätfehlern oder dem Trinken von kaltem Wasser, nachdem man erhitzt gewesen war, ist Bryonia von großem Nutzen. Der reizbare, mürrische und ungeduldige Bryonia-Patient neigt zu Verdauungsstörungen. Er leidet an Brennen und scharfem Schneiden im Magen und kann wegen der großen Schmerzhaftigkeit nicht einmal leichte Berührung des Epigastriums ertragen. Er verlangt nach Bier, Kaffee und Saurem und hat Verstopfung. Er hat einen bitteren Geschmack im Mund nach dem Essen oder Trinken. Seine Zunge ist dick weiß belegt. Nach dem Essen ist ihm übel, und er erbricht häufig zuerst Speisen und dann Galle und Wasser. Übelkeit und Erbrechen werden durch die geringste Bewegung wieder hervorgerufen, besonders beim Aufsitzen im Bett; gleichzeitig wird er von Schwindel und Schwäche befallen.

36. Seinen Anfällen von Verdauungsschwäche geht oft ein unnatürlicher Hunger voraus, und das hastige Essen anormaler Mengen von Nahrung beschwört nur den Anfall herauf. Wird Bryonia während des Hungers gegeben, kann es dies verhindern.

37. Obwohl er gewöhnlicherweise obstipiert ist, kann der Bryonia-Patient auch Diarrhoe haben. Sie kann zu jeder Jahreszeit auftreten, besonders nach dem Genuß kalter Getränke oder von Eis oder wenn er überhitzt war, meist tritt sie aber während der heißen Sommermonate auf. Die Stühle sind dünn, braun oder enthalten unverdaute Nahrungsbestandteile, riechen wie alter Käse und ihnen geht eine schneidende Kolik voraus. Die Modalität „schlimmer durch Bewegung" trifft auch hier wie bei allen anderen Bryonia-Beschwerden zu, zeigt sich aber in auffallender Weise. Sogar wenn die Eingeweide während des Tages wenig in Aufruhr waren, so kann der Patient doch sicher sein, daß eine erneute Durchfallepisode beginnt, sobald er auch nur am Morgen aus dem Bett aufsteht.

38. Die am meisten charakteristische Empfindung bei Bryonia-Fällen ist Schwere oder das Gefühl eines Gewichtes. Sie erscheint in der Stirn mit dem berstenden, pochenden Kopfschmerz und Nasenbluten oder wie ein schweres Gewicht auf dem Vertex, als Begleitsymptom unterdrückter Menses; als schwere, zermalmende Schmerzen bei Chorioiditis oder Glaukom; im Magen wie ein Klumpen oder Stein nach dem Essen; wie ein schweres Gewicht, das auf die rechte Schulter drückt; oder als bedrückende Schwere über dem Sternum.

39. Bei Mastitis ist die Milch unterdrückt oder wird nur langsam gebildet. Die Brust schwillt an und wird steinhart, ist gerötet und außerordentlich empfindlich und fühlt sich bleischwer an.

40. Bryonia zeigt eine Vielzahl von schmerzhaften Sensationen, Stechen, Pochen und Bersten sind die häufigsten. Es sind auch brennende Schmerzen anzutreffen, aber sie sind weniger charakteristisch und nicht von der feurig brennenden Art wie bei Arsen und Carbo veg.

41. Bewegung verschlechtert zu jeder Zeit. Viele Bryonia-Symptome sind am Morgen schlechter, weil da der Patient sich zu bewegen beginnt. Vertigo, Kopfschmerz, Nausea beginnen dann, wenn er vollends wach wird; der Kopfschmerz sobald er seine Augen öffnet.

42. Abends im Bett fühlt sich der Patient heiß, ohne daß Fieber bestünde; Delirium, Temperatur, Beklemmung im Brustkorb und rheumatische Schmerzen werden schlimmer und vermehren sich, sobald die Nacht kommt.

43. Erschütterung sowohl von Husten als auch beim Gehen, affiziert schmerzhaft den Kopf und andere leidende Körperteile. Jedoch ist dies weniger ausgeprägt und daher von geringerer Bedeutung als die gleiche Modalität bei Belladonna.

44. Aggravation durch Bücken oder Nach-Vorne-Beugen ist eine konstante Modalität, die Kopfschmerz, Vertigo und Schmerzen im Lumbalbereich betrifft.

45. Hinlegen bessert, weil es Erholung und Ruhe bewirkt. Dyspnoe und Husten sind Ausnahmen, denn sie verschlechtern sich in liegender Position.

46. Der Bryonia-Patient ist sowohl kälte- als auch hitzeempfindlich. Dies bedeutet keinen Widerspruch oder Unvereinbarkeit. Während Kopfschmerzen, Husten und viele andere Beschwerden durch Warmwerden hervorgerufen oder verschlimmert werden, werden rheumatische Schmerzen stets durch heiße Applikationen und warme Bedeckung erleichtert. Auf der anderen Seite ist die Frostigkeit im warmen Zimmer schlimmer und wird von Hitze und Röte des Gesichtes begleitet; Zahnschmerz wird vorübergehend durch kaltes Wasser im Mund erleichtert, Nausea durch kalte Getränke im Magen.

47. Aconit hat eine enge Verwandtschaft zu Bryonia bei Fieber, ausgenommen solches von typhöser oder intermittierender Art. Beide Mittel zeigen ein rotes Gesicht, Brennen, Stechen und Pochen im Kopf oder den betroffenen Körperteilen. Beide werden durch Bewegung und Berührung verschlimmert. Beide zeigen Angst, Furcht und Unruhe, Trockenheit des Mundes und Fieber mit großem Durst. Die Wirkung von Aconit mit seinem plötzlichen Beginn und dem schnellen Fieberanstieg entspricht der Hyperämie und Kongestion, die der Entzündung vorausgehen. Die Angst ist betonter und die Furcht vor einem fatalen Ausgang veranläßt den Patienten, sich ständig und schnell hin- und herzuwerfen. Bryonia folgt, wenn Erguß oder typhoide Symptome hinzukommen, denn diese beiden Dinge sind der Natur von Aconit völlig fremd. Obwohl der Bryonia-Patient in gewissem Ausmaß ängstlich und unruhig ist, werden seine Beschwerden durch Bewegung so ausgeprägt verschlimmert, daß er gezwungen ist, still zu liegen. Statt geistiger Aufregung finden wir Schwerfälligkeit und Verlangen allein gelassen zu werden, und seine Furcht ist mehr Verzweiflung an der Genesung oder das Resultat der Wahnidee, er käme ins Armenhaus. Leichte Berührung kann verschlimmern, aber fester Druck bessert.

48. Der Belladonna-Patient hat eine stärker ausgeprägte Intoleranz gegen Licht, Erschütterung und Berührung. Die Augen sind hell und leuchtend; der Puls schlägt sehr heftig, die Bewegungen des Patienten sind schnell und ruckartig.

49. Bei Meningitis macht Belladonna Platz für Bryonia mit dem Austreten von Erguß in die Ventrikel oder unter die Meningen. Das hellrote Gesicht wird blaß, es herrscht weniger Empfindlichkeit gegenüber Licht und Erschütterung, aber absolute Unverträglichkeit von Bewegung. Beide Mittel zeigen ausgeprägten Durst und hastiges Trinken, aber der Belladonna-Patient ist nach ein oder zwei Schlucken augenblicklich zufriedengestellt, während der Bryonia-Fall ein ganzes Glasvoll schluckt, aber dann zunächst nichts mehr trinken will. Wenn Belladonna das Mittel ist, finden wir mehr Hin-und Herrollen des Kopfes.

50. Die Unterscheidung zwischen Bryonia und Rhus tox. ist leicht zu treffen, dennoch haben diese Mittel vieles gemeinsam. Das kommt daher, weil sie komplementär zueinander sind. Die Ruhelosigkeit von Rhus ist sowohl geistiger als auch körperlicher Art und wird durch Bewegung gebessert. Bei typhösen Fällen ist die Lähmung der geistigen Fähigkeiten betonter. Stupor und physische Schwäche sind alarmierender, weil Rhus stärker septisch wirkt. Die Zunge ist ein unfehlbares Unterscheidungsmerkmal für die beiden Mittel. Bei Rhus ist sie braun mit dreiecksförmiger roter Spitze; bei Bryonia ist sie dick weiß belegt, gelb, trocken und ausgedörrt oder weiß mit reinen Rändern.

51. Antimonium tart. folgt Bryonia bei Pneumonie. Es sind scharfe stechende Schmerzen in der Brust, hohes Fieber und ausgeprägte Dyspnoe vorhanden. Der heftige und trockene Husten, den Bryonia etwas gelindert hatte, wird locker und erstickend; die Brust füllt sich mit Schleim; Schwäche und Stupor nehmen zu, und der Patient gähnt und hustet abwechselnd; die Haut ist in kaltem Schweiß gebadet.

52. HAUPTINDIKATIONEN von Bryonia sind:
1. Außergewöhnliche Verschlimmerung durch Bewegung.
2. Stechende, durchbohrende, pulsierende Schmerzen.
3. Verschlimmerung durch leichte Berührung und Besserung durch starken Druck und Liegen auf dem schmerzhaften Körperteil.
4. Fieber mit Durst auf große Züge kalten Wassers in langen Abständen.
5. Affektionen von serösen Häuten und Schleimhäuten.
6. Trockenheit, die sich vom Mund bis zum Anus erstreckt, mit reichlichem, hartem, wie verbranntem Stuhl und Verstopfung.
7. Beschwerden von verzögerten oder unterdrückten Hautausschlägen, Sekreten und Absonderungen.

Lektion 17

Gelsemium Sempervirens

1. Gebräuchlicher Name: Gelber Jasmin. Fam. nat.: Loganiaceae. Verbreitungsgebiet: Im Süden der Vereinigten Staaten. Verwendet wird die Tinktur der Wurzelrinde. Alkaloid: Gelsemin.

Physiologische Wirkung

2. Gelsemium ist ein mächtiges Depressivum für die motorischen Muskeln. Es verursacht eine Lähmung der Motilität und eine Verminderung der Sensibilität durch seine Wirkung auf die spinalen Zentren. Ebenso wirkt es auf die vasomotorischen Nerven. In mäßig kleinen Dosen erzeugt Gelsemium Mattigkeit, ist schweißtreibend, bewirkt eine schwächende Erschlaffung der willkürlichen Muskulatur, eine Verminderung der Herzaktion, einen erniedrigten Blutdruck, eine Depression der Sinne, herabhängende Augenlider und dilatierte Pupillen.

Giftige Dosen (ein Teelöffel voll oder mehr) erzeugen, zusätzlich zu den noch stärker ausgeprägten, oben erwähnten Symptomen, Schwindel, Diplopie, einen schwankenden Gang, ein herunterhängendes Kinn, mühevolle Atmung, erniedrigte Temperatur, schwache Herzaktion, extreme muskuläre Schwäche, fast komplette Anästhesie, Sprachverlust und profuses Schwitzen. Der Tod tritt infolge einer Lähmung der Atemmuskulatur ein. Das Bewußtsein ist bis zum Eintritt des Stupor erhalten. Gelsemium wirkt auf den Menschen anders als auf niedere Tiere.

Allgemeine Charakteristika

3. Kinder und junge Menschen; Menschen mit einem nervösen, hysterischen Temperament, reizbar, empfindlich und erregbar.

Beschwerden bedingt durch feuchtes Wetter, sowohl warmes als auch kaltes; Sonnenhitze; *niederdrückende Gefühlserregungen; Schreck;* Ärger; *Kummer;* **Onanie.**
Stumpfsinnigkeit, *Verwirrung; Vergeßlichkeit; Gleichgültigkeit; Schläfrigkeit;* **Ängstlichkeit;** *Todesfurcht; Furcht allein zu sein, vor der Zukunft;* **Empfindlichkeit;** *Reizbarkeit;* **Traurigkeit; Abneigung gegen Gesellschaft;** *Hysterie; Delir; Bewußtlosigkeit.* **Schwäche. Zittern.** *Passive Kongestion. Paralyse. Krämpfe.*
Empfindungen: Trockenheit der Schleimhäute; **Schwere;** *Taubheit; Kribbeln; Völle;* Vergrößerung.
Schmerzen: Drückend, wehtun, heftig; wie nach Schlägen; brennend, *scharf, schneidend, stechend.*
VERSCHLECHTERUNG: Am Morgen; durch Kälte; kaltes oder *warmes nasses Wetter;* vor und *während eines Gewitters;* Bewegung; **Gefühlserregungen.**
BESSERUNG: durch Schwitzen; *alkoholische Stimulantien;* durch Wasserlassen.
4. Gelsemium ist eine wunderbare, immergrüne Kletterpflanze, die ihre wohlriechenden, gelben Blüten in den ersten Frühlingstagen zeigt. Doch trotz ihrer Schönheit ist sie, wie die meisten Longaniacaen, stark giftig.
5. Sein Alkaloid, Gelsemin, erweitert, wenn es in die Augen eingebracht oder innerlich gegeben wird, die Pupillen. In kleinen Dosen wirkt es als Mioticum.
6. Die Anwendung von Gelsemium als Arznei geht auf einen Fall zurück, bei dem ein Pflanzer am Mississippi zufällig durch den Aufguß der Wurzel geheilt wurde. Durch ein Versehen war diese mit der einer anderen Pflanze verwechselt worden. Seitdem hat sie sich einen der vordersten Plätze unter den pflanzlichen Polychresten erobert.
7. Schwäche, völlige Erschlaffung der gesamten Muskulatur, geistige Verlangsamung und Trägheit, Zittern und passive Kongestion charakterisieren die Wirkung dieser Arznei.

8. Der Krankheitsverlauf ist langsam wie bei Bryonia. Die geistigen und körperlichen Funktionen sind deprimiert. Die Muskeln gehorchen nur verzögert dem Willen, und der Puls wird schwach und fließend durch die Wirkung auf das Herz und die vasomotorischen Nerven. Obwohl zuerst der Verstand noch klar ist, wird allmählich das Denken schwierig; der Patient beantwortet Fragen nur langsam, aber korrekt und kann sich nur schwer an etwas erinnern. Die passive, zerebrale Kongestion erzeugt Schläfrigkeit und auf Dauer Stupor.

9. Schwäche und Mattigkeit sind die ersten Symptome, die sich einstellen. Der Patient fühlt sich müde, elend und will sich niederlegen. Dies ist das Prodromalstadium von praktisch allen Erkrankungen, bei denen Gelsemium indiziert ist. Dieser Zustand kann der Vorbote eines gewöhnlichen Schnupfens sein oder einer Influenza mit der Entwicklung von Symptomen, die für eine solche Erkrankung pathognomonisch sind. Ebenso kann dieser Zustand die ersten Stadien von typhoiden Fiebern oder Malariaanfällen anzeigen oder ein Anzeichen für eine zerebrale oder spinale Affektion sein und in eine tatsächliche Paralyse übergehen. Mit der Schwäche besteht Zittern und ein Schweregefühl, das sich hauptsächlich in den unteren Extremitäten bemerkbar macht.

10. Zum Beispiel: Ein Mann geht an einem heißen, schwülen Tag die Straße entlang. Plötzlich spürt er Erschöpfung und Müdigkeit. Er fühlt seinen Kopf nun vergrößert und schwer, seine Glieder sind wie aus Blei. Er gibt sein Vorhaben auf, geht heim und legt sich nieder. Bald beginnt er am ganzen Körper oder am Rücken hinauf oder hinunter zu frösteln. Er wird schläfrig, sein Gesicht heiß und dunkelrot. Seine Augen sind blutunterlaufen; seine Lider hängen herab; seine Sprache wird undeutlich durch die Erschlaffung der Zunge und der Gaumenmuskulatur; und er besitzt völlig das Aussehen eines Betrunkenen. Er ist reizbar und will nicht, daß man mit ihm spricht. Er will in Ruhe und allein gelassen werden.

11. Wenn es sich um Schnupfen handelt, besteht ein Kribbeln in der Nase, heftige Niesanfälle und ein wässriges, wundmachendes Sekret; Völle in der Nasenwurzel; intensive Halsschmerzen, die beim Schlucken in das Ohr schießen; Fieber mit absoluter Durstlosigkeit und Verlangen, nicht mehr vom Ofen wegzugehen.

12. Bei Influenza kommen stärkere okzipitale Kopfschmerzen, dumpfe, drückende, tiefsitzende Rücken- und Gliederschmerzen oder ein gequetschtes Gefühl, wie nach Schlägen hinzu. Keine andere Arznei hat mehr Fälle von „Grippe", endemischer oder epidemischer Influenza geheilt, besonders wenn sich diese Erkrankungen bei warmem, feuchtem Wetter einstellen.

13. Gelsemium paßt in frühen Stadien von typhoiden Fiebern, und kann das einzige notwendige Mittel sein. Es wird die Erkrankung mildern und abkürzen, und falls es bei den ersten Zeichen von Mattigkeit und Schwere gegeben wird, kann es ausreichend sein, um die Erkrankung zu beenden. Verlust der Muskelkraft, unwillkürlicher Stuhl- und Urinabgang, Fieber mit Durstlosigkeit, benommener Kopf, Schläfrigkeit und mildes Delir sind typische Zeichen für Gelsemiumerkrankungen.

14. Die paretische Tendenz kann allgemein oder lokal ausgebildet sein.

15. In den Augenlidern wird eine Schwere empfunden, später stellt sich tatsächlich eine Ptosis ein, ebenso eine Lähmung der Augenmuskeln, die sich durch eine Diplopie, Amaurosis oder verschwommenes und undeutliches Sehen zeigt; im Pharynx und Ösophagus wird die Lähmung durch schwieriges Schlucken offensichtlich; im Larynx durch Aphonie; in der Blase durch Retention oder paralytische

Enuresis; im Anus durch eine Erschlaffung, die den Stuhl unwillkürlich entweichen läßt. Eine Paralyse der unteren Extremitäten, die mit schwankendem Gang, Schweregefühl, Taubheit und mit der eigentümlichen Unfähigkeit, die Muskeln willentlich zu lenken, ist so typisch für Gelsemium, daß nur noch zwei oder drei zusätzliche Charakteristika nötig sind, um die Auswahl zu treffen. Es kann sogar die Schwäche und die Koordinationsstörung in frühen Stadien von lokomotorischer Ataxie lindern.

16. Gelsemium ist indiziert bei der Lähmung kleiner Muskeln, wie der Muskeln der Augen, des Halses, der Zunge oder des Larynx, wenn sie von ausgeprägter Schwäche und geistiger Verlangsamung begleitet ist. Diese kann idiopathisch sein, oder das Resultat eines definierten Toxins, wie bei Diphtherie, Scharlach oder Poliomyelitis.

17. Bei postdiphtherischer Paralyse ist Gelsemium eines unserer nützlichsten Mittel. Seine toxischen Wirkungen und seine Prüfungen beinhalten alle pathognomischen Symptome der infantilen Paralyse. Bei diesen Erkrankungen ist Zittern ein kennzeichnendes Begleitsymptom; die Glieder sind schwer, wie gequetscht und kalt, und regelmäßig besteht Taubheit und Kribbeln.

18. Ptosis wird gewöhnlich auf Gelsemium ansprechen, wenn sie mit rotem Gesicht und kloßiger Sprache verbunden ist, besonders wenn Schmerzen wie gequetscht in den Augen vorhanden sind, die sich beim Wenden des Blickes verschlimmern.

19. Zittern ist ein wichtiges Charakteristikum von Gelsemium. Die Hände zittern, wenn der Patient versucht sie zu gebrauchen. Er ist nicht mehr in der Lage, seine Finger beim Schreiben oder Klavierspielen zu kontrollieren. Die Zunge zittert, wenn sie herausgestreckt wird. Heftiges Zittern täuscht einen Frost vor, doch die Haut ist warm. Der Patient wünscht festgehalten zu werden, damit er nicht mehr so zittert.

20. Es sind zwei allgemeine und anscheinend widersprüchliche Phasen bei diesem Mittel vorhanden; ein träges, erschlafftes, torpides Stadium mit Schläfrigkeit und mehr oder weniger Gleichgültigkeit; das andere Stadium ist ein Zustand von Hypersensivität, nervöser Erregbarkeit und Hysterie. Trotz des offensichtlichen Mangels an körperlicher Reaktionsbereitschaft, besitzt der Gelsemium-Patient ein empfindliches Nervensystem und kann auf starkes Licht oder Geräusche übermäßig reagieren. Dies kann man besonders bei nervösen Kindern mit Fieber sehen. Während der Belladonna-Patient zum Beispiel ungemein empfindlich auf Berührung, Licht und Erschütterung ist, wird das Nervensystem des Gelsemium-Patienten durch Gefühlserregungen, besonders durch Schreck und durch eine bevorstehende Prüfung schwer erschüttert. Die Folge können Schwäche, Zittern, Zucken von Gesichtsmuskeln oder Konvulsionen sein; aber charakteristisch ist eine unwillkürliche Diarrhoe. Studenten vor einem Examen, Redner oder Schauspieler vor ihrem Auftritt, oder Soldaten, die auf das Kommando zum Sturm warten, werden plötzlich von einer unfreiwilligen Stuhlentleerung heimgesucht. Dasselbe kann durch schlechte Nachrichten, wie zum Beispiel vom unerwarteten Tod eines Verwandten oder Freundes, passieren. Gelsemium wird nicht nur die Diarrhoe, sondern auch den nervösen Zustand, durch den sich diese entwickelte, heilen.

21. Hysterische Frauen oder nervöse, empfindsame Kinder bekommen Konvulsionen durch einen Schock, Schreck oder durch schlechte Nachrichten. Die Konvulsionen können sich auf das Zucken von Gesichtsmuskeln oder auf die Empfindung eines Klumpen im Hals, der nicht hinuntergeschluckt werden kann, oder auf eine Taubheit der Extremitäten beschränken. Sie können epileptiform sein, und es kann die Empfindung einer Vergrößerung und Schwere des Kopfes und Schmerzen im Hinterhaupt vorangehen. Bei starker Ausprägung besteht ein so lang andauernder Glottisspasmus, daß eine Asphyxie unabwendbar scheint.

22. Spasmen, die sich auf eine Unterdrückung der Menses, während oder vor einer Entbindung einstellen, können durch Gelsemium beherrscht werden, egal ob sie durch eine starke Erregung oder durch Albuminurie bedingt sind. Die vorangehenden Symptome sind Schläfrigkeit, rotes Gesicht und Zucken von Muskeln an verschiedenen Körperteilen.

23. Dieses Mittel hat noch eine andere Indikation in der weiblichen Genitalsphäre. Sein deprimierender Einfluß manifestiert sich durch eine völlige Atonie des Uterus während der Geburt. Die Cervix ist weich wie Kitt; die Geburt steht still. Die Patientin ist stumpfsinnig, erschöpft und schläfrig, obwohl die Wehen erst ein paar Stunden andauern.

24. Öfters ist der Muttermund jedoch spastisch kontrahiert und wird als harter unnachgiebiger Ring getastet. Die Wehen sind schwach oder haben ganz aufgehört; scharfe, schneidende Schmerzen schießen vom Uterus zum Rücken und dann aufwärts; und bei jeder Wehe errötet das Gesicht.

25. Dysmenorrhoe findet ihr Simillimum in Gelsemium, wenn die Schmerzen kneifenden Charakter besitzen, wie wenn der Uterus von einer Hand zusammengequetscht würde; oder wenn scharfe und wehenähnliche Schmerzen, die sich auf den Rücken und die Hüften erstrecken und sogar bis in die Oberschenkel hinunter ziehen, vorhanden sind. Ein besonderes führendes Merkmal ist, daß diese Schmerzen mit einer dumpfen, undeutlichen Empfindung, mit Kopfweh und dem Gefühl, als ob der Schädel vergrößert wäre, abwechseln.

26. Gelsemium weist einige typische Empfindungen auf. Die Schwere im Kopf, in den Gliedern und im ganzen Körper wurde schon angeführt. Ebenso in der Zunge kann sie sich einstellen und ist dann mit einer behinderten Artikulation verbunden. Manchmal wird die Schwere auch im Uterus gefunden.

27. Taubheit und Kribbeln sind Begleitsymptome der Erschlaffung und der Schwäche in den befallenen Teilen oder im ganzen Körper. Sie sind die Vorläufer einer Paralyse und sie bestehen auch dann noch, wenn die Fähigkeit zum Bewegen verloren gegangen ist.

28. Die Empfindung der Vergrößerung bezieht sich besonders auf den Kopf.

29. Die Schmerzen von Gelsemium sind im allgemeinen dumpf, heftig und wie nach Schlägen. Aber sie können auch scharf, schneidend oder stechend sein, wie bereits bei den Frauenbeschwerden angegeben wurde. Auch die Schmerzen bei Prosopalgien sind von diesem Charakter. Sie schießen entlang den befallenen Nerven, gewöhnlich dem siebten, sind einseitig und von einem Zucken der von ihnen kontrollierten Muskeln begleitet.

30. Der typische Kopfschmerz dieser Arznei ist okzipital lokalisiert und durch passive Kongestion bedingt, wie bei Ferr. phos. Er beginnt im Nacken, zieht sich über den Scheitel und setzt sich über den Augen fest. Der Patient liegt halb zurückgebeugt und bewegungslos im Bett mit geschlossenen Augen, mit rotem, wie betrunken wirkendem Gesicht und ist stumpfsinnig. Heiße Anwendungen erleichtern seine Kopfschmerzen ein wenig. Ihnen geht manchmal ein vermindertes Sehvermögen voran, und sie enden mit dem Abgang einer größeren Menge hellen Urins.

31. Die allgemeine Besserung durch den reichlichen Abgang von hellem, wässrigem Urin ist ein häufiges Begleitsymptom aller Gelsemiumbeschwerden, besonders der hysterischen Erscheinungen.

32. Die Fieber von Gelsemium sind remittierend, intermittierend, biliär, infolge einer passiven Leberkongestion. Dieses Mittel ist besonders wertvoll bei dem remittierenden Fieber der Kinder und kann manchmal dem von Aconit gleichen, weil oft eine begleitende Ruhelosigkeit und Erregtheit besteht. Doch zeigt der Gelsemiumfall niemals die quälende Furcht, das sich Herumwerfen oder den übermäßigen Durst und den vollen, hebenden Puls von Aconit. Das Gesicht ist mehr düsterrot als das von Aconit, und es sind Perioden von Schläfrigkeit vorhanden. Beweise der Erschöpfung und des trägen Kreislaufes, die beim Gelsemium-Fall immer vorhanden sind. Die Furcht bei diesem Mittel ist mehr eine Angst im Hinblick auf die Zukunft oder eines möglichen fatalen Ausganges, oder es ist eine Furcht vor dem Alleinsein, oder vor dem Fallen. Ein Kind klammert sich am Arm der Mutter fest, in der Furcht, sie könne es fallen lassen, oder es zögert eine lange Treppe hinunterzugehen, in der Furcht, es könne stürzen.

33. Gelsemium kann bei beginnendem intermittierendem Fieber angezeigt sein. Es bestehen als Prodromalsymptome Mattigkeit, Stumpfsinnigkeit und Abneigung gegen Bewegung. Der Patient fröstelt den Rücken hinab, oder der Frost steigt schnell von den Füßen zum Kopf hinauf. Der ganze Körper schmerzt, wie nach Schlägen und das heftige Schütteln, das oben beschrieben wurde, veranlaßt den Patienten darum zu bitten, daß man ihn festhält. Reizbarkeit, Abneigung gegen Gesellschaft, Durstlosigkeit und reichlicher Urinabgang vervollständigen das Bild.

34. Viele Gelsemium-Beschwerden sind am Morgen schlimmer. Wegen der Trägheit und der passiven Kongestion, die durch die relative Inaktivität während des Schlafes gefördert werden, kommt der Patient nur langsam und mühevoll in Gang; die Kopfschmerzen sind dann stärker; das Gesicht ist gerötet; gelegentlich besteht Frost. Auch nachts gibt es einige ausgeprägte Verschlimmerungen. Die neuralgischen und auch andere Schmerzen sind zu dieser Zeit ausgeprägter; das Fieber steigt stark; es bestehen langandauernde Nachtschweiße und unangenehme Träume, bei Kindern Alpträume.

35. Kälte verschlechtert allgemein. Der Patient ist fröstelig und will am liebsten den Ofen umklammern; während aller Stadien des intermittierenden Fiebers muß er warm zugedeckt sein. Er erkältet sich, bekommt eine Neuralgie oder okzipitale Kopfschmerzen und viele andere Beschwerden, wenn das Wetter wechselt, besonders vom warmen oder trockenen Wetter zu feuchtem oder nebeligem. Wärme und feucht-milde Luft verlangsamen seinen trägen Kreislauf, und deshalb sind sie für eine lange Liste von Symptomen verantwortlich. Auch die Sonnenhitze ist eine Quelle großen Unbehagens, besonders verschlimmert sie die Kopfschmerzen.

36. Vor und während eines Gewitters besteht eine ängstliche Besorgtheit, und der Patient fühlt sich elend. Er neigt dann dazu, hysterisch zu werden.

37. Schwitzen lindert alle Symptome des Patienten; ebenso der Abgang von reichlichem, hellem Urin. Erleichterung durch alkoholische Getränke ist ein weiteres allgemeines Charakteristikum.

38. Es ist nicht sehr schwierig Gelsemium von Rhus, Aconit und Belladonna zu unterscheiden. Ferrum phos. mit seiner ausgeprägten Tendenz zu passiven Kongestionen, seinem roten Gesicht und dem Fehlen von Ruhelosigkeit kann eine Differenzierung erfordern. Das Gesicht und die entzündeten Stellen sind bei diesem Mittel hellrot wie bei Belladonna und Aconit. Obwohl bei Ferrum phos. unter gewissen Umständen eine ausgeprägte Schwäche vorhanden sein kann, besteht doch nicht die inaktive Betäubung, welche

Gelsemium charakterisiert, und der Verstand ist klar und keine Schläfrigkeit begleitet die Krankheit.

39. Arnica und Bryonia gleichen in mancher Hinsicht Gelsemium. Die Schmerzen wie nach Schlägen von Arnica sind nicht nur akuter, sondern sie sind oberflächlich und auch tiefsitzend. Deshalb besteht eine ausgesprochene Verschlimmerung durch Berührung und Druck, sogar durch die weicheste Matratze, und der Patient verändert ständig seine Lage in dem vergeblichen Bemühen eine angenehme Position zu finden. Arnica ist tiefer toxisch; die entzündeten Teile werden bläulich durch die venöse Stase, und Ecchymosen sind die Regel. Trotz der Erschöpfung und Schläfrigkeit oder des Stupors, beharrt der Arnica-Patient darauf, gesund zu sein.

40. Bryonia gleicht Gelsemium in der geistigen und körperlichen Erschöpfung und der Abneigung gegen Bewegung und besonders bei Fiebern mit typhoider Tendenz; ebenso bei Kopfschmerzen, die bei beiden Mitteln charakteristischerweise okzipital anzutreffen sind. Die Hauptunterscheidungsmerkmale werden aber in der für Bryonia charakteristischen stärkeren Verschlimmerung durch Bewegung, Besserung durch Druck, Liegen auf der schmerzhaften Seite, Durst nach großen Zügen kalten Wassers in langen Abständen und in der fehlenden Taubheit und dem fehlenden Kribbeln, das bei Gelsemium im befallenen Glied vorhanden ist, gefunden.

41. HAUPTINDIKATIONEN für Gelsemium sind:
1. Geistige und körperliche Erschlaffung, Schwäche und Mattigkeit.
2. Lähmung, begleitet von Taubheit, Kribbeln und Kälte des befallenen Gliedes.
3. Schläfrigkeit und Durstlosigkeit bei Fieber.
4. Passive arterielle und venöse Kongestion mit einer Empfindung der Schwere und Lähmung.

5. Kalte Extremitäten und heißer Kopf.
6. Beschwerden werden von rotem Gesicht, hängenden Augenlidern, dilatierten Pupillen und reichlichem Harnabgang begleitet.
7. Unwillkürlicher Stuhlabgang bei Schreck oder bei einer bevorstehenden Prüfung.

42. **WIRD ANTIDOTIERT DURCH**: Atropin; China; Coffea; Digitalis; Nux mosch.
ES ANTIDOTIERT: Magnesium phos.
VERTRÄGLICH MIT: Baptisia; Ipeca.
UNVERTRÄGLICH MIT: Atropin; Opium.

Lektion 18

Eupatorium perfoliatum

1. Gewöhnlicher Name: Knochenheil.
Fam. nat.: Compositae. Verbreitungsgebiet: Nordamerika; es wächst auf sumpfigem Boden an den Ufern von Gewässern und Bächen. Zubereitungsform: Tinktur der ganzen Pflanze.

Physiologische Wirkung

2. Große Dosen des Aufgusses verursachen zuerst eine Reizung des vasomotorischen Systems, die von einer Dilatation der Kapillaren und einer gesteigerten Herzaktion gefolgt wird. Danach finden wir eine ausgeprägte Kongestion und hohes Fieber, starke Kopfschmerzen, Wehtun der Knochen und Muskeln, heftige Koliken im oberen Abdomen, Erbrechen von Galle und Schmerzen in der Leber.

Allgemeine Charakteristika

3. Ruhelosigkeit; Traurigkeit; Angst.
Schmerzen: **Dumpfe Schmerzen in den Knochen, als ob sie gebrochen wären; Zerschlagenheitsgefühl.**
Durst.
Periodizität.
VERSCHLECHTERUNG: Morgens; durch Kälte; kalte Luft; Bewegung; vom Geruch der Speisen.
BESSERUNG: Durch Wärme; Schwitzen.

4. Eupatorium perfoliatum ist eine weitverbreitete Pflanze. Sie erreicht eine Höhe von 70 bis 140 cm und besitzt schmale, lanzenförmige Blätter, die einander gegenüberliegend angeordnet sind, so daß der Eindruck entsteht, sie durchbohren den Stamm. Die Blüten wachsen in konvexen Büscheln oder Trugdolden aus der Spitze des Stammes her-

aus. Obwohl sie jetzt in Nordamerika beheimatet ist, war sie im Altertum bekannt. Dioscoroides empfahl sie bei alten Geschwüren, Bissen von Reptilien, Dysenterie, chronischen Fiebern und bei torpider Leber. Sie war ein beliebtes Mittel unter den ersten Siedlern von Neu England bei Fiebern mit Knochenschmerzen und im Süden für Dengue und Malaria. Sogar heute noch findet man in ländlichen Gegenden unterm Dach getrocknete Stengel, um damit einen Aufguß mit kochendem Wasser zu bereiten, der einem an einer Erkältung oder Influenza erkrankten Familienmitglied gegeben wird.

5. Der allgemein gebräuchliche Name „Knochenheil" ist wohlgewählt. Denn ein dumpfer, langanhaltender Schmerz in den Knochen ist ein wesentliches Merkmal dieses Mittels und tritt praktisch in allen Fällen, bei denen Eupatorium indiziert ist, auf. Je auffälliger dieses Symptom ist, um so wahrscheinlicher ist Eupatorium das indizierte Mittel. Zusammen mit den Knochenschmerzen besteht ein ausgeprägtes Zerschlagenheitsgefühl in den Weichteilen.

6. Eupatorium wirkt hauptsächlich auf den Respirationstrakt, die Knochen, Muskeln und die Leber. Ganz gleich ob es sich um einen Fall von Schnupfen, Influenza, Pneumonie, remittierendes oder intermittierendes Fieber oder eine Leberstörung handelt, besteht meistens mehr oder weniger ausgeprägt eine Gelbsucht und Galleerbrechen.

7. Der Schnupfen ist charakterisiert durch Niesen, ein wässriges Nasensekret, Heiserkeit, Wehtun der Augäpfel, pulsierende Schmerzen im Hinterkopf, Fieber und ein ausgeprägter Durst nach kalten Getränken. Jeder Knochen im Körper tut weh.

8. Eupatorium wird häufig bei Influenza benötigt, besonders in den östlichen und nördlichen Staaten. Frost und Verlangen nach Wärme, starke, langanhaltende Schmerzen

im Lumbalbereich und malmende Schmerzen in den Extremitäten sind von brennender Hitze, großem Durst, Übelkeit und Erbrechen von Galle begleitet. Die letzten beiden Beschwerden werden durch Trinken und den Geruch von Speisen, selbst durch den Gedanken an sie, verschlimmert. Obwohl Bewegung die Schmerzen vermehrt, ist der Patient doch so ruhelos, daß er nicht ruhig bleiben kann. Die Schmerzen kommen und vergehen schnell, wie bei Belladonna. Oft besteht ein Schwindel mit der Neigung auf die linke Seite zu schwanken; die Skleren können gelb sein. Obwohl der Schweiß spärlich ist, erleichtert er doch die Schmerzen mit Ausnahme des Kopfwehs.

9. Bei einer Bronchitis ist der Husten heftig und quälend, und der Patient hält seine Brust mit den Händen wegen der intensiven Schmerzhaftigkeit der Trachea und der Bronchien. Der Husten ist beim Liegen auf dem Rücken schlimmer und besser in der Knie-Brust-Posititon.

10. Die gleichen Symptome wird man bei Pneumonie sehen. Hinzu kommen erschwerte Atmung, ein scharfer Schmerz, der beim tiefen Atmen durch die Brust (gewöhnlich die rechte) fährt, Schmerzen im rechten Hypochondrium und Gelbsucht. Eupatorium ist in der so genannten „biliösen" Form dieser Krankheit indiziert.

11. Eupatorium ist gelegentlich bei intermittierendem Fieber angezeigt. Der Frost stellt sich um 7 Uhr morgens ein und steigt den Rücken hinauf. Ihm gehen starker Durst, heftige okzipitale Kopfschmerzen und manchmal Galleerbrechen voraus. Der Patient sagt vielleicht, er wisse genau, daß er nun einen Frost bekommen werde, denn er ist so durstig. Der Patient gähnt und streckt sich, und im unteren Teil des Rückens und in den Knochen der unteren Extremitäten bestehen Schmerzen. Er muß sich vor und während des Frostes zudecken. Trinken erzeugt Übelkeit und beschleunigt das Einsetzen des Anfalles. Während des Frostes

bestehen verstärkte Rücken- und Knochenschmerzen, Durst, qualvolle Schmerzen im Magen und Schaudern. Gegen Ende beginnt der Patient Galle zu erbrechen bis das Fieber kommt. Dies ist von Kopfweh und Knochenschmerzen wie in den vorhergehenden Stadien begleitet, ebenso von Schauern, die bereits durch einen Schluck kalten Wassers ausgelöst werden. Obwohl der Schweiß spärlich ist, erleichtert er alle Symptome außer den Kopfschmerzen, die sogar noch zunehmen können.

12. Bryonia ist eng mit Eupatorium verwandt, sowohl von den Symptomen, wie auch von der Pathologie her. Beide besitzen okzipitale Kopfschmerzen, Wundheitsschmerz im befallenen Teil, Durst auf kalte Getränke, ein „galliges" Wesen und Verschlimmerung durch Bewegung. Bei Bryonia sind die Schmerzen scharf und stechend, und werden durch Druck und Liegen auf der schmerzhaften Seite gebessert; die geringste Bewegung vermehrt die Beschwerden so stark, daß der Patient gezwungen ist, ruhig zu bleiben; der Schweiß ist reichlich, aber lindert nicht. Dagegen erleichtert der Schweiß bei Eupatorium, obwohl er nur spärlich ist, alle Symptome außer den Kopfschmerzen.

13. Gelsemium gleicht Eupatorium hauptsächlich in den starken, dumpfen, anhaltenden Schmerzen, dem Wundheitsschmerz, dem okzipitalen Kopfweh und den Frostschaudern, die den Rücken hinauf laufen. Aber der allgemeine Aspekt des Gelsemium-Patienten ist völlig verschieden von einem, der Eupatorium benötigt. Sein Gesicht ist gerötet und sieht aus, wie das eines Betrunkenen. Er ist schläfrig, lethargisch und stumpfsinnig, und er liegt bewegungslos da, halb zurückgebeugt gegen ein Kissen, wegen seiner Kopfschmerzen, die beim Flachliegen unerträglich werden, und er bittet selten um Wasser zum Trinken, sogar während des Fiebers.

14. HAUPTINDIKATIONEN von Eupatorium perfoliatum sind:
1. Influenza mit Knochenschmerzen wie gebrochen und Zerschlagenheitsgefühl im Rücken und in den Gliedern und Frostschauder, die den Rücken hinauf laufen.
2. Übelkeit durch den Gedanken an oder den Geruch von Speisen.
3. Gelbsucht und Erbrechen von Galle bei vielen Beschwerden.
4. Intermittierendes Fieber mit unlöschbarem Durst in allen Stadien; Erbrechen von Galle zwischen dem Frost und der Hitze und Erleichterung durch Schwitzen.
5. Morgendliche Heiserkeit verbunden mit einem Wundheitsschmerz in der Brust.

15. KOMPLEMENTÄR ZU: Nat. mur.; Sepia (bei intermittierendem Fieber).

Anmerkungen zu Pyrogenium

16. Pyrogenium ist potenzierter Eiter aus einem septischen Abszeß (Anm. d. Übers.: Diese Herstellungsart wurde von Swan eingeführt. Das Präparat müßte eigentlich Sepsin genannt werden. Nach Boericke sollen keine deutlichen Unterschiede bestehen.) oder von verfaultem, magerem Rindfleisch. Es wird hier angefügt wegen seiner Ähnlichkeit mit Arnika, Rhus. tox., Gelsemium und Eupatorium bei Influenza und Fiebern; mit Arsen und Carbo veg. bei Leichenvergiftung und Sepsis; und mit Antimonium tart. bei ernsten Erkrankungen mit respiratorischen Komplikationen.

17. Wie bei allen Nosoden (oder Krankheitsprodukten) ist sein Wirkungsbereich zum großen Teil durch den pathologischen Prozeß, dem es entstammt, bestimmt. Aber die Prüfungen haben definierte und charakteristische Indikationen hervorgebracht, die die einzig verläßlichen Führer bei der erfolgreichen homöopathischen Arzneimittelwahl sind.

18. Der therapeutische Wirkungsbereich umfaßt typhoide Zustände; spezifische Fieber, einschließlich solcher nach Aborten oder Entbindungen; Beschwerden nach Sektionsverletzungen; Leichenvergiftungen oder durch Abwassergas; Diphtherie; chronische Malaria; und letzte Stadien bei Tuberkulose und Pneumonie.

19. Die Hauptmerkmale von Pyrogenium sind:
Erschöpfung, Sinken der Lebenskraft und Kälte.
Extreme Ruhelosigkeit; Geschwätzigkeit; Wahnvorstellungen von Reichtum oder, daß die Arme und Beine mehrfach vorhanden wären.
Zerschlagenheitsgefühl und langanhaltende Schmerzen in den Knochen und Muskeln. Wie bei Arnika wird das Bett als zu hart empfunden.
Zunge feuerrot und trocken.
Man empfindet sein Herz bewußt, müde, und wie wenn es zu voll von Blut wäre.
Der Puls ist schwach und **schnell, steht in keinem Verhältnis zur Temperatur.**
Die Temperatur ist unregelmäßig, steigt und fällt plötzlich; weist auf einen ernsten Zustand hin.
Frost beginnt zwischen den Skapulae.
Die Brust ist vollgefüllt mit Schleim; die Atmung ist rauh und rasselnd.
Schrecklich stinkende Absonderungen.
Warmer reichlicher Schweiß mit fallender Temperatur.
Erleichterung durch Bewegung und Lagewechsel.

20. Zur Wiederholung:
Pyrogenium besitzt die Angst und Ruhelosigkeit von Arsen;

die Erschöpfung und Kälte von Carbo veg.; das Zerschlagenheitsgefühl von Arnica; die Knochenschmerzen und den Frost von Eupatorium; die Erleichterung durch Bewegung von Rhus tox.; und das Rasseln in der Brust von Antimonium tartaricum.

Lektion 19

Sulfur

1. Gewöhnlicher Name: Schwefel.
Verwendete Präparation: Tinktur und Trituration.

Physiologische Wirkung

2. Sulfur ist ein mildes Laxans und Diaphoretikum. In hohen Dosen verabreicht reizt es Magen und Eingeweide, vermehrt die Sekretion der Verdauungsdrüsen und beschleunigt die Peristaltik. Wiederholte Aufnahme über längere Zeit verursacht Anämie, Abmagerung, Tremor und große Schwäche. Er wird durch die Haut ausgeschieden. Dabei werden Rauhigkeit und Exfoliation, vesikuläre, ekzematöse, furunkulöse und andere Arten von Eruptionen produziert. Vergiftungssymptome sind noch Asphyxie und Muskelzittern, dem Konvulsionen folgen, sowie Exitus.

Allgemeine Charakteristika

3. **Antipsorisch;** *antisycotisch; antisyphilitisch; Beschwerden durch die* **Unterdrückung von Ausschlägen, Hämorrhoiden** und Absonderungen; *Verlust von Körpersäften; Medikamentenmißbrauch; von zu vielem Essen; Erkältung; nach schwächenden Krankheiten; Beschwerden, die ständig wiederkehren.*

Passend für Patienten mit hellem, blondem Haar und blauen Augen, die mager sind, hängende Schultern haben und gebeugt gehen, die schlampig und schmutzig sind, und zu Kongestionen, Hitzewallungen und Hautausschlägen neigen.

Reizbarkeit; Ungeduld; Eile; Angst, Furcht; Schüchternheit; Ruhelosigkeit; Traurigkeit; Weinen; *Verzweiflung; Empfindlichkeit; leicht verletzt; leicht erschreckt;* **Mißtrau-**

en; Gleichgültigkeit; *geistesabwesend;* *Verwirrung;* **Schwerfälligkeit;** *Vergeßlichkeit;* Konzentrationsschwierigkeiten; *Abneigung gegen geistige oder körperliche Anstrengung; eigensinnig;* **Imbezillität;** *Wahnsinn;* **Wahnvorstellungen; Abneigung gegen Baden, Auszehrung. Röte einzelner Körperteile;** von Körperöffnungen. **Beschwerden, die auf der linken Seite erscheinen. Schwäche; Erschöpfung; Müdigkeit; Zittern; Muskelzuckungen;** *Chorea; Konvulsionen; Paralyse.* **Hämorrhagie; Anämie;** *Wassersucht; Varicosis;* **Entzündung; mit Brennen;** *von Schleimhäuten mit vermehrter Sekretion;* mit Trockenheit; von Drüsen; mit **Schwellung und Rötung;** von Knochen; *Karies. Verhärtungen, Krebs; Ulcera;* Tumoren; **Fissuren;** *Knotenbildung; Abszesse; Karbunkel.*

Eruptionen: Vesikulär; pustulös; papulös; ekzematös; trocken; **juckend; brennend;** *schuppig;* **feucht; verkrustet;** *schmerzhaft;* **miliar; urtikariell; rot.** *Sommersprossenartig;* Chloasma; **Intertrigo.**

Empfindungen: **Jucken; Brennen; Hitze;** *Summen; Vibrieren; Prickeln; Taubheit einzelner Körperteile; wie von einem Band zusammengeschnürt;* **Völle; Schwere.**
Schmerzen: **brennend; schneidend; drückend;** *Schmerzen wie geschlagen; stechend; ziehend; schmerzhaft.*

VERSCHLECHTERUNG: Morgens; vormittags; abends; nachts; *Kälte; kalte Luft; feuchtes Wetter;* **Baden; Wärme; warmes Zimmer; Bettwärme; Bewegung;** *geistige* und **körperliche Anstrengung; Stehen;** *Liegen auf der linken Seite; Verlust von Körpersäften;* **nach langem Schlaf; während des Schwitzens.**

BESSERUNG: im Freien; Wärme; **Bewegung; Gehen;** *Liegen auf der rechten Seite; nach dem Schwitzen.*

4. Der Schwefel ist ein in der Natur weit verbreitetes Element, das an der Zusammensetzung von beinahe jeder Flüssigkeit und jedem Gewebe des Körpers beteiligt ist. Mag dies nun eine Bedeutung haben oder nicht, so kann man doch den Schwefel als das Hauptmittel der homöopathischen Materia Medica bezeichnen; denn sein therapeutischer Bereich umfaßt praktisch das ganze Feld menschlicher Beschwerden, und somit hat er auch genau definierte Beziehungen zu fast jedem anderen Mittel. Obwohl er ein begrenztes Anwendungsgebiet bei akuten Fällen besitzt, wird die Behandlung eines chronischen Falles selten ohne den Gebrauch von Sulfur abgeschlossen werden, entweder weil er das wirkliche konstitutionelle Similimum war oder weil er als Zwischenmittel gegeben wurde. Ein Zwischenmittel wird im Verlauf der Behandlung gegeben, um Indikationen für die weitere Medikation ans Licht zu bringen. Dies ist die Folge seiner besonders engen Beziehung zum psorischen Miasma und vor allem zu den Unterdrückungsfolgen von Krätze oder irgendeiner Art von Hautausschlag.

5. Sulfur wirkt tief und anhaltend. Die Wirkungsrichtung weist von Innen nach Außen wie die Richtung der Ausscheidungsfunktionen des Körpers. Er besitzt die Fähigkeit, innere Dyskrasie in Form von Eruptionen, Absonderungen oder anderen Manifestationen an die Oberfläche zu bringen. Häufig erscheinen nach der Verabreichung einer Dosis Sulfur ein Hautausschlag, eine Gruppe von Bläschen, Pusteln oder ein Ekzem auf der Haut; oder eine Diarrhoe, Leukorrhoe oder andere Absonderungen; Hämorrhoiden, die durch externe, lokale Behandlung unterdrückt worden waren, erscheinen wieder und die innerlichen Beschwerden sind von da an völlig beseitigt.

6. Sulfur hat die Fähigkeit, die natürlichen Abwehrkräfte des Patienten zu stimulieren, was eine Verbesserung des Allgemeinzustandes und in manchen Fällen das Auftreten neuer Symptome zur Folge hat. Aus diesem Grunde ist es häufig das Mittel bei verzögerter Rekonvaleszenz. In den Büchern der homöopathischen Materia Medica lesen wir, daß Sulfur in den Fällen gegeben werden sollte, in denen das gutgewählte homöopathische Mittel versagte. Gibt man auf diese Indikation hin Sulfur, so klärt es manchmal den Fall. Eine gute Methode ist das trotzdem nicht. Der sorgfältige Arzt wird dieser Empfehlung nicht blindlings folgen, sondern den Fall genau prüfen und auch die Vorgeschichte erforschen, um genaue und ausreichende Gründe für seine Verordnung zu finden. Es gibt nämlich noch einige andere Mittel, die bei mangelnder Reaktion indiziert sein können. Falls Sulfur die erwarteten Ergebnisse gebracht hat, ergibt übrigens eine genaue Studie der Symptomatik fast immer einige echte Sulfur-Charakteristika.

7. Die Hauptmittel, komplementär zu Sulfur, sind Calcarea carbonica und Lycopodium. Sie folgen einander in der angeführten Reihenfolge. Dieses Trio, das nun in einer Gruppe behandelt wird, hat mehr Heilungen bewirkt als irgendeine andere Dreiergruppe von Mitteln aus der homöopathischen Materia Medica, die aus mehr als 1200 Mitteln besteht.

8. Der typische Sulfur-Patient ist mager, geht gebeugt, hat hängende Schultern und vernachlässigt seine äußere Erscheinung. Obwohl er geistig und körperlich träge ist, ist er gelegentlich unruhig und seine Bewegungen sind schnell und hastig. Es mangelt ihm an Ausdauer und er ist immer müde. Er ist ein Träumer, beschäftigt sich mit religiösen oder philosophischen Themen und bringt selten etwas Konkretes zustande. Er ist reizbar, ungeduldig mit anderen, selbstsüchtig, leicht erregt und beleidigt ohne triftigen Grund. Er ist mißtrauisch und oft bedrückt. Seine Haut ist rauh und reagiert leicht auf Umwelteinflüsse. Kleine Kratzer und Hautabschürfungen eitern und heilen langsam. Es ist selten, daß er nicht eine Form von Hautausschlägen aufweist. Von ihm geht oft ein ekelhafter Geruch aus, denn alle seine Absonderungen riechen unangenehm, und was seltsam ist, sie ekeln auch den Patienten selbst an.

9. Das Sulfur-Kind ist launenhaft, eigensinnig und verdrießlich. Es ist abgezehrt, (aber) dickbäuchig, schmutzig und sieht alt aus. Es ist immer hungrig, besonders am Vormittag. Es erkältet sich ständig oder leidet immer wieder an akuten Erkrankungen, von denen es sich dann nur wieder langsam erholt. In der Nacht schwitzt es am Kopf, ist unruhig, stößt die Decke weg und leidet oft unter Alpträumen. Es heult ständig, wenn es gebadet wird.

10. Die Frau, die Sulfur braucht, leidet an Hitzewallungen, die sich von der Brust nach oben zum Kopf ausbreiten und von Erstickungsgefühl, Ohnmacht oder Leeregefühl im Epigastrium begleitet sind und mit einem Schweißausbruch enden. Diese Wallungen erscheinen nicht nur während der Menopause, sondern sind auch unter anderen Umständen anzutreffen, wie zum Beispiel in der Rekonvaleszenz und auch bei beiden Geschlechtern. Die Frau wird leicht ohnmächtig beim Stehen, z. B. beim Anpassen eines Kleides. Sie leidet an fötider, wundmachender Leukorrhoe und ihre Menses neigen dazu, reichlich, übelriechend und vorzeitig zu sein; oder weniger charakteristisch, verspätet, spärlich und sehr dunkel.

11. Der typische Sulfur-Patient ist dünn, abgezehrt und schlecht genährt. Dies trifft besonders auf das Kind, den chronisch Kranken oder den Rekonvaleszenten nach längerer Erkrankung zu. Aber der Anwendungsbereich dieses großen Polychrestes ist so groß, daß er genauso gut bei fetten, schlaffen Individuen indiziert sein kann, wenn Sulfur Charakteristika vorhanden sind. Dann ist es auch egal, ob die Haarfarbe blond oder brünett ist.

12. Ein Schlüssel zum Verständnis vieler Sulfurbeschwerden liegt in der unregelmäßigen Blutverteilung; auf ihr Konto gehen die Hitzewallungen, Kongestionen, das Brennen und das Völlegefühl in verschiedenen Körperteilen, ebenso wie die lokalisierte Kälte oder der Schweiß. Es findet sich Blutandrang zum Kopf begleitet von Hitze mit rotem Gesicht, sowie Kälte und Schweiß an den Extremitäten. Blutüberfüllte Augen mit Injektion der Skleren, mit oder ohne Entzündung. Blutandrang in die Brust bei Lungen- oder Herzerkrankungen, oder zum Herzen, verbunden mit dem Gefühl, es wäre zu groß, oder zum Abdomen, Uterus, Ovarien, Armen oder Beinen.

13. Brennen ist ein immer vorhandenes Symptom. Die brennenden Schmerzen von Sulfur sind in ihrer Intensität denen von Arsen und Carbo veg. gleich, übertreffen sie aber, wenn es sich um ein Brennen ohne Schmerz handelt. Hitze auf dem Scheitel begleitet viele Beschwerden. Brennen der Augen, der Nase, der Ohren, des Rachens, des Magens und Abdomens, der Arme, der Urethra, der Handflächen, der Fußsohlen, der Gliedmaßen oder der ganzen Haut. Die Eruptionen von Sulfur brennen wie Feuer, besonders nach dem Kratzen.

14. Brennen der Fußsohlen ist ein Kardinalsymptom. Obwohl sie während des Tages oder am Nachmittag kalt sind, außer das Wetter ist heiß, beginnen sie, sobald der Patient sich ins Bett gelegt hat, zu brennen, und er muß sie aus dem Bett strecken, um überhaupt schlafen zu können.

15. Rötung ist ein weiterer, ausgeprägter Wesenszug, der häufig und überall auftreten kann. Sie kann lokal oder generalisiert sein. Das Gesicht kann blaß und kränklich aussehen mit tiefliegenden Augen, die von blauen Ringen umgeben sind; die Haut ist bläßlich, gelblich und rauh. Häufiger aber ist es rot und fleckig, speziell beim Gehen im Wind. Die Nase ist rot wie die eines alten Säufers, die Ohren rot und heiß oder nur rot ohne subjektive Empfindung. Es besteht eine chronische Rötung der Augenlider. Bei Hautausschlägen herrscht die Rötung vor.

16. Alle Körperöffnungen sind rot. Dies ist eine eigenartige Erscheinung, die noch näher zu beschreiben ist. Die Nates, der Anus, die Vulva und die Harnröhrenmündung sind sogar ohne Entzündung gerötet. Die Lippen eines typischen Sulfurpatienten strotzen vor Blut.

17. Gewöhnlich sind die roten Orifizien auch hypersensitiv, so daß die Passage von Exkretionen oder Absonderungen jeglicher Art schmerzhaft ist.

18. Absonderungen und mehr noch Ausscheidungen verursachen Reizungen und Schmerz. Sie machen die Haut wund, wo immer sie mit ihr in Berührung kommen. Der Speichel ist wundmachend und manchmal scharf. Die Nasenabsonderungen verätzen die Nasenlöcher und die Oberlippe, die Leukorrhoe verbrüht die Labien und Oberschenkel; Absonderungen aus dem Rektum oder der Stuhl bei Durchfall verursachen Jucken und Brennen; der Urin erzeugt Brennen der Stellen, mit denen er Kontakt hatte.

19. Die Sulfurbeschwerden betreffen beide Seiten des Körpers, liegen aber typischerweise auf der linken Seite. Dies trifft sogar auf Hautausschläge zu, wie z.B. Crusta lactea oder Ekzem. Sulfur hat eine Affinität für die linke Schulter und die linke Lunge. Beschwerden auf der rechten Seite sind keine Kontraindikation für das Mittel, wenn andere Symptome darauf hinweisen.

20. Mit Schwäche und Erschöpfung kommt Zittern der Extremitäten oder des ganzen Körpers. Hunger ist charakteristisch für Sulfur und kann das direkte Ergebnis mangelhafter Ernährung sein, aber häufiger ist er ein rein nervöses Phänomen. Hunger zu jeder Zeit, aber besonders um 10 oder 11 Uhr. Er wird vom Patienten als Schwäche- und Leeregefühl im Epigastrium beschrieben und von allgemeiner Schwäche und Zittern, was sofort durch Essen beseitigt wird, begleitet. Manchmal ist die Schwäche nur auf die Brust beschränkt, so daß das Sprechen Mühe bereitet. Wäre dies Teil einer allgemeinen Schwäche, so würde dieses Symptom unbedeutend sein, aber bei Sulfur ist es so ausgeprägt, daß es ein zuverlässiges Charakteristikum bildet.

21. Muskelzucken ist ein weiteres Charakteristikum. Es kann allgemein oder lokal auftreten. Konvulsionen können tonisch oder klonisch, epileptiform oder epileptisch sein. Sulfur ist gelegentlich ein Heilmittel bei Chorea.

22. Gelegentlich ist Sulfur bei Paralyse mit Tremor der Hände, großer Schwäche und ziehenden Schmerzen in den Gliedmaßen, unsicherem Gang, Zittern und Kälte angezeigt. Gewöhnlich ist dieser Zustand die Folge des Zurücktretens eines Ausschlages. Bei Paraplegie mit Harnverhaltung, Taubheit, Summen und Vibrieren in den betroffenen Körperteilen.

23. Die Kongestionen dieses Mittels sind arteriell und aktiv, oder venös und passiv. Daher gibt es heftige kongestive Kopfschmerzen oder Blutandrang zur Brust; Blaufärbung betroffener Teile, übermäßige und auch träge portale Zirkulation, Hämorrhoiden und variköse Venen.

24. Anämie ist ein Teil des Sulfurbildes. Hämorrhagien werden hauptsächlich als Nasenbluten, Hämoptysis und Metrorrhagien beobachtet, obwohl sie nicht so charakteristisch sind wie bei anderen Mitteln.

25. Die Hautsymptome von Sulfur sind so zahlreich und verschiedenartig, daß hier nur ein kurzer Abriß gegeben werden kann. Herpes, Ausschläge, Pusteln, Akne, Ekzem, Psoriasis und verschiedene akute Exantheme werden häufig angetroffen. Rot ist die vorherrschende Farbe. Brennen und Jucken sind die Hauptempfindungen; das Jucken ist intensiv, wollüstig und hartnäckig; das Brennen ist wie durch Feuer und manchmal wellenförmig. Kratzen oder Reiben bringt vorübergehend Erleichterung, wird aber unausweichlich von Brennen und Beißen gefolgt. Das Ekzem, das Sulfur hervorruft und kuriert, ist gewöhnlich feucht, krustig oder pustulös. Wärme, besonders Bettwärme und Waschen verschlechtern. Die Haut ist im allgemeinen empfindlich gegenüber Witterungseinflüssen und wird leicht rissig. Sie ist gewöhnlich rauh und schorfig. Exkoriationen bilden sich besonders in den Hautfalten aus. Häufig sind auch Rhagaden und Niednägel vorhanden. Die Haut der Handflächen und Fußsohlen wird dick und reißt ein, manchmal so tief, daß Blut austritt. Fissuren des Anus und anderer Körperöffnungen.

26. Gewebsverhärtungen können in jedem Körperteil auftreten. Die Kongestion einer bestimmten Stelle kann in Induration und die Ausbildung von Tumoren und malignen Veränderungen übergehen. Sulfur ist wegen seiner tiefen Wirkung im präkanzerösen Stadium angezeigt und wird oft einen malignen Prozeß im Anfang verhindern. Arsenicum, Carbo veg. und andere Mittel sind oft indiziert, wenn das Karzinom schon Realität geworden ist. Verhärtete Knoten in der Haut und Sklerodermien verlangen oft Sulfur.

27. Die Geschwüre von Sulfur sind indolent, jucken und brennen unerträglich und sondern stinkenden, ichörosen Eiter ab. Sulfur wird alte Geschwüre auf variköser Grundlage heilen, wenn die anderen Symptome übereinstimmen.

28. Der alte Brauch, Kindern Sulfur und Melasse als Frühjahrskur zu geben, ist ohne Zweifel für das Auftreten von Sulfurbeschwerden im späteren Leben verantwortlich, so z. B. Furunkel, Karbunkel und verschiedene Arten von Hautausschlägen. Werden Eruptionen durch Salben oder andere externe Behandlung unterdrückt, so hat dies Asthma, Paralyse oder noch tiefergreifende und heimtückischere Krankheiten zur Folge. Eruptionen, die mit Asthmaanfällen, mit Hitze(-gefühl) in der Brust und dem Verlangen, Türen und Fenster aufzureißen abwechseln, liefern oft exzellente Indikationen für dieses Mittel.

29. Der Sulfurpatient fühlt sich schlechter nach dem Schlaf, besonders nach einem langen Schlaf. Folglich geht es ihm am Morgen schlechter. Er erwacht unerquickt und will nicht aufstehen. Ihm ist schwindelig, er ist benommen und hat dazu noch einen dumpfen Stirnkopfschmerz, einen schlechten Geschmack im Mund, Übelkeit und Heiserkeit. Durchfall ist gewöhnlich am Morgen schlimmer, kann aber auch zu jeder Zeit auftreten. Der Patient wird morgens um fünf Uhr durch einen plötzlichen Drang wach und muß sich beeilen, auf die Toilette zu kommen. Der Stuhl, der gewöhnlich ohne Schmerzen entleert wird, ist braun oder grün und wässrig. Er kann auch unverdaute Nahrung enthalten, besonders bei zahnenden Kindern.

30. Der Kopfschmerz und der verwirrte Geisteszustand können während des Vormittags bestehen bleiben, aber sie werden gewöhnlich gelindert, sobald der Patient umhergeht. Um 10 oder 11 Uhr fühlt er sich leer und schwach, was sich erst bessert, sobald er etwas ißt.

31. Am Abend fühlt er sich wieder vollkommen elend. Angst, Traurigkeit, Mattigkeit, Schläfrigkeit, Brennen und Schmerzen in den Extremitäten und eine Vielzahl anderer Beschwerden plagen ihn.

32. Alle Symptome oder nur ein Teil davon sind nachts schlimmer, aber besonders arthritische und andere Schmerzen, Brennen der Haut wie Feuer und Jucken.

33. Kälte und kalte Luft sind unerträglich. Wenn er im kalten Wind geht, fühlt sich der Patient gelegentlich, als ob er nichts an hätte. Neuralgien, Rücken- und Gliederschmerzen sind schlimmer durch Kälte jeglicher Art, mit Ausnahme der Kopfschmerzen und bei Panaritium. Arthritis, Husten, Heiserkeit und viele Beschwerden werden durch feuchtes Wetter und Wetterwechsel sowohl zum heißen als auch zum kalten hin verursacht oder verstärkt.

34. Der Sulfurpatient hat eine Abneigung gegen Baden. Dies ist zum geringsten Teil durch seine Neigung, schlampig aufzutreten veranlaßt, denn nicht nur die bloße Berührung des Wassers ist ihm unangenehm, sondern das Baden führt zu Ohnmacht und Schwäche und verschlimmert all seine Hautbeschwerden.

35. Wärme oder Warmwerden verschlimmern besonders die Hautsymptome und den kongestiven Kopfschmerz. Aber der Patient ist in besonderer Weise empfindlich auf Wärme, die sein Körper unter der Bettdecke produziert. Sie verursacht Brennen der Haut, seine Ausschläge jucken heftig und Gliederschmerzen werden so akut, daß er gezwungen ist, aufzustehen und herumzugehen, um sich Erleichterung zu verschaffen. Ein warmes Zimmer erschwert die asthmatische Atmung, die Beklemmung während der Hitzewallungen und die Dyspnoe bei Pneumonie und Tuberkulose.

36. Bewegung verschlechtert praktisch alle Schmerzen, mit Ausnahme der Gliederschmerzen.

37. Körperliche oder geistige Anstrengung verursachen Ohnmacht, Vertigo, Kopfschmerz und Schwitzen. Der Sulfur-Mensch schwitzt oft schon, wenn er gemächlich in der kalten, frischen Luft spazierengeht.

38. Stehen ist immer eine Quelle des Unbehagens und verursacht sogar Ohnmacht.

39. Verschlimmerung während er auf der linken Seite liegt hat eine besondere Beziehung zu Herz- und Brustsymptomen.

40. Der Verlust von Körperflüssigkeiten verursacht Kopf- und Rückenschmerzen und vermehrt die Schwäche des Rückgrates.

41. Schwitzen bringt keine Erleichterung, tatsächlich verschlimmert sich sein Zustand dadurch, obwohl er sich gelegentlich nach dem Schwitzen besser fühlt.

42. Sulfur sollte mit Aconit, Antimonium tart., Arsenicum, Belladonna, Bryonia und Rhus tox. verglichen werden.

43. Sulfur gleicht Aconit bei remittierenden oder kontinuierlichen Fiebern und sollte nach diesem angewendet werden, wenn die trockene, heiße Haut noch vorhanden ist, aber die Ruhelosigkeit und Angst etwas zurückgegangen sind, jedoch aber kein kritischer Schweiß Erleichterung gebracht hat. Die Temperatur bleibt Tag um Tag hoch und es erfolgt keine Reaktion. Schließlich wird der Patient schläfrig, die Zunge trocken und weißbedeckt mit freiem Rand und freier Spitze. Auf Grund seiner geistigen Schwäche kann der Patient zwar noch auf Fragen antworten, aber nur langsam.

44. Arsen ist passend bei tiefergehenden Krankheitsformen, die sich der Sepsis, dem Gewebszerfall oder einem typhoiden Stadium nähern. Hierbei ist es nach Sulfur nützlich, unabhängig davon welche Pathologie dem Geschehen zugrundeliegt. Angst und Ruhelosigkeit werden stärker. Der intensive Durst von Sulfur wird zu einem brennenden Durst nach häufigen kleinen Schlucken kalten Wassers, oder der Patient weigert sich, etwas zu trinken, weil es die Nausea und besonders die brennenden Schmerzen im Magen und Abdomen vermehrt, was so charakteristisch für Arsen ist. Während die Sulfursymptome schlechter während der Nacht sind, sind die von Arsen schlimmer nach Mitternacht.

45. Sulfur folgt auch nach Belladonna, wenn diese aufgehört hat zu wirken oder den Beschwerdeverlauf nur gering modifiziert hat. Beide haben hohes Fieber, schnellen vollen

Puls, pochende Kopfschmerzen, gerötete Augen und ein rotes Gesicht. Wenn die der Belladonna eigene Empfindlichkeit auf Erschütterung, Licht und Berührung abgenommen hat, wenn die Zunge mehr einen dicken, weißen oder gelben Belag angenommen hat, mit unscharf begrenzter roter Spitze, wenn die Kraft des Patienten abnimmt und das Fieber kontinuierlich anhält, dann ist Sulfur das nächste Mittel.

46. Sulfur folgt Aconit oder Belladonna bei Konjunktivitis, dem ersteren besonders, wenn sie durch einen Fremdkörper im Auge verursacht wurde. Es besteht das Gefühl, als ob sich ein Splitter unter dem Lid befände oder das einer intensiven Trockenheit oder Brennens. Diese Symptome werden durch lokale Wärmeanwendungen gebessert, aber durch die strahlende Wärme des Ofens verschlimmert.

47. Sulfur ist indiziert bei Entzündung der Schleimhäute mit Trockenheit und Brennen oder mit vermehrter Schleimsekretion. Häufiger bei chronischen Nasenkatarrhen als bei akuten; aber es wird die Kur fortsetzen, falls Aconit sich als unzureichend erwiesen hat, natürlich nur wenn Sulfursymptome vorhanden sind.

48. Bei Bronchitis und anderen Atemwegserkrankungen, der morgendlichen Heiserkeit oder Aphonie bietet sich ein Vergleich mit Rhus tox. an. Aber bei dem letzteren wird mit dem vermehrten Gebrauch der Stimme diese frei und die Beschwerden erscheinen erst wieder, wenn die geschwächten Muskeln ermüden. Die Zunge des Sulfurpatienten zeigt eine unscharf abgegrenzte rote Spitze, während bei Rhus tox. eine klar abgegrenzte dreiecksförmige rote Spitze zu sehen ist. Die Stimmlage wechselt zum tiefen Baß, wenn Sulfur zur Wahl steht und dieser Zustand ist eher von langer Dauer mit reichlicher Sekretion von dickem Schleim: mit Erstickungsanfällen und Hitzewallungen hauptsächlich in der Nacht; mit Palpitationen und Verlangen, Fenster und Türen weit offen zu haben. In diesen Fällen wird Sulfur eine mög-

liche Pneumonie oder Tuberkulose abwenden. Ist es zu spät, um dies zu verhindern, wird Sulfur den pneumonischen Erguß beseitigen oder Resorption der tuberkulösen Herde bewirken. Hier an dieser Stelle muß noch eine Warnung ausgesprochen werden. Sulfur ist nur zu Beginn eines tuberkulösen Prozesses indiziert und kann unberechenbaren Schaden anrichten in Fällen mit ausgedehnten Tuberkeln und geschwächter Abwehrkraft des Patienten. Es sollte nur zu Anfang eines solchen Prozesses gegeben werden und dann in einer Einzeldosis der 12X oder der 30. Potenz und seine Wirkung sorgfältig beobachtet werden.

49. Arsen folgt Sulfur bei Dysenterie, wenn die typischen Arsensymptome sich entwickeln. Beim Sulfur-Fall sind die Stühle schleimig, blutgestreift und heftige Tenesmen bestehen noch lange nach der Entleerung. Beide Mittel haben Brennen im Rektum während der Stuhlentleerung; Arsenicum hat mehr Erschöpfung und Schwitzen danach.

50. Die Morgendiarrhoe von Sulfur sollte nicht mit der von Bryonia verwechselt werden, die nur nach dem Aufstehen und Herumgehen auftritt.

51. HAUPTINDIKATIONEN für Sulfur sind:
1. Hunger oder Schwäche, Leeregefühl um 11 Uhr, Hitze auf dem Scheitel und Kälte der Füße.
2. Brennen einzelner Körperteile.
3. Verdrießlichkeit mit phantastischen Illusionen.
4. Rötung einzelner Körperteile; der Orificien; von Hautausschlägen; der Lippen, als ob das Blut aus ihnen hervorschießen würde.
5. Diarrhoe am frühen Morgen, die den Patienten aus dem Bett treibt.
6. Die Beschwerden sind schlimmer am Morgen, durch Stehen und durch Bettwärme.
7. Furunkel, die gruppenweise auftreten.

8. Unerträgliches Jucken, erleichtert durch Kratzen, dem Brennen folgt.
9. Trinkt viel, ißt wenig.
10. Anorexie, die mit Heißhunger abwechselt.

52. WIRD ANTIDOTIERT DURCH: Aconit, Camphora, Chamomilla, China, Mercurius, Pulsatilla, Rhus, Sepia, Thuja.

ES ANTIDOTIERT: Aloe, China, Jod, Mercurius, Nitri ac., Rhus, Sepia, Thuja.

VERTRÄGLICH MIT: Calcarea carbonica, Calcarea phosphorica, Lycopodium, Nux vom., Sarsaparilla, Sepia, Pulsatilla.

Sulfur, Calcarea und Lycopodium folgen einander in der aufgeführten Reihenfolge; ebenso Sulfur, Sarsaparilla und Sepia.

FOLGT GUT AUF: Aconit, Aloe, Belladonna, Mercurius, Nux vom. und Pulsatilla.

CHRONISCHES ANALOGON von: Aconit, Nux vom. und Pulsatilla.

Lektion 20

Calcarea carbonica

1. Gebräuchlicher Name: Calciumkarbonat.
Synonym: Calcarea ostrearum.
Zubereitungsform: verwendet wird die mittlere, schneeweiße Schicht der Austernschale.

Physiologische Wirkung

2. Calciumkarbonat erzeugt, wenn es in großer Menge über einen langen Zeitraum eingenommen wird, einen kachektischen oder heruntergekommenen Zustand, der zur Entwicklung von verschiedenen chronischen Erkrankungen führen kann. Viele Organfunktionen sind gestört, aber am stärksten sind die Lymphknoten betroffen, was zu deren Vergrößerung führt. Die Knochen können weich oder spröde werden. Im allgemeinen wird Calciumkarbonat in roher Form als unarzneilich angesehen.

Allgemeine Charakteristika

3. Antipsorisch; antisykotisch.
Blonde, dicke Kinder mit großen Köpfen, blasser Haut, großen Bäuchen und weichen Knochen; die langsam zahnen und erst spät laufen lernen; sie haben ungleichmäßige oder partielle Schweiße und vergrößerte Lymphknoten; junge Menschen, die fett und schlaff sind, sich unwohl fühlen und an Gewebserschlaffung leiden.

Fettleibigkeit; Abmagerung.

Geistige Schwerfälligkeit; Verwirrung; *Vergeßlichkeit;* **Denken fällt schwer;** *Displazieren von Wörtern;* **Reizbarkeit; Eigensinnigkeit; Traurigkeit;** *Weinen; Lebensüberdruß; Ruhelosigkeit; Angst; Furcht;* **Angst vor Wahnsinn;** *Delir; Manie; Halluzinationen.*

Verlangen nach Eiern, rohen Kartoffeln; unverdaulichen Dingen; Salz.

Kälte; Fieber; Profuses Schwitzen; Schweiße einzelner Körperteile.

Empfindungen: **Schwere;** *Taubheit einzelner Körperteile; Kälte;* **Kälte einzelner Körperteile;** *Jucken;* **Hitze einzelner Körperteile.**

Schmerzen: **Schneiden;** *Zwicken; Zucken;* **Stechen;** *Pulsieren;* **Brennen.**

Kongestion; Entzündung; **schmerzhafte Schwellung und Verhärtung der Lymphknoten;** *Entzündung der Knochen; Karies, Eiterung, Atrophie.*

Anämie; Chlorose.

Blutungen; variköse Venen.

Ausschläge: **Tumoren;** *Cysten; Atherome;* **Warzen; Polypen.**

Muskelzucken; **Konvulsionen; Chorea.**

VERSCHLECHTERUNG: Morgens; abends; nachts; Kälte; kalte Luft; Luftzug; *frische Luft;* **nasses Wetter; Baden; nach dem Essen; beim Fasten;** Bewegung; **geistige und physische Anstrengung; Verheben; Gehen; Steigen;** Erschütterung; **vor und während der Menses; sexuelle Exzesse;** durch **unterdrückte Schweiße; beim Erwachen.**

BESSERUNG: Wärme; Liegen; *Liegen auf der schmerzhaften Seite.*

4. Calciumkarbonat wird, obwohl es in rohem Zustand ziemlich unarzneilich ist, nach der homöopathischen Methode von Trituration und Potenzierung aufbereitet, zu einer mächtigen und tief wirkenden Arznei, die nur hinter Sulfur, dem größten Polychrest, zurücksteht.

Samuel Hahnemann führte es ein und prüfte es als erster, wobei er die mittlere, schneeweiße Schicht der Austernchale verwendete, nicht nur weil dies die reinste Form war, die er in jenen Tagen der noch unzulänglichen Chemie erhalten konnte, sondern weil er damit eine einheitliche und leicht wieder zu beschaffende Rohstoffquelle einführte. Da alle Originalprüfungen mit dieser Substanz gemacht wurden, verwendeten die homöopathischen Apotheker diese weiterhin für die Potenzierungen. Deshalb ist es chemisch kein reines Calciumkarbonat und wird aus diesem Grund manchmal auch „Calcarea ostrearum" genannt.

5. Calciumkarbonat ist in vielen Körpergeweben, besonders den Knochen und Zähnen enthalten. Es ist eines der wichtigsten Mineralsalze in der Milch und in anderen Speisen. Folglich ist es wesentlich für das richtige Wachstum und die Gesundheit des Körpers. Sein Fehlen ist für viele, den Pathologen bekannte, Zustände verantwortlich. Wird es im Übermaß eingenommen, erzeugt es nicht nur Anämie, Rachitis und andere Mangelerkrankungen, sondern auch eine Unfähigkeit Calciumkarbonat aus der Nahrung aufzunehmen, mit einer langen Reihe daraus folgender Symptome.

6. Jedes gut geprüfte homöopathische Arzneimittel besitzt einen individuellen Charakter, sowohl geistig als auch körperlich. In extensiven Prüfungen und klinischen Erfahrungen ergab sich, daß jedes Mittel die besten Resultate bei dem ihm entsprechenden Patiententyp erzeugte. Obwohl bei der Mehrzahl der Mittel die Konstitution des Patienten vernachlässigt werden kann, wenn geistige und andere wichtige Symptome vorliegen, scheint bei einigen Mitteln das Aussehen ‚die Gewebsbeschaffenheit der Haut und andere körperliche Charakteristika des Patienten im Vordergrund zu stehen. Calcarea carb. ist eines von ihnen.

7. Der Calc. carb.-Patient kann allgemein mit drei Worten beschrieben werden: Blond, fett und schlaff. Es ist kaum bei brünetten Menschen indiziert, und wirkt selten gut bei mageren und dünnen Leuten, die niemals in ihrem Leben fettleibig waren. Es ist niemals das Mittel für Menschen mit fester Faser und schnellem Gang und für solche, die körperlich aktiv sind. Der Fette ist weich und schlapp, seine Muskeln lasch und gewöhnlich schwächlich entwickelt. Der Patient ist geistig wie körperlich langsam.

8. Da Calcarea carb. prinzipiell ein Heilmittel für Erkrankungen ist, die sich aus einer fehlerhaften Nutrition entwickeln, paßt es sehr häufig auf Säuglinge und heranwachsende Kinder. Aber am besten entspricht es einem Kind von leukophlegmatischem und sogenanntem skrofulösen Typ. Die Knochen sind weich und wachsen unregelmäßig, der Kopf ist groß und die Fontanellen sind weit offen. Der Bauch wölbt sich wie eine umgedrehte Schüssel oder eine Untertasse vor. Das Gesicht kann rot sein, aber typischerweise ist es mehr blaß, manchmal weiß wie Kreide und durch eine besonders vergrößerte oder geschwollene Oberlippe gekennzeichnet. Die Lymphknoten am Hals und anderen Regionen sind geschwollen und neigen zu Eiterungen. Die Haut ist rauh, schuppig und leicht rissig.

9. Das Kind zeigt ein rachitisches Bild; es ist launisch, mürrisch und eigensinnig. Es schwitzt während des Schlafens am Kopf und seine Füße sind immer feucht und kalt. Es ist empfindlich gegen Luftzug, kalte Luft oder kaltes Baden. Es zahnt langsam und lernt erst spät zu laufen. Es ist heißhungrig oder stochert nur in seinem Essen herum, und hat eine außergewöhnliche Vorliebe für gekochte Eier, rohe Kartoffeln, Kalk, Kreide und unverdauliche Dinge. Um 2 oder 3 Uhr nachts wacht es schreiend in einem verwirrten Zustand auf und kann nicht beruhigt werden; doch am Morgen kann es sich an nichts mehr erinnern. Später beginnt es abzumagern, der dünne Hals und die dürren Glieder stehen in starkem Kontrast zu dem übergroßen Kopf und dem aufgetriebenen Bauch. Es riecht sauer.

10. Saurer Geruch ist ein allgemeines Charakteristikum. Der Schweiß riecht sauer; es besteht ein saurer Geschmack im Mund; der Urin, der Stuhl, das Aufgestoßene und Erbrochene riechen sauer; der ganze Körper verströmt einen sauren Geruch.

11. Wenn das Kind die Pubertät erreicht, kann Calcarea carb. noch indiziert sein, besonders bei Mädchen, die dick sind und gesund erscheinen, aber ihrem Blut fehlt es an Erytrozyten und trotz den Zeichen fast erreichter Reife, bleibt die Menstruation aus.

12. Calcarea carb. affiziert die Schleimhäute und den Respirationstrakt, erzeugt Reizung und Sekretion von Schleim im Larynx, in der Trachea und den Bronchien. Bei morgendlicher Heiserkeit und Bronchitis von Patienten des Calcarea-Typs ist es nützlich. Es ist ein ausgezeichnetes Mittel bei Tuberkulose der Lungen, besonders bei drohender Tuberkulose junger Menschen in der Pubertät. Sie können fleischig und offensichtlich gut genährt erscheinen, oder falls ihre Nutrition ernsthaft gestört ist, dünn und abgemagert sein. Der Blutandrang zur Brust und zum Kopf, und die Dyspnoe, die später erwähnt wird, sind gewöhnlich Teil des Symptomenbildes. Saure Nachtschweiße an Kopf und Brust, hektisches Fieber und chronische Diarrhoe bestätigen zusätzlich dieses Mittel. Bei fortgeschrittenen Fällen ist Calcarea eine sichere Arznei, da es die Kraft hat, die Verkalkung der Tuberkel zu fördern. Hier folgt es oft auf Sulfur.

13. Liegen in der Vorgeschichte eines Erwachsenen reichliche Schweiße, großer Kopf mit offenen Fontanellen, „Schüsselbauch", verzögerte Zahnung und spätes Laufenlernen vor, sind dies unschätzbare Hilfen bei der Auswahl des Mittels, da die Fettleibigkeit der Kindheit und Jugend verschwunden sein kann und die Zeichen fehlerhaften Knochenbaus oft schwierig zu entdecken sind.

14. Das geistige Bild zeigt Reizbarkeit, langsames Denken, schwaches Gedächtnis und Schwierigkeiten sich verbal auszdzudrücken. Der Patient macht beim Sprechen Fehler, gebraucht die Wörter falsch ,und sein Kopf wird bei der leichtesten geistigen Anstrengung heiß. Er hat Anfälle von Melancholie oder Angst und Furcht, manchmal daß ihm Unheil droht oder daß er den Verstand verlieren könne. Es kann auch eine Gleichgültigkeit in Bezug auf die Zukunft bestehen. Die Frau neigt zum Weinen, fürchtet wahnsinnig zu werden und, daß andere Menschen die Anzeichen der beginnenden geistigen Verwirrung entdecken könnten.

15. Calcarea carb. ist von Nutzen bei gewissen Formen von Geisteskrankheiten mit Wahnvorstellungen oder Säuferwahn von Patienten des Calcarea Typs. Eine sehr charakteristische Wahnvorstellung, die während des Fiebers erscheint, ist das Sehen von Gesichtern oder Menschen, nur wenn er seine Augen geschlossen hat. Das ist eine ausgezeichnete Indikation für Calcarea carb. in den frühen Stadien von typhoiden Fiebern.

16. Kälte ist ein besonderes Kennzeichen des Calcarea carb.-Patienten. Sie kann tatsächlich vorhanden sein oder es kann nur die Empfindung bestehen; sie kann generell oder lokalisiert vorhanden sein, als Kälte der Hände, der Füße, ausgelöst durch geistige Anstrengung, oder als Kälte der unteren Extremitäten während der Menstruation. Zusammen mit der Kälte tritt gewöhnlich kalter Schweiß auf, besonders am Kopf und an den Füßen.

17. Der Calcarea carb.-Patient schwitzt bei jeder Gelegenheit; bei der leichtesten Anstrengung; beim Husten; während, aber besonders nach dem Essen; bei Angst, und der Schweiß ist reichlich, geruchlos oder riecht sauer.

18. Die Empfindung von Kälte ist eine wichtige Indikation für Calcarea carb. Die Kälte wird empfunden als ob ein

Stück Eis auf dem Scheitel läge; Kälte des Epigastriums; der Gesäßbacken; oder als ob kalte Luft über einige Körperteile streichen würde; Kälte der Knie oder der Füße und Beine.

19. Die Empfindung von Hitze, obwohl weniger wichtig, verdient es noch erwähnt zu werden. Hitze des Scheitels oder des ganzen Kopfes; der Fußsohlen nachts im Bett; Empfindung von innerer Kälte und äußerer Hitze.

20. Schwere oder die Empfindung eines Gewichts kann in den Gliedern gefühlt werden, im Kopf oder auch im ganzen Körper. Der Patient fühlt sich schwach und zu schwer zum Bewegen.

21. Taubheit erscheint in den Händen, den Füßen oder in den unteren Extremitäten und in der Seite, auf der er liegt.

22. Die Schmerzen von Calcarea carb. sind weniger wichtig als andere Symptome. Meistens sind sie schneidend oder kneifend und in den Eingeweiden oder im Bereich des Uterus lokalisiert; Zucken im Kopf, in den Gliedern und anderen Körperteilen; scharfe und stechende Schmerzen an beliebigen Stellen; und ausgeprägter ist noch Pulsieren, entsprechend der lokalen Kongestionsneigung. Dieser Umstand zeigt die enge Verwandtschaft mit der aktiver und kürzer wirkenden Belladonna.

23. Wie bei mehreren anderen Mitteln ist die Kongestion bei Calcarea carb. arteriell und venös. Beispiele dafür sind: Starker Blutandrang zum Kopf oder zur Brust; Hitzewallungen mit Angst und Herzklopfen; Kongestion und Pochen im Kopf, den Augen, den Ohren oder in zervikalen Lymphknoten. Variköse Venen an den unteren Extremitäten besonders an den Oberschenkeln mit Empfindlichkeit und brennenden Schmerzen.

24. Blutungen kommen bei Calcarea carb. hauptsächlich

aus der Nase, den Lungen, dem Magen und dem Uterus. Die Blutung ist hellrot und reichlich.

25. Calcarea carb. ist oft der letzte Ausweg für Frauen jeden Alters, die zu profusem Blutfluß neigen, sowohl nach einer Fehlgeburt, während oder nach einer Geburt, bei Subinvolution als auch bei Myomen des Uterus. Da wir diese Veranlagung kennen, werden wir bei Frauen, die zu bald nach der Entbindung, sogar dann wenn die Milch normal fließt und die Mutter ihr Kind stillt, ihre Menses wiederbekommen, dieses Mittel als eines der ersten in Betracht ziehen. Es ist natürlich die Calcarea Konstitution vorhanden, aber die Modalitäten sind ebenfalls von größter Wichtigkeit. Was immer auch für ein tieferliegender Grund vorhanden sein mag, läuft es doch immer darauf hinaus, daß die Blutung durch Überheben, Überanstrengung, gewöhnlich zu geringfügig um die Beschwerden zu erklären, oder durch einen Schreck oder andere emotionale Erregungen ausgelöst wird. Die Menses der Calcarea-Patientin setzt zu frühzeitig ein und ist profus. Sie kann, nachdem der reguläre Fluß aufgehört hatte, nach ein paar Tagen wieder erscheinen; und auch bei Frauen, die schon längst die Wechseljahre hinter sich haben.

26. Andererseits kann Unterdrückung der Menses bestehen mit nur geringfügigen systemischen Störungen; aber die Patientin nimmt an Gewicht zu und schwitzt besonders am Kopf stark. Trotz reichlichen Essens ist die Anämie öfters von Abmagerung begleitet; ebenso von einem geblähten Abdomen, Anasarka der unteren Extremitäten, schlechter Laune, Plethora, Traurigkeit, Schwere und dem Gefühl eines Gewichtes im Becken.

27. Während der Menses oder bei Metrorrhagie bestehen gewöhnlich Kopfschmerzen, ein Abwärtszerren und wehenähnliche Schmerzen im Uterus und Rücken. Auf die Menses folgt ein profuser, milchiger Ausfluß, der am äußeren Genitale juckt und brennt.

28. Calcarea ist eines der besten Mittel bei Sterilität infolge exzessiver Menstrualblutungen.

29. Rucken und Zucken der Muskeln kann beim Calcarea-Patienten bei starken Fiebern, Tonsilitis, ansteckenden, mit Hautausschlägen einhergehenden Krankheiten, bei Magen- und Darmstörungen erscheinen; oder sie können choreiform sein. Häufig sind sie Anzeichen ernster Gehirnaffektionen. Das fette, schlaffe Calcarea-Baby, dem es an Kalzium mangelt, neigt zu Hydrozephalus. Gerade diese Kopfform ist bezeichnend. Der Schlaf ist ruhelos und durch Alpträume gestört und die Pupillen sind erweitert. Mit der Zeit beginnt die Temperatur zu steigen und Konvulsionen folgen. Nur im beginnenden Stadium von Hydrozephalus ist Calcarea indiziert. Es liegt zwischen Belladonna und tiefer wirkenden Mitteln für diese Krankheit.

30. Konvulsionen beim Calcarea-Kind sind gewöhnlich Folge unterdrückter Hautausschläge, von Schreck, schwieriger Zahnung oder gastro-enteritischer Beschwerden.

31. Die Wirkung von Calcarea carb. auf die Haut ist weniger tief als die von Sulfur. Trotzdem ist es unentbehrlich, wenn letzteres Mittel versagt hat, die Haut zu heilen und die allgemeine Symptomatologie des Patienten dem Calcarea-Typ entspricht. Meistens sind die Hautmanifestationen krustig und ekzematös, erscheinen auf der Kopfhaut und dem Gesicht, jucken heftig und sind von geschwollenen zervikalen Drüsen begleitet. Hautausschläge können herpetisch, miliar oder urtikariell sein. Bei der letzten verschwinden die Quaddeln an der frischen Luft wie bei Dulcamara.

32. Viele pathologische Manifestationen können durch Calcarea carb. geheilt werden. Geschwüre, einfach oder indolent, mit roten, geschwollenen Rändern und üppigen

Granulationen; schmerzlos oder mit reißenden, pochenden Schmerzen; schlimmer bei nassem Wetter; Neoplasmen; Uterusmyome, Zysten in der Haut, den Ovarien und anderswo; Warzen, die eine sykotische Ansteckung zeigen; Polypen im Uterus, in der Vagina, Nase, in den Ohren oder in der Blase; Exostosen, Enchondrome und Lipome. Die Letzteren wie auch die Zysten sind nicht leicht zu heilen. Calcarea wird sie häufig allein beseitigen.

33. Dem Calcarea carb.-Patienten fehlt es an Lebenswärme, und er leidet heftig durch frische Luft, besonders wenn sie feucht ist; durch kalte Winde im Winter und durch Kontakt mit kaltem Wasser. Gehen im Freien verursacht Schwindel, Kopfschmerzen, Enge in der Brust, krampfende Schmerzen in den Gliedern und Zittern am ganzen Körper. Auch durch Naßwerden der Füße werden gewöhnlich alle Symptome schlimmer. Besonders ein kalter Luftzug ist der Anlaß vieler Beschwerden.

34. Das Calcarea-Kind erkältet sich ständig. Die Folge davon ist ein chronischer Katarrh mit verdickten, ulzerierten Nasenflügeln und mit dickem, grünem schleimig-eitrigem Sekret in den Nasenwegen.

35. Auch die Augen können befallen sein. Dann schreckt der Patient vor künstlichem Licht zurück, gleichfalls schmerzt Tageslicht, besonders morgens beim Erwachen. Es entstehen Bläschen auf der Kornea, und wenn diese nicht beseitigt werden, trübt die Hornhaut ein. Calcarea carb. ist ein ausgezeichnetes Mittel bei diesen Beschwerden. Es wird die trüben Areale absorbieren, auch dann noch, wenn die akute Entzündung abgeklungen ist.

36. Ohrenschmerzen kommen häufig vor. Die Schmerzen sind pochend und lassen den Patienten aufschreien. Zunächst wird das gewöhnlich blasse Calcarea-Gesicht tiefrot, die Pupillen erweitern sich und das Fieber steigt hoch.

Selbstverständlich würde mancher Belladonna verschreiben und vielleicht mit Erfolg, denn Belladonna ist die „akute" Calcarea. Wenn aber die oberflächlicher wirkende Arznei nicht genügt, wird das eingreifender wirkende Mittel die Heilung vollenden.

37. Aus einer Erkältung oder aus Verdauungsbeschwerden können sich beim Calcarea carb.-Kind Gastroenteritis oder Cholera infantum entwickeln. Milch wird nicht vertragen und als saure quarkige Masse erbrochen oder passiert den Darm und erscheint in weißen, quarkigen Klumpen, vermischt mit grünem, wässrigem, sauerriechendem Stuhl.

38. Dem Essen folgen viele Beschwerden. Erwähnenswert sind: Drücken im Magen, zwickende Kolik im Bereich des Nabels, Flatulenz, Übelkeit, Aufstoßen, Stuhldrang, Diarrhoe mit Stuhlgang nach jedem Stillen, Kopfschmerzen und Herzklopfen. Doch dem Essen folgt oft ein erneutes Leere- und Hungergefühl. Häufig, wenn der Magen leer ist, wie vor dem Frühstück, fühlt sich der Patient schwach und zittrig und leidet an Kopfschmerzen.

39. Den Folgen von geistiger und körperlicher Anstrengung wurde schon genügend Aufmerksamkeit geschenkt. Der Zustand des Calcarea carb.-Patienten wird besonders beim Besteigen eines Berges oder einer langen Treppe verschlimmert. Es begünstigt nicht nur Dyspnoe, Herzklopfen und kalten Schweiß, wie bei diesen dicken und geschwächten Menschen zu erwarten ist, sondern auch Schwindel, Kopfschmerzen, Schmerzen in Armen und Beinen und völlige Erschöpfung.

40. Calcarea carb. folgt auf Rhus tox. bei den Folgen von Verstauchungen und Verletzungen von Gelenken, ebenso bei Metrorrhagien, Herzbeschwerden und Bluthusten nach Überanstrengung.

41. Morgens und beim Erwachen sind viele Symptome

schlimmer. Husten, Heiserkeit, Schnupfen, Steifheit und Lahmheit, Erschöpfung, Verwirrung und andere geistige Zustände sind Beispiele dafür.

42. Nachts sind die Kälte, allgemeine oder lokalisierte Schmerzen in den Gelenken und an anderen Stellen, Herzklopfen, Blutandrang zum Kopf oder zur Brust, Husten, innere Hitze, Brennen in den Fußsohlen, Ruhelosigkeit und viele andere Beschwerden schlimmer.

43. Wärme ist immer angenehm, denn sie lindert nahezu alle Calcarea-Beschwerden. Schwindel, ausgelöst durch Sonnenbestrahlung, ist die einzige Ausnahme.

44. Calcarea carb. und Sulfur haben viele Symptome gemeinsam und aus diesem Grund sind sie auch komplementär. Aber in dieser „Verwandtschaft" sollte Sulfur immer vorangehen. Beide haben Schwitzen an bestimmten Stellen, besonders an Kopf und Füßen; Kongestion und Plethora; rauhe Haut, mit einer Neigung zu Rhagaden und verschiedenen Arten von Hautausschlägen; beide heilen Knochenbeschwerden und Rachitis; beide sind entweder verstopft oder haben chronischen Durchfall. Der typische Calcarea-Patient ist fett, „schüsselbauchig", träge und langsam in seinen Bewegungen; der typische Sulfur-Patient ist mager, drahtig und nervös-aktiv, mit flachem oder nur leicht vorgewölbtem Bauch.

45. Die Kälte ist bei Calcarea ausgeprägter; Kälte als ob Eis auf verschiedenen Stellen des Kopfes wäre; Kälte der Beine mit Nachtschweiß; Empfindung in den Beinen und Füßen, als ob er kalte, feuchte Socken an hätte; der Schweiß ist kalt, wo immer er auftritt. Manchmal kann ein Brennen am Scheitel oder den Füßen auftreten, aber es ist weniger charakteristisch, und man kann es dem Übergangsstadium von Sulfur zu Calcarea carb. zurechnen.

46. Der Calcarea-Patient fürchtet die frische Luft und

schreckt vor Kälte in jeder Form zurück; der Sulfur-Patient hat Blutandrang, errötet und kann in einem geschlossenen Zimmer nicht atmen. Er will alle Türen und Fenster weit offen haben.

47. Der Calcarea-Patient schwitzt am Kopf, besonders während des Schlafens, und der Schweiß ist geruchlos oder riecht sauer; der Sulfur-Patient schwitzt am ganzen Körper, wenn er zu warm angezogen ist, und der Schweiß riecht schlecht und faulig.

48. Schließlich treibt die Sulfur-Diarrhoe den Patienten morgens aus dem Bett; die Calcarea-Diarrhoe wird meist nachmittags schlimmer.

49. HAUPTINDIKATIONEN für Calcarea carb. sind:
1. Träge und faul, langsam in den Bewegungen.
2. Neigung zu Fettleibigkeit, besonders bei Kindern und jungen Menschen.
3. Mangel an Lebenswärme; Kälteempfindung in einzelnen Körperteilen.
4. Schwitzen an einzelnen Körperteilen.
5. Abneigung gegen frische Luft – „sie scheint durch ihn hindurchzugehen"; Mangelernährung, besonders der Knochen mit der Tendenz zur Vergrößerung von Drüsen.
6. Beschwerden, die von Zerrungen, „Überheben", von Feuchtigkeit oder Arbeit an feuchten Orten herrühren.

50. WIRD ANTIDOTIERT DURCH: Campher; Ipeca.; Nit. acid.; Nux. vom.; Sulfur.

ES ANTIDOTIERT: Bismuth; China; Chininum sulph.; Digitalis; Mezereum; Nit. acid.; Phosphor.

FOLGT GUT AUF: Belladonna; Chamomilla; China; Conium; Cuprum; Nit. acid.; Nux vom.; Pulsatilla; Sulfur.

WIRD GUT GEFOLGT VON: Lycopodium; Nux vom.; Phosphor; Platina; Silicea.

KOMPLEMENTÄR ZU: Belladonna.
UNVERTRÄGLICH MIT: Bryonia.

Einige Anmerkungen zu Calcarea phosphorica

51. Calcarea phosphorica oder Calciumphosphat, ist auch ein Mangelmittel und wird häufig bei Nutritionsstörungen von Kleinkindern, heranwachsenden Kindern und Jugendlichen angewendet. Wie Calcarea carb. ist es bei verzögerter Zahnung und bei Beschwerden, die damit zusammenhängen indiziert; ebenso bei mangelhafter Verkalkung und bei nicht heilen wollenden Knochenbrüchen; bei Anämien, die zehrenden, akuten oder chronischen Erkrankungen folgen. Es hat eine besondere Affinität zu den Schädelsuturen und es produziert seltsamer Weise dort lokalisierte Kopfschmerzen, die bei feuchtem Wetter schlimmer sind.

52. Calcarea phos. beinhaltet die Wirkung von Phosphor und Kalk und, obwohl es in einigen Gesichtspunkten Calcarea carb. gleicht, entspricht es doch einem ganzen anderen Patiententyp.

53. Das Calcarea phos.-Baby oder -Kind ist schlank, mager und wächst zu schnell; zahnt langsam und lernt erst spät zu laufen. Trotz der Anämie ist die Haut häufig schmutzigbraun. Es ist schwach und empfindlich auf Kälte und Feuchtigkeit. Die Fontanellen bleiben zu lange offen, oder öffnen sich wieder nachdem sie schon geschlossen waren. Die Schädelknochen sind dünn, ähnlich wie Pergament; die langen Knochen sind dünn und spröde und heilen nur langsam bei Brüchen. Die Wirbelsäule ist schwach und neigt zu Verformungen. Der Bauch ist flach oder eingesunken im Gegensatz zu dem „Schüsselbauch" bei Calcarea carb. Wie das Calcarea carb.-Kind schwitzt es leicht und stark, besonders am Kopf und während des Schlafes. Die Lymphknoten sind vergrößert, ebenso die Tonsillen und es besteht eine Tendenz zu adenoiden Wucherungen.

54. Das Calcarea phos.-Kind klagt über Bauchschmerzen nach jeder Mahlzeit. Diarrhoe ist ein hervorstehendes Symptom. Der Stuhl ist grün und von „heraussprudelnden" Flatus begleitet. Statt der Vorliebe für Eier und unverdaulichen Dingen besitzt es ein abnormales Verlangen nach Schinkenschwarten, Schweineschinken und Rauchfleisch.

55. Calcarea phos. ist ein nützliches Mittel bei Arthritis, die bei feuchtkaltem Wetter schlimmer wird, besonders im Frühling und Herbst.

Lektion 21

Lycopodium

1. Gebräuchlicher Name: Bärlapp; Keulenbärlapp.
Fam. nat.: Lycopodiaceae.
Verbreitungsgebiet: In den gemäßigten Zonen der nördlichen und südlichen Halbkugel.
Zubereitungsform: Verreibung der Sporen der Pflanze.
Physiologische Wirkung
2. Mittlere Dosen der Tinktur erzeugen nervöse Erregung, beschleunigten Puls und verstärkte Zirkulation, Kopfschmerzen, vermehrten Appetit, Diarrhoe und gesteigertes, sexuelles Verlangen; ebenso häufiges, schmerzhaftes Wasserlassen; trüben Urin, der viel Sediment absetzt und manchmal mit Schleim und sogar Blut vermischt ist.
Allgemeine Charakteristika
3. Antipsorisch: Antisykotisch.
Beschwerden infolge von **Zorn; Ärger;** *Kummer,* **Schreck, geistiger Anstrengung,** *Überheben;* **sexuellen Exzessen; Überessen;** *alkoholischen Getränken; tiefsitzenden progressiven, chronischen Krankheiten.*
Beschwerden auf der **rechten Seite; breiten sich von rechts nach links aus;** von oben nach unten.
Stumpfsinnigkeit; *Verwirrung;* **langsames Auffassungsvermögen; Konzentrationsschwierigkeiten;** *gedankenverloren macht Fehler beim Sprechen* und **Schreiben; Gedächtnisschwäche; Reizbarkeit;** *Boshaftigkeit; streitsüchtig;* **Furcht; Furcht vor dem Alleinsein; Angst; Ruhelosigkeit;** *Geiz;* **Traurigkeit; Weinen;** *verzweifelt an seinem Seelenheil;* **Ängstlichkeit; argwöhnisch; Überempfindlichkeit; Verlangen nach Gesellschaft;** *Abneigung gegen Gesellschaft;* **Hysterie; Delir;** *Wahnvorstellungen;* **Wahnsinn; Hochmut;**

Schwachsinnigkeit; Verlangen nach frischer Luft; gesteigertes sexuelles Verlangen; Impotenz; *Nymphomanie.*
Abmagerung; *von oben nach unten; Schwäche; Erschöpfung.* **Kälte;** *Mangel an Lebenswärme.* **Hitzewallungen;** Kongestionen.
Zusammenschnürung innerer Teile; äußerer Körperteile; von *Köperöffnungen.*
Empfindungen: Kälte; Kälte einzelner Körperteile; **Taubheit; Taubheit einzelner Körperteile;** *Pulsationen; Schwere;* **innere Spannung;** *Hitze; Trockenheit der Schleimhäute;* **der Haut.**
Schmerzen: **Reißen;** *schneiden; packen;* greifen; *brennen; dumpf und anhaltend; drückend.*
Karies der Knochen. Schwellung *und Verhärtung der Lymphknoten. Variköse Venen; Wassersucht.*
Hautausschläge; *juckend;* **feucht;** *trocken;* schuppig; **hepatisch; krustig; braune** *und gelbe Flecken;* **Ikterus; Wucherungen;** *Kondylome,:* **Furunkel; Exkoriationen;** *Intertrigo; Nävi;* **Epitheliome; Lupus.**
Geschwüre; indolent; varikös.
VERSCHLECHTERUNG: von 16–20 Uhr; **abends;** *nachts;* durch **Kälte;** Wärme; *Berührung; beim Alleinsein;* **geistige Anstrengung, nach dem Essen;** *kalte Getränke;* **kalte Speisen;** *durch Austern;* **Kohl; Druck;** *Druck der Kleidung.*
BESSERUNG: Wärme; *frische Luft;* **Lösen der Kleidung;** *Entblößen;* **Bewegung;** *Liegen auf der linken Seite;* **durch Aufstoßen;** *Ablassen von Winden.*

4. Lycopodium clavatum, oder auch Bärlapp genannt, ist eine immergrüne Pflanze. Sie besitzt einen langen schlanken Stengel, der am Boden entlang kriecht und in Abständen Wurzeln und weitere Stengel vertikal bis in eine Höhe von 7-10cm treibt. Er gehört zu den cryptogamen Pflanzen, welche auch die Farne und Mose umfassen und die sich durch Sporen vermehren. Diese Sporen werden in der Medizin ver-

wendet. In größerer Menge gesammelt, sehen sie wie ein feines gelbes Pulver aus.

5. Obwohl die ganze Pflanze schon von den Ärzten im Altertum als Magenmittel und Diuretikum verwendet wurde, ist der alleinige Gebrauch der Sporen erst im 17. Jhd. belegt. Wedel, Lantilius und Gesner empfahlen das Dekokt bei Herzbeschwerden, Flatulenz und bei Krankheiten von Kindern und jungen Mädchen; Merat und de Lens bei Rheumatismus, Gicht, Harnverhaltung, Nephritis und Lungenkrankheiten. Polnische Ärzte gebrauchten die trokkenen Sporen als Puder für Plica polonica und den Sud gleichzeitig innerlich und äußerlich.

6. Aber diese Anwendungen in früheren Zeiten scheinen vergessen worden zu sein. Das Mittel wurde als unwirksam beiseite gelegt und nur noch zum Bestäuben von Pillen verwendet, damit sie nicht zusammenkleben und als Puder bei Intertrigo der Kleinkinder, eine Funktion, die später von dem wirksameren Talkum übernommen wurde. Gewöhnlich erfüllte es diese Aufgabe und schien mild und unschädlich zu sein. Manchmal jedoch verursachte es schmerzhafte Hautreizungen und konstitutionelle Störungen.

7. Der Grund hierfür wird offensichtlich, wenn man die Sporen des Keulenbärlapps unter dem Mikroskop studiert. Man sieht sie dann als winzige, tetraederische Kegel, mit einer konvexen Basis und einer ziemlich stumpfen Spitze. Diese umhüllt eine transparente, aber sehr zähe Membran, die eine kleine Menge öliger Substanz mit definierter Arzneiwirkung enthält. Solange die Membran intakt bleibt, ist der Puder mild und nicht reizend. Wird sie verletzt, gelangt ihr giftiger Inhalt ins Freie.

8. Die Gründe für die sporadischen Vergiftungsfälle blieben mysteriös, bis Samuel Hahnemann mit seinem Scharfsinn die Sporen verrieb und in Prüfungen deren Nutzen als wirksames Heilmittel demonstrierte. Er bestätigte nicht nur die Indikationen für den Gebrauch von Lycopodium durch die alten Ärzte, sondern fügte dem noch viel hinzu. Wie die Holzkohle und das Kalziumkarbonat wurde diese Substanz, die nur als Babypuder verwendet wurde, zu einem großen Polychrest in der homöopathischen Materia Medica, das nun seinen Platz in dem großen Trio Sulfur, Calcarea carb. und Lycopodium einnimmt.

9. Lycopodium besitzt einige Besonderheiten, die es uns erleichtern, das Mittelbild zu lernen und eine Verordnung zu treffen. Diese sind:
1. Geistige und körperliche Schwäche.
2. Beschwerden erscheinen auf der rechten Seite des Körpers.
3. Die Beschwerden beginnen rechts und erstrecken sich dann nach links.
4. Exzessive Flatulenz.
5. Verschlimmerung von 16 bis 20 Uhr.
6. Roter Sand im Urin.
7. Fächerartige Bewegungen der Nasenflügel.

10. Mehr als 1000 Symptome von Lycopodium sind in Hahnemanns „Chronischen Krankheiten" aufgeführt. Weitere Prüfungen und klinische Erfahrungen fügten dieser Liste noch mehr hinzu, doch die sieben, oben genannten Charakteristika können als die Fundamente dieses Mittels bezeichnet werden, um die sich die anderen charakteristischen Symptome gruppieren.

11. Obwohl Lycopodium in jedem Lebensalter gut wirkt, wird es doch öfters für ältere Menschen und Kinder benötigt. Trotz der grundsätzlich antipsorischen Wirkung kann es doch gelegentlich für die Manifestationen und chronischen Folgen von Gonorrhoe indiziert sein. Auch bei akuten Erkrankungen besitzt es einen weiten Anwendungsbereich.

12. Der typische Lycopodium-Patient besitzt gewöhnlich einen scharfen Verstand, aber eine schwache, körperliche Konstitution. Sein Gesicht ist gelblich, faltig und sieht alt aus. Er ist abgemagert und zu Lungen- und Lebererkrankungen, zu Flatulenz und zur Bildung von Gallensteinen, Harngries und Nierensteinen veranlagt. Er ist habituell verstopft.

13. Er ist reizbar, boshaft und verträgt Widerspruch nicht. Er sucht den Streit. Er ist geizig. Er ist ruhelos, voll von Ängsten und Furcht. Manchmal kann er hochmütig und überheblich sein oder deprimiert bis zum Weinen oder Lebensüberdruß.

14. Aber es dauert nicht lange, bis sein scharfer Verstand zu versagen beginnt. Während er früher wach und klar in seinen Gedanken war und schnell schwierige Probleme löste, ist er nun verwirrt, unfähig sich zu konzentrieren, spricht Wörter falsch aus oder läßt welche aus beim Sprechen oder Schreiben, vertauscht Silben und beim Lesen überlegt er bei Wörtern, die ihm einmal vertraut waren, weil er nicht in der Lage ist, sich an ihre Bedeutung zu erinnern.

15. Ein Wutausbruch bringt seine Verdauung in Unordnung oder verursacht eine Leberstörung. Enttäuschung, Ärger oder Beleidigung verschlimmern alle körperlichen Symptome und schwächen noch weiter seine geistigen Fähigkeiten. Die Haare fallen aus oder werden grau.

16. Seine vormalige überaktive sexuelle Kraft schwindet allmählich, sein Penis schrumpft und wird kalt, obwohl seine Triebhaftigkeit bestehen bleibt.

17. Man kann sich gut den Patienten vorstellen, der diesem Bild entspricht. Es ist der Student, der durch übermäßiges Studieren und durch einen ausschweifenden Lebenswandel erkrankt ist; der Gewohnheitstrinker, der an den chronischen Folgen des Alkoholmißbrauchs leidet; der Geschäftsmann, der viel im Sitzen arbeitet und sich jahrelang mit überreichlichem Essen vollstopfte, und der auf Grund der Untreue seines Geschäftspartners dem Bankrott entgegengeht; es sind die jungen Menschen, die sich durch Onanieren ihr Gehirn und Nervensystem erschöpften; oder der alte Lebemann, der impotent wurde, aber seine Begierde noch besitzt.

18. Die Frauen können ähnlich erkranken. Durch zu häufiges Gebären, durch den Verlust eines geliebten Menschen oder durch andere emotionale Belastungen wurden sie ängstlich, argwöhnisch und sind voller Befürchtungen. Sie fürchten sich vor dem Alleinsein, doch haben sie eine Abneigung gegen Gesellschaft; deshalb sind sie ängstlich darauf bedacht, jemanden im nächsten Zimmer zu haben oder einen, den sie rufen können. Diese Art von Frau ist hysterisch, lacht und weint abwechselnd; erschrickt beim geringsten Geräusch; weint beim kleinsten Anlaß, sogar wenn man sich bei ihr bedankt; sie verzweifelt an ihrem Seelenheil. Sie neigt dazu, eine unbegründete Furcht vor dem anderen Geschlecht zu haben, oder besitzt ein gesteigertes sexuelles Verlangen, das bis zur Nymphomanie reichen kann. Auch sie kann gebieterisch und anmaßend sein, was einen geistigen Zustand anzeigt, der einem emotionalen oder puerperalen Wahnsinn vorangehen kann. Dieser ist durch Hochmut und Größenwahn charakterisiert.

19. Das Lycopodium-Kind neigt dazu, frühreif zu sein. Es besitzt einen gut entwickelten Kopf, aber einen winzigen Körper und schwache Muskeln. Es ist verdrießlich und garstig, schlägt um sich und schreit, besonders beim Erwachen. Es leidet oft an Tonsillitis, Peritonsillarabszeß; Erkrankungen des Bronchialbaums und an Flatulenz.

20. Lycopodium gehört in die relativ kleine Gruppe der rechtsseitigen Mittel, zu denen Belladonna und Calcarea carb. gehören. Es ist eines der ersten Mittel, an das man denkt bei Tonsillitis auf der rechten Seite; bei einer Entzündung der Stirn- oder Kieferhöhle auf der rechten Seite; bei Pneumonie der rechten Lunge; oder rechtsseitiger Ovaritis oder Arthritis. Manchmal heilt es Hernien bei Kleinkindern oder heranwachsenden Knaben, wenn die Läsion auf der rechten Seite liegt.

21. Von größerer Wichtigkeit ist jedoch die Neigung der Lycopodium-Erkrankungen, auf der rechten Seite zu beginnen und sich dann nach links auszudehnen, weil nur wenige Mittel dieses Symptom besitzen. So verschwindet eine rechtsseitige Tonsillenschwellung, nur um auf der linken Seite zu erscheinen. Stechende Schmerzen beim Schlucken, besonders von Flüssigkeiten, und die umliegenden Lymphknoten sind geschwollen und empfindlich, sowie eine ständige Neigung zum Schlucken, die sich fast zum Spasmus steigern kann.

22. Bei Diphtherie ist der Rachen braunrot, und die gelbe oder perlenartige Membran wird zuerst auf der rechten Seite bemerkt; oder sie beginnt in den Nasenwegen und steigt zur rechten Tonsille ab, und greift dann auf die linke über, begleitet von Erschöpfung, Stupor, herabfallendem Unterkiefer und Symptomen, die eine beginnende zerebrale Paralyse anzeigen. Das Kind ist reizbar, besonders beim Erwachen, und verlangt nach warmen Getränken.

23. Bei Pneumonie oder Bronchiolitis, wenn zuerst die rechte Seite befallen wird. Es sind rasselnde Atmung, Dyspnoe, Aufstoßen und Auftreibung des Bauches, Nasenflügel und eine faltige Stirn vorhanden. Lycopodium ist mehr in den späten Stadien der Pneumonie indiziert, wenn die Hepatisation weit fortgeschritten und der größte Teil der Lunge mitgegriffen ist. Bewußtlosigkeit stellt sich ein, der Unterkiefer fällt herab und der Patient rutscht im Bett nach unten. Die linke Lunge kann später ebenso befallen werden.

24. Ein ausgezeichnetes Beispiel für die Tendenz der Symptome von rechts nach links zu wandern, sehen wir bei den Affektionen des weiblichen Genitales. Rechtsseitige Ovaritis mit bohrenden Schmerzen wird auf Lycopodium weichen, wenn die anderen Charakteristika die Wahl bestätigen; durch seine Wirkung wurden schon Tumore des rechten Ovars absorbiert. Aber Schmerzen, die von der rechten Beckenseite zur linken schießen, sind ein eigentümliches Lycopodiumsymptom.

25. Neuritis des rechten Armes oder Arthritis der rechten Schulter lassen an dieses Mittel denken, wenn die Schmerzen reißend sind, schlimmer von 16 bis 20 Uhr, nachts, während Ruhe und bei nassem Wetter. Auch andere Gelenke können befallen sein, aber wenn die Beschwerden auf der rechten Seite beginnen und auf die linke wandern, dann ist Lycopodium noch sicherer das Mittel.

26. Die Symptome des Verdauungstraktes sind für die Wahl dieses Mittel, im allgemeinen so wichtig, daß sie besondere Beachtung verdienen. Der Mund ist trocken und sogar bei Fieber ist der Patient absolut durstlos; obwohl in anderen Fällen Durst ein ausgeprägtes Symptom sein kann. Morgens besteht ein bitterer Geschmack im Mund und der Atem ist sehr übelriechend. Unvollständiges Aufstoßen. Dieses steigt im Pharynx hoch und verursacht ein Brennen, das Stunden danach noch anhalten kann. Das Epigastrium ist sehr empfindlich. Unmittelbar nach dem Essen, sogar nach ganz kleinen Mengen, stellt sich ein Völlegefühl oder zusammenschnürendes Nagen ein, das manchmal von Frost, weißer Verfärbung der Finger, Herzklopfen und Dyspnoe begleitet ist. Der Patient verlangt immer nach Wärme.

27. Beim Lycopodium-Fall fehlt selten die Flatulenz. Der Patient ist gewöhnlich hungrig, manchmal heißhungrig. Denn er ist ausgezehrt und verlangt ständig nach

Nahrung, die aber wegen der schwachen Verdauung und der fehlerhaften Assimilation nicht verwertet werden kann. So magert er ab, trotz reichlichem Essen. Er hat Hunger, muß aber nach ein paar Bissen aufhören, denn schon diese erzeugen ein Völlegefühl. Schon bald nach dem Essen kehrt der Hunger zurück und kann größer sein als zuvor. Unmittelbar nach einer Mahlzeit bildet sich Gas im Magen und er beginnt zu rülpsen; das Abdomen wird durch Blähungen aufgetrieben, die kollern und rumpeln, besonders unter dem Nabel und im Bereich der linken Kolonflexur. Mehr oder weniger ist ständig Flatulenz vorhanden, doch zwischen 16 und 20 Uhr wird sie vermehrt angegeben. Aufstoßen und Ablassen von Winden erleichtert gewöhnlich.

28. Die Diagnose Dyspepsie, Gastroenteritis oder Kolitis lauten, aber häufig wird sie von respiratorischen, akuten oder chronischen Leberaffektionen, Nephritis oder Nierensteinen begleitet.

29. Im rechten Hypochondrium kann Spannung und eine Reihe weiterer Symptome vorhanden sein, wie Empfindlichkeit auf Druck der Kleidung, drückende Schmerzen oder ein Konstriktionsgefühl, als ob ein Gürtel um den Bauch geschnürt wäre, Ikterus, Aszites und Ödeme der unteren Extremitäten. Diese Symptome indizieren Lycopodium bei Krankheiten wie akuter oder chronischer Hepatitis, Zirrhose, fettiger Degeneration oder sogar Karzinom der Leber.

30. Die Schmerzen im Bauch sind schneidend, kneifend, zwickend oder quetschend. Sie können durch Enteritis, Kolitis, eingeklemmten Flatus oder Invagination ausgelöst werden.

31. Wir finden fast immer Verstopfung mit fehlendem oder nur geringem Stuhldrang, oder vergeblichem Drang, der durch einen Spasmus des Sphinkter ani bedingt ist. Nach dem Stuhlgang besteht das Gefühl, als ob eine große

Menge Stuhl zurückgeblieben wäre. Wahrscheinlich ist dies durch eine passive Kongestion der Rektumschleimhaut oder der Hämorrhoiden bedingt. Doch kann auch eine Untätigkeit des Rektums bestehen.

32. Wenn Hämorrhoiden vorhanden sind, wölben sie sich leicht vor und können bluten auch ohne Verstopfung. Der Anus ist wund und häufig von einem feuchten, juckenden Ausschlag umgeben.

33. Lycopodium zeigt sämtliche pathognomische Symptome der akuten oder chronischen Nephritis, einschließlich der Rückenschmerzen, der Ödeme des Gesichts und der unteren Extremitäten, der nächtlichen Polyurie, und der Zylinder, des Schleims, des Blutes, des Albumins und der Harnsäurekristalle im Urin. Aber zusätzlich müssen die besonderen Charakteristika dieses Mittels vorhanden sein. Die Rückenschmerzen, die manchmal stark sind, verschlimmern sich bei voller Blase und werden unmittelbar nach der Entleerung erleichtert. Der Patient ist stumpfsinnig, sein Körper ist abgezehrt, besonders die oberen Partien, während das Abdomen und die Glieder Wasser eingelagert haben können. Verdauungsbeschwerden und die charakteristische Lycopodiumflatulenz sind Begleitsymptome. Das kristaline Sediment, das sich im stehenden Urin absetzt, ist von rötlicher oder ziegelmehlartiger Farbe.

34. Dieses rote sandige Sediment ist ein Kardinalsymptom und deshalb nicht auf Nierenstörungen beschränkt. Es ist Teil des Symptomenbildes bei Fällen von Arthritis oder Pneumonie, typhoiden Erkrankungen oder einer eitrigen Tonsillitis; da diese Patienten eine harnsaure Diathese besitzen, sind sie zur Bildung von Nierensteinen und Harngries disponiert, besonders in der rechten Niere.

35. Natürlich verlieren Patienten mit einer mangelhaften Assimilation an Gewicht. Die Besonderheit der Abmagerung des Lycopodium-Patienten liegt darin, daß sie im Gesicht, Hals, an den Schultern und Armen beginnt, während die unteren Glieder ziemlich gut ernährt sein können oder ödematös sind bei Herz-, Leber- oder Nierenerkrankungen. Daher kommt das Leitsymptom: „Obere Körperteile abgemagert, untere Teile ödematös."

36. Die Tendenz der Symptome, von oben nach unten fortzuschreiten, finden wir auch beim Schnupfen, welcher in Hals und Brust absteigt, wie auch bei den Membranen der Diphtherie, die in der Nase beginnen und später den Hals oder sogar den Larynx miteinbeziehen.

37. Ein wichtiges Allgemeinsymptom dieses Mittels ist die Konstriktion, sowohl tatsächliche als auch nur empfundene. Sie wird besonders im Pharynx angegeben, wo sie das Schlucken behindert; im Ösophagus, als ob er zusammengeschnürt wäre, oder als ob ein Ball im Hals aufsteigen würde; im Magen, „wie wenn alles zu gespannt wäre"; im Abdomen, wie von einer spastischen Kontraktion; im Sphinkter ani mit Behinderung der Defäkation; im affizierten Gelenk, als ob ein Band straff herumgespannt wäre. Eine wertvolle Indikation für Lycopodium ist bei respiratorischen und cardinalen Störungen gegeben, wenn die Empfindung der Konstriktion in der Brust besteht, oder bei pulmonalen oder hepatischen Erkrankungen, wenn die Empfindung eines Gürtels, der fest um die Hypochondrien gezogen ist, angegeben wird.

38. Kälte kann ebenfalls wirklich vorhanden oder nervösen Ursprungs sein. Empfindung der Kälte in den Augäpfeln, im Rektum; und tatsächliche Kälte im Gesicht, in den Extremitäten, den Händen und Füßen; noch charakteristischer ist Kälte des rechten Fußes, während der linke warm ist.

39. Schwere wird in der Zunge, im Kopf (nicht so ausgeprägt wie bei Gelsemium), im Magen, den Händen und den Gliedern allgemein empfunden. Ein Druck kann an vielen Stellen ohne wirkliche Schmerzen gespürt werden, wie zum Beispiel im Bereich der Leber.

40. Taubheit und Ameisenlaufen können sich an den Händen und Füßen, im arthritischen Gelenk und mehr oder weniger oft im ganzen Körper einstellen.

41. Pulsationen sind weniger charakteristisch als bei den mehr sthenischen Mitteln Aconit und Belladonna. Sie kommen bei Kongestionen im Kopf, in den Zähnen, den Gliedern und im Rücken vor; ebenfalls Pulsieren, das tief im Gehirn empfunden wird und sich durch Wärme verschlimmert.

42. Hitze in verschiedenen Körperteilen ist typisch. In der täglichen Praxis kommt sie vor als Hitze in den Handflächen und Fußsohlen (obwohl Kälte charakteristischer ist), als Hitze im Kopf, als Hitzewallungen, als Hitze, die die Wirbelsäule entlang heraufströmt oder die sich an einer Stelle zwischen den Schulterblättern konzentriert.

43. Die Schmerzen von Lycopodium sind vielfältig, aber nur wenige sind charakteristisch. Reißende Schmerzen sind hauptsächlich auf den Kopf, das Gesicht und die Extremitäten beschränkt; das Kneifen auf das Abdomen; das scharfe Schneiden und Stechen kommt an vielen Stellen vor, ist aber weniger charakteristisch als bei Mitteln wie Aconit und Belladonna. Das Brennen, das im zweiten Grad im Repertorium angegeben wird, trifft man trotzdem bei vielen Lycopodiumzuständen an. Überall wo Schleimhäute sind, kann Brennen vorhanden sein; genauso wie z.B. im Gesicht, im Epigastrium, in der Nabelregion, den Extremitäten, in Brustdrüsentumoren, Geschwüren und am spezifischsten ist Brennen wie von glühenden Kohlen zwischen den Schulterblättern.

44. Drückende Schmerzen erscheinen an vielen Stellen; die wichtigsten sind der Magen, das rechte Hypochondrium und der Kopf.

45. Die Kopfschmerzen von Lycopodium sind zahlreich. Die charakteristischsten sind: Reißen in der rechten Hälfte des Kopfes und Gesichtes, das sich in den Nacken hinunter erstreckt mit Ohnmachtsneigung, Schwäche und großer Ruhelosigkeit; drückende Schmerzen am Vertex oder Pulsieren tief im Gehirn; Verschlimmerung von 16 bis 20 Uhr. Kopfschmerzen infolge von Zorn und Ärger, geistiger Anstrengung und Geschäftssorgen.

46. Schwellung und Empfindlichkeit der Lymphknoten wird bei Tonsillitis und anderen Halserkrankungen angegeben.

47. Die Hautsymptome sind fast so wichtig wie die von Sulfur. Während Lycopodium Herpes, flüchtige Hautausschläge, braune und gelbe Flecken auf der Haut erzeugt und auch heilt, sind die Läsionen, die häufiger in der täglichen Praxis gesehen werden, trocken, kleieförmig oder schuppig wie bei Psoriasis oder die feuchten Krusten von Ekzema capitis. Letzteres beginnt am Hinterkopf, kriecht nach oben und juckt durch Wärme, besonders wenn sie durch eine stärkere Anstrengung entsteht. Lycopodium ist eine ausgezeichnete Arznei für schwächliche, abgemagerte Kinder mit Milchschorf oder für Kinder mit feuchten, schuppigen Ausschlägen hinter den Ohren und in den Hautfalten. Der Gebrauch der Sporen als Babypuder war in der Tat homöopathisch einigermaßen begründet. Denn Prüfungen und klinische Ergebnisse haben gezeigt, daß Lycopodium Intertrigo unter den Brüsten, in den Gelenkfalten und anderen Stellen heilen wird, wenn noch andere Indikationen seinen Gebraucht rechtfertigen. Die Leberflecke von Lycopodium neigen zum Jucken.

48. Lycopodium ist angezeigt bei chronischer Urtikaria, wenn die Quaddeln in langen unregelmäßigen Striemen auftreten; bei alten Geschwüren mit erhabenen, verhärteten, evertierten Rändern und reißenden Schmerzen nachts; Geschwüre, die brennen und bluten beim Anziehen, und die eine faulige, dünne Flüssigkeit absondern; bei indolenten, varikösen Geschwüren; bei Schanker mit den gleichen Symptomen; bei Kondylomen und Warzen; Furunkeln, besonders am Gesäß; Epitheliomen und Lupus.

49. Die Verschlimmerung von 16 bis 20 Uhr trifft auf den Patienten als ganzen zu, wie auch auf alle Lokalsymptome. Zum Beispiel kann die Verzagtheit und Reizbarkeit zu dieser Zeit ausgeprägter sein, ebenso die Flatulenz im Darm, die Hals- und Gliederschmerzen; das hektische Fieber bei Tuberkulose. Doch sollte man im Gedächtnis behalten, daß diese Verschlimmerungszeit nicht absolut gilt, sondern sie kann von 15.30 Uhr bis 20 oder 21 Uhr auftreten. Einige Symptome können abends und nachts andauern, wie die Angst und Ruhelosigkeit. Die Schmerzen in dem geschwollenen Gelenk, der Husten und die juckenden Ausschläge sind deutlich während der Nacht schlimmer.

50. Kälte und kalte Luft verursacht allgemeinen Frost und aggraviert den Husten. Wärme und Bedeckung verschlimmern die Kopfschmerzen, sowie Bauch- und Beckensymptome und die Ausschläge und Geschwüre.

51. Andererseits verlangt der Patient nach kühler, frischer Luft, weil er sich im Freien besser fühlt und viele seiner Symptome dann gelindert sind.

52. Nach dem Essen sind seine Verdauungssymptome schlimmer, und er fühlt sich allgemein miserabel. Eine Ausnahme sind die Kopfschmerzen, die sich einstellen, wenn er zu lange nichts gegessen hat, und die nicht besser werden bis er etwas ißt. Kaltes Essen und Trinken verschlimmern immer die Halssymptome und den Husten und verursachen Schmerzen im Magen. Kohl und andere blähende Speisen verschlimmern seine Magen- und Darmbeschwerden; Austern sind Gift für ihn, sie verursachen Kopfschmerzen, Husten, Verdauungsbeschwerden, Schmerzen in den Gedärmen, Flatulenz oder Diarrhoe. Bei Frauen können sie sogar Schmerzen in den Ovarien erzeugen.

53. Alle befallenen Teile werden durch Berührung und Druck verschlimmert, besonders im Bereich der Leber und der Gedärme. Deshalb kann der Lycopodium-Patient engsitzende Gürtel nicht ertragen.

54. Bewegung lindert sowohl geistige als auch körperliche Symptome. Wenn er geht, ist der Patient weniger melancholisch, die Reizbarkeit und die flatulente Auftreibung scheinen nachzulassen. Kinder, die an Koliken, Sommerdiarrhoen und vielen anderen Beschwerden leiden, sind gewöhnlich ruhig, wenn sie umhergetragen werden.

55. Die Erleichterung durch Aufstoßen oder Abgang von Winden ist, obwohl mechanisch bedingt, wichtig beim Studium eines Lycopodium-Falles, weil einige verwandte Mittel nicht dadurch gebessert, ja sogar verschlimmert werden.

56. Lycopodium ist eines der wenigen Mittel, die durch Liegen auf der linken Seite gebessert werden. Diese Modalität betrifft alle Zustände, außer Herzbeschwerden.

57. Lycopodium sollte unabhängig von der vorhergehenden Arznei verschrieben werden, wenn die Symptome es anzeigen. Aber in der Praxis treten diese indizierenden Symptome oft auf, wenn das vorhergehende Mittel Sulfur oder Calcarea carbonicum war.

58. Sulfur gleicht Lycopodium in der Verwirrung des Denkens, der schwierigen Konzentration, der Reizbarkeit, der Traurigkeit, dem Weinen und der Abneigung gegen Gesellschaft. Ebenso in der Empfindlichkeit gegen Kälte, Verlangen nach frischer Luft, in der Schwäche, der Abmagerung und in den Zeichen vorzeitiger Senilität. Die Verdauungs-, Leber- und Hautsymptome gleichen sich ebenfalls in einigen Punkten, wie das Brennen der Handflächen und Fußsohlen, die Hitzewallungen und die Unverträglichkeit von warmer Bekleidung. Da die Mehrheit der Symptome von Sulfur morgens und durch Bettwärme schlimmer ist, tritt eine Remission oder Erleichterung nachmittags und vor Mitternacht ein. Beide Mittel besitzen Wallungen zum Kopf, einen sauren oder bitteren Mundgeschmack am Morgen und einige typische geistige Zustände. Aber der Sulfurpatient neigt mehr dazu, auf eine kindische Art verdrießlich und faul zu sein und falls seine Gedanken verrückt sind, nehmen sie mehr die Form von Größenwahn an (er glaubt, seine zerfetzten Lumpen seien wunderbare seidene Kleidung). Der Lycopodium-Patient ist mehr durch herrschsüchtiges Wesen und Hochmut charakterisiert, deutlich schlimmer von 16 bis 20 Uhr und im allgemeinen besser vormittags und durch Umhergehen. Die Flatulenz von Sulfur ist besonders im Sigmoid lokalisiert; diejenige von Lycopodium in der linken oberen Colonflexur und im Hypogastrium. Beim Sulfur-Patient ist die Abmagerung mehr oder weniger allgemein oder am stärksten an den unteren Extremitäten; beim Lycopodium-Menschen sind der Hals, die Brust und Arme am meisten befallen. Sulphur ist eine linksseitige Arznei. Lycopodium eine rechtsseitige, oder zuerst rechts dann links. Beide haben Ausschläge, die im warmen Bett schlimmer werden, wo sich auch die rheumatischen Beschwerden aggravieren; Lycopodium wird verschlechtert, wenn er sich durch Anstrengung erhitzt. Die arthritischen Schmerzen sind nachts schlimmer, egal ob der Patient im Bett ist oder nicht.

59. Wenn sich bei einem Patienten, der durch Sulfur gebessert wurde, die Verschlimmerungszeit vom Vormittag auf den Nachmittag verschiebt; wenn das nächtliche Brennen der Füße zu einer klammen Kälte wird; besonders wenn der rechte Fuß kalt und der linke warm ist; und die Diarrhoe durch Verstopfung ersetzt wurde, dann folgt Lycopodium und übernimmt die Arbeit, die Sulfur zurückließ.

60. Zwischen Lycopodium und Calcarea carb. besteht weniger Ähnlichkeit. Beide können stumpfsinnig, entkräftet, frostig, abgezehrt und gegen Anstrengung abgeneigt sein; beide können klammen Schweiß am Kopf und an den Füßen haben, besonders während des Schlafes. Schwellung der Lymphknoten, rechtsseitige Beschwerden und Verschlimmerung durch kaltes Wetter. Aber die Wahnvorstellungen von Calcarea (z.B. bei typhoiden Erkrankungen) bestehen im Sehen von Gesichtern, wenn die Augen geschlossen sind und die Verschlimmerung, die Zeit betreffend, ist oft nach Mitternacht und am Morgen; der Schweiß erscheint hauptsächlich am Hinterkopf; in der Vorgeschichte ist Fettleibigkeit zu erfahren; es besteht eine Abneigung gegen frische Luft und eine Verschlimmerung durch Bewegung und Kälte in jeder Form. Flatulenz wird weniger angegeben, und es kann Verstopfung oder auch Diarrhoe vorhanden sein. Ein Wechsel der Modalitäten besonders bezüglich der Zeit und der Bewegung, das vermehrte Auftreten von Rülpsen, die Auftreibung des Bauches, der rote Sand im Urin und noch andere Lycopodium-Symptome werden dieses tiefwirkende Polychrest ankündigen, das als Komplementärmittel auf Calcarea carb. folgt und die Heilung fortsetzt.

61. Lycopodium folgt häufig Bryonia bei Lumbago, die durch die geringste Bewegung verschlimmert wird, wenn sich Bryonia als unwirksam erwiesen hat.

62. **HAUPTINDIKATIONEN** von Lycopodium sind:
1. Stumpfsinnigkeit, Verwirrung, Gedächtnisschwäche, Amnesie.
2. Zorn, Traurigkeit und Angst beim Erwachen.

3. Vorzeitige Senilität.
4. Rechtsseitige oder von rechts nach links fortschreitende Beschwerden.
5. Abmagerung von oben nach unten.
6. Zerebrale, pulmonale und abdominelle Erkrankungen mit Nasenflügeln, Runzeln der Stirn, großer Flatulenz und rotem Sand im Urin.
7. Pulmonale und hepatische Affektionen, verbunden mit der Empfindung eines Bandes um die Hypochondrien.
8. Hunger mit plötzlicher Sättigung.
9. Verschlimmerung von 16 bis 20 Uhr, durch kalte Luft, kalte Getränke und Wärme.
10. Besserung durch frische Luft, durch Entblößen, warme Getränke und Bewegung.

63. WIRD ANTIDOTIERT DURCH: Aconit; Campher; Causticum; Chamomilla; Coffea; Graphit; Nux vom.; Puls.

ES ANTIDOTIERT: China; Mercurius.

VERTRÄGLICH MIT: Belladonna; Bryonia; Carbo veg.; Calcarea carb.; Graphit; Hyoscyamus; Lachesis; Ledum; Phosphor; Pulsatilla; Sepia; Silicea; Stramonium; Sulfur; Veratrum alb.

WIRD GUT GEFOLGT VON: Calcarea carb.; Lachesis; Sulfur.

WIRD GUT GEFOLGT VON: Graphites; Lachesis; Ledum; Phosphor; Silicea.

KOMPLEMENTÄR ZU: Chelidonium; Ignatia; Jod; Ipeca.; Kali-jod.; Lachesis; Pulsatilla.

UNVERTRÄGLICH MIT: Coffea.

Lektion 22

Aloe, Podophyllum und Natrium sulphuricum werden wegen ihrer Ähnlichkeit und ihrer häufigen Anwendung bei Lebererkrankungen, Obstipation und Diarrhoe zusammen abgehandelt. Diese Gruppe enthält natürlich keineswegs alle Arzneimittel, die bei diesen Erkrankungen studiert und verordnet werden müssen. Dennoch zeigt dies eine Methode zum Vergleich und Studium von Arzneien auf, welche vom Lernenden auf andere Mittel mit einem ähnlichen therapeutischen Anwendungsgebiet übertragen werden kann.

Aloe socotrina

1. Gewöhnliche Bezeichnung: Aloe. Fam. nat.: Liliaceae. Verwendete Zubereitung: Trituration oder alkoholischer Auszug aus dem eingedickten Saft der Blätter. Vorkommen: auf der Insel Socotra und an der Ostküste Afrikas. Alkaloid: Aloin.

Physiologische Wirkung

2. In geringen Dosen ist Aloe ein verdauungsanregendes Mittel und vermehrt die Sekretion im Gastrointestinaltrakt und der Leber. In großen Dosen wirkt es purgativ und emmenagog. Es verursacht eine Kongestion im Becken, Hämorrhoiden, Blutungen aus dem Uterus und eine allgemeine Erschlaffung des Körpers.

Allgemeine Charakteristika

3. Antipsorisch.
Für Personen, die phlegmatisch und träge sind, mit Abneigung gegen geistige und körperliche Arbeit ; für alte Menschen; für Frauen von phlegmatischer und schlaffer Erscheinung.

Reizbarkeit; Verdrießlichkeit; Traurigkeit.
Schwäche.
Abwechselnde Beschwerden.
Venöse Plethora; passive Kongestionen.
Empfindungen: Hitze in äußeren Teilen; **Schwere in inneren Körperteilen;** Völle.
Schmerzen: weh; brennend; *stechend;* packend; krampfartig.
Gelatineartige Absonderungen.
Blutungen.
VERSCHLECHTERUNG: morgens; nachmittags; in warmer Luft; in der Sommerhitze; durch Stehen; **nach dem Essen;** während der Menses.
BESSERUNG: durch Kälte; in der frischen Luft; kalte Anwendungen, *durch Bewegung.*

4. Der typische Aloe-Patient ist melancholisch, reizbar und verdrießlich. Er hat eine Abneigung gegen geistige oder körperliche Anstrengung und ist indolent. Es besteht ein schwacher Tonus der Venen und der venösen Kapillaren, was eine Erschlaffung der Gewebe, Schwäche und geistige Abstumpfung begünstigt. Folglich ist jegliche Art von Anstrengung schwierig. Er ist immer müde, verdrossen über sich selbst, seine Beschwerden und über alles mögliche. Viel seltener finden wir den gegenteiligen Zustand; große Heiterkeit und gute Laune; Fröhlichkeit und Verlangen nach Arbeit. Dies aber ist nur ein Beispiel für ein besonderes Wesensmerkmal von Aloe, das im folgenden Paragraphen näher besprochen wird.

5. Abwechselnde Beschwerden: Trägheit und geistige Abstumpfung alternieren mit ungewöhnlicher Aktivität des Geistes; Wechsel von Verstopfung und Durchfall; von Lumbago mit Hämorrhoiden; von Kopfschmerz mit Schmerzen im unteren Teil des Rückens; von Schmerzen im Sakrum mit Schmerzen in den Lenden; uterine Beschwerden alternieren mit packendem Schmerz im Abdomen oder mit Diarrhoe. Demzufolge kann man einen Aloe-Fall oft als solchen nicht erkennen, besonders in der Phase, in der z. B. der Durchfall noch fehlt. Zum Beispiel können Kopf- und Eingeweidesymptomatik in weiten Abständen auftreten, erstere nur im Winter, letztere wenn das warme Wetter einsetzt.

6. Die Neigung zur Lockerung zeigt sich in den Ligamenten des Handgelenks und der Knöchel, den uterinen Bändern, den Anal- und Blasensphinkteren. Beim Entweichen von Flatus geht etwas Stuhl mit; beim Urinieren hat der Patient das Gefühl als ob Stuhl entweiche. Die Schwäche und Insuffizienz der Sphinkteren geht später in eine tatsächliche Lähmung über; das Kind plagt sich vergeblich mit dem Stuhlgang und wenn es später herumläuft, entweichen unbemerkt kleine Stuhlbällchen oder Schleim, ein Hinweis auf eine motorische und auch sensorische Paralyse. Bei alten Männern mit vergrößerter Prostata geht der Urin unfreiwillig ab. Ist eine Obstipation vorhanden, so ist sie wahrscheinlich auf eine Überlastung der Blutgefäße des Rektums zurückzuführen.

7. Aloe besitzt eine starke Affinität zur gesamten venösen Zirkulation. Folglich sind seine Kongestionen hauptsächlich venöser und passiver Art. Die Kongestion der oberflächlichen Kapillaren verursacht ein allgemeines Wärmegefühl der Haut, auch wenn das Thermometer kein Fieber anzeigt. Manchmal ist die Hitzeempfindung auf kleine Bezirke in den verschiedensten Körperteilen begrenzt. Die venöse Plethora im Becken führt in Verbindung mit der Erschlaffung der Gewebe zu Völle, Schwere, Pochen in dieser Region und eventuell zu Hämorrhoiden; zu einem Gefühl als ob ein Pflock zwischen der Symphysis pubis und dem Os coccygis wäre oder von einem Gewicht im Perineum; zu Schwere und Völle im Becken mit Uterusprolaps. Diese Symptome be-

Lektion 22 — Aloe

gleiten häufig auch Schwere und das Gefühl eines Gewichtes auf dem Scheitel.

8. Die Blutungen (bei Aloe) beschränken sich auf die Nase, den Magen, das Rektum und den Uterus. Das Blut ist gewöhnlich dunkel, da es sich um venöse Blutungen handelt. Epistaxis, Rötung des Gesichtes, vermehrte Röte der Lippen, Klingen in den Ohren, Bluterbrechen zeigten sich nach dem Genuß von Bier, das mit Aloe versetzt worden war; (ebenso) Hämorrhoiden, die wie Trauben hervortreten, mit großer Schmerzhaftigkeit; Abgang von dunklem Blut nach dem Stuhl.

9. Die Absonderungen der Schleimhäute sind auffallend gelatinös. Gallertartiges Sekret läuft aus den hinteren Nasenlöchern und wird ausgeräuspert. Die Stühle bei Durchfall sind manchmal von der gleichen Art; gelblicher, gelatineartiger Schleim kann einem normalen Stuhl vorausgehen.

10. Aloe ruft eine Vielzahl von Hauterscheinungen vor und besonders solche, die der Scabies gleichen, die wollüstig zu jucken beginnen in der Bettwärme und die mit dem Einsetzen von kaltem Wetter beginnen.

11. Die Modalitäten von Aloe sind so wie wir sie gewöhnlich bei venösen Mitteln finden. Warme Luft oder warmes Wetter verursacht Kopfschmerz und allgemeine Schwere. Kühle, frische Luft erleichtert ,und kalte Anwendungen bessern die Kopfschmerzen, die stark schmerzhaften Hämorrhoiden und sogar den Prolaps uteri.

12. Die relative Untätigkeit während des Nachtschlafs läßt Patienten mit geistiger Verwirrung, passiver Kongestion des Kopfes, Nasenbluten und allgemeiner Müdigkeit und Schwäche erwachen. Häufiger wird er von einem plötzlichen und imperativen Stuhlgang geweckt und muß zur Toilette eilen.

13. Nach dem Essen verstärkt sich die abdominelle Plethora und mit kneifenden Schmerzen und Diarrhoe. Trinken verursacht ebenfalls Schmerzen in den Eingeweiden und Stuhldrang.

14. Obwohl das Gehen gewisses Unbehagen erzeugen kann, ist doch langes Stehen fast unmöglich. Durch das Einnehmen einer aufrechten Haltung entstehen fast augenblicklich Stuhldrang, Schmerz und Schwere im Hypogastrium oder bei Frauen wehenartige Schmerzen und Ziehen, Nebenerscheinungen des Prolaps. Die Hämorrhoiden sind auch schlimmer. Langsames Umhergehen erleichtert.

15. Der Kopfschmerz von Aloe besteht hauptsächlich in einer dumpfen Schwere in der Stirn, die nach unten zur Nasenwurzel drückt, mit der Empfindung als ob der Patient „die Augen zusammenkneifen müsse". Manchmal erstreckt sich der Druck auf den Scheitel oder die Schläfen.

16. Der Durchfall beginnt plötzlich um 5 Uhr morgens und dauert selten länger als bis 10 Uhr. Für diese Beschwerden wird das Mittel am häufigsten in der alltäglichen Praxis verwendet. Das Rektum scheint voller Flüssigkeit zu sein; es gurgelt im Abdomen als ob Wasser aus einer Flasche gegossen würde, und es bestehen Schmerzen um den Nabel. Während der Entleerung sind Hitze in Rektum und Anus, Schmerz in der Lebergegend, Frösteln und gelegentlich Ohnmacht vorhanden. Nach dem Stuhlgang treten die Hämorrhoiden hervor. Sie sind heiß und empfindlich. Erschöpfung, Ohnmacht; reichlicher, klammer Schweiß können auftreten, aber die Bauchschmerzen sind gewöhnlich leichter.

17. Die große Ähnlichkeit zwischen diesem Mittel und Sulfur ist klar erkennbar. Wenn Podophyllum die Bezeichnung „pflanzlicher Mercur" verdient, so sollte Aloe „pflanzlicher Sulfur" genannt werden. Der Schwefel ist der tieferwirkende von beiden, ist Antidot und kann in gewissen

Fällen gegeben werden, in denen Aloe nicht oder nur teilweise gewirkt hat. Es ist eine Tatsache, daß die beiden Mittel ungefähr in hundert Symptomen praktisch identisch sind. Einige von ihnen, besonders die Hautsymptome, sind sich zu ähnlich, als daß sie eine Differenzierung ermöglichen könnten.

18. Sowohl der Sulfur als auch der Aloe-Patient sind hypochondrisch, sitzen viel, sind von lymphatischer Diathese; beide haben Angst mit Blutwallungen zum Kopf; beide zeigen eine unnatürliche Röte der Lippen, blasses (oder gelbes) Gesicht, Kopfschmerz, Müdigkeit und Diarrhoe am Morgen. Völle, Schweregefühl und Ziehen im Becken, Flatulenz, Hunger, krätzeartige Hautausschläge, die in der Bettwärme und im Winter schlimmer sind; Brennen und viele andere Symptome, die praktisch identisch sind. Darüberhinaus werden beide durch Stehen verschlimmert und durch Bewegung gebessert.

19. Der Sulfur-Patient ist melancholisch und brütet über religiösen und philosophischen Problemen; der Aloe-Mensch ist bedrückt, besonders bei bewölktem Wetter, reizbar bis zur Blasphemie, besonders dann, wenn er Schmerzen leidet. Der Sulfur-Patient hat ein Leere- und Schwächegefühl im Epigastrium um 11 Uhr. Der Aloe-Fall ist hauptsächlich nach dem Stuhlgang oder am Abend hungrig. Die Blähungen bei Sulfur werden meist in der Gegend des Sigmoid gespürt oder sie rumpeln und geben das Gefühl, als sei etwas Lebendiges im Bauch. Aloe hat stärkere Flatulenz mit Gurgeln in den Eingeweiden, das sich im Colon descendens zu konzentrieren scheint; sowie stärkere Insuffizienz des Analsphinkters.

Der Sulfur-Mensch wird durch Kälte, nasses Wetter und Baden verschlimmert; Aloe bei warmem, feuchtem Wetter und viele Symptome werden durch Kaltwasseranwendungen erleichtert.

20. WIRD ANTIDOTIERT DURCH: Lycopodium; Nux vom.; Sulfur; Essig.
KOMPLEMENTÄR ZU Sulfur.

Lektion 23

Podophyllum peltatum

Mit Anmerkungen zu
Colchicum
Croton tiglium
Jalapa

1. Gewöhnlicher Name: Maiapfel. Fam. nat.: Berberidaceae. Vorkommen: Vereinigte Staaten. Verwendeter Teil: Die frische Wurzel, die gesammelt wird, bevor die Früchte reif sind. Alkaloid: Podophyllin.

Physiologische Wirkung

2. Äußerlich angewendet verursacht der Saft eine aufgerauhte Haut, die der bei Intertrigo gleicht. Innerlich eingenommen bewirkt er Speichelfluß, Würgen, Nausea und Erbrechen, dem kolikartige Schmerzen, heftige Tenesmen, Durchfall, schwacher Puls, schnell zunehmende Erschöpfung, Kälte der Extremitäten und Torpor folgen. Kleine Dosen, die über einen längeren Zeitraum eingenommen werden, vermehren den Gallefluß und verursachen Gastritis, Diarrhoe, Rektumprolaps, Hämorrhoiden und Ikterus.

Allgemeine Charakteristika

3. Beschwerden durch Heben; während heißem Wetter; *bei der Zahnung;* durch Merkurius bedingt.
Traurigkeit; Furchtsamkeit; Vergeßlichkeit; Schwatzhaftigkeit.
Schwäche, *Erschöpfung.*
Beschwerden, die die rechte Seite betreffen.
Leeregefühl.
VERSCHLECHTERUNG: Morgens; vormittags; nach Mitter-

nacht; *nach dem Essen;* durch Trinken; *durch Anstrengung;* durch Heben.

4. Podophyllum peltatum finden wir in den Vereinigten Staaten an Waldrändern wachsend. Es wurde auch als „pflanzlicher Merkur" bezeichnet. Wegen ihrer ähnlichen Wirkung ist diese Pflanze Antidot für die Auswirkungen grober Dosen ihres metallischen Analogons. Die Wurzel wurde von den amerikanischen Indianern als Wurmmittel und der Saft bei Taubheit angewendet. Sie benutzten sie auch bei Vergiftungen und glaubten, daß sie die schädliche Substanz durch die Eingeweide hinausbefördert.

5. Die Behandlung der Eingeborenen zeigt uns die wichtigsten Angriffspunkte dieser Droge, denn sie wirkt vornehmlich auf die Abdominalorgane und die Eingeweide. Symptome in anderen Bereichen des Organismus sind Sekundärerscheinungen dieser Wirkungen.

6. Wir finden Kongestion und Entzündung der Leber, vermehrten Gallefluß und eine träge portale Zirkulation, die mit ausgeprägter Gewebserschlaffung einhergeht, zu Diarrhoe und Rektum- und Uterusprolaps und zu schmerzhaften, empfindlichen Hämorrhoiden führt.

7. Die Indikationen für Podophyllum bei Leberstörungen sind klar abgrenzbar und nicht zu verwechseln: Völle und Schmerz im rechten Hypochondrium; gelegentlich Stechen; Schmerzen im Bereich des Ductus choledochus; Heraufwürgen oder Erbrechen von Galle; Vertigo; Ikterus; kollernde Flatus und Verstopfung; bitterer Geschmack im Mund; Sodbrennen; gelblich-weiß belegte Zunge, die Zahneindrücke aufweist; Durst nach großen Mengen kalten Wassers. Der Stuhl ist lehmfarben oder kalkartig und passiert nur mit Mühe. Hämorrhoiden fehlen selten. Der Schmerz im Bereich der Leber wird durch Reiben erleichtert, deswegen sieht man den Patienten oft herumgehen und sich die

rechte Seite reiben. Die Verstopfung kann mit Durchfall abwechseln wie bei Aloe, Arsen und Sulfur. Diese Symptome sind Indikationen für Podophyllum bei akuter oder chronischer Hepatitis, Cholecystitis und Gallensteinen.

8. Eine Diarrhoe als Begleitsymptom weist stark auf Podophyllum und damit auch auf die Bedeutung dieses Wirkungsbereichs hin. Die Stühle sind reichlich, wässrig und grünlich; oder gelb mit schrotartigen Beimengungen; lienterisch oder bei Dysenterie schleimig und blutgestreift. Am meisten kennzeichnend sind der aashafte Geruch, die erstaunliche Menge der Entleerungen und die Zeit der Verschlimmerung um 4 Uhr morgens. Der Patient erwacht durch den plötzlichen Stuhldrang. Der Entleerung geht ein großer Aufruhr im Bauch voraus, es gurgelt als ob Waser umherfließen würde, vorwiegend im Colon ascendens; das Rektum wölbt sich vor und eine Kolik zwingt den Patienten sich zusammenzukrümmen. Während des Stuhlganges ist ein kneifender Schmerz vorhanden oder ein Schmerz im Sakrum (er kann aber auch schmerzlos sein), außerdem gehen große Mengen von Blähungen ab. Nach dem Stuhl bestehen die Kolik und der Prolaps fort; Hitze steigt den Rücken hoch, Erschöpfung stellt sich ein und ein Gefühl der Leere und Schmerzhaftigkeit des Anus. Nach dem Essen und Trinken erneuter Stuhldrang.

9. Dies ist das Bild eines typischen Diarrhoefalles, wenn Podophyllum indiziert ist. Dieses Mittel paßt auch auf die ernsteren Formen, Cholera morbus und auf die Diarrhoen der Kleinkinder während der Zahnung. Ausgesprochene Erschöpfung und Schwäche sind von Kopfschweiß und kalter Haut begleitet; dazu kommen nächtliche Ruhelosigkeit, später ausgeprägter Stupor mit Stöhnen, Wimmern, Zähneknirschen, halbgeschlossene Augen, Zurückziehen und Rollen des Kopfes von einer Seite zur anderen. Solche Attacken stellen sich gewöhnlich in den heißen Tagen im Juli oder August ein und sind gewöhnlich schmerzlos.

10. Die geistigen Symptome von Podophyllum werden auch bei vielen anderen Mitteln gefunden, weil diese meistens bei Patienten mit Leberstörungen auftreten: Depressionen; Gedächtnisschwäche; Furcht, daß die Krankheit einen fatalen Ausgang nimmt. Geschwätzigkeit tritt bei bilösem, intermittierendem Fieber auf, hauptsächlich während der Hitze und des Frostes.

11. Frauen, die an Prolapsus uteri leiden, weisen viele oben angeführte Symptome auf. Es bestehen Leeregefühl im Abdomen, Schmerzen im rechten Ovar, die sich entlang dem Nervus femoralis nach unten erstrecken, „bearing down-artige" Schmerzen im Bereich des Uterus und ein Gefühl, als ob der Inhalt des Abdomens aus der Vulva gleiten würde. Mit diesen Symptomen können Übelkeit, erfolgloses Würgen und starke Schmerzen im Lumbalbereich auftreten. Die Erschlaffung der Organe in diesem Bereich ist so groß, daß nicht nur das Rektum nach unten sinkt und sich vorwölbt, sondern auch die Wände der Vagina. Diese Symptome sind schlechter beim Stehen und bessern sich nur beim Liegen auf dem Bauch.

12. Die Menstruation ist verspätet und zwischen den Perioden besteht eine dicke, albuminöse Leukorrhoe. Podophyllum zeigt exzellente Resultate bei der Amenorrhoe junger Mädchen mit dieser schlaffen Konstitution und den oben beschriebenen gastro-enteritischen Symptomen. Es wird auch der schwangeren Frau helfen, die über Diarrhoe, Rektumprolaps und über das Gefühl klagt, als ob der Inhalt des Abdomens beim Stehen herausfallen wollte und die nur Erleichterung findet, wenn sie auf dem Bauch liegt.

13. Dem Podophyllum-Patienten geht es nachts und vormittags schlechter und am Abend besser. Dies trifft beson-

Lektion 23 — Podo.

ders auf die Diarrhoe zu, die aber auch abends beginnen kann und dann die ganze Nacht andauert. Meist tritt sie um 3, 4 oder 5 Uhr nachts auf, dauert aber selten bis nach 10 Uhr an. Essen oder Trinken folgt unmittelbar ein Rumpeln und Gurgeln im Bauch und diarrhoeischer Stuhl. Die geringste Anstrengung wie Strecken, Heben oder Wasserlassen verursacht einen Rektum- oder Uterusprolaps.

14. Die Leitsymptome von Podophyllum peltatum sind:
1. Große Erschlaffung der Bauchwände, der Uterusligamente, der Vagina und des Rektums
2. Gefühl der Schwäche und Leere im Abdomen nach dem Stuhlgang.
3. Diarrhoe begleitet andere Beschwerden.
4. Die Stühle sind sehr profus; stinken schrecklich; und sind am frühen Morgen, bei heißem Wetter und während der Zahnung schlimmer.
5. Verstopfung ist von Leberstörungen begleitet, mit trockenem, weißem oder lehmfarbenem Stuhl.
6. Rektumprolaps durch die geringste Anstrengung.
7. Schmerzen und Wehtun im rechten Hypochondrium, das durch Reiben gebessert wird.

15. Die Unterscheidung von Podophyllum und Aloe ist nicht schwierig. Beiden geht es am frühen Morgen schlechter; beide affizieren die Leber, vermehren die Sekretion der Galle und erzeugen ein Schweregefühl im Unterbauch. Beide verursachen Rektum- und Uterusprolaps, Hämorrhoiden, Diarrhoe bei heißem Wetter und nach dem Essen und Trinken verbunden mit starkem Rumpeln und Flatulenz.

16. Die Diarrhoe von Podophyllum verschlimmert sich nachts oder von 4 bis 10 Uhr morgens. Diejenige von Aloe treibt den Patienten prompt um 5 Uhr morgens aus dem Bett. Die Stühle von Podophyllum sind gelb und wässrig mit einem schrotartigen Sediment; bilös, grün, wässrig oder schwarz. Sie sind sehr viel reichlicher als bei Aloe, und ihnen gehen Rektumprolaps, Hitze im Rücken, Übelkeit, Würgen, Kolik und Schmerzen im Sakrum voran; und es folgt ein Leeregefühl im Bauch, allgemeine Schwäche und Wehtun des Anus, aber kein Brennen.

17. Die Entleerungen von Aloe sind geleeartig oder dünnflüssig und hell, golden, gelb; ihnen gehen Kneipen im Hypogastrium und Völle im Rektum voran. Es folgen extreme Erschöpfung, Schweiß und Vorwölbung der Hämorrhoiden mit starkem Brennen.

18. Bei Aloe besteht mehr Flatulenz während des Stuhlganges; Erschlaffung ist hauptsächlich auf den Analsphinkter beschränkt und die Völle und Schwere auf das Rektum. Der Podophyllum-Patient kann sich Zeit lassen, um auf die Toilette zu kommen; der Aloe-Patient muß sich beeilen oder die Konsequenzen tragen. Darüberhinaus werden die Bauchsymptome, besonders die Hämorrhoiden durch ein kaltes Sitzbad gelindert.

19. Podophyllum ist häufiger bei chronischen Leber- und Darmstörungen und bei der Sommerdiarrhoe von zahnenden Kindern indiziert; Aloe bei den Erwachsenen oder alten Menschen.

20. Obwohl Sulfur mehr Aloe gleicht, ist er doch komplementär zu Aloe und Podophyllum. Bei Sulfur sind die Stühle braun und wässrig, grün oder weiß, schleimig und schaumig, manchmal veränderlich in der Farbe, im Allgemeinen stinkend. Sie treiben den Patienten um 4 oder 5 Uhr morgens aus dem Bett, aber sie sind ohne die Explosivität von Aloe und Podophyllum. Wie der Aloe-Patient muß er sich beeilen, um ein Unglück zu vermeiden. Wenn Hämorrhoiden vorhanden sind, wölben sie sich nach dem Stuhlgang vor mit Brennen und Wehtun im Anus . Das Schwäche- und Leeregefühl stellt sich um 10 oder 11 Uhr vormittags ein und ist im Epigastrium lokalisiert. Bei Podophyllum besteht der Rektumprolaps mit oder ohne Hämorrhoiden vor dem Stuhlgang, und es ist kein Brennen vorhanden. Falls eine Auftreibung des Abdomens überhaupt auftritt, betrifft sie meist das rechte Hypochondrium. Ein Leeregefühl erscheint nach dem Stuhl, und im Unterschied zu Sulfur ist das ganze Abdomen betroffen.

21. Wird Antidotiert Durch: Acidum lacticum; Leptandra; Nux vom.
Es antidotiert: Merkur.
Folgt Gut Auf: Calc. carb. und Sulf. (bei Leberstörungen); Ipecac. und Nux v. (bei Erbrechen).
Komplementär Zu: Sulfur.
Unverträglich Mit: Salz (verstärkt seine Wirkung).

Anmerkungen zu Colchicum

22. Colchicum autumnale, die Herbstzeitlose, kommt Podophyllum bei schmerzloser Cholera am nächsten, unterscheidet sich aber in der Verschlimmerungszeit und der Empfindlichkeit auf Gerüche. Die Stühle sind geringer in der Menge und weniger gießend. Sie sind charakteristischerweise wässrig, veränderlich, weiß oder gelatinös mit Blutstreifen; manchmal enthalten sie Schleimhautfetzen; manchmal gehen sie unwillkürlich ab. Vor dem Stuhlgang stellt sich ein Kneipen ein, das zum Zusammenkrümmen zwingt, Flatulenz und vergeblicher Stuhldrang. Während des Stuhlgangs bestehen heftiger Tenesmus, Analprolaps und Frostigkeit im Rücken. Nach dem Stuhlgang ist die Kolik besser, oder es treten langanhaltende Schmerzen im Rektum und Anus und extreme Erschöpfung auf. Paßt auf Gicht und rheumatoide Zustände.

Die Leitsymptome von Colchicum sind:
1. Brennender Durst.
2. Speichelfluß.
3. Fürchterliche Übelkeit und Schwäche durch den Geruch oder den Anblick von Speisen, besonders von gekochtem Fisch oder fettem Fleisch.
4. Schneller Verfall, Kälte und Schweiß.
5. Alle Symptome sind schlimmer von Sonnenuntergang bis Sonnenaufgang.

Anmerkungen zu Croton tiglium

23. Gelbe, profuse, wäßrige Stühle, die herausschießen; schlimmer während des Essens und nach dem Trinken und durch die geringste Bewegung. Schneiden und Hitze im Abdomen vor dem Stuhlgang; während des Stuhlganges Schweiß, Übelkeit, Kolik und Vorwölbung des Rektums; danach Schweiß auf der Stirn, Drücken im Epigastrium und im Nabel, Kälte, Schwäche und ausgesprochene Blässe.

Die **HAUPTINDIKATIONEN** von Croton tiglium sind:
1. Gelbe, wässrige, gießende Stühle.
2. Plötzliche Austreibung der Stühle.
3. Verschlimmerung durch Essen und Trinken.

Anmerkungen zu Jalapa

24. Jalapa erzeugt keine Hämorrhoiden, vermehrt aber die intestinale Sekretion und den Gallefluß. Überdosen können gefährliche Durchfälle hervorrufen. Die Diarrhoe ist mit Kolik verbunden. Die Stühle sind wässrig und schaumig. Übelkeit und zwickende, kneipende Schmerzen im rechten Hypochondrium bei aufgeblähtem Abdomen. Das Gesicht des Patienten ist kalt und blau; die Zunge ist glatt, glasiert, trocken und schmerzt. Der Anus ist wund, aber nicht durch Hämorrhoiden.

Die **HAUPTINDIKATIONEN** von Jalapa sind:
1. Schlammige, dünne Diarrhoe mit zwickender Kolik.
2. Wunder Anus ohne Hämorrhoiden.
3. Das Kind schreit nachts und ist ruhelos, aber den ganzen Tag über ruhig.

Lektion 24

Natrium sulfuricum

1. Gebräuchlicher Name: Glaubersalz, Na$_2$SO$_4$.
Zubereitungsform: Verreibung und Lösung der puren Kristalle.
Physiologische Wirkung
2. Kleine Dosen wirken laxativ und diuretisch, stimulieren die Funktionen von Leber und Pankreas und vermehren stark die Sekretion des Intestinums.
Allgemeine Charakteristika
3. **Antisykotisch;** antisyphilitisch.
Beschwerden infolge von **kaltem, nassem Wetter; Kopfverletzungen; unterdrückter Gonorrhoe.**
Reizbarkeit; **Traurigkeit;** *Weinen; Teilnahmslosigkeit, langsames Auffassungsvermögen; Empfindlichkeit gegen Geräusche; Geisteskrankheit;* **Selbstmordimpulse.**
Schwäche und **Entkräftung;** *Zittern.*
Anämie.
Empfindungen: Kribbeln; Schwere; **Hitze;** Hitze einzelner Körperteile.
Schmerzen; stechend; schneidend.
Hautausschläge: ekzematös; feucht; herpetisch; **Warzen; Kondylome;** rote Knötchen.
VERSCHLECHTERUNG: morgens; nachts; **kaltes, feuchtes Wetter;** *an der Küste; im warmen Zimmer; beim Liegen auf der linken Seite;* durch Entkleiden; *Bewegung;* **durch Liegen;** *durch Druck.*
BESSERUNG: durch trockenes Wetter; **an der frischen Luft;** *beim Liegen auf der rechten Seite; durch Lagewechsel.*
4. Natrium sulfuricum ist ein weißes Salz, das seit seiner Entdeckung durch Johann Rudolf Glauber im Jahre 1658

als Abführmittel bekannt ist. Es ist der Hauptbestandteil vieler mineralischer Quellen, vor allem in Karlsbad.

5. Seine Wirkung konzentriert sich, wie bei Aloe und Podophyllum, auf die Leber und den Gastro-Intestinaltrakt. Es besitzt auch eine Affinität zu den Gelenken, den Hirnhäuten, zur Haut und zu allen Schleimhäuten.

6. In der Klinik ist es nützlich bei Entzündung und Vergrößerung der Leber; bei Dyspepsie; bei akuter und chronischer Enteritis; Asthma; Pneumonie; Phtisis pulmonalis; Arthritis; für die Folgen von Kopfverletzungen; und für unterdrückte Gonorrhoe.

7. Aber wie auch immer die Diagnose lautet, einige gut definierte Charakteristika müssen vorhanden sein. Der Ausdruck „hydrogenoide Konstitution" kennzeichnet Natrium sulfuricum. Menschen mit dieser Konstitution sind äußerst empfänglich auf die Einwirkungen von nebeligem, nassem Wetter, feuchter Kellerwohnungen, von Sümpfen und des Meeres. Falls diese Modalität fehlt, ist Natrium sulf. nicht indiziert. Im Allgemeinen sind die Symptome beim Aufstehen am Morgen und beim Liegen auf der linken Seite schlimmer; gebessert werden sie bei trockenem Wetter und beim Gehen im Freien. Der Patient ist reizbar, hat eine Abneigung gegen Sprechen oder angesprochen zu werden, ist melancholisch, entmutigt und lebensmüde. Manchmal muß er seine ganze Willenskraft aufbringen um Selbstmordimpulsen zu widerstehen. Er fährt bei jedem ungewöhnlichen oder plötzlichen Geräusch auf, und Musik oder gedämpftes Licht stimmen ihn traurig.

8. Bei Leberaffektionen finden wir stechende Schmerzen im rechten Hypochondrium, und eine Spannung, als ob sie platzen wollte; Ziehen und Schweregefühl beim Liegen auf der linken Seite; Durst auf kaltes Wasser; Hunger oder Anorexie; bilöses Erbrechen; rollende und rumpelnde Flatus; brennende oder zwickende Schmerzen durch wandernde oder eingeklemmte Flatus; häufiger Abgang von stinkende Flatus oder häufige Diarrhoe. Das Gesicht ist blaß und gelblich oder ikterisch.

9. In der täglichen Praxis wird Natrium sulf. sehr oft bei Diarrhoe benötigt. Die Stühle sind gelblich oder braun, dünn und gießend. Vor der Entleerung besteht regelmäßig eine heftige Kolik und Kollern; während der Stuhlpassage ein leichter Tenesmus, reichlicher Abgang von Flatus und Brennen im Anus; danach Brennen am Ausgang und Erleichterung der Kolik. Seltsamerweise kann dann die melancholische Stimmung in Heiterkeit umschlagen. In manchen Fällen fehlt die Kolik. Die besonderen Leitsymptome, die unmißverständlich auf Natrium sulf. hinweisen, sind das Entweichen von Stuhl nach dem Aufstehen und umhergehen am Morgen (Bry.); der Abgang von Flatus während des Stuhlgangs; und Verschlimmerung durch feuchtes und nasses Wetter.

10. Natrium sulf. ist indiziert bei chronischen Nasenkatarrhen mit dickem, gelb-grünlichem Sekret, schlimmer im feuchten Wetter und am Morgen; mit Nasenbluten; Absonderung von gelegentlich grünen Borken; mit Schmerzen in der Nasenwurzel und öfters Sekret, das in den Rachen abfließt. Chronische Ozena, auch syphilitische, wird diesem Mittel weichen, wenn die obigen Symptome vorhanden sind und zusätzlich Trockenheit, Verstopfung der Nase und stinkender Geruch bestehen.

11. Der Husten ist gewöhnlich locker und von einer Schmerzhaftigkeit in der Brust begleitet, die so stark ist, daß der Patient im Bett aufspringt und die Brust mit beiden Händen hält (Eupatorium perf.; Bry.). Stechende Schmerzen im linken unteren Brustkorb sind ebenso charakteristisch. Diese Symptome werden Natrium sulf. bei chronischer Bronchitis, Pneumonie und einer Form nicht tuberkulöser Phthisis anzeigen, die bei Menschen mit ererbter Sykosis vorkommt.

12. Natrium sulf. ist das Hauptmittel für Asthma, das im feuchten Wetter und in den frühen Morgenstunden schlimmer ist. Für das feuchte Asthma der Kinder, die immer, wenn sie erkältet sind, eine pfeifende Atmung bekommen, ist es fast spezifisch (Ipecac).

13. Die Arthritis, die von Natrium sulph. geheilt wird, ist gewöhnlich sykotischen Ursprungs. Die Gelenke sind steif und knacken oft bei Bewegung; die Schmerzen sind schlimmer bei feuchtem Wetter und werden durch Umhergehen und Wechseln der Lage gebessert (Rhus.). Hauptsächlich ist die linke Seite befallen: nachts im Bett heftige stechende Schmerzen in der linken Hüfte, die durch Lagewechsel gelindert werden; plötzliche scharfe Schmerzen in der linken Hüfte beim Gehen. Müdigkeit der unteren Extremitäten; Brennen der Fußsohlen, das sich bis zu den Knien erstreckt.

14. Die lokalen gonorrhoischen Symptome entsprechen den allgemeinen Charakteristika des Mittels. Bei hartnäckigen Fällen, wenn die Absonderungen dick, grün und nicht schmerzend sind, mit Warzen und zahllosen warzenähnlichen, roten Knötchen am ganzen Körper.

15. Die Kopfschmerzen von Natrium sulf. sind nicht eigentümlich, deshalb müssen die allgemeinen Charakteristika in der Regel die Wahl für dieses Mittel entscheiden. Hitze am Scheitel; dumpfes Pochen und Kongestion, schlimmer am Morgen; periodische Kopfschmerzen bei Leberstörungen und Diarrhoe; beim Bücken wird das Gehirn wie locker empfunden. Schmerzen im Hinterhaupt wie gequetscht, nach einem Trauma des Kopfes; sogar epileptiforme Konvulsionen. Natrium sulf. folgt Arnika bei Folgen von Gehirnerschütterung, besonders bei den chronischen.

16. Die Hautsymptome von Natrium sulf. stammen sowohl von Natrium als auch von Sulfur, aber gleichen mehr dem letzteren. Herpes oder Blasen, die eine wässrige Flüssigkeit sezernieren, feuchte und nässende Ekzeme, aber im Unterschied zu Sulfur jucken sie beim Entblößen.

17. Verschlimmerung am Morgen und durch Feuchtigkeit in jeder Form sind die wichtigsten allgemeinen Modalitäten von Natrium sulf. Viele Beschwerden werden im Freien und durch Bewegung erleichtert. Ein warmes Zimmer verschlimmert oft die Diarrhoe, und der Patient fühlt sich in ihm allgemein unwohl. Doch kann er kaltes Baden oder frische kalte Luft nicht ertragen, besonders wenn sie feucht ist.

18. Liegen verschlimmert hauptsächlich die asthmatischen Symptome und den Husten.

19. HAUPTINDIKATIONEN von Natrium sulfuricum sind:
1. Verschlimmerung durch nasses, feuchtes Wetter.
2. Diarrhoe mit starker Flatulenz nach dem Aufstehen am Morgen.
3. Die Lebersymptome verschlimmern sich beim Liegen auf der linken Seite.
4. Stechende Schmerzen in der linken unteren Brust.
5. Lockerer Husten mit starken Schmerzen in der Brust, besser durch Aufsitzen und Druck.

20. Natrium sulf. und Podophyllum gleichen sich in den intestinalen und hepatischen Symptomen, aber beide haben einige ausgeprägte unterscheidende Merkmale. Beide erzeugen eine abdominale Auftreibung mit viel Kollern, wandernden Flatus und geräuschvoller Stuhlentleerung; ebenso Völle, Wehtun, Stechen und Schwere im Bereich der Leber. Enge Kleidung wird nicht ertragen.

21. Die Natrium sulf.-Diarrhoe wird durch Feuchtigkeit oder Wetterwechsel vom trockenen zum nassen Wetter ausgelöst, und verschlimmert sich beim Aufstehen am Morgen. Quälende Schmerzen im rechten Hypochondrium werden unweigerlich durch Liegen auf der anderen Seite verschlimmert.

22. Die Stühle von Podophyllum strömen heraus wie Wasser aus einem Hydranten; ihnen geht eine Aufruhr in den Därmen voraus, als ob ein Fisch in einem kleinem Wasserbecken zappelt, und ihnen folgt ein Gefühl der Leere und Schwäche in der Bauchhöhle. Die Lebersymptome werden durch Druck und Liegen auf der rechten Seite verschlimmert, und durch sanftes Darüberstreichen gelindert. In der Zeit von 4 bis 10 Uhr und sehr oft bei heißem Sommerwetter besteht eine Verschlimmerung. Podophyllum ist bei schmerzloser Diarrhoe indiziert.

23. Natrium sulf. kann gut von Aloe differenziert werden, allein durch die Modalitäten. Obwohl sie sich in der morgendlichen Verschlimmerung, der Kongestion und Schmerzhaftigkeit der Leber, dem Kollern im Abdomen, den geräuschvollen Flatus während des Stuhlganges, in der Schwäche des Analsphinkters und der Erleichterung der Kolik nach der Entleerung gleichen, wird der Aloe-Patient um 5 Uhr morgens aus dem Bett getrieben, neigt er dazu, beim Wasserlassen eine kleine Menge flüssigen Stuhls zu verlieren, und er erträgt keinen Druck im Bereich der Leber. Allgemein geht es ihm bei heißem, trockenem Wetter schlechter. Auch die Hautsymptome stimmen überein, doch die von Aloe verschlimmern sich durch Wärme, diejenigen von Natrium sulf. durch kühle Luft, die beim Ausziehen über den Körper streift.

24. Der Typ des Patienten und die allgemeinen Modalitäten helfen Sulfur von Natrium sulf. zu differenzieren, und auch der Umstand, daß die Lebersymptome von Sulfur schlimmer durch Liegen auf der rechten Seite werden, diejenigen von Natrium sulf. auf der linken Seite. Bei Sulfur werden die Hautmanifestationen schlimmer in der Bettwärme. Es besteht weniger Flatulenz und mehr Brennen. Obwohl der Sulfur-Patient erst nach dem Frühstück Diarrhoe haben kann, ist die charakteristische und häufigere Verschlimmerung am Morgen vor dem Aufstehen. Bei Sulfur ist die Hitze meist auf die Fußsohlen beschränkt; bei Natrium sulf. erstreckt sie sich bis zu den Knien.

25. Bryonia gleicht Natrium sulf. in drei Lokalsymptomen. (1) Beide Mittel besitzen Diarrhoe nach dem Aufstehen, aber bei Bryonia werden die Symptome durch Bewegung ausgelöst und können zu jeder Tageszeit auftreten. (2) Beide haben stechende Schmerzen in der Brust. (3) Der Patient unterstützt den Brustkorb mit den Händen beim Husten. Doch wird der Bryonia-Husten durch trockene warme Luft verschlimmert und ist trocken, während der von Natrium sulf. locker und feucht ist und durch Feuchtigkeit verschlechtert wird.

26. Die Flatulenz von Aloe, Podophyllum, Natrium sulf., Lycopodium und Carbo veg. ist interessant zu studieren und kann eine Hilfe bei der Unterscheidung unklarer Fälle sein.

Bei Aloe tendiert die Flatulenz dazu, sich im Colon descendens und im Rektum zu konzentrieren. Bei Podophyllum und Natrium sulf. ist die Gasansammlung im Colon ascendens höchst ausgeprägt; bei Sulfur im Sigmoid, die vom Patienten in der linken Leiste gespürt wird; bei Lycopodium im Hypochondrium oder in der linken oberen Flexur, oder ein Nachuntenpressen zur Blase und zum Rektum, dies alles wird dann als Auftreibung im linken Hypochondrium gefühlt; bei Carbo veg. in beiden Hypochondrien oder im Bereich des Beckens.

Flatulenz vor und nach dem Stuhlgang gehört mehr zu Lycopodium; Absprudeln von Wind während des Stuhlganges mehr zu Aloe und Natrium sulf. Sowohl Aloe als auch Natrium sulf. haben Stuhldrang am Morgen, aber es geht nur geräuschvoller Flatus ab.

27. VERTRÄGLICH MIT: Ferr. phos.; Bell.; Thuja; Nat. mur.
KOMPLEMENTÄR ZU: Arsen; Thuja.
FOLGT GUT AUF: Bryonia.

Lektion 25

Nux vomica

Nux vomica, Ignatia und Chamomilla sind drei der wichtigsten Polychreste, besonders bei akuten Erkrankungen. Sie sind einander sehr ähnlich, sowohl in den geistigen als auch körperlichen Symptomen. Daneben besitzen sie auch viele ausgeprägte Unterschiede. Dies muß man beim Studium der Paragraphen, in denen sie verglichen werden, im Kopf behalten. Nux v. ist hauptsächlich ein Männermittel; Ignatia öfter bei Frauen indiziert; Chamomilla besonders bei Kindern.

Diese drei Mittel werden zusammen abgehandelt, weil sie so häufig indiziert sind bei Überempfindlichkeit auf externe Stimuli, bei Reizbarkeit, Empfänglichkeit auf emotionale Störungen, hysterischen Manifestationen, Konvulsionen, Eigensinn, Zorn, gastrointestinalen Beschwerden, Störungen im weiblichen Becken und allgemein bei fehlerhaften oder übermäßig gesteigerten Reflexen.

1. Gebräuchlicher Name: Brechnuß. Fam. nat.: Loganiaceae. Verbreitungsgebiet: Südasien und Ostindien. Verwendeter Teil: Tinktur und Trituration der Samen des Baumes Strychnos nux vomica. Alkaloid: Strychnin und Brucin.

Physiologische Wirkung

2. Die physiologische Wirkung von Nux v. und Strychnin ist fast gleich, so daß sie als identisch angesehen werden. Nux v. stimuliert das gesamte Verdauungssystem und fördert die Magen-, Pankreas- und Gallensekretion. Aber es bringt, wie auch andere Digestiva, über eine längere Zeit eingenommen, die Verdauung durcheinander und erzeugt Verstopfung. In größeren Dosen fällt am meisten seine erregungssteigernde Wirkung auf den Spinaltrakt und andere Reflexzentren auf, besonders sind die vasomotorischen und respiratorischen Zentren betroffen. Bei Überdosis dilatieren die Pupillen, die Glieder zucken, die Atmung wird spastisch und Kieferstarre tritt ein; Schaudern und Angst folgen. Toxische Dosen erzeugen starke Kontraktionen mit tetanischem Charakter, Dyspnoe, Atemnot, Zyanose und Opisthotonus, obwohl das Bewußtsein erhalten bleibt, bis der Tod durch Hyperkapnie eintritt.

Allgemeine Charakteristika

3. Paßt für *dünne, dunkelhäutige, nervöse* und **reizbare** Menschen, die schnell und aktiv in ihren Bewegungen und *extrem empfindlich auf äußere Eindrücke* sind und daher **Lärm,** *Gerüche* oder **helles Licht** nicht ertragen; auf Menschen, die ihre **geistigen Kräfte überschätzen,** besonders wenn dies durch *sitzende Lebensweise* und **Ausschweifungen** verstärkt wurde; solche, die sich **überessen,** besonders mit fetten, zu guten Speisen und Gewürzen; auf gewohnheitsmäßige **Trinker.**

Beschwerden infolge von **Zorn;** *Kummer;* **übermäßiger geistiger Anstrengung; sitzender Lebensweise; Mangel an Schlaf; Ausschweifungen; sexuellen Exzessen; Alkohol; Kaffee; Narkotika; Tabak; von Verkühlung;** *unterdrücktem Schweiß* oder **Hämorrhoiden.**

Überempfindlichkeit; Reizbarkeit; *Impulse zu töten;* **Ungeduld; Bösartigkeit; Heftigkeit;** *Eile; Traurigkeit; Selbstmordgedanken; Weinen; Ängstlichkeit;* **Abneigung gegen Gesellschaft; mürrisch;** *Schweigsamkeit; Grobheit;Unzüchtigkeit Stumpfsinnigkeit;* **Verwirrung; Konzentrationsschwierigkeiten;** *Gedächtnisschwäche;* **Indolenz; Schwachsinn;** *Delir;* **Wahnsinn; Manie; Hysterie; vermehrtes sexuelles Verlangen;** *Nymphomanie; Eifersucht; Argwohn;* **Bewußtlosigkeit; Mattigkeit;** *Schwäche; Zittern.*

Spasmen; Zucken von Muskeln; *Zucken einzelner Muskelfasern;* Konstriktionen von Körperöffnungen; epileptiforme Konvulsionen; *puerperale Konvulsionen;* tetanische Steifheit; *Paralyse.*

Empfindungen: **Schwere; innere Spannung;** *Völle; innere Wundheit;* **Ameisenlaufen;** *Taubheit; Taubheit befallener Teile;* **Hitze;** *Hitze befallener Teile.*

Schmerzen: *ziehend; reißend;* **wie nach Schlägen; scharf;** *stechend;* **beißen; zerren; paralytisch; drückend;** *zusammenschnürend.*

Abmagerung.

Hitzewallungen; Kälte; **Mangel an Lebenswärme;** *Kälte befallener Körperteile.*

Beschwerden auf der rechten Seite.

Blutungen; venöse Plethora; Varizen; Anämie.

Periodische Schmerzen.

VERSCHLECHTERUNG: **Morgens;** *nachts;* **nach Mitternacht; durch Kälte; kalte Luft; im Freien; durch Verkühlen; entblößen; trockenes Wetter; nach dem Essen; durch kalte Speisen** und *Getränke;* **nach einem unterbrochenen Schlaf;** durch *Liegen;* **Erschütterung;** *Liegen auf der schmerzhaften Seite;* **Bewegung;** *Druck;* **Berührung; engsitzende Kleidung; Lärm; Licht; Gerüche; vor** und **während der Menses; nach der Menses;** *nach dem Koitus;* **durch geistige Anstrengung; Mangel an Schlaf;** *Verlust von Körperflüssigkeiten.*

BESSERUNG: Abends bis Mitternacht; **durch Wärme;** *warme Speisen;* **warme Getränke;** *nasses Wetter; Ruhe; Liegen; nicht unterbrochenen Schlaf.*

4. Der Strychnos nux vomica ist ein mittelgroßer, immergrüner Baum, der in Südasien und Ostindien beheimatet ist. Schon seit langer Zeit ist die Anwendung des Samens oder der Nuß in der Medizin bekannt. Eine sehr genaue Beschreibung ist uns von Valerius Cordus aus dem Jahre 1540 überliefert.

5. Die Frucht hat die Größe einer Orange. Der Samen ist von einem geleeartigen Fruchtfleisch umgeben und scheibenförmig. Er besitzt einen Durchmesser von ungefähr 2,5 cm und eine Dicke von einem halben Zentimeter, hat eine aschgraue Farbe und zahllose Härchen auf seiner Oberfläche geben ihm ein satinartiges Aussehen. Der Samen und das Fruchtfleisch schmecken äußerst bitter, wegen der Alkaloide Strychnin und Brucin; sogar das Holz des Baumes hat einen bitteren Geschmack.

6. Wegen der sorgfältigen Prüfungen und dem weiten Wirkungsbereich ist Nux v. eines der am häufigsten gebrauchten Mittel in der Homöopathie, besonders bei akuten Erkrankungen.

7. Der dominierende Faktor in seiner Pathogenese ist das Strychnin. Ja, viele moderne Autoren glauben seine Wirkung beruhe allein auf diesem Alkaloid. Dies stimmt nicht, wie zahllose Prüfungen und klinische Erfahrungen zeigen. Das gleiche gilt für jedes Mittel, das nur aus den isolierten Alkaloiden hergestellt und geprüft wurde. Obwohl der größte Teil der Symptome eines Alkaloids im gesamten Symptomenbild enthalten ist, erzeugt doch das Alkaloid, wenn es seperat geprüft wird, Symptome, die bei der Muttersubstanz völlig fehlen.

8. Der allgemeine Charakter von Nux v. kann in drei Worten zusammengefaßt werden: Spasmen und (übermäßig) gesteigerte Empfindlichkeit.

9. Durch seine tiefe Wirkung auf das zentrale Nervensystem erzeugt Nux v. Hüpfen und Zucken von Muskeln in allen Körperteilen, Strabismus, Krämpfe in den Extremitäten, Trismus und tetanische Konvulsionen mit Opisthotonus, und auf die Dauer Paralyse.

10. Die Konvulsionen können manchmal klonisch sein, wie bei puerperaler Eklampsie oder Epilepsie. Die Spasmen können durch hervorgetriebene Augen, blaue Lippen, Umherwerfen und Umherrollen, plötzliches Anziehen und wieder Abstoßen der Glieder charakterisiert sein. Aber immer bleibt das Bewußtsein erhalten.

11. Die Krämpfe unterscheiden sich vom echten Tetanus dadurch, daß die Körpertemperatur nicht so hoch ist, der Trismus später auftritt und die Muskeln zwischen den Anfällen erschlaffen.

12. Durch die Wirkung von Nux-v. auf die Sinnesnerven und das sympathische Nervensystem entstehen ungewöhnliche Symptome beim Sehen, Hören, Berühren und Riechen und bei allen Reflexen; unkoordinierte und spastische Peristaltik und Kontraktionen der Sphinkter oder Paralyse mit unwillkürlichem Stuhlabgang, Retention von Urin oder Enuresis.

13. Kein Mittel zeigt eine größere Empfindlichkeit der Augen gegen Licht, sogar bei trivialen Augenerkrankungen. Ebenso ist die geistige und emotionale Sphäre durch Empfindlichkeit charakterisiert, ein Umstand, den die meisten Studenten nicht beachten, weil diese Symptome nur in homöopathischen Prüfungen hervorgebracht werden. Gerüche, besonders starke Parfüme, verursachen ohnmachtsartige Schwäche, Schwindel und sogar Synkopen. Geräusche verstärken Kopfschmerzen und auch andere Schmerzen, machen den Patienten ärgerlich und erzeugen neue Konvulsionen; Musik und Singen können nicht ertragen werden. Berührung, sogar sehr sanfte, verschlimmert die Schmerzen in jedem Körperteil, und bei Tetanus oder Eklampsie ruft es vorzeitig einen erneuten Spasmus hervor. Widerspruch bringt den Patienten in Rage, und die leichtesten Schmerzen sind unerträglich. Schließlich ist der Nux v.-Mensch überempfindlich auf alle Arten von Arzneien, manchmal sogar auf homöopathische Potenzen. Deshalb wird Nux häufig als Antidot gegen die Folgen grober Arzneidosen gebraucht.

14. Daraus darf aber nicht geschlossen werden, daß jedes Individuum diese Überempfindlichkeit in solchem Maße zeigt, wie dies oben beschrieben wurde. Sie variiert mit der Art der Erkrankung und des Patienten.

15. Der Patient, bei dem Nux besonders gut wirkt, ist dünn, dunkelhäutig und dunkelhaarig, reizbar, erregbar und verstopft. Selten ist sie bei fleischigen Personen indiziert, die an chronischen Beschwerden leiden. Der Nux-Patient ist zu gespannt, zu nervös und ungestüm, viel zu dyspeptisch, um Fleisch anzusetzen. Eher neigt er dazu, abzumagern. Er wird zornig durch Kleinigkeiten, sogar harmlose Worte beleidigen ihn. Er neigt dazu, gehässig und boshaft zu sein. Sein Zorn ist manchmal so stark, daß er denjenigen, der ihn beleidigte, umbringen möchte oder daß er weint wie ein Kind. Auch kann er melancholisch, ängstlich und ruhelos werden und Selbstmordgedanken hegen. Aber er ist zu ängstlich, diese in die Tat umzusetzen.

16. Natürlich mag so ein Mensch nicht die Gesellschaft anderer, sondern will allein sein. Er ist mürrisch und schweigsam. Wenn er angesprochen wird, zeigt er seine Abneigung durch kurze Antworten oder durch eine rüde, ausfallende Sprache.

17. Der Nux-Patient besitzt ein gesteigertes sexuelles Verlangen, selbst wenn er impotent ist wegen seiner früheren Zügellosigkeit.

18. Die Frau leidet an Nymphomanie und in extremen Fällen kann sie in schamloses Reden und Verhalten verfallen.

19. Der Nux-Patient kann zuerst feurig, voll Spannung, scharfsinnig sein und zu ungestümen, übereilten Handlungen neigen. Aber mit der Zeit entwickelt sich der gegenteilige Zustand. Er wird stumpfsinnig; er kann sich nicht mehr konzentrieren; sein Gedächtnis versagt; er verabscheut geistige Arbeit, und schließlich verliert er seine geistigen Kräfte und wird imbezil.

20. Verursachende Faktoren sind wichtig beim Studium von Nux-v. Eine ausschweifende Lebensweise ist einer der wichtigsten. Nux-Symptome sind häufig die Folge von gewohnheitsmäßiger Trunksucht, reichlichem Essen, besonders von zu guten und zu stark gewürzten Speisen, zu viel Kaffee, exzessivem Geschlechtsverkehr und Onanie. Die Vitalität ist geschwächt, der Magen und der Darm gereizt, die Leber kongestioniert und die Nerven zerrüttet. Nux ist häufig bei Trunksucht indiziert mit wildem Delir und Wahnideen, die bei Alkoholvergiftung so häufig auftreten. Dieses Mittel wird häufig benötigt um den morgendlichen „Kater" zu beseitigen.

21. Kaffee kann, in großen Mengen genossen sicherlich und in kleinen Dosen wahrscheinlich auch der Grund vieler Nux-vomica-Beschwerden sein. Der Gebrauch von Opiaten oder anderen Narkotika erzeugt, auch wenn sie von einem Arzt verordnet werden viele Symptome, die nach Nux verlangen. Das selbe gilt für Tabak, sowohl für die chronischen, als auch die akuten Folgen.

22. Nux findet viele seiner Opfer unter Geistesarbeitern, Studenten, Schriftstellern oder Geschäftsmännern, die sich durch zu viele Nachtarbeit, Überessen und durch zu wenig körperliche Betätigung zerrütteten; Menschen mit sitzender Lebensweise, die zu wenig schlafen und vielleicht täglich mehrere Gläser Whisky trinken, oder die ihre sexuelle Kraft mißbrauchten bis sie schwach, reizbar, dyspeptisch und verstopft wurden, die Leberstörungen und Hämorrhoiden bekommen und nicht mehr erholsam schlafen können.

23. Erschöpfte Frauen, die mit Kopfschmerzen, schwacher Verdauung und Ohnmachtsneigung behaftet sind, die eifersüchtig, argwöhnisch sind und überall etwas auszusetzen haben, die in der Schwangerschaft jeden Morgen erbrechen und auch nach den leichtesten Gerichten. Sie haben variköse Venen und Hämorrhoiden, die von ihrem ausschweifenden Lebenswandel zum Teil herstammen können. Sie neigen zu Aborten und Fehlgeburten, und auf die Geburt kann eine Placentaretention, Subinvolution und verzögerte Rekonvaleszenz folgen.

24. Bei den jungen Mädchen,, die Nux benötigen, sind die Menses frühzeitig, dick, klumpig, langdauernd und von starken Koliken, Übelkeit und Erbrechen begleitet. Sie setzt oft aus und selbst bei sonst normalem Stuhlgang , ist während ihrer Periode Verstopfung vorhanden. Die Patientin neigt zur Hysterie, aber dieser Zustand wird durch typische Nux-Symptome charakterisiert.

25. Spasmen der unwillkürlich innervierten Muskelfasern und die übermäßig gesteigerten Reflexe sind anschaulich belegt, besonders im Gastrointestinaltrakt, den Ureteren, der Blase und im weiblichen Genitale.

Heftige, zusammenschnürende Schmerzen treten bei Gastralgie, Verdauungsstörungen und anderen Magenbeschwerden auf. Ein kleiner Bissen oder ein Schluck eines Getränkes verursachen Übelkeit und Würgen und in vielen Fällen wird das Aufgenommene sofort wieder erbrochen. Doch das Erbrechen ist mühevoll, wegen der spastischen Kontraktionen der Cardia; er würgt vergeblich und dies ist so schmerzhaft, daß der Patient in kalten Schweiß ausbricht und ohnmächtig wird.

26. Ineffektiver Stuhldrang ist eines der großen Charakteristika von Nux. Er ist nicht nur ein immer vorhandenes Begleitsymptom bei Diarrhoe, Verstopfung, Hämorrhoiden und rektalen Beschwerden, sondern kann auch bei vielen anderen Störungen im Abdomen auftreten. So erzeugt jeder Kolikanfall eine Empfindung, als ob der Patient Stuhl absetzen müßte. Schmerzen während der Menses oder einer Fehlgeburt; während oder nach der Geburt; Schmerzen infolge der Passage eines Nierensteins werden nach unten projiziert und erzeugen einen Drang zur Entleerung des Darmes.

27. Die Blase ist in ähnlicher Weise betroffen. Vergeblicher Drang zu urinieren ist eine Indikation für Nux bei Zystitis und anderen Blasenaffektionen. Aber auch bei einer Nierenkolik wird er reflektorisch induziert, ebenso während der Menses und der Geburt, und er begleitet oft die Schmerzen bei Metritis und das „bearing down" beim Uterusprolaps.

28. Konvulsionen, sowohl während der Zahnung von Kleinkindern als auch bei puerperaler Epilepsie oder als Folge eines Wutanfalles, entsprechen der Art wie sie durch Nux-v. oder seinen Alkaloid Strychnin erzeugt werden. Bei Epilepsie oder hysterischer Epilepsie beginnt, falls Nux indiziert ist, die Aura im Epigastrium und steigt nach oben (Calc. carb.).

29. In der Klinik ist Nux von großem Wert bei der Hemiplegie alter Dyspeptiker oder Trinker, bei Paralyse, die sich infolge eines Apoplexes, durch übermäßiges Studieren, Multiple Sklerose oder andere spinale Störungen einstellt. Die affizierten Körperteile sind gewöhnlich taub und kalt. Gelegentlich ist Nux bei Harnverhaltung indiziert und bei Lähmung der Blase mit Urinträufeln nach einer Entbindung oder bei chronischen Dyspeptikern und Trinkern.

30. Bei den Empfindungen sind Schwere, Spannung, Taubheit und Ameisenlaufen die herausragendsten. Schwere im Kopf mit Verwirrung und Schwindel; Schwere der Augenlider, im kongestionierten Uterus mit Ziehen im Rücken und Becken. Schwere in den unteren Extremitäten mit Zittern, unsicherem Gang und Nachschleppen der Füße können die Vorzeichen einer Paralyse oder Multiplen Sklerose sein und Nux erfordern.

31. Spannung tritt überall in den Muskeln auf, wie z. B. im Rücken, den Kniekehlen, dem Magen, der Blase oder im Becken.

32. Wundheit kann, sowohl real als auch nur als Empfindung an den Schleimhäuten auftreten.

33. Taubheit, Kribbeln oder Gefühlverlust begleiten oft eine Paralyse.Sie können aber auch rein hysterisch sein.

34. Der Patient klagt über Hitze im Magen, der Brust, im Uterus, in den Handflächen, Kopf und Gesicht. Die letztere ist von größerer Bedeutung wegen ihres differentialdiagnostischen Wertes bei Schnupfen oder akuten Erkältungen. Andererseits werden gelähmte oder affizierte Teile kalt empfunden. Hitzewallungen zum Kopf sind weniger bedeutsam als bei Mitteln wie Sulfur, Calcarea oder Lycopodium.

35. Viele Beschwerden erscheinen auf der rechten Seite, reißende Schmerzen, Schmerzen wie nach Schlägen, Paralyse, Tonsillitis, Hernien und Nierenkoliken sind Beispiele.

36. Bei Blutungen ist es selten indiziert, außer sie werden durch typische Nux-Symptome gekennzeichnet. So ist die Hämoptisis oder Epistaxis gewöhnlich die Folge eines Wutanfalls oder eines Trinkgelages. Dem Nasenbluten gehen Kopfschmerzen und rote Wangen voraus, und es tritt meist am Morgen oder während des Schlafs auf.

37. Die Periodizität von Nux umfaßt die morgendliche Verschlimmerung, oft von 3 bis 4 Uhr, und das Wiederauftreten des Frostes bei Malaria, der jeden dritten, vierten oder einmal in 28 Tagen auftreten kann.

38. Die Verschlimmerung am Morgen ist so allumfassend, daß eine Erläuterung fast überflüssig ist, außer bei der ohnmachtsartigen Schwäche, die sich am Morgen beim Aufstehen oder sogar noch im Bett einstellt und bei der Diarrhoe, die den Patienten aus dem Bett treibt (Aloe, Sulf.; Podoph.). Die Photophobie kann so akut sein, daß der Patient seinen Kopf im Kissen vergräbt. Wenn ein Patient vormittags seine Augen vor Licht schützt, nachmittags und abends aber die Photophobie verschwindet, dann ist Nux wahrscheinlich das Mittel.

39. Viele Beschwerden sind nachts schlimmer, besonders nach Mitternacht oder zwischen 3 und 4 Uhr am Morgen.

40. Der Nux-Patient ist immer empfindlich gegen Kälte. Er kann vor Fieber fast brennen, doch die geringste Bewegung im Bett oder Lüften der Bettdecke erzeugt einen Frost, der über den ganzen Körper läuft. Die einzigen Ausnahmen sind der Schnupfen, das Asthma und die Flatulenz, die in der Wärme schlimmer werden. Andererseits lindern warme Luft, warmes Zudecken, warme Anwendungen oder warme Speisen und Getränke.

41. Im Freien, auch wenn es nicht kalt ist, sind die Kopfschmerzen, die Neuralgien und sogar das Fieber schlimmer. Geschwächte Patienten können im Freien ohnmächtig werden.

42. Trockenes Wetter hat einen bemerkenswerten Einfluß auf den Patienten im Allgemeinen und auf viele seiner Beschwerden. Paradoxerweise fühlt er sich bei nassem Wetter besser und seine Neuralgien, Kopfschmerzen und arthritischen Beschwerden sind bei Regen leichter. Dies ist ein eigentümliches Symptom und steht im Gegensatz zum üblichen. Deshalb ist es besonders wertvoll, um das Similimum zu bestimmen.

43. Die Verschlimmerung durch Essen ist als Leitsymptom noch wichtiger als die Reaktion auf Kälte, weil sie einen ausgesprochenen Effekt auf den psychischen Zustand und die Lebenskraft hat. Nach dem Essen ist dieser Patient mürrisch, ungeduldig und reizbar bis zum äußersten; er ist verwirrt, unfähig klar zu denken und oft so schwach, daß er sich niederlegen muß. Verdauungssymptome, Husten und viele andere Beschwerden werden durch Essen erzeugt oder verschlimmert.

44. Verschlimmerung durch Bewegung ist ebenfalls eine sehr brauchbare Modalität. Eine Ausnahme besteht beim Lumbago, den der Patient beim Drehen im Bett bekommt. Der Patient muß dann jedesmal aufsitzen um sich zu drehen, Erleichterung findet er aber manchmal durch Aufstehen und Umhergehen.

45. Verschlimmerung durch Berührung ist ein Teil der allgemeinen Empfindlichkeit. Sie fällt besonders bei Konvulsionen auf, die durch bloße Berührung oder durch einen Luftzug hervorgerufen werden können.

46. Verschlimmerung durch Druck zeigt sich klinisch in der Unverträglichkeit von enger Kleidung um den Bauch oder um die Hypochondrien bei Leber- oder Verdauungsstörungen (Calc. carb., Carb-veg.; Lyc.), und beim Liegen auf der befallenen Seite. Eine Ausnahme stellen die Kopfschmerzen dar, die durch Druck gelindert werden.

47. Erschütterung beeinträchtigt besonders den Kopf, die Leber und das schmerzende Abdomen.

48. Helles Licht verstärkt das Kopfweh und die Schmerzen in den Augen.

49. Verschlimmerung durch Geschlechtsverkehr ist mehr oder weniger natürlich für einen Patienten vom Nux-Typ, besonders wenn sein Zustand durch Zügellosigkeit oder Onanie bedingt ist.

50. Nach dem Schlaf kann der Nux-Patient gebessert oder auch verschlechtert sein. Darin liegt kein Widerspruch. Die Schlaflosigkeit von Nux ist sonderbar. Der Patient kann nachmittags und abends todmüde sein, aber sobald er seinen Kopf auf das Bettkissen legt, ist er hellwach und in seinem Kopf kreisen verwirrend Gedanken. Um Mitternacht schläft er ein, nur um in 1 oder 2 Stunden wieder zu erwachen. Von da an fällt er in einen unerquicklichen, unsteten, dösigen Schlaf und erwacht zur gewohnten Zeit mit Kopfschmerzen, Müdigkeit, Reizbarkeit und einer Reihe anderer Symptome. Wenn er jedoch in der Lage ist einige Stunden ununterbrochen, bei Tag oder Nacht, zu schlafen, fühlt er sich besser.

51. Wir haben nun ein allgemeines Bild vom typischen Nux-Patienten gezeichnet. Nun müssen wir nur noch ein paar eigentümliche Symptome und klinische Hinweise hinzufügen, um das Wissen für die praktische Anwendung abzurunden.

52. Die Kopfschmerzen von Nux können okzipital oder frontal gelegen sein. Sie sind gewöhnlich berstend und von einer Empfindlichkeit der Kopfhaut, gastrischen oder hepatischen Symptomen und Verstopfung begleitet.

53. Nux wirkt wunderbar gegen die akuten oder chronischen Folgen eines Apoplexes. Ihm geht oft Schwindel, Summen in den Ohren, Übelkeit und Würgen voran. Später teilweise wiederhergestellt, ist der Patient reizbar, mürrisch, hat ein schwaches Gedächtnis und zeigt andere Nux-Charakteristika. Die betroffenen Körperteile sind kalt und empfindungslos.

54. Nux ist eines der am häufigsten indizierten Mittel im frühen Stadium eines Schnupfens, als Folge eines trockenen, kalten Windes oder als Begleiterkrankung einer Verdauungsstörung. Die ersten Symptome sind Schwere in der Stirn, Trockenheit oder Verstopfung der Nase und manchmal Wundheit des weichen Gaumens; die Erkrankung kann aber auch mit Verstopfung der Nase und einer spärlichen, wässrigen, wundmachenden Absonderung beginnen. Diese Symptome sind mit Hitze im Gesicht und Kopf, allgemeinem Unwohlsein, Frostigkeit, Kribbeln in der Nase und heftigen Niesanfällen, besonders beim Erwachen am Morgen, verbunden. Die unterscheidenden Symptome sind Verstopfung der Nase nachts und im Freien; wässrige Absonderung untertags und im warmen Zimmer; abwechselnd Hitze und Frost; Durst auf kaltes Wasser.

55. Bei einer Influenza kommen allgemeines Wehtun und Schmerzen wie nach Schlägen, Erschöpfung und starker Husten hinzu.

56. Der Husten bei Nux ist im allgemeinen gastrischen Ursprungs; er ist schlimmer von Mitternacht bis Tagesanbruch oder beim Erwachen am Morgen, durch geistige Anstrengung, kalte Luft und nach dem Essen und wird durch heiße Getränke gelindert. Jeder Hustenstoß verursacht eine berstende Empfindung im Kopf und Schmerzen im Epigastrium oder Abdomen.

57. Das Asthma von Nux ist oft Reflex einer gastrischen Irritation. Schlimmer ist es in den frühen Morgenstunden und nach dem Essen und oft von Flatulenz und Unverträglichkeit der Kleidung begleitet.

58. Nux wird sehr häufig bei der atonischen Dyspepsie der Trinker und Lebemänner gebraucht. Saurer oder bitterer Geschmack am Morgen oder Abneigung gegen Essen; Übelkeit und saures oder bitteres Erbrechen; Völle nach dem Essen kleiner Mengen Nahrung, oder Druck, als ob ein Stein im Magen läge; Empfindlichkeit des Epigastriums, schlimmer durch den geringsten Druck der Kleidung. Vor der Verdauungsstörung haben diese Patienten oft großen Hunger. Wird diese Warnung beachtet und nur wenig gegessen, kann die Störung vermieden werden. Doch der Nux-Patient ist gewöhnlich ein guter Esser und mag besonders gern stark gewürzte Speisen, dicke Saucen, Gewürze und fette Sachen, gerade solche Dinge, die eine Verdauungsstörung verursachen oder verschlimmern.

59. Die Verstopfung von Nux wurde oben angeführt. Ein unterscheidendes Merkmal ist der vergebliche und häufige Stuhldrang. Der Stuhl ist groß und schwierig auszustoßen oder klein und hart. Nachher bleibt das Gefühl, als ob ein Teil noch zurückgeblieben wäre. Mit dieser Art von Verstopfung gehen blinde oder blutende Hämorrhoiden einher, die prickeln, brennen und nachts im Bett heftig jucken (Aloe), und den Patienten zwingen, sich in eine Wanne kalten Wassers zu setzen, um sie zu lindern.

60. Die Diarrhoe stellt sich nach dem Essen oder mit plötzlichem Stuhldrang am frühen Morgen ein wie bei Aloe, Sulfur und Podophyllum. Aber die Stühle sind spärlich und oft Folge eines Trink- oder Eßgelages. Den spärlichen Stühlen gehen Kolik und starker Stuhldrang voraus. Danach ist beides eine Zeitlang besser (Aloe), aber ein Gefühl, als ob Stuhl zurückgeblieben wäre, verursacht ein ständiges Unbehagen.

61. Bei Dysenterie bestehen dünne, blutige, schleimige Stühle, denen ständiger Stuhldrang und Rückenschmerzen vorangehen und die von Übelkeit, heftigem Tenesmus und schneidenden Schmerzen im Hypogastrium begleitet werden. Die Entleerung lindert eine kurze Zeitlang alle Symptome.

62. Leberbeschwerden und Ikterus treten, wie man es bei einem Nux-Patienten erwartet, zusammen mit abdominellen oder rektalen Erkrankungen auf und ihnen kann Ärger vorangegangen sein (Natrium sulf.).

63. Nux erzeugt intermittierendes Fieber, bei dem das Froststadium dominiert. Mit dem Frost verbunden sind blaue Fingernägel, Schmerzen im Rücken und den Gliedern. Der Patient will in allen Stadien der Fieberattacke zugedeckt bleiben. Dem Frost, der um 6 oder 7 Uhr morgens beginnt, folgt eine langandauernde trockene Hitze mit Durst.

Das Schweißstadium ist kurz, und die kleinste Verschiebung der Bettdecke bringt den Frost zurück. Besonders während der Apyrexie sind typische gastrische und biliöse Symptome von Nux vorhanden.

64. Mit folgenden Mitteln, die schon im Kurs besprochen wurden, muß Nux-v. verglichen werden: Aloe, Arsen, Bryonia, Carbo vegetabilis, Lycopodium und Sulfur.

65. Aloe erzeugt Hämorrhoiden, die durch kalte Anwendungen gelindert und von Brennen, Jucken, starker Flatulenz und portaler Kongestion begleitet werden, aber statt des vergeblichen Stuhldrangs, der Nux charakterisiert, besteht eine paralyitische Schwäche der Sphinktren und ein Gefühl, als ob ein Keil zwischen dem Sakrum und der Symphysis pubis wäre. Bei beiden Mitteln treibt die Diarrhoe den Patienten am Morgen aus dem Bett und verschlimmert sich nach den Mahlzeiten. Aloe wirkt hauptsächlich auf das Rektum, und die Stühle sind profus und geleeartig. Diejenigen von Nux sind spärlich, braun und wässrig.

66. Arsen ist zu Nux hauptsächlich beim Schnupfen und bei der Dysenterie verwandt. Die Arsen-Erkältung ist durch heftiges Kribbeln in den Nasenwegen, quälendes Niesen, Verstopfung der Nase und eine wässrige, die Naseneingänge und obere Lippe wundmachende Absonderung charakterisiert. Aber alle Symptome sind im Freien schlimmer und besser in der Wärme.

67. Bei der Dysenterie zeigt Arsen mehr Brennen, Ruhelosigkeit und Angst und nach dem Stuhlgang Erschöpfung mit kaltem Schweiß.

68. Lycopodium und Carbo veg. gleichen Nux in der Verstopfung und dem Asthma mit Flatulenz. Alle drei besitzen vergeblichen Stuhldrang. Bei Lycopodium ist er Folge der spastischen Kontraktion des Anus; bei Carbo veg. wird er durch den Abgang von Flatus gebessert, was den Grund anzeigt; bei Nux resultiert er aus der irregulären und veränderlichen Funktion des Sphinkter ani.

69. Bryonia sollte von Nux bei Verdauungsstörungen differenziert werden. Beide sind schnell erzürnt und wirken sehr gut bei mageren Menschen mit dunklen Haaren und Augen. Beide besitzen nach dem Essen die Empfindung eines Steines im Magen, eine weiße, dick belegte Zunge, Durst auf kalte Getränke, Übelkeit und Erbrechen. Bryonia wird durch die geringste Bewegung und das Aufrichten aus dem Bett verschlimmert; Nux am Morgen und nach dem Essen. Bei Bryonia ist die Gastritis oft Folge von Diätfehlern; bei Nux, von ständigem unbeherrschtem Essen, von Drogen, Tabak, Alkohol und sitzender Lebensweise.

70. Nux und Sulfur sind komplementär. Wenn das Symptomenbild durch Abführmittel, Leberpillen oder sonstige Medikamente verwischt worden ist, beseitigt Nux die aufgesetzten Drogensymptome und stellt das wahre Krankheitsbild wieder her. Nux ist oft das Mittel für akute Zustände bei sonst typischen Sulfurpatienten. Deshalb ist es für den Verschreibenden wichtig sich mit den Ähnlichkeiten und Unterschieden dieser zwei Mittel vertraut zu machen. Dies wird im folgenden kurz versucht.

71. Der Nux-Patient ist schnell, aktiv, von fester Faser und empfindlich auf äußere Eindrücke; reizbar und sogar bösartig; aber sorgfältig in allem was er tut. Obwohl der Sulfur-Patient sich aktiv und schnell bewegt, ist er doch schmutzig, faul, nachlässig, manchmal reizbar, aber häufiger mild und freundlich; obwohl er schnell beleidigt ist, zeigt er selten die extreme geistige und körperliche Reizbarkeit und Empfindlichkeit gegen Schmerzen wie Nux. Darüberhinaus leidet Nux mehr an den Folgen eines Zorns oder einer Empörung; Sulfur an einer Kränkung oder eines Kummers. Nux verschlimmert sich im Freien und durch Kälte und bessert sich im warmen Zimmer und durch warmes Einhüllen oder Zudecken. Sulfur kann Zudecken oder die Bettwärme nicht ertragen und möchte die Türen und Fenster weit offen haben. Nux wirkt kaum oder gar nicht auf die Haut, das Lymphsystem und das Blut. Sulfur, der König der antipsorischen Mittel, wirkt tief auf alle Gewebe des Körpers, und er besitzt unzählige Hautsymptome.

72. WIRD ANTIDOTIERT DURCH: Wein; Kaffee; Aconit; Belladonna; Kampfer; Chamomilla; Cocculus; Opium; Stramonium; Thuja (vergebliches Verlangen zu urinieren).

ES ANTIDOTIERT: Narkotika; Abführmittel und pflanzliche Arzneien; Ingwer; Muskatnuß; Pfeffer und andere 'heiße Gewürze'; Alkohol.

FOLGT GUT AUF: Arsen; Ipecac; Magnesium mur.; Phosphor; Sepia; Sulfur.

WIRD GUT GEFOLGT VON: Bryonia; Pulsatilla; Sulfur.

UNVERTRÄGLICH MIT: Zinc.

Lektion 26

Ignatia amara

1. Gebräuchlicher Name: Ignatiusbohne. Fam. nat.: Loganiaceae. Verbreitungsgebiet: Philippinischen Inseln. Zubereitungsform: Tinktur und Trituration der Bohne.

Physiologische Wirkung

2. Die toxikologischen Symptome von Ignatia gleichen stark denen von Nux vomica. Beide erzeugen die gleiche übermäßige Steigerung der spinalen Reflexe mit daraus resultierenden tetanischen Spasmen und Muskelzuckungen. Der Tod tritt durch Asphyxie ein, die durch die tetanischen Kontraktionen der Atemmuskulatur ausgelöst wurde. Eine Zeitlang ist die Empfänglichkeit der speziellen Sinnesnerven und aller sensorischen Nerven gesteigert, später aber folgen Taubheit, Erstarrung und ein qualvoller geistiger Zustand. Potter sagt in seiner Materia Medica: „Die zerebro-spinale Reizbarkeit wird durch kleine Dosen verringert, obwohl sie durch große gesteigert wird. Ignatia ist wahrscheinlich das wirksamste Mittel um die funktionellen Phänomene der Zerebro-Spinal-Achse zu beherrschen."

Allgemeine Charakteristika

3. Paßt für empfindsame, erregbare, nervöse Menschen; rasche Auffassungsgabe, setzen auch schnell etwas in die Tat um; empfindsame Frauen und Kinder mit dunkler Haut und dunklen Haaren; freundlich, feinfühlig, übergewissenhaft.

Erkrankungen durch Folgen von **Kummer;** *schlechten Nachrichten;* **Schreck;** *Sorgen;* *enttäuschter Liebe;* *Ärger;* Eifersucht; **Kaffee;** Tabak.

Schwäche; Entkräftung; Mattigkeit; **ohnmachtsartige Schwäche; ohnmächtig werden.**

Lektion 26　　　　　　　　　　　　　　　　　　Ign.

Abwechselnd entgegengesetzte Gemütsverfassungen; unberechenbar; veränderliche Stimmungen; Traurigkeit; Weinen; Selbstmordimpulse; *Milde; Reizbarkeit;* **Zorn;** *reuevoll; Angst; Ruhelosigkeit;* **Furcht;** *Ängstlichkeit;* **Empfindsamkeit auf äußere Eindrücke; emotionale Erregung; Qualen;** *erschrickt leicht; gedankenabwesend;* **Abneigung gegen Gesellschaft;** Schweigsamkeit; **lacht unwillkürlich; hysterisch.**

Empfindungen: **von einem Ball in inneren Körperteilen; Leere in inneren Körperteilen;** *Taubheit; Ameisenlaufen.*

Schmerzen: **an kleinen umschriebenen Stellen;** *lanzinierend; scharf, schneidend, stechend; kneifend;* **krallend;** *drückend; wie nach Schlägen;* wie disloziert; brennend; Zittern; **Zucken;** *Rucken; Kontraktionen von Orificien;* **Chorea;** *tetanische Steifheit; Konvulsionen.*
Paralyse.
Anämie; Abmagerung.
Periodizität.

Verschlechterung: *Am Morgen; am Abend; in der Nacht; bei Kälte;* **durch emotionale Erregungen; geistige Anstrengung; Trost;** *Berührung; Liegen auf der schmerzlosen Seite;* während des Fastens; **durch Kaffee; Tabak; Süßigkeiten;** *vor und während der Menses.*

Besserung: *Durch Wärme; Ruhe;* durch Liegen auf der schmerzhaften Seite; Druck; **Lagewechsel; während des Essens;** *nach dem Essen.*

4. Ignatia amara ist ein kleiner Baum aus der Gruppe der Strychnosarten und auf den Philippinen beheimatet, wurde aber auch in China eingebürgert. Er hat einen geraden, schlanken Stamm und lange, sich windende Äste: Ihren Namen erhielt sie von St. Ignatius, dem Gründer des Jesuitenordens, der sie im 17. Jahrhundert in Europa einführte.

5. Der Samen oder die Bohnen, aus denen die Medizin

hergestellt wird, ist von einer birnenförmigen Schale umhüllt, und wie die Nux vomica in ein bitter schmeckendes Fruchtfleisch eingebettet und von einem feinen Flaum bedeckt. Im Gegensatz zu Nux vomica besitzt sie eine schwärzlich graue oder braune Farbe und eine mandelartige Form.

Man sollte sie eigentlich Strychnos Ignatia nennen, aber weil in der homöopathischen Literatur der Ausdruck „amara" (bitter) von Linné verwendet wird, wollen wir in diesem Kurs den Namen beibehalten.

6. Da Ignatia und Nux vomica Strychnin enthalten, sind sie in mancher Hinsicht in ihrer Wirkung ähnlich. Ignatia ist, wie auch Nux vomica, ein Mittel, das hauptsächlich auf das spinale Nervensystem wirkt, sowie die Reflexe und die Empfänglichkeit der sensorischen Nerven auf externe Reize steigert. Sie erzeugt Reizbarkeit und übermäßig vermehrte geistige Empfindsamkeit, Rucken und Zucken der Muskeln, tetanische Spasmen mit Opisthotonus, Kontraktionen der Orifizien, Diarrhoe, Verstopfung mit vergeblichem Stuhldrang und schmerzhafte Hämorrhoiden.

Aber trotz des Umstandes, daß Ignatia eine ziemlich große Menge Strychnin enthält, besteht doch ein starker Unterschied zu Nux vomica, besonders bei den psychischen und nervösen Charakteristika.

7. Ignatia ist ein Mittel paradoxer und widersprüchlicher Zustände. Dies ist eines ihrer Leitsymptome.

Zum Beispiel: Zahnweh, das sich während des Essens bessert; Halsweh, gebessert beim Schlucken von festen Speisen; Kopfschmerzen bessern sich beim Bücken; Husten, der schlimmer wird je mehr der Patient hustet; Hämorrhoiden, die sich während des Gehens bessern; Dröhnen in den Ohren wird durch Musik erleichtert; Leeregefühl im Magen, das durch Essen nicht verändert wird; Husten verschwindet während sich der Patient bewegt, kehrt aber zurück, wenn er still steht; die Gesichtsfarbe wechselt beim Ruhen, und noch vieles andere mehr.

8. Abwechselnde gegensätzliche Stimmungen oder konträre körperliche Symptome und die Neigung der Symptome rasch ihren Ort zu wechseln, sind ebenso ausgeprägte Charakteristika. Die Symptome wechseln ständig. Ausgelassenes Lachen schlägt plötzlich um in Weinen; Spaß und Fröhlichkeit plötzlich in Kummer.

9. Der Ignatia-Patient kann plötzlich sehr zornig werden, aber es tut ihm genauso schnell wieder leid, und er bereut es wieder. Aggressivität und Streitsucht kennzeichnen ihn nicht. Wenn der Patient Kummer hat oder beleidigt wurde, will er allein sein und brütet darüber.

10. Dies ist der Schlüssel zu dem geistigen und emotionalen Charakter des Ignatia-Patienten. Meistens handelt es sich um eine Frau. Gewöhnlich besitzt sie dunkle Haare und eine dunkle Haut, begreift schnell und setzt schnell etwas in die Tat um. Obwohl sie gewöhnlich mild und freundlich ist, kann sie auch nervös und leicht erregbar sein, sich über Widerspruch ärgern, und sie ist schnell beleidigt. Ihr Ärger richtet sich nicht nur auf denjenigen, der ihr wirklich oder nur in ihrer Einbildung etwas antat, sondern auch auf sich selbst.

11. Dem Ignatia-Patienten gehen besonders Kummer und enttäuschte Liebe nahe. Eine Mutter verliert ihr einziges Kind und ist untröstbar. Sie zieht sich zurück, weint und brütet, kann nicht schlafen und hat ein Beklemmungsgefühl mit Herzklopfen in der Brust. Ein junges Mädchen merkt, daß ihr Liebster sich eine andere ausgesucht hat. Sie wird hysterisch, weint, lacht, kreischt, ruckt und zuckt und kann Krämpfe bekommen oder ohnmächtig werden; sie seufzt ständig, sperrt sich in ein Zimmer und will niemanden mehr sehen; sie kann sogar Selbstmordabsichten entwickeln. Ein empfindsames kleines Mädchen, das bestraft wurde, bekommt Fieber, erbricht oder krampft.

12. Kein anderes Mittel hat einen engeren Bezug zu den wechselhaften und widersprüchlichen Erscheinungen der Hysterie, und kein anderes Mittel heilt diese Erkrankung häufiger. Der schnelle Wechsel von widersprüchlichen geistigen Zuständen, das Seufzen und die völlige Schweigsamkeit des Patienten und die Abneigung gegen Trost sind hervorragende Indikationen für Ignatia.

13. Aber die Anwendung von Ignatia erstreckt sich nicht nur auf die Folgen von geistigen oder emotionalen Störungen. Ausgeprägte toxische und pathologische Zustände wurden bei Prüfungen erzeugt. Viele ernste und schwer zu behandelnde Erkrankungen fallen in seinen Wirkungsbereich. Z. B. rheumatisches und intermittierendes Fieber, follikuläre Tonsillitis und sogar Diphtherie. Die geistigen Symptome können nur den kleineren Teil des Krankheitsbildes ausmachen, es behält jedoch die seltsame, wechselhafte und widersprüchliche Natur des Mittels bei und zeigt die körperliche und nervöse Überempfindsamkeit. Der Patient fährt bei jedem Geräusch auf, ist oft furchtsam und kann keine Schmerzen ertragen, selbst wenn sie gering sind.

14. Schwäche, Erschöpfung und Ohnmachtsneigung sind herausragende Charakteristika von Ignatia und zeigen weiter die tiefe Wirkung des Mittels auf das zentrale Nervensystem. Die Ignatia-Patientin wird während der Menses oft ohnmächtig, ebenso während der Entbindung, durch einen Schock oder einen Kummer, in einer Menschenmenge oder durch lange, fortgesetzte geistige Beanspruchung. Schwäche und Mattigkeit ergreifen manchmal den ganzen Organismus, so daß eine leichte Anstrengung den Atem nimmt und Herzklopfen und Zittern der Extremitäten verursacht. Dies kann rein hysterisch bedingt sein, ist aber oft durch Toxine verursacht. Während der Apyrexie bei intermittierendem Fieber zeigt sich eine große Ermattung, Schwäche der Knie und Schläfrigkeit oder tiefer Schlaf mit röchelnder Atmung. Plötzlicher Verlust der Kraft in den Beinen am Morgen.

15. Geistiger Überanstrengung, langen Nachtwachen und Ärger über geschäftliche Fehlschläge folgen Traurigkeit, krampfartige Zuckungen der Gesichtsmuskulatur, Globus hystericus, Konvulsionen oder Paralyse, sogar Hemiplegie. Diese Phänomene sind mehr die Folgen überempfindlicher Nerven, als daß sie durch eine definierte Pathologie erklärt werden können.

16. Kummer, enttäuschte Liebe oder Eifersucht bringen die Frau, die Ignatia braucht, so aus der Balance, daß sie außer sich ist. Sie wirkt ruhelos und ängstlich besorgt; sie wacht nachts auf und glaubt, daß Einbrecher im Haus sind; sie ist erfüllt von Vorahnungen über drohendes Unheil oder glaubt, daß sie ihre Pflichten vernachlässigt habe.

17. Schreck hat Aphonie oder Spasmen der Larynxmuskulatur (Laryngismus) zur Folge; oder unwillkürliche Bewegungen, Chorea, tetanische oder epileptiforme Konvulsionen oder eine Katalepsie mit Zyanosis und Bewußtlosigkeit, in die sie mit ein oder zwei tiefen Seufzern fällt. Bei Erwachsenen kann den Konvulsionen Kopfweh vorangehen; bei Kindern Wimmern und Schluchzen im Schlaf. Eine rechtzeitige Gabe von Ignatia wird in solchen Fällen den Anfall verhüten.

18. Leeregefühl ist ein allgemeines Charakteristikum von Ignatia. Schwächegefühl im Epigastrium ist fast ein konstantes Symptom. Das Gefühl der Leere wird auch im Kopf und der Brust angegeben, verbunden mit anderen Charakteristika des Mittels.

19. Taubheit, Kribbeln und Ameisenlaufen können an jeder Körperstelle auftreten und sind gewöhnlich hysterischen

Ursprungs. Prickeln in den Händen oder unteren Extremitäten, im Anus; Kribbeln im Gesicht, Pharynx und Rektum sind Beispiele hierfür.

20. Trotz der unregelmäßigen und widerspruchsvollen Natur von Ignatia erscheinen viele Symptome regelmäßig auf die Stunde genau. Zum Beispiel: Kopfschmerzen alle sieben, vierzehn oder achtundzwanzig Tage; jeden Nachmittag krampfhaftes Aufstoßen, das stundenlang anhält; Konvulsionen jeden Tag zur selben Stunde.

21. Die Kopfschmerzen von Ignatia sind drückend oder, was noch charakteristischer ist, als ob ein Nagel oder ein stumpfes Instrument durch die Schädeldecke nach außen gestoßen würde. Sie werden durch Gemütserregungen hervorgerufen und durch starke Gerüche, sowohl angenehme, wie auch unangenehme, durch Rauchen und passives Einatmen des Tabakrauches verschlimmert. Wärme und Essen erleichtern. Sie enden mit Erbrechen und Ablassen einer großen Menge hellen, wässrigen Urins. (Acon., Gels.).

22. Ignatia ist bei Halsaffektionen indiziert durch Röte der Tonsillen, vermehrten Speichelfluß, fötidem Geruch aus dem Mund, scharf oder dumpf stechenden Schmerzen, der Empfindung eines Klumpens oder Pflockes im Hals, durch Schmerzhaftigkeit und Schwellung der Halslymphknoten. Flüssigkeiten können nur schwer geschluckt werden, feste Speisen dagegen leicht. Alle Symptome sind während des Schluckens und während des Essens besser.

23. Verdauungsstörungen sind, falls Ignatia das Mittel ist, von großer nervöser Erschöpfung und den psychischen Symptomen begleitet. Der Patient hat eine Abneigung gegen warme Speisen, Fleisch oder gewöhnliche Gerichte, gegen den gewohnten Kaffee und Tabak; er verlangt nach sauren Dingen, Roggenbrot und Speisen, die bei einer Verdauungsstörung verboten sind. Schwäche- und Leeregefühl im

Lektion 26 Ign.

Epigastrium dominiert und wird gewöhnlich durch Essen nicht erleichtert. Nach dem Essen besteht Schwere, die Empfindung eines Klumpens, oder schmerzhafte Auftreibung und Völle im Magen, manchmal im ganzen Abdomen, aber es gehen wenig ab. Es werden Speisen erbrochen, diese schmecken dann bitter; oder der Patient würgt vergeblich, ein Zustand, der durch Essen gebessert wird. Während der Magen durch warme und leicht verdaubare Speisen durcheinander gebracht wird, kann durch kalte Speisen, Gemüse, Zwiebeln und exotische Gerichte keine Verschlechterung folgen. Nagende oder scharfe Schmerzen werden durch Essen erleichtert.

24. Auch die rektalen Symptome entsprechen der allgemeinen Natur des Mittels. Heftiger Stuhldrang wird mehr in den oberen Gedärmen und im Epigastrium empfunden. Schmerzloser Rektumprolaps durch leichte Anstrengung oder mit Stuhldrang, sogar dann wenn kein Stuhl abgeht. Spastische Kontraktionen des Analsphinkters und quälende Stiche, die im Rektum hinaufschießen; Fissuren im Anus und außerordentlich schmerzhafte Hämorrhoiden, blind oder blutend, die sich bei weichem und leicht abgehendem Stuhl vorwölben und von schneidenden, schießenden, stundenlang anhaltenden Schmerzen und Spasmen begleitet sind. Jucken und Kribbeln wie von Ascariden, beide Symptome sind abends im Bett schlimmer und können mit und ohne Würmer vorhanden sein. Schmerzen verschlimmern sich durch weichen, diarrhoetischen Stuhl; gelegentlich keine Schmerzen bei hartem Stuhlgang. Schmerzlose Diarrhoe nach Schreck (Gels.). Dysenterie mit Tenesmus nur nach dem Stuhlgang.

25. Es werden viele Symptome in der Brust angegeben, aber die Herzsymptome sind die wichtigsten. Für einen nervösen und erregbaren Menschen, wie den Ignatia-Patienten, ist Herzklopfen nichts außergewöhnliches. Das Herz reagiert auf jede Gemütserregung, schlägt stürmisch nach einem Schreck oder Schock, aber ebenso bei Magenstörungen und anderen Beschwerden. Es kommen stechende Schmerzen im Bereich des Herzens vor, Beklemmung und Konstriktion im Thorax, erschwerte Atmung, Erleichterung durch tiefes Atmen; ständiges Seufzen. Herzklopfen stellt sich durch jede Gemütserregung ein, ebenso wenn der Patient in Gedanken versunken ist und durch hysterische Flatulenz.

26. Die Indikationen von Ignatia bei intermittierendem Fieber sind klar und unmißverständlich. Entsprechend dem Charakter von Ignatia kann der Frost zu jeder Tageszeit auftreten. Schüttelfrost mit rotem Gesicht und starkem Durst auf große Mengen kalten Wassers, durch äußere Wärme tritt Linderung ein (Ars.). Dem Frost folgen äußere Hitze mit Gesichtsröte, partielle innere Frösten, Durstlosigkeit und eine ausgesprochen Abneigung gegen Bedecktsein. Der Schweiß ist meist spärlich, und es besteht auch in diesem Stadium kein Durst. Der Patient kann während der Hitze oder des Schweißes ohnmächtig werden. Das Stadium der Apyrexie ist durch Erschöpfung und die Charakteristika von Ignatia gekennzeichnet.

27. Sowohl Ignatia- als auch Nux-vomica-Patienten sind übersensitiv auf äußere Reize; erregbar, melancholisch und tief betroffen von Gefühlserregungen; beide werden durch kalte Luft, Lärm, Berührung verschlimmert und sind überempfindlich gegenüber Schmerzen. Beide besitzen Muskelzucken, mangelnde Koordination der Reflexe, Konstriktion der Sphinkteren, tetanische Steifheit oder epileptiforme Konvulsionen, choreatische Bewegungen, Hysterie und Paralyse.

28. Der Ignatia-Patient, meist eine Frau, ist mild, sanft, wechselhaft und kapriziös. Sie leidet oft unter Kummer und enttäuschter Liebe behält aber ihren Kummer für sich. Wenn sie zornig war, bereut sie dies bald wieder, schließt sich ein, um zu weinen und darüber zu brüten.

29. Der Nux-vomica-Patient, meist ein Mann, leidet mehr unter Zorn und Ärger. Er ist gemein, bösartig und aggressiv reizbar, und er haßt denjenigen, der ihm in die Quere kam oder ihn beleidigte; er will allein sein, weil die Anwesenheit anderer ihn irritiert und stört.

30. Bei Ignatia sind die Störungen der Muskelaktivität meist hysterischen Ursprungs und es besteht Bewußtlosigkeit während der Konvulsionen. Bei Nux weiß der Patient alles was um ihn herum vorgeht.

31. Die Konstriktionen von Ignatia sind meist von hysterischer Art, wie z.B. Globus hystericus und Spasmen des Rachens und der Glottis. Diarrhoe herrscht vor; ein Tenesmus stellt sich nur nach einem dysenterischen Stuhl ein; vergeblicher Stuhldrang überträgt sich auf den oberen Teil des Abdomens. Hämorrhoiden sind mit aufwärtsschießenden Schmerzen verbunden, welche noch lang nach dem Stuhlgang anhalten.

32. Der Nux-vomica-Patient ist gewöhnlich verstopft. Tenesmen stellen sich vor und während des diarrhoeischen Stuhls ein und sind nachher leichter.

33. Beide Mittel besitzen Übelkeit, Würgen, Erbrechen und nach dem Essen das Gefühl eines Klumpens im Magen. Bei Ignatia haben wir Erleichterung während des Essens und eine Abneigung gegen warmes Essen und warme Getränke; bei Nux verschlimmert Essen immer, und warme Speisen werden verlangt, weil diese gut tun.

34. Bei intermittierendem Fieber zeigt Ignatia Durst während des Frostes und große Erleichterung durch äußere Wärme; keinen Durst während des Fiebers; Verschlimmerung durch warmes Zudecken. Nux dagegen weist sowohl während des Frostes als auch während des Fiebers extremen Durst auf, mit dem Verlangen nach äußerlicher Wärme, die nicht erleichtert.

35. Ignatia wird gebessert, wenn sie feste Sachen schluckt, wenn sie einen harten Stuhl absetzt, wenn sie auf der schmerzhaften Seite liegt (Bry.), und im allgemeinen durch Essen. Bei Nux sehen wir bei all diesen Modalitäten das Gegenteil.

36. Auch Lycopodium ist zu vergleichen. Schwächegefühl oder nächtlicher Heißhunger, der einen nicht schlafen läßt; Globus hystericus.

37. Ebenso Arsen, Fieber besser durch äußere Wärme.

38. Belladonna und Lycopodium: Schwierigkeit, Flüssigkeiten zu schlucken.

39. Sulfur und Nux sind ähnlich bei den Folgen von Ärger. (Sulfur ärgert sich über Lappalien).

40. Belladonna gleicht in den Spasmen von empfindsamen Frauen; in den Konvulsionen durch Ärger und andere heftige Gemütserregungen. Belladonna hat ein rotes Gesicht, glänzende Augen und Fieber; Ignatia hat kein Fieber während des Krampfes.

41. Bei Aconit und Gelsemium enden die Kopfschmerzen ebenfalls mit reichlichem, hellem Urin.

42. **WIRD ANTIDOTIERT DURCH**: Arnica; Camphor; Chamomilla; Cocculus; Coffea; Pulsatilla (das Hauptantidot).

ES ANTIDOTIERT: Brandy; Kaffee; Kamillentee; Tabak; Selenium; Zink.

VERTRÄGLICH MIT: Arsen; Belladonna; Calcarea carb.; China; Lycopodium; Nux vom.; Pulsatilla; Rhus tox.; Sepia; Zincum.

UNVERTRÄGLICH MIT: Coffea; Tabacum.

Lektion 27

Chamomilla

1. Gebräuchlicher Name: Echte Kamille. Fam. nat.: Compositae. Vorkommen: Europa. Zubereitungsform: Tinktur der ganzen, in Blüte stehenden Pflanze.

Physiologische Wirkung

2. Die deutsche Kamille, Matricaria Chamomilla, enthält ungefähr zu 25% ein blaues, flüchtiges Öl. Sie wirkt schweißtreibend und fördert den Regelfluß. Sie erzeugt eine ausgeprägte Empfänglichkeit der sensorischen und motorischen Nerven und klonische Spasmen der Eingeweide und des Uterus. In großen Dosen erzeugt sie Nasenbluten, und Emesis mit äußerster Reizbarkeit. In Deutschland ist der Kamillentee als Hausmittel und zur Geburtserleichterung weit verbreitet. In Frankreich herrscht nach ihr in den Apotheken eine große Nachfrage. Potter sagt: „Der Homöopath sieht ihre bemerkenswerten Kräfte bei Schmerzen, die nachts und durch Wärme verschlimmert werden, bei der Reizbarkeit zahnender Kinder, bei Koliken mit Flatulenz usw.".

Allgemeine Charakteristika

3. Nervöse, reizbare, überempfindliche Frauen mit hellbraunem Haar; Säuglinge und Kinder während der Zahnung.

Beschwerden als Folge von **Zorn; Verkühlung im kalten windigen Wetter; Kaffee; Narkotika; während der Zahnung.**

Zorn; Reizbarkeit; Ungeduld; Eigensinnigkeit; *Überempfindlichkeit;* **Empfindlichkeit gegen Schmerzen; Abneigung gegen Gesellschaft; angesprochen zu werden;** *angesehen zu* werden; **Launenhaftigkeit;** *Unzufriedenheit;* **Traurigkeit;** *Weinen; Angst; Ruhelosigkeit; Stumpfsinnigkeit;* **mit den Gedanken abwesend;** *Gleichgültigkeit; Hysterie;* **Abneigung gegen frische Luft.**

Schwäche; **ohnmachtsartige Schwäche;** *Erschöpfung;* **Neigung, sich niederzulegen.**

Empfindungen: **Taubheit; Taubheit befallener Teile;** *Völle;* Druck; Schwere; *Hitze;* **Hitze in einzelnen Teilen.**

Schmerzen: Schneiden; Stechen; Ziehen; **Reißen;** Pulsieren; Lanzinieren.

Muskelzucken: Konvulsionen, tetanische, **klonische.**

Absonderungen: Wundmachend; stinkend; sauer.

Blutungen: **Dunkel, klumpig,** schwarz.

VERSCHLECHTERUNG: Abends; nachts *durch Kälte; Wärme; warmes Einhüllen;* **Bettwärme;** *im Freien;* **durch Berührung; Liegen; Liegen auf der schmerzlosen Seite;** *beim Essen; nach dem Essen;* **durch Kaffee;** *Milch; warme Speisen; zu Beginn und* **während der Menses.**

BESSERUNG: *Durch kalte Anwendungen;* **durch Herumgetragen werden;** Gehen; **Fasten; Kaffee;** nach dem Schwitzen.

4. Die Kamille ist eine einjährige Pflanze. Sie wächst auf unkultivierten und sandigen Böden in ganz Europa. Schon seit langem wurde der Sud als Hausmittel bei Dysmenorrhoe und Beschwerden während der Entbindungen gebraucht. Darum wird sie auch Martricaria Chamomilla genannt. Weiterhin ist der Kamillentee ein Hausmittel für Koliken und Durchfälle von Kleinkindern. Diese Anwendungen wurden durch homöopathische Prüfungen nicht nur bestätigt, sondern es wurde noch vieles hinzugefügt, so daß die Kamille eine der nützlichsten Polychreste wurde. Ihre hervorstechenden Züge können mit den Worten Empfind-

lichkeit, Überempfindsamkeit, Hitze, Durst und Taubheitsgefühl zusammengefaßt werden. Diese Charakteristika können mehr oder weniger in jedem Fall, in dem sie indiziert ist, gefunden werden.

5. Die geistige Verfassung des Chamomilla-Patienten, ob Mann, Frau oder Kind, gleicht einem Ausbund an Zanksucht, Reizbarkeit und Verdrießlichkeit mit allem, was dies mit beinhaltet. Eigensinnigkeit, Ungeduld, Unzufriedenheit, Launenhaftigkeit und Abneigung gegen die Anwesenheit anderer werden, ganz gleich ob die Erkrankung leicht oder ernst ist, mehr oder weniger immer angetroffen. Wie bei Nux., oder Ignatia ist die Empfindlichkeit sowohl geistig als auch körperlich. Normalerweise wird man nur durch einen triftigen Grund zornig, aber ein solcher Mensch gerät über Kleinigkeiten in Wut und kann nicht beschwichtigt werden. Musik, Lärm oder Berührung stören außerordentlich; und vor allem treiben ihn die leichtesten Schmerzen zur Verzweiflung.

6. Es kommen reißende, lanzinierende, scharfe, schneidende oder stechende, gelegentlich pochende Schmerzen vor. Charakteristisch werden sie durch ihre Begleitsymptome wie Angst, Ruhelosigkeit, heißer Schweiß, besonders am Kopf, großer Durst und intensive allgemeine Hitze. Ihnen folgen Taubheit der befallenen Teile, Erschöpfung und Stumpfsinnigkeit. Schmerzen mit Taubheit sind nur für ein paar Mittel charakteristisch; Chamomilla ist eines von ihnen.

7. Obwohl Chamomilla bei beiden Geschlechtern und in jedem Lebensalter indiziert sein kann, ist seine Anwendung bei Frauen und Kindern am fruchtbarsten.

8. Frauen sind von Natur her emotionaler als Männer und gewöhnlich auch empfindsamer. Die Frau, die Chamomilla braucht, wird, wenn sie an einer Neuralgie oder Dysmenorrhoe leidet oder wenn sie entbindet oder menstruiert, ärgerlich, weint, wirft sich umher und beteuert, daß sie die Schmerzen keine weitere Minute mehr ertragen kann und fordert sofortige Hilfe; wenn man sie anspricht, antwortet sie nur ärgerlich oder schickt die Krankenschwester oder den Arzt aus dem Zimmer. Es besteht kein Zweifel, daß sie an Schmerzen leidet, doch wegen ihres übersensitiven Nervensystems sind sie eine Qual. Während der Wehen beginnen die Schmerzen im Rücken und schießen an der Innenseite der Schenkel hinunter, begleitet von Schreien, heißem Schweiß, rotem Gesicht und manchmal Kollaps. Trotz der starken Wehen geht die Geburt nicht voran. Der untersuchende Finger tastet einen rigiden Muttermund (Gels.). Ein paar Dosen Chamomilla werden die geistige Erregung beruhigen, die Schmerzen erleichtern und die Entbindung beschleunigen. Nachwehen oder Menstruationskoliken werden auf dieses Mittel reagieren, wenn sie von den oben beschriebenen geistigen Symptomen begleitet sind; ebenso Mastitis mit Hitze und Schwellung, Wundheit der Brustwarzen und vielleicht Milchverhaltung und drohender Abszeß.

9. Bei Dysmenorrhoe beginnen die Schmerzen mehrere Stunden vor dem Fluß und sind wehenartig oder kneifend.

10. Aber Chamomilla verdiente ihre meisten Lorbeeren in der Behandlung von Kindererkrankungen während der Zahnung, besonders in Fällen, die durch den Gebrauch von opiumhaltigen Mitteln kompliziert worden sind. Es zeigt hier dieselbe antidotarische Wirkung wie Nux bei den Erwachsenen, die durch Narkotika malträtiert worden sind.

11. Der kleine Patient ist ärgerlich, verdrießlich und weinerlich, oder ist eigensinnig und garstig. Er ist mit nichts zufrieden. Er heult, wenn ihm etwas nicht gegeben wird, was er gerade haben will, wirft es dann wütend zu Boden, falls man ihm es dann doch gibt. Berührt man das Kind oder schaut es nur an, zeigt es seine Abneigung durch Weinen oder ärgerliches Schreien. Es ist nur ruhig, wenn man es herumträgt. Wie die Krankheit auch heißen mag, diese Symptome sind unfehlbare Führer für die Wahl von Chamomilla.

12. Ohrenschmerzen kommen anfallsartig und sind von der typischen Hitze, Schweiß und Ruhelosigkeit begleitet. Das befallene Ohr ist rot. Das Gesicht kann gleichmäßig gerötet sein, aber charakteristischerweise ist eine Backe rot, die andere blaß, ein eigentümliches Symptom, das auch andere Erkrankungen mit Fieber begleiten kann.

13. Die Indikationen von Chamomilla bei gastro-intestinalen Erkrankungen von Säuglingen und Kindern sind saurer Atem, Erbrechen von Galle, sauren Nahrungsbestandteilen oder geronnener Milch, Schweiß auf dem Gesicht nach dem Trinken oder Essen, und Frost. Ist das Kind alt genug, wird es über eine Empfindung wie von einem Stein im Magen nach den Mahlzeiten klagen. Gewöhnlich besteht eine begleitende Diarrhoe.

14. Die Diarrhoe von Chamomilla ist durch wundmachende, wässrige, schleimige Stühle gekennzeichnet, oder durch gelblich-grüne Stühle, die wie gehackte, hartgekochte Eier und Spinat aussehen und nach verdorbenen Eiern riechen, durch warmen Schweiß auf der Stirn, Kolik, Stöhnen im Schlaf, Fieber und brennenden Durst.

15. Chamomilla ist ein ausgezeichnetes Mittel für die Koliken von Säuglingen, besonders von gestillten Kindern, deren Mutter Morphium eingenommen hat oder über etwas sehr zornig war.

16. Chamomilla reizt die Schleimhäute des Atemtraktes und erzeugt einen miliaren Ausschlag auf der Haut. Daher ist sie manchmal ein Mittel für Masern.

17. Bei bronchialen Affektionen oder Keuchhusten sind, wie auch bei den anderen Erkrankungen, die geistigen Symptome die leitenden Führer. Der Husten ist gewöhnlich trocken und entsteht durch ein Kribbeln in der Halsgrube. Schlimmer ist er gegen Abend, durch Schreien und nachts, wenn er das Kind aus seinem tiefen Schlaf weckt. Aber häufiger schläft das Kind während des Hustens weiter.

18. Die spasmodischen Symptome gleichen, oberflächlich gesehen, denen von Nux und Ignatia. Auf Zorn oder emotionale Erregungen folgen Zuckungen im Gesicht und der Hände, Fieber, Auffahren aus dem Schlaf und Alpträume. Konvulsionen können auch auftreten. Das Kind wird steif und biegt sich nach rückwärts oder greift mit den Händen in die Luft und wirft seine Beine auf und nieder, die Augen starren, der Mund ist nach einer Seite verzogen und der Kopf und das Gesicht in heißem Schweiß gebadet. Konvulsionen von gestillten Kindern nach einem Zorn der Mutter; während der Zahnung; nach einer Zurechtweisung oder Bestrafung. Das Zurückbeugen ist mehr durch das Temperament als durch einen echten Opisthotonus bedingt.

19. Die Absonderungen von Chamomilla sind wundmachend und stinkend. Der wässrige Schnupfen reizt die Oberlippe; der diarrhoeische Stuhl verbrüht den Anus. Es es besteht eine starke Reizung der Vulva durch die Leukorrhoe und die Menses.

20. Die Blutungen sowohl aus der Nase als auch dem weiblichen Genitale sind dunkel und klumpig. Die Menses sind profus, reichlich, intermittierend, dunkel und mit Klumpen vermischt, gelegentlich schwarz gefärbt.

21. Die Mehrzahl der Chamomillasymptome sind abends und nachts, besonders vor Mitternacht, schlimmer. Der diarrhoeische Stuhl zum Beispiel ist abends häufiger; während die Angst, das Fieber und die Ruhelosigkeit nachts schlimmer sind.

22. Chamomilla gehört zu den frostigen Mitteln, verschlimmert sich im Freien und ist außerordentlich empfindlich auf Kälte, besonders kalten Wind, der um die Ohren bläst. Davon gibt es einige bemerkenswerte Ausnahmen, die sehr charakteristisch sind. Obwohl die Schmerzen in den Gliedern oder auch anderswo durch Kälte verstärkt werden, verschlimmern sich die Zahnschmerzen durch warmes Essen oder warme Getränke oder erneuern sich beim Betreten eines warmen Zimmers und werden durch kaltes Wasser im Mund gelindert. Rheumatoide Schmerzen in den Extremitäten und Schmerzen von Geschwüren verschlimmern sich durch die Bettwärme. Sie zwingen den Patienten dazu, aufzustehen und umherzugehen, was die Schmerzen etwas lindert.

23. Der Chamomilla-Patient ist manchmal so schwach, daß er sich niederlegen muß, obwohl er sich in dieser Lage schlechter fühlt. Wenn er an Schmerzen leidet, zwingen ihn die Angst und die Ruhelosigkeit aufzustehen und umherzugehen (Rhus.).

24. Liegen auf der schmerzlosen Seite aggraviert. Aber weil Druck und Berührung nicht ertragen werden können, bleibt dem Patienten nur die Bewegung. Gehen kann die Rückenschmerzen und Schmerzen in den Lenden erleichtern, hat aber keinen Einfluß auf Schmerzen an anderen Stellen. Passive Bewegung oder Getragen werden beruhigt die Schmerzen und das weinende Baby, und ist ein hervorstechendes Symptom für Chamomilla.

25. Der Patient verschlimmert sich durch Essen und fühlt sich deshalb mit leerem Magen besser; daher die Besserung durch Fasten.

26. Der Chamomilla-Patient ist außerordentlich empfindlich auf Kaffee, und viele Beschwerden werden durch ihn ausgelöst oder verschlimmert. Und doch lindert eine Tasse

Kaffee häufig die Kopfschmerzen wie auch die Koliken oder einige andere Symptome.

27. Während des Schweißes tritt keine Erleichterung ein, aber danach lindern sich die Symptome. Der Schweiß ist gewöhnlich heiß.

28. Nux und Chamomilla gleichen sich in der Empfindlichkeit gegen Schmerzen, der Reizbarkeit und den Folgen von Zorn und Ärger. Beide besitzen das Symptom, „keine Erleichterung der Schmerzen oder des Fiebers während des Schweißes"; beide haben Durst auf kaltes Wasser, Verschlimmerung durch Verkühlen und Frostigkeit zusammen mit vielen Beschwerden. Nux verschlimmert sich durch kalte Speisen und Getränke; während und nach dem Essen; nach Mitternacht und am Morgen; und wird durch warme Speisen und Getränke, warmes Zudecken (außer im Frost) und durch heiße Anwendungen gebessert; während Chamomilla zum größten Teil durch Hitze in jeder Form verschlimmert wird und Linderung der Symptome nach dem Schweiß erfährt. Bei Nux steht die Verstopfung mit vergeblichem Stuhldrang im Vordergrund; bei Chamomilla dünner Stuhl, der sauer oder nach Schwefelwasserstoff riecht, besonders bei Kindern während der Zahnung. Nux verschlimmert sich durch Bewegung, Chamomilla bessert sich dadurch. Nux kann Taubheit der befallenen Teile zeigen, aber nur Chamomilla hat Taubheit mit Schmerzen.

29. Ignatia kann durch die geistigen Symptome unterschieden werden, ebenso durch seine Besserung durch Wärme (mit Ausnahme des Magens, dem kalte Dinge gut tun) und während des Essens, durch seine Erleichterung der Symptome am Abend und der Vorgeschichte eines Schrecks oder enttäuschter Liebe (bei Chamomilla die eines Zornes).

30. Belladonna ist Chamomilla sehr ähnlich bei Fiebern mit rotem Gesicht, heftigen Schmerzen und Muskelspasmen. Bei Chamomilla ist nur eine Wange rot, die Augen glänzen nicht übermäßig, die Pupillen sind nicht erweitert und der Patient ist weniger empfindlich auf Licht, Lärm und Erschütterung; dagegen zeigt er mehr Zorn, Heftigkeit und Intoleranz gegen Schmerzen. Beide Mittel sollten miteinander verglichen werden bei Konvulsionen durch heftige Gemütserregungen und während der Zahnung und bei Spasmen des Uterus während der Wehen oder der Menstruation.

31. ES ANTIDOTIERT: Kaffee; Narkotika, besonders Opiate;
Thuja.

WIRD ANTIDOTIERT DURCH: Aconit; Alumina; Borax; Kampfer; Cocculus, Coffea, Colocynthis; Conium; Ignatia; Nux vomica; Pulsatilla.

Kaffee sollte während der Anwendung von Chamomilla verboten werden.
Chamomilla und Pulsatilla sind nicht nur Antidote zueinander, sondern folgen oder gehen einander gut voran.

KOMPLEMENTÄR ZU: Belladonna (Kindererkrankungen). Chamomilla wirkt mehr auf die Nerven des Abdomens; Belladonna mehr auf die Gehirnnerven.

VERTRÄGLICH MIT: Merkur; Pulsatilla; Sulfur.

Lektion 28

Pulsatilla nigricans

1. Gewöhnlicher Name: Küchenschelle, Wiesenanemone. Fam. nat. Ranunculaceae. Vorkommen: Zentral- und Nordeuropa, Südengland. Verwendete Präparation: Tinktur aus der ganzen, frischen, blühenden Pflanze.

Physiologische Wirkung

2. Pulsatilla pratensis reizt die Haut und ruft Phänomene hervor, die von Prickeln und Brennen bis zur vesikulären oder pustulösen Dermatitis reichen. Der Inhalation der pulverisierten Wurzel folgt ein Brennen der Augen, ebenso können Kolik, Erbrechen und Diarrhoe sich einstellen.

Die innerliche Anwendung des frischen Saftes verursacht Brennen und Prickeln auf der Zunge, das von einem Taubheitsgefühl gefolgt wird. Es ist ein Diuretikum, Diaphoretikum und Emmenagogum, ein kardial und vaskulär wirkendes Sedativum, das den arteriellen Druck und die Körpertemperatur senkt.

In großen Dosen affiziert Pulsatilla alle Schleimhäute, verursacht Nausea und Erbrechen, schleimige Diarrhoe, Coryza und Husten, Hautausschläge, Augenschmerzen und gestörtes Sehen. Es ruft zunächst eine spinale Irritation und später sensorische Paralyse mit Stupor und Koma hervor.

Fatalen Dosen folgt ein langsamer und schwacher Puls, niedriger Blutdruck, verlangsamte Atmung, erniedrigte Temperatur, Diarrhoe, Paralyse der Extremitäten, Dyspnoe, Dilatation der Pupillen, Stupor und Tod (ohne Konvulsionen, falls nur das Alkaloid Anemonin gegeben wurde, mit Konvulsionen wenn der Gesamtextrakt angewendet wurde).

Autopsien nach Vergiftungen zeigten: Kongestion und Ödem der Lunge, Hyperämie der Meningen besonders im Bereich der Medulla. Das Herz ist relaxiert und ebenso wie die großen Gefäße mit dunklem, geronnenem Blut gefüllt. In anderen Körperteilen ist das Blut flüssig. Leber, Nieren, Milz und andere Abdominalorgane sind nicht pathologisch verändert.

Allgemeine Charakteristika

3. Passend für Frauen und Kinder mit blondem oder sandfarbigem Haar und blauen Augen, die von mildem und sanftem Naturell sind, furchtsam, nachgiebig und leicht zu Lachen oder Tränen gerührt; für füllige Frauen mit spärlicher und verspäteter Menstruation; für langsame, phlegmatische Personen; für Menschen, die durch den Verlust von Körpersäften oder durch sexuelle Exzesse mitgenommen und erschöpft sind.

Beschwerden durch *Kummer; Zorn;* **Furcht;** *übermäßiges Studieren;* **Verderben des Magens; fettes Essen; Schweinefleisch; Eiscreme; reichhaltige Mahlzeiten;** *Torten und Gebäck;* **Sonnenhitze; Verlust von Körpersäften;** *sexuelle Exzesse;* **Unterdrückung der Menses; Tabak; Chinin;** *Eisen;* **Naßwerden;:** Beschwerden **während der Schwangerschaft** und *Laktation;* nach **Masern.**

Milde; Traurigkeit; Weinen; Empfindlichkeit; *Reizbarkeit; leicht beleidigt;* **Angst; Unruhe;** *Verzweiflung; Gewissensbisse; Verlangen nach Gesellschaft; Lebensüberdruß; suicidale Impulse; Furcht vor der Dunkelheit, vor dem Alleinsein, vor einer Menschenmenge,* **den Verstand zu verlieren,** *vor Männern; eifersüchtig;* **Schwerfälligkeit;** *Verwirrtheit; Konzentrationsschwierigkeiten; Mangel an Selbstvertrauen;* **Gleichgültigkeit;** *Trägheit; Abneigung gegen Beschäftigung; Langsam; Gedächtnisschwäche; geistige Erschöpfung; Schweigsamkeit; Delirium; Sinnestäuschungen; Wahnsinn;* **Hysterie;** *Nymphomanie.*

Symptome sind unbeständig; wandernd; wechselhaft; *Alternieren widersprüchlicher Symptome.*
Symptome erscheinen nur auf einer Seite; Schwäche; **Ohnmacht;** *Mattigkeit;* **Vertigo.**
Frostigkeit.
Anämie; *Plethora;* **venöse Stase und Überfüllung; Varizen; Blutungen.**
Auszehrung.
Konvulsionen, epileptiform; tetanisch; Paralyse.
Empfindungen: *Taubheit;* **Taubheit des betroffenen Teiles, einzelner Teile;** *Ameisenlaufen in affizierten Teilen;* **Pulsationen;** Hitze.
Schmerzen: **Schneidend, stechend, reißend, kneifend; zukkend; drückend;** brennend, pulsierend; **wandernd;** *erscheinen langsam, verschwinden plötzlich.*
Entzündung und Verhärtung von Lymphdrüsen.
Absonderungen der Schleimhäute sind dickflüssig, gelb, profus und blande.
Eruptionen **miliar;** *urtikariell; juckend; Jucken ohne Eruptionen; Sommersprossen* (Flecken); *Muttermale;* **Ulzera,** *indolent,* **varikös.**

VERSCHLECHTERUNG: *Morgens;* **abends; vor Mitternacht;** *kalte Luft;* **Naßwerden der Füße; Wärme; warme Luft; warmes Zimmer;** *schnelle Bewegung;* **zu Beginn der Bewegung; im Stehen; im Liegen;** *Seitenlage, Liegen auf der linken Seite; Liegen auf der schmerzlosen Seite;* **Berührung;** *während* und **nach dem Essen; warme Speisen;** *nach dem Schlaf;* **vor,** *während* und *nach* den **Menses.**
BESSERUNG: Kälte; Kälteanwendungen; frische Luft; *Liegen auf der schmerzhaften Seite;* **Druck; leichte Bewegung;** *Bewegung des affizierten Teiles.*

4. Pulsatilla nigricans, oder auch „Windblume" genannt, ist eine schöne, wilde Pflanze, die an sonnigen, höhergelege-

nen Plätzen und freien Weiden wächst. Die Blätter bilden am Boden einen Kranz und aus ihrer Mitte erhebt sich ein schlanker Stengel, ohne Blätter (15 cm) hoch, der eine einzelne, dunkle, violett-bräunliche Blüte treibt. Die alten griechischen Ärzte müssen bereits etwas von ihrer Wirkung gewußt haben, denn es gibt eine Legende, die besagt, daß die Pulsatilla aus den Tränen der Venus entstanden ist. Die heilende Wirkung bei Augenerkrankungen wird bei Dioscorides erwähnt. Stoerk, ein Zeitgenosse Hahnemanns, zählt eine lange Liste von Beschwerden auf, die duch sie geheilt werden; unter ihnen sind Ophthalmie, Amaurosis, weiße Schwellung des Knies, Paralyse des rechten Armes, die fünf Jahre bestanden hatte und Melancholie. Hahnemann zählte sie auf Grund seiner genaueren und umfassenderen Methode der Arzneimittelprüfung zu den erstrangigen Polychresten. Es ist kaum zu glauben, daß eine so zarte und schöne Pflanze eine so große Zahl und Vielfalt von banalen Beschwerden bis hin zu langdauernden Krankheiten heilen kann. Ihr therapeutischer Anwendungsbereich reicht von unkomplizierten Affektionen der Augen, Nase und des Magens bis zu Eiterungen, chronischen varikösen Ulcera, Knochenkaries und Tuberkulose.

5. Zum Glück für den, der die Materia Medica erlernt, besitzt Pulsatilla einige herausragende Merkmale, die den Schlüssel zu ihrer Wahl liefern. Es sind:
  1. Mildes, nachgiebiges Wesen.
  2. Neigung zum Weinen.
  3. Verschlimmerung am Abend und in einem warmen Raum.
  4. Erleichterung durch kalte Anwendungen und in der frischen Luft.
  5. Durstlosigkeit.

6. Obwohl Pulsatilla immer dann indiziert ist, wenn die Symptome ihre Anwendung verlangen, ist sie, ebenso wie

Ignatia, im wesentlichen ein Frauenmittel. Nicht nur wegen der sanften, unterwürfigen und zu Tränen geneigten Veranlagung, sondern auch wegen der ausgeprägten Wirkung auf den weiblichen Genitalbereich.

Pulsatilla ist sowohl physisch als auch geistig das direkte Gegenteil von Nux und Chamomilla. Die typische Pulsatillafrau ist phlegmatisch, langsam, und die venöse Blutzirkulation ist träge. Sie hat gewöhnlich blonde oder helle Haare und ein blasses Gesicht. Ist sie jedoch brünett, wird sich trotzdem die milde und sanfte Veranlagung, die für dieses Mittel so charakteristisch ist, zeigen. Sie ist mitfühlend, liebevoll und leicht zu Tränen gerührt; sie zeigt nie die bösartige Reizbarkeit von Nux oder den explosiven Zorn und Haß von Chamomilla. Sie ist extrem empfindlich, aber nicht in der Art dieser beiden Mittel. Wenn sie beleidigt wird, so geht sie weg und weint. Sie kann ängstlich und unruhig sein während des Fiebers, in einem heißen Zimmer oder durch die Belastung einer akuten Erkrankung, aber dies geht nie bis zur Raserei. Schmerzen oder Unbehagen verursachen Weinen; sie weint während sie ihr Kind stillt; ihre Augen füllen sich mit Tränen, während sie ihre Symptome schildert. Sie reagiert aber auch empfindlich auf Anlässe, die einen triftigen Grund darstellen.

7. Wie Ignatia ist sie zutiefst reumütig und weint deswegen nachher noch. Sie wird durch Gemütserregungen tief ergriffen, aber sie leidet weniger an den körperlichen Folgen von Kummer, denn sie unterdrückt ihre Gefühle nicht und kann weinen. Sie sehnt sich nach Sympathie und der Gesellschaft anderer Menschen.

8. Gelegentlich wird sie von Traurigkeit überwältigt, was sogar bis zum Lebensüberdruß und zu Selbstmordgedanken führen kann. Vielleicht aus keinem anderen Grund als durch die Auswirkungen ihres körperlichen Zustandes auf ihr Gemüt.

9. Der Pulsatilla-Patient ist eher ängstlich und furchtsam. Der Erwachsene fürchtet sich genauso wie das Kind im Dunkeln und wenn er allein ist; oder er wird von Panik ergriffen, wenn er von einer Menschenmenge umgeben ist. Die Frau befürchtet, daß sie den Verstand verliert, oder sie ist mißtrauisch und ängstlich, sobald ein männliches Wesen in ihre Nähe kommt.

10. Die Tiefe der Wirkung von Pulsatilla zeigt sich in den deprimierenden Folgen auf die Psyche. Geistige Trägheit und Schwerfälligkeit, Verwirrung und Gedächtnisschwäche gehen allmählich in völlige Erschöpfung des Geistes über. Gleichgültig ob dieser Zustand auf Kummer, übermäßiges Studieren, langanhaltende geschäftliche Belastungen oder eine ernste Krankheit zurückgeht, wird Pulsatilla, sofern sie indiziert ist, die ursprüngliche geistige Gewandtheit wiederherstellen. Frühe Symptome sind oft Gleichgültigkeit gegenüber den alltäglichen Dingen und den gewöhnlichen Verpflichtungen, verlangsamtes Denken und Handeln, Geistesabwesenheit, Konzentrationsschwierigkeiten und Abneigung gegen Anstrengungen. Der Mann vernachlässigt sein Geschäft, die Frau den Haushalt.

11. Das Fieber von Pulsatilla ist in der Regel nicht hoch und wird selten von Erregung begleitet. Der Pulsatilla-Patient ist geistig und körperlich zu träge, um auf eine Infektion oder geistige Anstrengung heftig zu reagieren. Nur in gelegentlichen Fällen von unterdrückten Menses oder Lochien wird ein Delirium auftreten und die Heftigkeit annehmen, die Mittel wie Aconit oder Belladonna charakterisieren.

12. Pulsatilla ist bei gewissen Formen des Wahnsinns indiziert. Der Patient, gewöhnlich eine Frau, sitzt unbeweglich und still da als ob er betäubt wäre. Sie sieht oder hört offensichtlich nichts von dem, was um sie herum vorgeht. Oder sie weint ständig und läuft im Haus herum oder hinaus auf die Straße. Geistige Verwirrung, ob durch Kummer, Enttäuschung oder durch Menstruationsbeschwerden, kann zu einer Art religiösen Wahns werden, mit der Überzeugung, daß sie von allen Freunden und Verwandten im Stich gelassen worden sei, oder daß sie nicht erlöst werden könne, und sie verbringt ihre Zeit mit ständigem Beten.

Zur Wiederholung: Furcht kann die vorherrschende Emotion sein; sie fürchtet sich vor Männern; sie hält jeden für ihren Feind; sie leidet an Sinnestäuschungen, sieht Personen oder Gesichter oder glaubt, daß ein nackter Mann mit ihr zusammen im Bett sei.

13. Der Name „Windblume" paßt gut für Pulsatilla, denn ihre Symptome sind so wechselhaft wie der Wind. Sie wechseln in einer launenhaften Art, die den homöopathischen Anfänger verwirren kann. Die Patientin kann sanft und heiter in der einen Minute sein, und in der nächsten schon verdrießlich und weinend; eine Zeitlang lustig und offensichtlich voller Wohlbefinden, nur aber um gleich darauf heftig zu weinen, weil sie sich so elend fühlt. Kein Stuhl gleicht dem anderen. Eine Entleerung kann grün-gelblich und schleimig sein, die nächste besteht aus reinem, weißem Schleim, ist weich oder mit Schleim vermischt oder sieht aus wie Rührei. Frostschauer jagen den Rücken hinauf, sind nur auf eine Seite des Körpers beschränkt oder wechseln ständig den Ort. Hitze und Frost tauchen bunt durcheinander oder gleichzeitig auf. Schmerzen wechseln ständig den Ort; Entzündung, Schmerz und Schwellung hören in einem Gelenk auf, nur um im nächsten gleich wieder zu erscheinen. Wenn dieses Symptom bei einer Arthritis beobachtet wird, stehen nur noch einige andere Mittel zur Auswahl.

14. Beschwerden, die nur auf einer Seite des Körpers auftauchen sind ein weiteres, starkes Charakteristikum dieses Mittels. Beispiele: Eine Wange (häufig die rechte) ist rot, die andere blaß; Frost auf einer Seite des Körpers (besonders der rechten); Schweiß einer Seite, während die andere trocken bleibt.

15. Schwäche kennzeichnet viele Pulsatilla-Beschwerden; dies zeigt die devitalisierende Kraft dieser Droge auf. Dennoch ist es kein Sinken der Lebenskraft wie wir es bei Arsenicum, Antimonium tart. oder Carbo veg. finden, denn bei Pulsatilla kann noch ein Hitzegefühl statt der Kälte wie bei den anderen vorhanden sein. Mit der Schwäche setzen nervöses Zittern, Mattigkeit und Ohnmachtsneigung ein.

16. Frösteln, meist ein gewöhnliches Symptom, wird wegen seiner konstanten Verbindung mit anderen Pulsatilla-Beschwerden sowie durch die Modalitäten, die es beeinflussen, für dieses Arzneimittel hoch charakteristisch. Frost mit Schmerzen in jedem Teil des Körpers, zunehmend mit dem Grad der Schmerzen; Frost durch Gemütserregung; äußerliche Kälte und innerliche Hitze mit Durchfall nach einem Schreck; Angst mit Schaudern, Zähneklappern und Hitzewallungen; innerliche Kälte im warmen Zimmer, sogar wenn man warm angezogen ist, die im Freien vergeht.

17. Pulsatilla ist im wesentlichen ein „venöses" Mittel. Obwohl es Kongestionen, Hitzewallungen zum Kopf, Entzündung und Schwellung verursacht, ist doch ihr Hauptangriffspunkt das rechte Herz sowie die Venen und die venösen Kapillaren. Dies erklärt viele ihrer Symptome. Die venösen Gefäße verlieren ihren Tonus, und passive Kongestion, sowohl lokal als auch allgemein sind die Folge. Auf Grund der trägen Zirkulation erwacht der Patient am Morgen betäubt, benommen und müde. In warmer Umgebung treten die Venen hervor, besonders am Handrücken und es besteht eine allgemeine kapillare Stase mit Trägheit und Hitzegefühl als Folge. Überfüllung des Portalkreislaufs begünstigt uterine Kongestion, Hämorrhoiden und Varizen mit varikösen Ulcera an den unteren Extremitäten. Die ungenügende Lungendurchblutung verursacht ein Beklemmungsgefühl in geschlossenen Räumen und Verlangen nach frischer Luft.

18. Pulsatilla beeinträchtigt auch das Blut. Daher ist es ein nützliches Mittel bei Anämie. Es paßt für blasse, kränkliche Frauen und chlorotische Mädchen mit spärlicher oder unterdrückter Menstruation, die an Benommenheit, Abstumpfung und Schwäche leiden, denen es nur in frischer Luft besser geht; besonders wenn die Frauen große Mengen an Chinin- und Eisenpräparaten eingenommen haben. Pulsatilla zeigt hier die gleiche Beziehung zum Eisen wie Nux zu den Abführmitteln.

19. Pulsatilla ist selten indiziert bei Konvulsionen oder Chorea, und dann nur, wenn diese durch Dysmenorrhoe oder unterdrückte Menses verursacht wurden. Heftigen Bewegungen der Gliedmaßen oder epileptiformen Spasmen folgen Erschlaffung, Erbrechen und Aufstoßen.

20. Unter den verschiedenen Empfindungen sind Taubheit, Ameisenlaufen, Pulsieren und Hitze die wichtigsten. Taubheit der Extremitäten von Schweregefühl begleitet; Taubheit der Finger, des betroffenen Gelenkes oder anderer schmerzhafter Bereiche. Ein Pulsieren kann in der Magengrube empfunden werden als ob das Herz darin schlüge (Nux vom.), oder in der Brust und die Atmung behindern (Calc., Phos.); Pulsieren am ganzen Körper (Ars., Glon., Kali-c., Sep.). Die Hitzeempfindung kann allgemein oder auf einen bestimmten Bezirk begrenzt sein. Hitzewallung während des Klimakteriums mit erregtem Gemüt und Herzklopfen; unerträgliche, brennende Hitze nachts mit Ruhelosigkeit; Hitze des Körpers mit Kälte der Extremitäten; Hitze einer Hand, die andere bleibt kalt.

21. Obwohl stechende und schneidende, kneifende, brennende, zuckende, drückende Schmerzen sehr charakteristisch für dieses Mittel sind gibt es zwei sehr sonderbare und differenzierende Arten, nämlich wandernde oder flüchtige Schmerzen und Schmerzen, die allmählich ihren Höhepunkt erreichen und dann abrupt aufhören. Letzteres finden wir z. B. bei Neuralgien oder Zahnschmerzen. Gelegentlich sagt der Patient, daß er das Gefühl habe, ein Nerv würde festgespannt und schnellt dann zurück, als ob eine Schnur abgeschnitten würde.

22. Die Sekrete von Schleimhäuten werden durch Pulsatilla vermehrt und verändert. Sie sind typischerweise profus, dick, gelb oder grünlich und nicht reizend; selten sind sie dünn und wässrig.

Gelegentlich sind Sekretionen, die aus Ulcera oder Erosionen stammen, und die Leukorrhoe bildet hier ebenfalls eine Ausnahme, dünn, scharf und ätzend, und verursachen z. B. Wundheit wie roh und beißenden Schmerz in der Vagina und dem äußeren Genitale.

23. Die hauptsächlichen Verschlimmerungen von Pulsatilla sind am Abend, vor Mitternacht, durch Wärme und nach dem Essen. Dies kommt daher, weil diese Modalitäten den geistigen Zustand, die Lokalsymptome und den Patienten im Allgemeinen betreffen.

Es ist auch richtig, daß viele Beschwerden am Morgen schlimmer sind, wie z. B. die Schwäche, die umso schlimmer wird, je länger der Patient im Bett bleibt; die Traurigkeit, die geistige Schwerfälligkeit, das Schweregefühl im Magen, Nausea, der Husten, die Leukorrhoe und viele andere. Die Schmerzen, Dyspnoe, Palpitation, Kälte, Hitze, Schweiß, Ruhelosigkeit, Angst und Diarrhoe können die ganze Nacht anhalten, obwohl sie während der Abendstunden häufiger und ausgeprägter auftreten. Dies trifft besonders für die Diarrhoe zu. Der Schlaf wird durch ein Gefühl der Hitze, einen Blutandrang zum Kopf, durch Jucken der Haut (obwohl kein Ausschlag zu sehen ist), und ängstliche, lebhafte Träume gestört. In der Regel ist der Pulsatilla-Patient nur vor Mitternacht schlaflos und wach.

24. Die Wärmeverschlimmerung wurde bereits in den vorherigen Paragraphen ausführlich diskutiert. Es könnte jedoch noch hinzugefügt werden, daß die Frostigkeit sogar durch die Wärme eines Ofens, in einem warmen Zimmer oder in der Sonne verschlimmert wird. Warme Speisen oder Getränke verschlechtern die Zahnschmerzen, die Prosopalgie und die Allgemeinsymptome.

25. Der Pulsatilla-Patient kann durch Bewegung sowohl Besserung als auch Verschlimmerung erfahren. Schweregefühl, Völle und Steifheit sind schlechter zu Beginn der Bewegung, werden aber durch kontinuierliche Bewegung, wenn diese langsam und ohne Anstrengung erfolgt, gebessert, vor allem in kühler, frischer Luft. Eine Bewegung, die schnell ist oder Anstrengung erfordert, ist immer Anlaß für eine Aggravation. Während des Stehens wird dem Patienten schwach (Sulf.); die Schmerzen in den unteren Extremitäten, den varikös erweiterten Venen, den Testes und im Samenstrang und bei Uterusprolaps nehmen zu. Oft sind Symptome in Seitenlage schlimmer und besser in Rückenlage. Aber Liegen im Allgemeinen verursacht Vertigo, Kopfschmerz, Husten, Epistaxis oder Schmerzen im Epigastrium und kann den Menstruationsfluß und die Leukorrhoe vermehren. Das Liegen auf dem Rücken kann von Harndrang begleitet sein, aber ein Wechsel zur Seitenlage bringt sofortige Erleichterung. Liegen auf der linken Seite verschlechtert Dyspnoe und Herzklopfen; Liegen auf der schmerzlosen Seite verschlimmert die Beschwerden der anderen Seite, denn diese sind besser durch Druck und schlechter durch Berührung wie bei Bryonia.

26. Essen aggraviert Vertigo, Nausea und andere Magensymptome und ihm folgt sowohl eine lokale als auch eine allgemeine Verschlimmerung.

27. Der Menstruation gehen Leukorrhoe, Harndrang, Erbrechen, Aufstoßen, Frostigkeit, Schmerzen im Abdomen, in der Leber oder im Rücken, Traurigkeit und Weinerlichkeit voraus. Während die Menses fließen sind alle Beschwerden schlechter, besonders Zahn- und Kopfschmerzen, Kälte und wehenartige Schmerzen im Hypogastrium. Ein Durchnässen der Füße kann Metritis, Ovaritis und Amenorrhoe genauso wie alle anderen Pulsatillabeschwerden hervorrufen.

28. Die Hauptmodalitäten für eine Besserung für Pulsatilla sind kalte Anwendungen, Aufenthalt im Freien; langsame und sachte Bewegung und Druck. Der Letzte ist in seiner Wirkung natürlich nur auf körperliche Symptome begrenzt; die ersten beiden bessern auch den geistigen Zustand.

29. Bezieht man die allgemeinen Charakteristika von Pulsatilla auf einzelne Beschwerden, so finden wir es oft indiziert bei katarrhalischen und gastrointestinalen Beschwerden, Augen- und Ohrenerkrankungen, Bronchitis; Tuberkulose, Varizen und variköse Ulcera, Arthritis, Masern; Affektionen der weiblichen Genitalorgane, Gonorrhoe und Fieber.

30. Bei akuten oder chronischen Nasenkatarrhen ist die Absonderung dick, gelb oder grün, oft fötide und mit Verlust des Geruchs- und Geschmackssinns verbunden. Alle Symptome sind in der frischen Luft besser. Pulsatilla ist in den frühen Stadien des akuten Schnupfens nutzlos, es sei denn, es ist durch die allgemeinen Symptome klar angezeigt.

31. Ophthalmie und Konjunktivitis: Rötung und Schwellung der Lider und Konjunktiven; dicke, gelbe Absonderung; Verklebung der Lider am Morgen; Jucken und Brennen, besser durch kalte Anwendungen und kalte Luft.

32. Otitis: Lanzinierende, schießende oder pulsierende Schmerzen, die anfallsweise und mit zunehmender Schwere auftauchen, schlimmer nachts und besser durch eine kalte Packung; der Meatus externus und das Ohr sind geschwollen, rot und empfindlich; dicke, gelbe, ätzende Absonderung. Oft als Folge von Masern.

33. Gastritis und gastrische Beschwerden: Kein Appetit oder Durst; Trockenheit des Mundes; Abneigung gegen fette Speisen, Schweinefleisch, Fleisch und Brot; alles schmeckt bitter; Aufstoßen, Nausea; Erbrechen von Speisen, Schleim, Erbrochenes ist sauer oder bitter; Völle. Schlechter nach Essen oder Trinken; Erstickungs- und Ohnmachtsanfälle; Gefühl eines Klumpens hinter dem Sternum, als ob sich das Essen dort gesammelt hätte; Diarrhoe.

34. Diarrhoe: Veränderliche Stühle, denen Poltern und Schneiden im Abdomen vorausgeht; schlimmer nachts, durch Obst oder Eiscreme.

35. Verstopfung: Bei schwangeren Frauen; bei Männern mit vergrößerter Prostata; der Stuhl ist reichlich oder gering mit Drängen und Rückenschmerzen; plattgedrückter Stuhl durch die geschwollene Prostata. Pulsatilla wird häufig die Größe der Drüse wieder normalisieren.

36. Bronchitis: Trockener Husten am Abend nach dem Hinlegen; besser beim Aufsitzen und in kühler Luft; lockerer Husten mit reichlich bitterer oder salziger Expektoration, gelegentlich begleitet von Erbrechen und Stichen in der Brust; trockener Husten am Abend, lockerer Husten am Morgen; Husten schlimmer nach dem Essen.

37. Tuberkulose: Im Frühstadium; Wundheitsgefühl im Apex; hektisches Fieber gegen Abend; Hämoptysis mit Dyspnoe und Wundheitsgefühl in der Brust, besser in der frischen Luft; bei jungen Mädchen mit Amenorrhoe.

38. Varicosis. Wundheitsgefühl und Stechen, schlimmer

im Stehen, besser durch Gehen und kalte Anwendungen; Varicocele; Phlegmasia alba dolens.

39. Ulcera: Indolent, varikös, bläulich; unerträgliche brennende Schmerzen, die durch Wärme schlimmer werden.

40. Arthritis: Entzündung mit geringer Schwellung oder Rötung; wechselt schnell von Gelenk zu Gelenk; leichtes Fieber; trockener Mund, aber kein Durst; Erleichterung durch Kälte. Bei gonorrhoeischen „Rheumatismen."

41. Masern: Trockener oder lockerer Husten; Photophobie; schmerzende Augen bei Pulsatilla-Temperament und -Modalitäten. Pulsatilla sollte nicht im Frühstadium gegeben werden, es sei denn, daß ausdrückliche Indikationen dafür vorhanden sind. Vergleichen Sie auch Aconit, Bryonia, Ferrum phos., Gelsemium.

42. Menstruationsstörungen: Blasse, anämische Mädchen in der Pubertät, deren Menstruation nicht eintritt, obwohl sie gut entwickelt sind. Der Menstruationsfluß beginnt und hört wieder auf, wechselt den Charakter, einmal ist er dunkel und klumpig, dann wieder hell und wässrig; zuvor packender Schmerz, Nausea, Erbrechen und andere Symptome; Neigung zu Tuberkulose; vikariierend Nasenbluten oder Hämoptysis.

43. Schwangerschaft: Wundheitsgefühl in der Bauchdecke; Varizen; morgendliche Übelkeit, Schwäche (Ohnmacht), Durstlosigkeit oder Verlangen nach Limonade; drohender Abort durch Schreck, Kummer oder Durchnässung der Füße; die Blutung hört auf, kommt aber mit erneuter Heftigkeit wieder, hört nochmal auf usw.

44. Wehen: Geringer Schmerz, schwach und ineffektiv; oder unregelmäßig und von einem Erstickungsanfall begleitet. Verlangen nach frischer Luft, oder mit Ohnmacht (Nux vom.). Sie werden erleichtert durch langsames Herumgehen oder durch Druck der Beine gegen das Bettende. Placentaretention; die Blutung verläuft schubweise und beginnt wieder. Mastitis mit spärlicher Milchsekretion oder unterdrückter Milch.

45. Gonorrhoe: Dicker gelber oder gelbgrüner, nichtreizender Ausfluß; Schmerzen in der Leiste. Orchitis durch unterdrückte Gonorrhoe; der Hoden ist retrahiert, geschwollen und sehr empfindlich; scharfer, ziehender Schmerz entlang des Samenstrangs; das Skrotum ist dunkelrot.

46. Fieber: Der Pulsatilla-Patient ist fast nie durstig. Bei akuten oder chronischen Beschwerden, bei Beschwerden mit oder ohne Fieber, ist der Mund trocken, jedoch ohne verlangen zu trinken. Die einzig wichtige Ausnahme finden wir bei einigen Fällen von intermittierendem Fieber.

47. Intermittierendes Fieber: Durst um 2 oder 3 Uhr nachts; Frost um 4 Uhr; ohne Durst; schlimmer durch Hitze; Hitze und Kälte vermischt oder gleichzeitig erscheinend; rotes Gesicht oder Rötung einer Wange; Abneigung gegen Bedecken; Durst, oder Trockenheit des Mundes mit Durstlosigkeit; reichlicher Schweiß; nach dem Mißbrauch von Chinin. Anämische oder chlorotische Patienten.

48. Ignatia ähnelt Pulsatilla in ihrer empfindsamen Veranlagung, dem tränenreichen Wesen; den veränderlichen und launenhaften Symptomen. Aber Ignatia ist mehr in sich gekehrt, verbirgt ihren Kummer und meidet die Gesellschaft anderer. Pulsatilla sucht nach Zuneigung und Trost und fürchtet sich vor dem Alleinsein. Alternierende gegenteilige Stimmungen sind bezeichnender für Ignatia und unbeständiger Wechsel von körperlichen Symptomen gehört mehr zur Pulsatilla; und schließlich wird das erstere durch kalte Luft und Bewegung schlechter, hat eine Abneigung gegen frische Luft und ist im Allgemeinen besser am Abend und in der Ruhe; während letzteres am Abend und durch Hitze verschlimmert wird und gebessert durch langsames Herumgehen.

49. Nux und Pulsatilla stimmen in gewissem Umfang bei Magenbeschwerden überein. Beide sind indiziert bei verdorbenem Magen nach zu vielem Essen, besonders von fetten und schweren Speisen, oder gemischten Speisen verbunden mit Nausea, Erbrechen, Frösteln, trockenem Mund, geringem Durst und Sodbrennen. Vergleichend betrachtet ist saures Aufstoßen für Pulsatilla charakteristischer, Sodbrennen für Nux vomica. Die geistigen Symptome und die Modalitäten dieser beiden Mittel sind einander völlig entgegengesetzt.

50. Sulfur sollte bei verzögerter oder unterdrückter Menses verglichen werden und kann folgen, wenn Pulsatilla sich als ungenügend erwiesen hat.

51. Vergleichen sie auch Arsenicum, Carbo veg. und Ipecac. bei Gastritis durch Eiscreme und Gefrorenes; Ipecac., wenn die Ursache Durcheinanderessen von nicht zueinander passenden Speisen war; Bryonia und Sulfur bei flüchtigen Schmerzen.

52. WIRD ANTIDOTIERT DURCH: Chamomilla; Coffea; Ignatia; Nux vom.; Sulfur; Antimonium tart.
ES ANTIDOTIERT: Belladonna; China; Chamomilla; Colchicum; Ferrum; Gelsemium; Lycopodium; Magnesium carb.; Platina; Sabadilla; Stramonium; Sulfur; Eisen; Chinin; Pilzvergiftung.
KOMPLEMENTÄR ZU: Argentum nitr.; Lycopodium; Sepia; Stannum; Sulfuricum acidum; Zincum.
VERTRÄGLICH MIT: Arsenicum; Belladonna; Bryonia; Ignatia; Kali bi.; Lycopodium; Nux vom.; Phosphorus; Rhus tox.; Sepia; Sulfur.
Kali sulf. und Silicea sind die *chronischen* Mittel zu Pulsatilla.

Bemerkungen zu Kalium sulfuricum

53. Kalium sulfuricum oder Kaliumsulfat wird hier wegen seiner bemerkenswerten Ähnlichkeit zu Pulsatilla dargestellt. Kali-s. verbindet in sich die abendliche Verschlimmerung, die Hitzeunverträglichkeit, die Erleichterung durch Bewegung und dicke, gelbe oder grünliche Absonderung von Pulsatilla mit der Schwäche, dem Leeregefühl im Epigastrium, der gehetzten Art, der Reizbarkeit, den Hautsymptomen und der Verschlimmerung durch die Bettwärme, die zu Sulfur gehören.

Kali-s. wirkt tiefer als sein pflanzliches Analogon und folgt ihm oft gut.

Allgemeine Charakteristika

54. Schwerfällige, geschwächte Personen; Mangel an Reaktion. Beschwerden nach der Unterdrückung von Hautausschlägen; nach sexuellen Exzessen; durch Erkältung.

Reizbarkeit; Angst; Ruhelosigkeit; ungestüme Art; in Eile; *Aufregung; Schwerfälligkeit;* Konzentrationsschwierigkeiten; schwaches Gedächtnis; *Furchtsamkeit; Empfindlichkeit;* Abneigung gegenüber Arbeit oder Geschäften.

Verlangen nach frischer Luft. Schwäche.

Blutwallungen; **Hitzewallungen;** Kongestionen.

Empfindungen: Kälte einzelner Teile; Taubheit einzelner Teile; **Hitze; Pulsieren.**

Schmerzen: Wandernd; schneidend; **stechend;** brennend; **ziehend.**

Muskelzuckungen; Konvulsionen.

Absonderungen von Schleimhäuten; dünn; *purulent; dick; gelb* oder *grünlich; stinkend;* wundmachend.

Hautausschläge: **Schuppend;** *ekzematös;* verkrustet; *feucht; herpetisch.*

VERSCHLECHTERUNG: *Abends;* **im warmen Zimmer;** *Bett-*

wärme; Baden; **Ruhe;** nach dem Essen; Hinlegen.
BESSERUNG: Kälte; *im Freien;* **Bewegung.**

55. Kali-s. vereint zwei tief wirkende Mittel, Kalium und Schwefel. Es besitzt einen weiten, klinischen Anwendungsbereich; es hat Epitheliome, Lupus, chronisches intermittierendes Fieber, Wassersucht, fettige Degeneration von Herz und Leber und viele andere ernsthafte Beschwerden geheilt. In der täglichen Praxis wird es hauptsächlich für Affektionen der Schleimhäute, der Haut und der Gelenke verwendet.

56. Die Ähnlichkeit mit Pulsatilla ist offensichtlich. Die Schwerfälligkeit, die Konzentrationsschwierigkeiten, die Furchtsamkeit, die Unentschlossenheit und die Abneigung gegen Anstrengung sind bei beiden Mitteln identisch.

57. Kongestionen, Kälte, Taubheit und Hitze sind Empfindungen, die auch Pulsatilla ähneln.

58. Der Charakter der Absonderungen ist fast identisch.

59. Die Modalitäten, besonders die, die sich auf Wärme, Kälte und die frische Luft beziehen, der Charakter der Schmerzen und die Verschlimmerung durch Bewegung können nicht von Pulsatilla unterschieden werden.

60. Aber der Kali-s.-Patient ist leicht erzürnt und gelegentlich eigensinnig und die Absonderungen sind, egal woher sie stammen, scharf und ätzend. In dieser Beziehung gleicht es, genauso wie bei den Hautsymptomen, seinem Vater Sulfur. Das herausragendste Symptom bei den Hauterscheinungen ist die Schuppung und das heftige Jucken, das in der Bettwärme schlimmer wird.

61. Seine Wirkung ist tiefer als die von Pulsatilla, zu dem es komplementär ist.

ES ANTIDOTIERT bei Efeuvergiftung.
KOMPATIBEL sind: Acetic ac.; Calcarea carb.; Hepar; Pulsatilla; Rhus tox.; Sepia; Sulfur.
FOLGT GUT AUF: Pulsatilla; Tuberculinum.

Lektion 29

Sepia

1. Gewöhnlicher Name: Tintenfisch. Familie: Cephalopoda. Klasse: Molusca. Vorkommen: Europäische Meere, vor allem Mittelmeer. Verwendete Präparation: Trituration des getrockneten oder Dilution des frischen Tintenbeutelinhaltes.

Physiologische Wirkungen

2. Sepia (Succus Sepiae) wird im allgemeinen nicht als toxisches Agens angesehen. Dennoch zeigte sich in zahlreichen homöopathischen Prüfungen mit vielen Testpersonen, daß es bestimmte physiologische Wirkungen auf den menschlichen Organismus besitzt. Der erste Effekt trifft die vasomotorischen Nerven und damit die Zirkulation allgemein und besonders den Portalkreislauf. Eine Anhäufung von CO_2 in den cerebralen Kapillaren induziert Verwirrung, Trägheit der geistigen Funktionen, Mattigkeit, Schwäche und Zittern. Der träge Blutfluß in den peripheren Kapillaren verursacht deutliche pathologische Veränderungen der Haut, die von Pigmentierungen, bis zu Trockenheit, Desquamation, verschiedenen Arten von Hautausschlägen und zu Ulceration reichen. Später kommen Relaxation der Sphinkteren und des Bindegewebes hinzu. Dies führt zusammen mit der venösen Stase zu einer Enteroptose, besonders des Uterus, zu Hämorrhoiden und Varizen.

Allgemeine Charakteristika

3. Passend für schlaffe und aufgedunsene Personen, für abgemagerte, weniger oft für Patienten mit schmutziger, gelbbrauner Haut, mit Pickeln und Schweißneigung; für Menschen mit Erkrankungen der Sexualorgane; Personen

Lektion 29 Sep.

mit dunkler Haut, kräftiger Faser, aber von mildem und angenehmem Gemüt; für Frauen während der Gravidität, im Kindsbett und in der Laktation; für junge Menschen beiderlei Geschlechts während der Pubertät; oder für Frauen zwischen der Pubertät und dem Klimakterium mit zarter Konstitution, mit reiner, weißer Haut, oder rosiger Gesichtsfarbe, blond oder rothaarig, von nervösem, reizbarem Temperament und Empfindlichkeit auf alle Eindrücke; für dickbäuchige Mütter mit einem gelben Sattel über der Nase; für reizbare Menschen, die durch die geringste Anstrengung geschwächt sind; für Personen, die zu sexueller Überreizbarkeit neigen oder durch geschlechtliche Exzesse erschöpft sind; für Trinker; für Kinder, die sich bei jedem Wetterwechsel erkälten.

Beschwerden durch **sexuelle Exzesse;** **Zorn;** *kalten Wind;* **Schneewetter** oder *feuchtes Wetter;* durch *zu häufige Geburten;* **Verlust von Körpersäften;** durch Alkohol; *Chinin;* und **unterdrückter Schweiß.**

Reizbarkeit; Zorn; Ungeduld; verträgt keinen Widerspruch; *Mißtrauen;* **Gleichgültigkeit; verliert die Zuneigung zur Familie;** *Abneigung gegen Gesellschaft; Verlangen nach Gesellschaft; Aufregung; Empfindlichkeit; leicht beleidigt;* **leicht erschreckt;** *Milde; Angst;* **Unruhe; Furcht;** *Schreien; Kreischen;* **Traurigkeit; Weinen, unfreiwillig;** *Lebensüberdruß; Unzufriedenheit; Indolenz;* **Trägheit; Schwerfälligkeit; Verwirrung; Gedächtnisschwäche; Konzentrationsschwierigkeiten; Geistesabwesend; Erschöpfung des Verstandes; Hysterie;** *gesteigertes sexuelles Verlangen; Abneigung gegen frische Luft.*

Erschlaffung des Bindegewebes; **Schwäche; Erschöpfung; Ohnmacht; Schwachwerden; Zittern;** *Vertigo.*

Mangel an Lebenswärme.

Plethora; Blutwallungen; **aufsteigende Hitzewallungen;** *Kongestionen;* **venöse Stase;** Varizen.

Kälte einzelner Teile.
Anämie; **Chlorosis; Hämorrhagien;** *Wassersucht; Tuberkulose.*
Muskelzucken; *Chorea; Konvulsionen; Konstriktionen innerlich, äußerlich.*
Empfindungen: *Taubheit; Taubheit einzelner Teile;* **Ameisenlaufen; Gefühl, als ob ein Ball im Inneren des Körpers sei; Pulsieren; Leere, Schwere.**
Schmerzen: **Stechend;** *nach oben schießend; schneidend; zuckende; reißend;* drückend.
Nach oben gerichteter Verlauf der Symptome.
Periodizität.
Trockenheit der Schleimhäute; **milchige Absonderungen.**
Hautausschläge; ekzematös; krustig; **feucht; trocken; schuppend; pustulös; juckend; stechend;** *schmerzhaft;* **herpetisch; vesikulär;** *urtikariell; Sommersprossen;* **Chloasma;** *Kondylomata; Warzen;* **Verhärtungen; Schwielen;** *Intertrigo; Ulcera, tief, karzinomatös, stinkend, indolent, schmerzlos.*
Schweiß; profus; kalt; einzelner Körperteile; stinkend; sauer.

VERSCHLECHTERUNG: **Morgens;** nachmittags; **abends;** *nachts; vor Mitternacht;* **Trost; kalte Luft; Abkühlung;** *frische Luft; erhitzt sein; naß werden;* **Baden; nach dem Essen;** *kalte Speisen; Fett;* **Schweinefleisch;** *Milch; Saures; Kalbfleisch; Bewegung; Anstrengung;* **im Stehen; Berührung;** Liegen; *Liegen auf der linken Seite; Liegen auf der schmerzlosen Seite; Erschütterung;* **Reiten auf dem Pferd; Koitus; vor und während der Menses;** *nach dem Schlaf;* **nach dem Schwitzen;** *Schneeluft.*

BESSERUNG: **Nachmittags; nach stärkerer Anstrengung; Aufstehen;** *kalt Baden; Druck;* **nach dem Essen.**

4. Sepia, der Inhalt des Tintenbeutels ist eine schwarz-

Lektion 29 Sep.

braune Flüssigkeit, die durch einen engen Ausführungsgang, dessen Mündung neben dem Anus liegt, ausgestoßen wird. Die Zoologen sind im allgemeinen der Ansicht, daß der Zweck dieser Flüssigkeit lediglich darin besteht, das umgebende Wasser zu trüben, wenn der Tintenfisch verfolgt wird oder auf Beutefang ist. Dieses Sekret ist jedoch nicht unschädlich, wie seine mächtige, deprimierende Wirkung auf den menschlichen Organismus zeigt. Es ist daher vernünftig anzunehmen, daß es einen toxischen Effekt auf das zu verschlingende Opfer ausübt. Sepia wird seit langem als Farbstoff und Zusatz zu bestimmten Tuscharten verwendet. Die arzneilichen Fähigkeiten dieser Sekretion wurden zuerst von Hahnemann demonstriert, obwohl bereits Hippokrates bei Placentaretention und unterdrückten Lochien eine Suppe aus dem Fleisch einer Sepiaart empfahl. Dioscorides, Soranus, Plinius und Marcellus verwendeten das Fleisch, die Eier oder die Gräten in der Behandlung von Leukorrhoe, Gonorrhoe, Cystitis, Nierengrieß, Kahlköpfigkeit, Sommersprossen, Ekzeme und anderen Beschwerden, für die die potenzierte Tinte heute auch verschrieben wird.

5. Sepia ist eine Arznei von besonderem Interesse, nicht nur wegen seiner starken Individualität und seiner gut geprüften Wirkungen, sondern auch wegen der Umstände, die zu ihrer Wiedereinführung in die Medizin beitrugen.

6. Ein Künstler, der ein enger Freund und Patient Hahnemanns war, wurde durch verschiedene Beschwerden, die auch seinen Arzt verwirrten, beinahe arbeitsunfähig. Eines Tages war Hahnemann anwesend, als sein Freund mit Tusche arbeitete. Als er sah, daß der Mann seine Pinsel mit den Lippen anfeuchtete, kam Hahnemann der Gedanke, daß dies die mögliche Ursache für die ständigen Beschwerden sein könne. Der Künstler war zwar skeptisch, aber er änderte seine Gewohnheit und befeuchtete den Pinsel auf eine andere Art. Nach kurzer Zeit verschwanden die Symptome. So führte die erste zufällige Prüfung von Sepia zu vielzähligen und sehr umfassenden Erprobungen der potenzierten Sustanz am gesunden Menschen und es zeigte sich, daß sie eine tiefe und lang anhaltende Wirkung auf die Lebenskraft und die Gewebe des Körpers besitzt. Aus diesem Grunde ist Sepia häufig bei chronischen Beschwerden indiziert. Wie bei allen homöopathischen Arzneien ist die Reihenfolge, in der die Symptome bei der Prüfung erscheinen, im wesentlichen identisch mit dem Beginn und dem Verlauf von krankhaften Erscheinungen, die Sepia auch zu kurieren vermag.

7. Einer der ersten Effekte von Sepia ist eine Störung der Vasomotorenfunktion und eine daraus entstehende unregelmäßige Blutverteilung. Sogar morgens um vier Uhr finden wir ausgeprägte Hitzewallungen und Blutandrang, die sich nach oben zum Kopf erstrecken. Diese Wallungen sind von einem Gefühl der Angst und der Bedrückung begleitet und enden dann mit einem Schwäche- oder Ohnmachtsgefühl und einem Schweißausbruch. Jeder Bewegung oder leichten Anstrengung folgt eine Hitzewallung oder ein Schweißausbruch.

8. Die Unregelmäßigkeiten der Blutverteilung nehmen mit dem Fortschreiten der Prüfung zu. Pulsationen werden im Epigastrium, der Lebergegend, im Rücken oder am ganzen Körper gefühlt; es können heiße Hände und kalte Füße (Aloe; Calc-c.) vorhanden sein; oder wenn die Hände kalt sind, sind die Füße warm und umgekehrt; wir finden Kälte auf dem Scheitel; oft ein Kältegefühl zwischen den Schulterblättern als ob dort eine eiskalte Hand läge; das Blut setzt sich in einzelnen Teilen fest, z. B. im Kopf und verursacht einen kongestiven Kopfschmerz, oder in der Brust mit heftigen Palpitationen.

9. Hand in Hand mit diesen Symptomen gehen Furcht, Angst, Unruhe und Überempfindlichkeit auf äußere Eindrücke einher (Nux., Ignatia, Cham.). Der Patient verträgt keinen Lärm (Bell.; Nux.) und auch keinen Druck der Kleidung, besonders am Hals und im Bereich der Hypochondrien (Calc-c.; Lach.; Lyc.; Nux.).

10. Schnell folgt dann auf diese Symptome eine ausgeprägte nervöse Schwäche und eine Erschlaffung von Geweben. Der Prüfer wird matt, erschöpft, zitternd, schwach. Die Ligamente und das Bindegewebe des ganzen Körpers sind betroffen. Die Gelenke fühlen sich an als ob sie sich leicht verrenken würden, die Eingeweide senken sich; die Venen werden schlaff und eine allgemeine oder lokale Kongestion ist das unausweichliche Ergebnis und einer der bedeutendsten Zustände, die Sepia erzeugen kann. Die portale Zirkulation stagniert, die Leber wird schwer und fest; der gestaute Uterus senkt sich und ändert allmählich seine Lage aufgrund der Erschlaffung der Ligamente und der venösen Anschwellung; die Beine fühlen sich schwer, an als ob sie gelähmt wären, steif und schwerfällig, besonders morgens nach dem Schlaf; an den Beinen, um die Fußknöchel, den herzfernsten Stellen, bilden sich Varizen aus. Infolge der kapillären Stase wird die Haut schlecht ernährt und neigt dazu, bei der geringsten Verletzung zu eitern oder verschiedene Arten von Ausschlägen zu produzieren.

11. Die Erschlaffung und Schwäche betrifft auch die Sphinkteren. Daher prolabiert das Rektum; Hämorrhoiden bilden sich aus; der Abgang von Fäzes oder Urin ist verzögert oder es besteht eine Enuresis. Und dennoch besteht keine wirkliche Lähmung.

12. Es ist leicht einzusehen, warum Sepia am besten bei Personen wirkt, die aufgedunsen und schlaff sind, und nicht so gut bei Menschen mit kräftiger Faser oder bei Dünnen und Abgemagerten. Es ist auch klar, weshalb Sepia-Patienten eine träge arbeitende Leber haben, an Verstopfung leiden und ein offensichtlich geschwächtes Nervensystem, verminderte Verdauungsleistung und eine mangelhafte Assimilation haben. Der allgemeine Eindruck entspricht selten dem einer gesunden Gelassenheit, sondern zeigt eher Mattigkeit, mangelnde Ausdauer und ein erschlafftes Bindegewebe. Selten ist jede Wirkung eines tiefgreifenden Mittels bei einem Patienten vorzufinden; es kann sogar sein, daß aus einem Menschen mit fester Faser eine schlaffe Person geworden ist, oder daß unter dem Einfluß einer chronischen Krankheit Fettleibigkeit verschwunden ist.

13. Es ist ebenfalls ersichtlich, weshalb Sepia, obwohl die ersten Prüfungen an Männern durchgeführt worden waren, vorwiegend ein Frauenmittel ist, das besonders für das junge Mädchen in der Pubertät, die Schwangere und für die Frau in den Wechseljahren paßt.

14. Abmagerung ist auch ein Teil des Sepiabildes, obwohl sie weniger charakteristisch ist als bei Mitteln wie Arsen, Lycopodium, Nux oder Sulfur. Sie kann fortschreitend sein bei konsumierenden Erkrankungen, Tuberkulose, chronischer Bronchitis, Malaria oder Marasmus. Ein Kind, das an letzterem leidet, bietet den Anblick eines alten Mannes. Der Gewichtsverlust kann schnell vor sich gehen, wie z. B. bei einem akuten Durchfall oder nach einer schweren uterinen Blutung.

15. Obwohl ein mildes Gemüt auch für Sepia bezeichnend ist, zeigen die Mehrzahl der Patientinnen, die dieses Mittel benötigen, ein leicht aufbrausendes Wesen und haben daran oft zu leiden. Wenn man ihnen in die Quere kommt, werden sie leicht beleidigend (Nux.); sie nehmen einem schnell etwas übel und vertragen keinen Widerspruch. Wir finden aber bei jedem Fall mehr oder weniger stark ausgeprägte Traurigkeit und Neigung zum Weinen (Ign., Puls.). Der Patient, meist sind es Frauen, kann den Fluß seiner Tränen nicht bremsen, auch wenn kein erkennbarer Grund vorhanden ist. Wie Pulsatilla kann sie, während sie ihre Beschwerden berichtet, bereits weinen. Sie ist traurig und melancholisch beim Erwachen aus dem Schlaf, am Abend, während der Menses, und während des Schweißes bei einem Malariaanfall. Jeder Versuch sie zu trösten verschlechtert ihren Zustand und setzt eine erneute Tränenflut in Gang. Gelegentlich ist ihre Depression so stark, daß ihr das Leben nicht mehr lebenswert erscheint. Sie vermeidet den Anblick von Menschen und ihr geht es gewöhnlich besser wenn sie allein ist. Sie ist teilnahmslos gegenüber den angenehmen wie auch den unangenehmen Seiten des Lebens; der Tod eines lieben Freundes läßt sie gleichgültig; sie verliert ihre Zuneigung zu ihrem Mann und ihren Kindern, die sie vorher herzlich liebte. Auch ist sie von Angst und Furcht ergriffen, ruhelos und sie ist ständig in Bewegung; sie ist außer sich und fühlt, daß sie schreien oder sonst etwas Verzweifeltes tun muß; sie erschrickt beim geringsten Lärm; ist um ihren Gesundheitszustand besorgt, macht sich Sorgen um ihre häuslichen Angelegenheiten und fürchtet, den Verstand zu verlieren. Trotz ihrer Abneigung gegen Gesellschaft fürchtet sie sich vor dem Alleinsein. Dies erklärt sich aus den beiden gegensätzlichen Zuständen, nämlich Widerwille gegen die Anwesenheit anderer und Verlangen nach Gesellschaft.

16. Sehr bezeichnend für Sepia sind die Traurigkeit, die Gleichgültigkeit und der Gefühlsverlust. Die Traurigkeit wird von mehr oder weniger Reizbarkeit begleitet, so wie wir sie bei vielen Frauen finden, die an uterinen Erkrankungen oder einer Störung der vasomotorischen Funktionen leiden. Der geistige Zustand ist daher zum Teil auf den Erethismus zurückzuführen, der in den frühen Phasen der Arzneimittelprüfung auftritt. Bald aber weicht er der Depression mit nachfolgender Mattigkeit, Apathie, körperlicher Schwäche und beginnender geistiger Verlangsamung. Diese beiden Zustände, die wir in der Prüfung und beim leidenden Patienten vorfinden, schreiten gleichermaßen fort. Dem benommenen Gefühl und der Abneigung gegen geistige Anstrengung folgen Verlangsamung der Sprache, Unfähigkeit, die richtigen Worte zu finden, Schwierigkeiten, das was man gelesen oder gehört hat zu verstehen, und Vergeßlichkeit; auf Dauer stellt sich eine völlige Erschöpfung des Verstandes ein, die mit der von Carbo veg., Nux und Pulastilla zu vergleichen ist, aber weniger ausgeprägt ist als das ähnliche geistige Syndrom, das für Lycopodium so charakteristisch ist. (Vgl. Lektion 21). Bei allen vier Arzneien sind als verursachende Faktoren zu nennen: Überarbeitung, besonders bei Studenten und Buchhaltern, oder denen, die einer langen und eintönigen geistigen Arbeit oder Beschäftigung nachgehen; sexuelle Exzesse, entwededer frühe Onanie oder ungezügelte Begierde; erschöpfende Erkrankungen; Geburt oder Abgang mit starkem Blutverlust.

17. Schwäche oder Ohnmacht werden durch solch geringfügige Anlässe wie Naßwerden der Füße, Erkältung oder während des Kniens in der Kirche ausgelöst.

18. Der Schwindel entsteht aufgrund der gestörten zerebralen Durchblutung oder als Reflex bei starker geistiger Anstrengung, durch bedrückende Emotionen oder den Verlust von Körpersäften. Er wird begleitet von geistiger Verwirrung oder dem Gefühl einer bevorstehenden Ohnmacht.

19. Sepia affiziert auch das Blut und verursacht Anämie und Chlorose, welche mit Unregelmäßigkeiten der Blutzirkulation, Hitzewallungen, Kongestionen und anderen oben erwähnten Symptomen einhergehn.

20. Blutungen, aus der Nase, Brust oder Uterus, sind dunkel, meist nicht verklumpt und oft mit Schwäche oder Ohnmacht verbunden.

21. Die Menses sind gewöhnlicherweise spät, spärlich und kurz (ein oder zwei Tage), und fließen oft nur morgens. In außergewöhnlichen Fällen sind sie früh und profus. Metrorrhagien im Klimakterium oder bei drohendem Abgang können so stark und erschöpfend sein, daß die Patientin ohnmächtig wird. Der Fluß ist verbunden mit einem Schwächegefühl im Epigastrium, Hitzewallungen, Schaudern, allgemeiner Kälte und eiskalten Füßen.

22. Zusätzlich zu den Pulsationen und der eben erwähnten Schwäche verursacht Sepia Empfindungen, als ob ein Ball in inneren Organen wäre; Schwere; Taubheit und Ameisenlaufen, hier und dort auf der Haut; Taubheit und Kribbeln in den Fingern; Taubheit der Hände während des Frostes; Taubheit der Glieder, der ganzen linken Seite; Taubheit und Kälte in den Fersen; Taubheit aller Nerven des Körpers mit Unfähigkeit zu denken.

23. Das Gefühl eines Balles in inneren Organen ist typisch. Es erscheint besonders im Rektum, als ob dort ein Fremdkörper wäre. Obwohl es nur eine Empfindung ist, kann sie mit Obstipation oder Durchfall verbunden sein. Der Schwindel wird oft als Empfindung, wie wenn ein Ball im Kopf herumrolle, beschrieben. Ein Gefühl der Schwere finden wir in der täglichen Praxis oft in den Augenlidern, die nach unten sinken, besonders am Morgen nach dem Erwachen und das Gefühl vermitteln, sie könnten nicht geöffnet werden, dies ist oft mit Stirnkopfschmerz verbunden. Wir finden auch lähmungsartige Schwere im Kopf, im Uterus, den Füßen und unteren Extremitäten.

24. Die Schmerzen sind im allgemeinen stechend, reißend, ruckartig oder drückend. Eine sonderbare Erscheinung, die ein Teil der in ihrem Verlauf nach oben gerichteten Sepia Symptome ist, sind nach oben schießende Schmerzen, die im Rektum oder der Vagina beginnen und Schmerzen, die von der Leber zum rechten Schulterblatt hochschießen. Dies sind wichtige Indikationen bei Beschwerden des Rektums, der Hämorrhoiden, der Leber und des weiblichen Genitales.

25. Die erste Wirkung auf die Schleimhäute besteht bei Sepia in Trockenheit und dann in blasser wässriger oder dicker Absonderung. Sie kann auch gelblich oder grünlich sein, ist aber charakteristischerweise weiß wie Milch. Dies ist eine besondere, führende Indikation bei Leukorrhoe und Absonderungen der männlichen Urethra, unspezifischer oder gonorrhoeischer Art. Sepia beseitigt oft den beschwerlichen, morgendlichen Ausfluß bei chronischen Urethralleiden, wenn er milchig weiß ist.

26. Bei den Hautsymptomen besitzt Sepia eine Ähnlichkeit mit Sulfur und Rhus-tox. Die Haut ist rot und rauh; häufig pigmentiert, fast so als ob sie die bräunliche Farbe des Tintenfischsatzes widerspiegeln würde. Sepia heilte Sommersprossen, braune oder gelbe Flecken, als Chloasma bekannt (Lyc.; Nux.; Sulfur) oder allgemeine gelbbraune Verfärbung der Haut bei beiden Geschlechtern, aber öfter bei Frauen mit uterinen Beschwerden. In einigen Fällen ist die Haut, wie wir es im Absatz über die Sepia-Typen erwähnten, rein und weiß, besonders bei begleitender Anämie. Aber die Erfahrung lehrt uns, daß wir selten einen Sepiapatienten antreffen ohne irgendeine Art von Pigmentation. Am häufigsten ist ein gelber Sattel, der über die Nase und die Backengegend verläuft. Dafür ist dieses Mittel fast ein Spezifikum.

27. Hautausschläge sind so vielgestaltig, daß in den meisten Fällen die Begleitbeschwerden über die Wahl des Mittels entscheiden müssen. Dessen ungeachtet sind die beim Sepiafall am häufigsten angetroffenen feucht und schuppig oder herpetisch, mit starkem Jucken und Stechen. Der Herpes bildet sich an den Lippen, der Nase, am Präputium, der Glans penis, dem Scrotum und den Labien. Dies impliziert nicht, daß Sepia bei Ekzemen nicht indiziert sein kann, wenn diese krustig und nässend sind oder bei Hautausschlägen mit Abschuppung wie Psoriasis und Dermatritis exfoliativa und auch bei Urtikaria. Sepia ist besonders angezeigt bei feinen roten Ausschlägen oder solchen, die vesiko-pustulär sind und in den Hautfalten, den Beugeseiten der Knie- und Ellbogengelenke und hinter den Ohren erscheinen, bei Herpes circinatus.

28. Sepia weist auch eine Periodizität auf. Wir finden sie bei Kopfschmerzen und anderen Beschwerden, die regelmäßig alle 28 Tage auftreten. Ein weiteres Beispiel: Die Malariaanfälle von Sepia sind selten vom Quotidiana oder tertiana Typ, sondern kehren alle vier Wochen wieder.

29. Der Schweiß beim Sepiafall ist profus und schwächend. Er riecht streng und stechend, besonders wenn er auf kleine Bereiche begrenzt ist, die für dieses Mittel typisch sind: am Kopf während des Schlafes (Calc-c.; Cham.; Puls.); am Hinterkopf (Sulf.); am Skrotum (Sulf.); in der Axilla (Sulf.; Lyc.) und an den Füßen (Calc-c.; Lyc.; Puls.; Sulf.). Wir finden auch reichliche erschöpfende Nachtschweiße; Schweiß während der Angst oder durch leichte Anstrengung, häufig mit Hitzewallungen. Der allgemeine Schweiß bei Malaria, Tuberkulose oder anderen schwächenden Erkrankungen ist typischerweise sauer.

30. Die ausgeprägteste zeitliche Verschlimmerung finden wir am Morgen. Dies ist auf zwei Faktoren zurückzuführen: die venöse Trägheit und die Schwäche. Daher sehen wir kurz nach dem Erwachen: Traurigkeit, Reizbarkeit, Schwäche, Erschöpfung, geistige Langsamkeit und Verwirrung, Steifigkeit und paralytische Schwäche der Glieder, starke Schmerzen, die erst gegen Abend zu völlig aufhören, und Nausea.

31. Diese Symptome können den ganzen Vormittag über

bestehen, aber die meisten von ihnen besonders Nausea, geistige Depression und das lähmungsartige Schwächegefühl bessern sich nach dem Aufstehen und Herumgehen.

32. Am Nachmittag sind die Beschwerden durch den Uterusprolaps schlechter unabhängig von den natürlichen Ermüdungserscheinungen. Dies ist ein Symptom, das für Sepia eigentümlich ist.

33. Am Abend kommen die Traurigkeit und die Angst wieder und sind dann in vielen Fällen wirklich schlimmer als am Morgen; lumbale Schmerzen, Fieber und Husten sind abends schlimmer.

34. In der Nacht werden die Unruhe, das Fieber, der Schweiß, die Auftreibung durch Blähungen, die Hitzewallungen, das Asthma und der Husten beträchtlich schlimmer.

35. Kälte und kalter Luftzug verschlechtern nahezu alle Sepia-Beschwerden; Baden und Naßwerden ebenfalls. Eine Ausnahme hiervon bilden die Hautausschläge, speziell rote, die durch kalte Luft und Anwendung kalten Wassers gelindert werden. Auf der anderen Seite verursacht das Warmwerden im Bett möglicherweise Hautprickeln. Bei den Mitteln, die eine Verschlimmerung durch einen Schneesturm besitzen, steht Sepia an erster Stelle.

36. Beim Gehen im Freien bestehen Schwindel und Traurigkeit. Urtikarielle Hautveränderungen, die wie Striemen nach einem Schlag mit der Peitsche aussehen, können auftreten. Dies bessert sich aber in dem Moment, in dem der Patient einen warmen Raum betritt.

37. Bewegung und Anstrengung verursachen viele Beschwerden, ebenso wie Liegen und Erschütterung, die alle empfindlichen Körperteile betrifft. Daher kann der Sepia-Patient das Reiten auf dem Pferd nicht vertragen.

38. Der Koitus ist natürlich für einen Patienten vom Sepia-Typ erschöpfend und kann sich auch auf den geistigen Zustand auswirken. Nächtlichen Samenentleerungen oder Geschlechtsverkehr können am nächsten Tag Angst, schlechte Laune und Schwäche folgen.

39. Die Sepia-Patientin besitzt nicht nur eine Abneigung gegen Gesellschaft, sondern es verschlechtern sich auch ihre geistige Niedergeschlagenheit und Reizbarkeit, wenn ihre Freunde versuchen sie zu trösten.

40. Wir finden sowohl Verschlechterung als auch Besserung durch Essen. Nach einer Mahlzeit bestehen ein schweres und benommenes Gefühl. Trägheit, saurer Mund, Aufstoßen, geblähtes Abdomen, manchmal Husten und die Schmerzen im Magen werden erneut schlimmer. Wenn jedoch der Magen selbst nicht besonders erkrankt ist, fühlt sich der Patient durch Essen im allgemeinen besser und seine Symptome sind leichter. Dies trifft besonders für die Morgenübelkeit in der Schwangerschaft zu, die gewöhnlicherweise nach einem Frühstück verschwindet.

41. Vor und während der Periode verschlimmern sich die Beschwerden, dies liegt daran, daß viele von ihnen reflektorisch von den Genitalorganen herrühren.

42. Der Schlaf erfrischt nicht, sondern läßt einen schweren, müden und schmerzenden Zustand des ganzen Körpers, besonders aber der unteren Extremitäten zurück.

43. Obwohl Bewegung und Anstrengung im allgemeinen verschlimmern, bringt eine heftige und fortgesetzte Anstrengung wie z.B. Tanzen oder schnelles Gehen Erleichterung. Dieser Umstand liegt wiederum in der Natur von Sepia begründet, denn eine aktive Anstrengung beschleunigt die venöse Zirkulation und beseitigt somit die Grundursache für viele Beschwerden des Patienten. Sogar Atemnot und Herzklopfen können durch schnelle Bewegung gebessert werden.

44. Starker Druck ist ein weiterer, wichtiger Umstand, der

eine Besserung bewirken kann. Der Sepia-Patient will den schmerzenden Kopf mit den Händen zusammendrücken oder ein Buch oder irgendeinen anderen unnachgiebigen Gegenstand unter den Rücken legen, um die Schmerzen in diesem Bereich zu lindern. Diese Modalität hat jedoch nicht den hohen Stellenwert wie bei Bryonia, bei der Druck Schmerzen in allen Bereichen des Körpers bessert.

45. HAUPTINDIKATIONEN für Sepia sind:
1. Traurigkeit, Weinen und Abneigung gegen Gesellschaft.
2. Verlust der Zuneigung zu nahestehenden und geliebten Personen.
3. Gelber Sattel über den oberen Teil der Wangen und der Nase.
4. Beschwerden, die mit uterinen Störungen verbunden sind; während oder nach der Geburt und im Klimakterium.
5. Venöse Plethora.
6. Gefühl des Herabdrängens im Abdomen und Rücken, als ob alles aus der Vagina hervortreten würde, gebessert durch Sitzen mit übereinander geschlagenen Beinen.
7. Leere- und Schwächegefühl im Epigastrium.
8. Übelkeit, die durch Essen besser wird.
9. Schmerzen, die nach oben schießen.
10. Besserung durch heftige Anstrengung.
11. Große Empfindlichkeit gegen kalte Luft.

46. In der Klinik ist Sepia bei vielen und verschiedenartigen Beschwerden von Nutzen. Es ist hier nur noch nötig, einige klinische Hinweise und besondere Indikationen zu den oben bereits ausführlich besprochenen allgemeinen Charakteristika zu geben, um die praktischen Kenntnisse dieses Mittels zu vervollständigen.

47. Kopfschmerz: Schreckliche Schläge im Kopf; chronisch, kongestiv, als ob der Kopf platzen würde, mit Photophobie und Ptosis der Lider (Gels.); reißende und stechende Schmerzen über einem Auge oder der Schläfe, mit Übelkeit und Erbrechen. Verschlimmerung; Bewegung; Erschütterung; Licht; Lärm; beim Erwachen am Morgen; durch geistige Anstrengung. Besserung: beim Liegen in einem dunklen Raum, mit geschlossenen Augen; Druck.

48. Augen: Gegenstände erscheinen plötzlich schwarz, begleitet von großer Schwäche; getrübtes Sehen, schlimmer während der Menses; am Morgen; akute Konjunktivitis mit Brennen und Beißen, das durch kalte Anwendungen gelindert wird; Asthenopie durch Uteruslageanomalien, schleimig-eitrige Absonderung (Puls.; Nux.; Sulf.).

49. Verdauungstrakt: Zahnschmerz während der Schwangerschaft, und der Menstruation, Pochen oder Stechen im Zahn mit Ausstrahlung zu Ohren, Armen oder Fingern; morgendliche Übelkeit mit Schwäche, schlimmer beim Zähneputzen und durch den Geruch von Speisen; besser nach dem Essen. Gastrische Störungen mit Drücken, Brennen, Pochen, Schwächegefühl, Übelkeit, Erbrechen, saurem Mundgeschmack. Völle, Stechen, Schmerzen in der Leber, schlimmer durch Erschütterung; Gelbsucht. Verstopfung mit schmerzhaften, blutenden Hämorrhoiden; knotige Stühle manchmal schleimbedeckt; schneidende Schmerzen, die nach oben ziehen; Gefühl eines Klumpens, das durch Stuhlgang nicht erleichtert wird. Durchfall, grün, schleimig, schlimmer durch Milch.

50. Respirationstrakt: Husten, durch ein Kitzelgefühl hervorgerufen, das aus dem Magen oder Abdomen kommt; unaufhörlicher Abendhusten nach dem Hinlegen; salzige oder putride Sputa; schlimmer morgens, abends oder nachts, durch Naßwerden; manchmal besser durch Hinlegen; chronische Bronchitis; Keuchhusten; Tuberkulose.

51. Herz: Heftige Palpitation mit Klopfen in den Arterien; Stiche in der linken Brusthälfte; Hitzewallungen; Ohnmacht; Angst, die nachts schlimmer ist.

52. Blase: Häufiger Harndrang mit dem Gefühl des nach Untendrängens im Becken; Cystitis; Enuresis im ersten Schlaf.

53. Sexualorgane: Männlich: Sexuelles Verlangen mit schwacher Erektion, Kälte und zu schnellem Samenerguß. Abgang von Prostataflüssigkeit während des Stuhlgangs. Schmerzloser, milchiger Ausfluß. Weiblich: vermindertes Verlangen; schmerzhafter Koitus mit Blutabgang aus der Vagina. Metrorrhagie, einschießendes, nach oben gerichtetes Stechen. Drohender Abgang im fünften oder siebten Monat; Lageanomalien des Uterus, Prolaps. Ovaritis. Verzögerter Geburtsfortschritt durch Rigidität des Os uteris (Gels.) oder Spasmen der Zervix. Subinvolution.

54. Rücken: Lumbago mit Steifheit, schlimmer während des Sitzens; Schmerz wie von einem Hammer geschlagen; lumbaler oder sakraler Rückenschmerz wird durch harten Druck erleichtert (Rhus.).

55. Frost: Fieber; Schweiß; Mangel an Lebenswärme und Flüssigkeit (Ars.; Calc. carb.; Calc. phos.; Carbo veg.; Lyc.; Nux.; Rhus.; Sulf.). Jeden Monat Frost mit Durst und Wärmeunverträglichkeit: Hitze ohne Durst (Puls.); reichliches Schwitzen, schlimmer durch die geringste Anstrengung. Besonders passend für chronische Malariafälle und für Fälle, die durch fehlerhafte homöopathische Behandlung schlecht therapiert wurden.

56. Arzneimittelvergleiche: Pulsatilla ist ohne Zweifel das Sepia naheliegendste Analogon. Die beiden Mittel gleichen sich bezüglich der Traurigkeit, der Neigung zum Weinen, der geistigen Schwerfälligkeit und Abstumpfung, der Ohnmachtsneigung, und der Angst mit Blutwallungen und der Besorgnis um die Gesundheit. Nur Pulsatilla hat ein mildes, nachgiebiges Wesen, sucht die Gesellschaft und den Trost, beides verschmäht Sepia. Die Pulsatilla-Menschen zeigen auch Zorn und Reizbarkeit. Berstende, pochende oder stechende Hemicranie mit Verdunklung des Sehens, weißer Zunge, Schwindel und Erbrechen finden wir bei beiden Mitteln. Bei Pulsatilla wechseln die Schmerzen mit Kälte ab, die in frischer Luft besser werden, während sie bei Sepia als Schläge oder blitzartig auftreten, und das gestörte Sehvermögen ist mit Schwere der Augenlider vergesellschaftet.

57. Pulsatilla paßt besser bei akuter Zystitis, Sepia bei chronischer, und das erstere ist durch spastische Schmerzen im Blasenhals, die sich nach dem Urinieren ins Becken erstrecken, gekennzeichnet. Sie ähneln sich bei der spärlichen, verzögerten Menstruation, dem Rückenschmerz, der Ohnmachtsneigung und dem Herabdrängen im Becken. Bei Pulsatilla läuft der Druck in der Scham zusammen und das Schweregefühl wird von der Patientin wie von einem Stein beschrieben. Die Wehen kommen und gehen plötzlich, wie auch der Menstruationsfluß, und sie enden mit völliger Atonie. Sie sind mehr kolikartig und die Uterussenkung ist weniger ausgeprägt als bei Sepia. Wenn bei Sepia die Geburt langsam voranschreitet, ist dies häufiger das Ergebnis einer spastischen Kontraktion des Os uteri als einer Schwäche der Uterusmuskulatur.

58. Sepia ist vorherrschend schlechter am Morgen, durch Kälte und in der frischen Luft. Pulsatilla am Abend und im warmen Zimmer. Aufgrund der trägen venösen Blutzirkulation finden beide durch Herumgehen Erleichterung. Aber die langsame und leichte Bewegung, die der Pulsatilla-Patientin genügt, bessert beim Sepia-Menschen nicht, da deren venöse Zirkulation nur durch heftige Anstrengung stimuliert werden kann.

59. Nux vomica ist nahe verwandt zu Sepia wegen der morgendlichen Verschlimmerung und der großen Kälteempfindlichkeit, seiner Reizbarkeit und Misanthropie, der hepatischen Trägheit, der gestauten portalen Zirkulation, der uterinen Kongestion und der habituellen Obstipation. Die Kopfschmerzen der beiden Mittel sind sich in gewissem Maße ähnlich wegen der Modalitäten und dem Umstand, daß sie reflektorisch von der abdominellen Plethora, den Hämorrhoiden oder von geistiger Ermüdung herrühren können. Aber es muß festgehalten werden, daß Nux eine besondere Reizbarkeit und Überempfindlichkeit des Nervensystems hervorruft, die die Beschwerden anfallsartig und spasmodisch ablaufen läßt. Deswegen sind die Menstruationsbeschwerden oder die Wehen von Nux ganz verschieden von dem ständigen Herumdrängen und Ziehen von Sepia.

60. Bei Nux finden wir mehr Würgen als Erbrechen, mehr ineffektiven Stuhldrang als Stase im Rektum. Darüberhinaus herrschen bei Nux gastrische Symptome vor und sie sind von der Art, wie wir sie bei nervösen Personen erwarten durch den Mißbrauch von Stimulantien und scharfgewürzter Speisen bedingt. Obwohl Hunger mit plötzlicher Sättigung nach wenig Essen, Schwäche und Schwere im Magen vorhanden sein kann, ist es nie das typische „flaue" Gefühl wie bei Sepia. Wenn auch die Melancholie von Nux mit einer Abneigung gegen Gesellschaft verbunden sein kann, so finden wir doch selten das Weinen und nie den eigentümlichen Verlust der Zuneigung zu den liebsten Menschen, der Sepia charakterisiert. Bezüglich anderer Umstände sind die beiden Mittel weit voneinander entfernt.

61. Sepia steht in der Mitte zwischen Pulsatilla und Nux vomica, es gleicht ersterem in seinen Wirkungen auf die Schleimhäute und in der Frostigkeit, letzterem in der gelben Haut, der abdominellen Plethora, dem Morgenkopfschmerz wie z. B. durch Ausschweifungen, den geistigen Symptomen und der Verstopfung.

62. Sulfur gleicht Sepia in vielerlei Hinsicht. Beide sind indiziert bei torpiden Menschen mit mangelnder Reaktionskraft, bei abdomineller Plethora, gestauter Leber, Hämorrhoiden, Verstopfung, Schwäche, Schwächegefühl im Epigastrium, Völle nach wenig Essen und bei Hautsymptomen. Bei Sulfur ist das Gesicht mehr rot, voller Pusteln oder Flekken. Das Leeregefühl in der Magengegend rührt von einem tatsächlichen Hunger her und erscheint täglich um 10 oder 11 Uhr. Die Verstopfung ist von einem uneffektiven Drang begleitet wie bei Nux. Es besteht eine Abneigung gegen Bewegung und ein Verlangen nach frischer Luft. Das Leeregefühl von Sepia ist mehr wie von einer Schwäche, einem Herabsinken, das das ganze Abdomen betrifft und mehr oder weniger ständig vorhanden ist. Als Begleitsymptome der Obstipation sehen wir bei Sepia Kongestion, Schmerzen, die nach oben schießen und das Gefühl eines Fremdkörpers im Rektum, das durch Stuhlgang nicht erleichtert wird.

63. Vergleichen sie auch: Bei Ptosis der Augenlider: Gelsemium und Rhus tox. (bei beiden eher eine echte Lähmung). Bei morgendlicher Übelkeit in der Schwangerschaft: Lycopodium; Nux-v.; Pulsatilla; Sulfur. Bei flauem und leerem Gefühl: Calcarea carb.; Ignatia (mit Seufzen und introvertierter Stimmung). Bei Husten, der vom Magen herzurühren scheint: Bryonia; Pulsatilla; Sulfur. Bei abendlichem Husten, der nach dem Hinlegen schlimmer wird: Calcarea carb.; Bryonia; Rhus tox.; Sulfur. Beim Gefühl des Herabdrängens: Aloe; Belladonna; Calcarea carb.; Calc. phos.; Lycopodium; Podophyllum. Bei Hautsymptomen: Calcarea carb.; Lycopodium; Rhus tox.; Sulfur.

64. **WIRD ANTIDOTIERT DURCH**: Aconit; antimonium crud.; Antimonium tart.; Rhus tox.; Pflanzliche Säuren.

ES ANTIDOTIERT: Calcarea carb.; China; Mercurius; Natrium muriaticum; Natrium phos.; Phosphorus; Sarsaparilla; Sulfur.

KOMPLEMENTÄR ZU: Natrium carb.; Natrium mur.; Natrium phos.; Phosphorus; Sulfur.

WIRD GUT GEFOLGT VON: Acidum nitr.

FOLGT GUT AUF: Nux vomica, das sein akutes Analogon ist.

Lektion 30

Natrium muraticum

1. Gebräuchlicher Name: Kochsalz. Natriumchlorid. Zubereitungsform: Trituration und Lösung.

Physiologische Wirkung

2. In normalen Mengen mit der Nahrung eingenommen vermehrt Kochsalz den Appetit und die Sekretion des Magensaftes, hält den Nerven- und Muskeltonus aufrecht, und fördert die Assimilation, sowie die Exkretion der Abbauprodukte, besonders des Harnstoffes.

In Form der physiologischen Kochsalzlösung wird sie als nicht reizende Benetzung für Schleimhautoberflächen und bei chirurgischem Schock oder ernsten Blutungen intravenös oder subkutan verwendet.

Bei übermäßigem Gebrauch verursacht Salz Anämie, ein aufgeschwemmtes Gesicht, Nervosität, Kopfschmerzen, Übersäuerung des Magens, großen Durst, Schwellung und spongiöse Auftreibung des Zahnfleisches, sowie Verstopfung oder Diarrhoe, Schwäche, Stumpfsinnigkeit, Schläfrigkeit und Ödeme der unteren Extremitäten. Ebenso löst es anhaltende Trockenheit der Schleimhäute aus, Haarausfall an allen möglichen Stellen; weiterhin ist es der Grund für eine schmutzige, torpide Haut; für Herpes, Flechten und Furunkel.

Wenn eine zu große Menge Kochsalz versehentlich eingenommen oder sonstwie intravenös verabreicht wird, folgen Übelkeit, Erbrechen, Diarrhoe, Fieber, manchmal bis zu 40 Grad Celsius, Delir und sogar Koma, Konvulsionen, Kollaps und Tod. Es ist überliefert, daß in einigen Provinzen in China 1/2 Liter oder auch mehr gesättigte Salzlösung getrunken wurden um Selbstmord zu begehen.

Nat-m. Lektion 30

Allgemeine Charakteristika

3. Paßt für kachektische, abgemagerte Menschen; für alte Leute; zahnende Kinder; hysterische, chlorotische Mädchen, die an Kopfschmerzen und Menstruationsstörungen leiden; nervöse, reizbare, empfindsame Menschen mit einer tuberkulinischen Diathese, die an häufigen Katarrhen leiden und ständig erkältet sind.

Erkrankungen durch **Gefühlserregungen; enttäuschte Liebe;** *schlechte Nachrichten;* **Kummer;** *Zorn;* **Beleidigung; Schreck; sexuelle Exzesse;** *Masturbation;* **Chinin; Sonnenhitze;** *Kopftraumen; alkoholische Getränke;* Salz.

Traurigkeit; Weinen; Lebensüberdruß; Verzweiflung; Abneigung gegen Gesellschaft; Gleichgültigkeit; *Unentschlossenheit;* **Indolenz; brütet über vergangene unerfreuliche Begebenheiten; Reizbarkeit; Zorn; Erregbarkeit; Empfindsamkeit;** *schnell beleidigt;* **erschrickt leicht;** *empfindlich gegen Lärm;* **Angst; Ruhelosigkeit;** *immer in Eile; Furcht vor Einbrechern, vor einem Gewitter, vor einer Menschenmenge, daß sich etwas ereignen könnte;* **Verwirrung; Stumpfsinnigkeit;** *geistig erschöpft; Gedächtnisschwäche;* **Konzentrationsschwierigkeiten; Fehler beim Sprechen** *oder Schreiben;* **Hysterie;** Delir; *Bewußtlosigkeit; abwechselnd gegensätzliche Stimmungen; Abneigung gegen frische Luft.*

Schwäche: **Zittern;** *Mattigkeit;* **ohnmachtsartige Schwäche;** *ohnmächtig werden.*

Empfindungen: *Taubheit der Körperteile, auf denen man liegt, von einzelnen Körperteilen; Ameisenlaufen;* **Hitze;** *Pulsieren;* **Schwere.**

Schmerzen: **Pulsierend; reißend;** *drückend; ziehend; brennend.*

Rucke; *Chorea; Konvulsionen.*

Schleimhautabsonderungen: **Profus;** *dick; klar oder wie gekochte Stärke; wässrig* und ätzend.

Anämie; Chlorose; *Wallungen;* **Blutungen,** *dünnflüssig,*

wässerig, gerinnen nicht; **venöse Plethora;** *Varizen.*
Kontraktionen von Sehnen und Muskeln.
Abmagerung.
Mangel an Lebenswärme.
Wassersucht; Ödeme.
Ausschläge: **Juckend; herpetisch; vesikulär;** ekzematös; **krustig; feucht;** *pustulös;* **urticariell;** *auf behaarten Stellen; Geschwüre, schmerzend, oberflächlich, von Bläschen umgeben.*
Schweiß; profus.
Periodizität.

VERSCHLECHTERUNG: **Am Morgen; Vormittag;** um 10 Uhr; *nachts;* **Kälte;** durch **Erhitzen;** *im Sommer;* durch *Sonnenhitze; im Freien;* durch **Trost; Unterhaltung; geistige Anstrengung;** *Bewegung;* **körperliche Anstrengung;** *Erschütterung;* **Lärm; Berührung; Druck; Liegen auf der linken Seite; nach dem Essen;** vor, *während und nach den Menses; durch Unterdrückung des Schweißes.*

BESSERUNG: *Durch kaltes Baden;* **Ruhe; Hinlegen;** *Liegen auf dem Rücken; beim Fasten;* **durch Schwitzen.**

4. Das Kochsalz oder Natriumchlorid ist in der Natur weit verbreitet und für alle Lebewesen unbedingt erforderlich. Es ist ein wichtiger Bestandteil aller Körperflüssigkeiten und Zellen. Seit altersher wurde es von den wilden Stämmen und Nomaden in der Wüste gesucht und hochgeschätzt. Bei den letzteren gilt es als heiliges Zeichen der Gastfreundschaft. Nicht selten war es der Grund für internationale Auseinandersetzungen und wurde besteuert, wie heute noch in Indien. Hirsche und andere pflanzenfressende Tiere überwinden große Entfernungen, um an einem Salzstock, das in ihrer Nahrung fehlende Natriumchlorid zu ergänzen. Das Fell der Tiere, denen es an Salz mangelt, wird glanzlos und struppig. Das altmodische Einreiben mit Salz besitzt denn

doch eine Wirkung. Früher wurden damit atrophierte Muskeln stimuliert, die Folge einer Lähmung oder anderer zerstörerischer Erkrankungen waren.

5. Das Salz ist ein Regulator der Osmose. Ohne seine Anwesenheit in den Körperflüssigkeiten würde keine Absorption der Nahrungsbestandteile und keine Exkretion der Abfallprodukte stattfinden.

6. Und doch vergiften sich viele Menschen ständig selbst, indem sie zuviel Salz mit ihrer Nahrung zu sich nehmen. Sein exzessiver Gebrauch vermindert die Sekretion, behindert die Assimilation, laugt das Blut aus, schwächt das Nervensystem und erzeugt eine Tendenz zu idiopathischen Ödemen.

7. Das Salz wurde im Altertum wie auch von den Ärzten in der Zeit Hahnemanns als Medizin verwendet. Plinius, Celsus und andere Ärzte behandelten damit Skropheln, Vergrößerung der Leber, Gallensteine, Phthisis, weiße Schwellungen und andere Erkrankungen. Wezner empfahl es bei Szirrhus des Magens und Pittschaft publizierte 1822 ein paar angeblich geheilte Fälle dieser Erkrankung, die mit Salz aus Meerwasser behandelt wurden. Dr. Armedie behauptete 1842 auf Grund seiner Erfahrungen, daß Salz ein Spezifikum für die Tuberkulose sei.

8. Deshalb ist es einsichtig, daß Natriumchlorid nicht nur eine wichtige Rolle in der Physiologie des Körpers spielt, sondern auch toxische und heilende Wirkung aufweist, sogar in nicht potenzierter Form. Aber es ist kein Spezifikum für Tuberkulose oder für andere Erkrankungen. Die Beobachtungen und Erfahrungen dieser alten Ärzte beruhten allein auf dem empirischen Gebrauch gewöhnlicher Salzlösungen oder auf der Anwendung von Meersalz, das auch Jod und Brom enthält. Weil sie kein therapeutisches Gesetz besaßen, waren sie nicht in der Lage ihre Fälle zu individualisieren. Samuel Hahnemann zeigte durch seine Potenzierung und Prüfung des Natriumchlorids (oder des Natrium muriaticums, wie es damals genannt wurde) seine wunderbare Kraft und Wirkung bei der Heilung von Krankheiten. Kein anderes Mittel veranschaulicht überzeugender die Wirkung der Dynamisation oder Potenzierung. Obwohl der Gebrauch des Salzes für die Gegner der Homöopathie zum Gespött herhalten mußte, hat es doch auch viele überzeugt. Jemand, der ohne Vorurteile, Heilungen erlebt durch eine Substanz, die ein gewöhnlicher Bestandteil der Nahrung und ein nötiger Baustein unseres Körpers ist, wird kaum Schwierigkeiten haben, die Wirkung anderer Mittel, die bekannte arzneiliche Kräfte besitzen, anzuerkennen. Es ist ebenso auffällig, daß in den Prüfungen durch die hohen Potenzen mehr Symptome erzeugt worden sind als durch die tiefen, und daß Symptome, die auf diese Art hervorgebracht wurden, wertvollere Führer für den verschreibenden Arzt sind. Die Prüfungen beinhalten all die Symptome, die Folge des übermäßigen Salzgebrauches, wie auch des Mangels an ihm sind und noch viele mehr. Es ist vor allem ein Nutritionsmittel. In seiner rohen Form ist es für die normalen physiologischen Funktionsabläufe notwendig. In potenzierter Form besitzt es die Kraft die normalen Körperfunktionen zu stören und sogar pathologische Gewebsveränderungen zu erzeugen.

9. Wie die deletären Folgen des exzessiven Salzgebrauchs entwickeln sich die Symptome, die durch Potenzen erzeugt werden, langsam. Deshalb ist Natrium muriaticum langsam in seinem Verlauf und selten bei akuten Krankheiten indiziert, dagegen oft bei tiefsitzenden chronischen Erkrankungen, die sich über Jahre entwickelten. Seine Natur ist entschieden asthenisch.

10. Deshalb ist Schwäche eines der wichtigsten Charakteristika von Natrium muriaticum. Bei leichten Krankheiten oder in den Frühstadien von Krankheiten, die ernste Formen annehmen können, manifestiert sie sich nur durch Mattigkeit, Indolenz und Abneigung gegen jede Art von Anstrengung. Wird sie nicht behandelt, geht sie in völlige geistige und körperliche Erschöpfung über. Der Verstand arbeitet langsam. Der Patient kann sich nur schwer konzentrieren. Er wird vergeßlich, macht Fehler beim Sprechen und Schreiben. Nach einem kurzen Spaziergang oder nach einem Versuch zu studieren, ist er völlig erschöpft, zittert, wird frostig und muß sich niederlegen. Einer geistigen und körperlichen Anstrengung folgen Schlaflosigkeit, Kopfschmerzen und Herzklopfen.

11. Mit diesen Schwäche- und Erschöpfungszuständen ist eine eigentümliche geistige und nervöse Empfindsamkeit und Melancholie verbunden. In der Tat ist Natrium muriaticum selten bei einem chronischen Fall indiziert, wenn nicht Traurigkeit und Weinen in einem bestimmten Maß vorhanden ist. Traurigkeit kann das Begleitsymptom einer jeden Beschwerde sein, an der der Patient leidet. Während der verschiedenen Stadien der Malariaparoxysmen ist dieser Gemütszustand besonders auffallend; er kann einem Zornanfall oder einer Enttäuschung folgen; er ist ein Begleitsymptom von Verdauungsbeschwerden und Verstopfung (Nux.); wird stärker oder schwächer, je nach dem sich diese Beschwerde bessert oder verschlimmert. Oder er kann mit völliger Interesselosigkeit am Leben verbunden sein.

12. Jeder Ausdruck der Sympathie oder Versuch zu trösten verschlimmert nur den Zustand und löst erneutes Weinen aus; der Patient kann schon zu weinen beginnen, wenn man ihn anschaut, was an Pulsatilla denken läßt. Aber der Natrium muriaticum-Patient ist keinesfalls mild und tränenreich. Er besitzt ein leicht erregbares Temperament und ist schnell beleidigt; er ärgert sich über Kleinigkeiten; Trost ist ihm nicht nur zuwider, sondern kann auch eine ärgerli-

che Gereiztheit hervorrufen. Wie bei den meisten Menschen dieses Typs geht es ihm sowohl körperlich wie auch psychisch schlechter, wenn sein Temperament mit ihm durchgeht. Ein extremes Beispiel dafür ist, daß einem Wutanfall eine Lähmung folgen kann. Nervöser Erethismus und Schwäche sind die zugrundeliegenden Faktoren; aber noch ein weiterer ist sehr typisch für Natrium muriaticum. Der Patient ist schnell beleidigt und vergißt nie eine wirkliche oder eingebildete Kränkung; folglich ist der Grund seiner Verstimmung ständig mit ihm.

13. Wird ein gesunder Mensch verstimmt, so liegt zum gegenwärtigen Zeitpunkt ein Grund vor und dieser ist genügend schwerwiegend; wenn aber die Gemütsverstimmung übermäßig stark wird und Geist und Körper bis zu einem Grad der Instabiltiät mit einbezogen werden, dann ist Natrium muriaticum ein Mittel, an das man denken muß. Besonders nützlich ist es, wenn der charakteristische körperliche und geistige Zustand vorhanden ist und Folgen von Kummer, Ärger, Schreck oder Kränkung vorliegen. Manchmal jedoch kann der Eindruck entstehen, daß die Leiden des Patienten nicht echt sind. Zum Beispiel, ein Mädchen wird von ihrem Liebhaber versetzt und ist untröstlich; sie will allein sein, um weinen zu können, und auch noch nach längerer Zeit liegt sie nachts in ihrem Bett und nährt ihren Kummer. Manchmal ist es überraschend wie Natrium muriaticum ihr Verhalten ändert. Oder ein Mann, dessen Gesundheit unter Überarbeitung und geschäftlichen Fehlschlägen gelitten hat, wird schwermütig, reizbar, interesselos, konfus, abgemagert und schwach. Er ruft ständig unerfreuliche Begebenheiten ins Gedächtnis zurück oder Kränkungen, die ihm vor längerer Zeit zugefügt wurden, nur um sich dem Kummer hinzugeben, den sie erzeugen. Natrium muriaticum wird nicht nur seine gestörten Gewebe neu aufbauen und wieder für einen klaren Kopf sorgen, sondern auch die

krankhafte Neigung sich vergangenem Kummer hinzugeben, beseitigen.

14. Reizbarkeit und nervöser Erethismus sind wichtige Faktoren in der Genese der Natrium muraticum-Symptome. Folglich herrschen in vielen Fällen Angst, hastiges Wesen, Ruhelosigkeit und Furcht vor. Angst vor der Zukunft; unklare Ahnungen von drohendem Unheil; Auffahren bei jedem außergewöhnlichen Geräusch; Furcht vor einem Gewitter; vor Einbrechern; nächtliches Erwachen, weil er glaubt, daß jemand ins Haus einbricht. Natrium muraticum ist oft bei nervösen, abgemagerten Kindern indiziert, die nach einem Schreck nachts schreiend erwachen, weil sie geträumt haben, daß eingebrochen würde. Dieselben Symptome werden bei jungen Mädchen in der Pubertät, mit spärlicher Menses, häufigen Kopfschmerzen und Anämie gefunden. Sie sind ungeschickt, stolpern und lassen Dinge fallen.

15. Die Wirkung von Natrium muraticum auf das Blut hat zwei Seiten. Zuerst nimmt die Zahl der roten Blutkörperchen und die Albumine zu, später bildet sich eine ausgeprägte Anämie aus. Zusätzlich besteht eine Erregbarkeit des Herzens und des Kreislaufes. Durch Aufregung und jede kleine körperliche Anstrengung werden Herzklopfen und Pulsationen im ganzen Körper erzeugt. Der Patient erschrickt schnell. Das Zuschlagen einer Tür oder jedes unerwartete, starke Geräusch scheint sein Herz zu treffen und zum Flattern zu bringen. Sogar in Ruhe können diese Pulsationen gespürt werden; Herzklopfen ist ein ständiges Begleitsymptom von körperlichen und geistigen Erkrankungen und ist besonders vorhanden, wenn ein Zurückkommen auf unangenehme Vorkommnisse die Stimmung ständig trübt.

16. Zur richtigen Hysterie ist es nur ein weiterer Schritt. Die gegensätzlichen Stimmungen, die Traurigkeit, Angst und Furcht weichen Ausgelassenheit und dummem Gelächter, selbst über Dinge, die nicht zum Lachen sind; Taubheit der Hände, der Lippen oder der Zunge; plötzliche paralytische Schwäche sind alles charakteristische Leitsymptome für Natrium muraticum.

17. Zahllose Empfindungen kommen bei Natrium muraticum vor; die wichtigsten sind Pulsationen im Kopf, den Ohren, der Brust, dem Epigastrium und im ganzen Körper; Taubheit, Prickeln und Ameisenlaufen werden besonders in den Gliedern, Lippen, auf einer Seite der Nase oder der Zunge und auf der Haut angegeben; ebenfalls Schwere, die die Augen, den Kopf, die Schleimhäute und die Füße befällt; und Kälte, die charaktistischerweise auf dem Scheitel, im Herzen, Magen oder im Rücken verspürt wird.

18. Die typischen Schmerzen von Natrium muraticum sind pulsierend, ziehend und stechend.

19. Unter den vielen Arten von Hautausschlägen sind die wichtigsten vesikulär oder herpetisch. Bläschen wie bei Rupia oder Pemphigus erscheinen auf jedem Körperteil; der Herpes besonders an den Lippen, Mund und Nase wie gewöhnliche Fieberbläschen; am Skrotum und an den Schenkeln; um den Anus und in den Knie- und Ellbogenbeugen. Natrium muraticum ist bei Herpes circinatus indiziert, wenn die anderen Charakteristika vorhanden sind; ebenso bei Urticaria, die durch Wärme, körperliche Anstrengung und während des Frostes schlimmer wird. Obwohl es weniger oft für Ekzeme verwendet wird, erzeugt und heilt es sie in den Gelenkbeugen, wenn sie eine ätzende Flüssigkeit ausscheiden, oder Krusten und tiefe Risse aufweisen; allgemeine trockene Schuppigkeit der Haut; Ekzeme, verursacht von übermäßigem Salzgenuß; oberflächliche Geschwüre, die von Bläschen umrandet sind, aber nicht eitern.

20. Wegen seiner Periodizität ist Natrium muraticum eines der am häufigsten indizierten Mittel bei Malaria. Es entspricht in der Tat den Symptomen dieser Krankheit so stark, daß es sorgfältig studiert und mit anderen Malariamitteln verglichen werden muß, um es nicht zu häufig einzusetzen.

21. Es paßt auf alle Arten von Malaria – im Frühling, Sommer, Herbst, Winter, Malaria quotidiana, tertiana, quartana. Obwohl der Frost zu jeder Zeit zwischen 3 und 9 Uhr morgens auftreten kann, wie bei Nux., stellt sich der Anfall charakteristischerweise vormittags und am bezeichnendsten um 10 oder 11 Uhr ein. Ihm gehen Durst und der typische Natrium muraticum-Kopfschmerz voraus. Der Frost beginnt in den distalen Extremitäten oder in der Lumbalregion; die Lippen und die Fingernägel sind blau. Er ist begleitet von Zähneklappern, berstenden Kopfschmerzen, Durst nach großen Mengen Wasser, Übelkeit, Erbrechen, ziehenden Schmerzen in den Knochen und manchmal von völliger Bewußtlosigkeit. Hitze erleichtert nicht.

22. Das Fieber hält lange an und ist stark ausgeprägt. Seine Begleitsymptome sind vermehrter Durst, heftige Kopfschmerzen, wie von tausend kleinen Hämmerchen, Traurigkeit, äußerste Schwäche, Betäubung oder Bewußtlosigkeit; manchmal Übelkeit und Erbrechen, Hämmern des Herzens, das den ganzen Körper erschüttert und bläßchenartiger Ausschlag um den Mund.

23. Der Schweiß ist profus und erleichtert allmählich alle Symptome.

24. Während des ganzen Anfalls ist Traurigkeit vorhanden. Die Apyrexie ist nie vollständig, aber wird durch Durst, Appetitverlust, Stiche in der Leber und der Milz (die vergrößert sein kann), Schwäche, Abmagerung und andere Natrium muraticum-Symptomen gekennzeichnet.

25. Der wichtigste Zeitpunkt an dem sich die Symptome verschlimmern, ist am Morgen oder während des Vormittages, besonders um 10 Uhr. Kopfschmerzen, Augensymptome, Druck im Magen, Husten und Expektoration, Hochräuspern von einer Menge Schleim aus dem Pharynx, Diarrhoe, Schwäche, Übelkeit und eine Reihe anderer Symptome treten morgens nach dem Erwachen auf.

26. Fieber, Durst, Husten, Jucken im Rektum und noch andere Beschwerden können nach Sonnenuntergang verschlimmert werden. Aber im Laufe der Nacht werden sie stärker und es kommen noch weitere Symptome hinzu, wie Zittern in allen Nerven, profuser Schweiß, Brennen im Rektum, das einen nicht schlafen läßt, und Schmerzen in verschiedenen Körperstellen, besonders im Rücken.

27. Dem typischen Natrium muraticum-Patienten mangelt es an Lebenswärme und er ist empfindlich auf kalte Luft. Deshalb halten sich diese Menschen nicht gern im Freien auf. Einige, jedoch besitzen ein Verlangen nach frischer Luft und wollen gern kalt baden. Dies ist ein Beispiel widersprüchlicher Modalitäten, die bei einigen Polychresten mit einem weiten Wirkungsbereich vorliegen. In der Mehrzahl der Fälle aber, ist der Patient frostig und kann Kälte in jeder Form nicht ertragen.

28. Andererseits verschlimmert stets die abstrahlende Wärme eines Ofens, die Hitze im Sommer oder direkte Sonnenstrahlung. Während der heißen Sommermonate ist der Patient völlig erschöpft; in warmer Luft oder im warmen Bett sind die Kopfschmerzen, der Husten und die Urticaria schlimmer.

29. Im allgemeinen ist der Natrium muraticum-Patient empfindlich auf leichte Berührung und Druck. Davon gibt es aber zwei Ausnahmen: Magenbeschwerden werden manchmal durch festsitzende Kleidung gelindert (Calc. carb., Carbo veg., Lyc., Nux., Puls. und Sepia durch Lösen der Kleidung); und der Rücken wird, obwohl er auf Berührung empfindlich sein kann, durch festen Druck oder Liegen auf einer harten Unterlage (Rhus.) gebessert.

30. Während des Essens schwitzt er oft im Gesicht. Danach finden wir Aufstoßen, Übelkeit, Sodbrennen, Schlaflosigkeit, Herzklopfen und Druck im Epigastrium.

31. Liegen verschlimmert den Husten, die Dyspnoe, das Herzklopfen und die allgemeine Kreislaufstörung, besonders Liegen auf der linken Seite; aber die meisten anderen Symptome werden dadurch gebessert. Wie oben angegeben wurde, zwingen die Schwäche und die Ohnmachtsneigung den Patienten zu liegen.

32. Wegen der ausgeprägten Wirkung von Natrium muraticum auf das weibliche Genitale werden viele Symptome, sowohl reflexiv wie auch lokal, während der Menstruation verschlimmert. Praktisch alle Symptome sind vor der Periode stärker. Kopfschmerz, Zahnschmerz, Übelkeit, Aufstoßen, Herzklopfen, Mattigkeit, Zittern, Leukorrhoe, Rückenschmerzen, Schmerzen in der Leiste und im Hypogastrium, alle diese Symptome sind mehrere Tage vorher deutlich schlimmer.

33. Die Traurigkeit, die Kopfschmerzen, das Herzklopfen und die menstruelle Kolik dauern während der Menses an, wohl aber in schwächerer Intensität.

34. Die Kopfschmerzen, die Depressionen, das Herzklopfen und die Menstruationsbeschwerden können noch einige Tage anhalten, nachdem der Fluß sistiert hat; die Vagina wird trocken und gereizt, oft juckt sie; der Kopf ist benommen und kongestioniert; der Stuhl kann weich werden und die Leukorrhoe stellt sich wieder ein.

35. Ebenso wie das Schwitzen lindert, so verschlimmert die Unterdrückung des Schweißes durch Verkühlen oder andere Ursachen. Unter den daraus resultierenden Symptomen sind Kongestion zum Kopf, Schwäche und Zittern auffallend.

36. HAUPTINDIKATIONEN für Natrium muraticum sind:
 1. Ständiges Sinnieren über vergangene, unerfreuliche Vorkommnisse.
 2. Furcht vor Einbrechern
 3. Erschrickt leicht.
 4. Abmagerung bei reichlichem Essen.
 5. Reichlicher Schleim, wie gekochte Stärke.
 6. Herpetische Hautausschläge; Herpes labialis.
 7. Verlangen nach Salz; Abneigung gegen Brot.
 8. Ständige Frostigkeit und Mangel an Lebenswärme.
 9. Unfähigkeit Urin in Gegenwart anderer zu lassen.
 10. Intermittierendes Fieber mit Frost um 10 Uhr; Durst und Depressionen in allen Stadien.
 11. Verschlimmerung um 10 Uhr und durch Trost.

37. Besondere Aufmerksamkeit wurde den geistigen Charakteristika geschenkt, weil sie wichtige Führer zu Natrium muraticum sind. Ein kurzer Blick auf die klinischen Indikationen wird Lokalsymptome aufzeigen, die das Bild dieses großen Polychrestes abrunden.

38. Kopf. Die Natrium muraticum-Kopfschmerzen sind morgens beim Erwachen oder um 10 Uhr vormittags schlimmer. Sie sind berstend, pochend oder wie das Klopfen von kleinen Hämmern, meist frontal und manchmal so stark, daß der Patient tobt wie ein Wahnsinniger. Sie können mit Sehverlust oder Zickzackblitzen vor den Augen beginnen; sie sind von intermittierendem Puls, trockenem Mund, Durst, Übelkeit und Erbrechen begleitet. Sie werden durch Licht, Lärm, Bewegung, geistige Anstrengung und manchmal durch Liegen verschlechtert. Die Kopfschmerzen können ausgelöst werden durch Gemütserregungen, Kummer, Zorn, Verlust von Körperflüssigkeiten, Störungen im Bek-

kenbereich bei Frauen, Kopfverletzungen, Überanstrengung der Augen, Anämie und Malnutrition; paßt auch auf die Kopfschmerzen von Schulmädchen (Calc. phos.).

39. Augen. Asthenophie; die Buchstaben verschwimmen und laufen zusammen; Schwäche der recti inferiores; Ophthalmie, besonders nach dem Gebrauch von Silbernitrat; Wehtun; Empfindung wie von Sand unter den Lidern; ätzende Tränen; Blepharospasmus.

40. Verdauungstrakt. Natrium muraticum ist ein ausgezeichnetes Mittel bei Dyspepsie, wenn mehlhaltige Speisen, besonders Brot, nicht bekommen. Es besteht ein unbeschreiblicher Schmerz im Magen, der durch festsitzende Kleidung gelindert wird. Dem Essen folgen die im Paragraph 30 aufgezählten Symptome. Sodbrennen oder Aufstoßen von Wasser. Schwächegefühl im Epigastrium, tritt manchmal um 10 Uhr auf (Sulf.). Schmerzen und Auftreibung im Bereich der Leber, dies alles stellt sich 2 oder 3 Stunden nach dem Essen ein. Abneigung gegen Brot, das er einst gern aß. Verlangen nach Salz, bitteren oder sauren Sachen. Heißhunger; Durst, Schwangerschaftserbrechen mit unstillbarem Durst und Verlangen nach Salz. Fühlt sich mit leerem Magen besser.

41. Grüne, wässrige Diarrhoe nach mehlhaltigen Speisen und bei heißem Wetter. Dem Stuhl gehen Koliken und Flatulenz voraus, und ihm folgt Schwäche. Marasmus. Chronische Diarrhoe bei Kindern, die, obwohl sie gut essen, mager sind, besonders am Hals. (Lyc. am oberen Teil des Brustkorbs). Verstopfung; reichliche, trockene, schwierig zu entleerende Stühle, oft krümmlig; sie erzeugen Brennen am Anus oder die Empfindung eines Glassplitters während der Passage.

42. Weibliche Genitalien. Chlorotische Frauen mit verspäteteten, spärlichen oder frühzeitigen, profusen Menses.

Prolapsus uteri, der die Patientinnen zwingt zu sitzen und von Rückenschmerzen, Traurigkeit und anderen Charakteristika begleitet ist. Profuse, grünliche Leukorrhoe. Jucken des Genitales. Sterilität.

43. Männliches Genitale. Dem Abgang von Samen folgt eine allgemeine Schwäche. Pollutionen nach dem Koitus. Gonorrhoe; transparente oder stärkeartige Absonderung (seltener gelbliche); schneidende Schmerzen in der Urethra nach dem Urinieren. Fälle, die durch Silbernitrat verdorben wurden.

44. Atemorgane. Reichliche Absonderung reinen Schleimes. Trockener Schnupfen alterniert mit ätzender, wässriger Absonderung; häufiges Niesen; Geschmacks- und Geruchsverlust; er rezidiviert bei jedem geringfügigen Anlaß. Der Husten erzeugt profusen Tränenfluß und berstende Schmerzen im Kopf. Unwillkürlicher Urinabgang während des Hustens oder Niesens. (Caust.; Puls.; Sepia).

45. Vergleichsmittel: Sepia und Natrium muraticum sind nicht nur in ihrer Symptomatologie verwandt, sondern sind auch komplementär. Sie unterscheiden sich mehr in der Ausprägung als in den Symptomen selbst. Sie gleichen sich in der weinerlichen Stimmung, den Depressionen, dem ständigen Grübeln über unerfreuliche vergangene Begebenheiten, der Reizbarkeit, der hastigen Art, der Gleichgültigkeit, der Gedächtnisschwäche, der Verwirrung, der Ohnmachtsneigung und der Empfindsamkeit. Beide sind schlimmer durch Trost und am Morgen, und leiden übermäßig an den Folgen von Kummer, Ärger oder Enttäuschung. Beide hassen wie Indianer diejenigen, die sie beleidigten. Bei Natrium muraticum ist die Gleichgültigkeit durch Hoffnungslosigkeit und geistige Erschöpfung bedingt und tendiert zum Lebensüberdruß; bei Sepia ist sie mit dem Verlust des Interesses für die nächsten und naturgemäß liebsten Angehörigen verbunden. Die Neigung zum „Auskosten" alten Kummers ist mehr für Natrium muraticum charakteristisch. Beide erzeugen sie Schwäche und Reizbarkeit der Nerven. Aber Sepia weist eher vaskuläre Störungen, venöses Versacken des Blutes und venöse Stase auf. Deshalb erzeugen Gefühlserregungen Kongestion zum Kopf und zur Brust; anregende Unterhaltung verursacht Hitze im Gesicht; Schweiß folgt auf Erregung. Bei Natrium muraticum zeigen die Symptome allein nervöse Erschöpfung und Schwäche auf. Gefühlserregungen produzieren Kopfschmerzen, arterielle Pulsationen, Herzklopfen, Depressionen; anregende Unterhaltung induziert ein Hinaufziehen im Rückgrat; und unerfreuliche Gedanken verursachen Traurigkeit, Herzklopfen, lähmungsartige Schwäche oder Reizbarkeit ohne Zornausbrüche. Wenn sich Melancholie einstellt, ist sie Folge eines trägen Darmes, von uterinen Krankheiten oder Menstruationsstörungen; während bei Sepia diese Stimmung von einer portalen Stauung und von Leberfunktionsstörungen abhängt, und deshalb andauernder vorhanden ist.

46. Sowohl Sepia als auch Natrium muraticum sind indiziert bei Uterusprolaps, schmerzhaften Koitus, spärlicher, verzögerter Menstruation und bei allgemeiner Verschlimmerung während der Menstruation. Beim letzteren ist der Gebärmuttervorfall eher Folge der schwachen Uterusligamente als der Kongestion der Gebärmutter, die bei Sepia-Fällen ein so wichtiger Faktor ist. Der Prolaps von Natrium muraticum ist beim Aufstehen am Morgen schlimmer, der von Sepia besteht während des ganzen Tages oder ist nachmittags stärker. Der schmerzhafte Geschlechtsverkehr ist bei Natrium muraticum Folge der Trockenheit; bei Sepia der Empfindlichkeit der Schleimhautoberflächen; und die Verschlimmerung des geistigen und körperlichen Zustandes ist während und nach der Menstruation stärker ausgeprägt. Schließlich fehlt bei Natrium muraticum die Hautpigmentation und die Erleichterung durch körperliche Anstrengung, Symptome, die so charakteristisch für Sepia sind, und es weist eine bestimmte, auf die Uhr genaue Verschlimmerung um 10 oder 11 Uhr vormittags auf.

47. Pulsatilla kann gut von Natrium muraticum unterschieden werden durch das Fehlen des Durstes und der Reizbarkeit; durch ihr Verlangen nach Sympathie; durch die abendliche Verschlimmerung und Erleichterung durch langsame Bewegung; durch ihre dicken gelben Schleimhautabsonderungen und der Unverträglichkeit eines warmen Zimmers.

48. Ignatia ist die „akute" Natrium muraticum. Diese beiden Mittel sind eng verwandt, besonders im geistigen und nervösen Bereich. Beiden sind gemeinsam Traurigkeit, Tränenreichtum, nervöse Empfindlichkeit, Alternation von gegensätzlichen Stimmungen, hysterische Ohnmacht, Taubheitsgefühl und Beschwerden infolge starker emotionaler Erregungen. Ignatia, ein pflanzliches Mittel, wirkt schneller, aber weniger tief als sein mineralisches Äquivalent und kann daher bei Fällen, in denen schließlich Natrium mur. erforderlich ist, das erste Mittel sein. Der Ignatia-Patient ist weniger reizbar und mehr introvertiert, neigt stärker zu nervösen Zuckungen und spastischen Rucken der Muskeln und zeigt mehr veränderliche und widersprüchliche Zustände, sowohl geistiger als auch körperlicher Art, als dies bei Natrium muraticum der Fall ist. Wenn Ignatia dem Patient gut getan hat, aber die Traurigkeit, die Abneigung gegen Gesellschaft und Trost, die Kopfschmerzen, die Verdauungsstörungen, die Ohnmachtsneigung und die Menstruationsbeschwerden nur teilweise gebessert worden sind, dann sollte Natrium mur. nach sorgfältiger Abwägung gegeben werden.

49. VERGLEICHE weiter: Kopfschmerzen von Schulmädchen: Calc. phos.; Landkartenzunge: Arsen und Rhus tox.;

Augenentzündung: Rhus-t.; Trockenheit der Schleimhäute: Alumen und Graphit; unwillkürlicher Abgang von Urin beim Husten: Caust., Phos., Puls. und Squilla; Empfindlichkeit gegen Kälte; Hepar.

50. WIRD ANTIDOTIERT DURCH: Ars.; Phos.; Nux vom.
ES ANTIDOTIERT: Arg. nit.; Apis; Chinin.
KOMPLEMENTÄR ZU: Apis; Capsicum; Sepia.
VERTRÄGLICH MIT: Vor Sepia; Thuja. Nach Calc. phos.; Ferr. phos.; Kali. mur.; Kali. phos.; Kali. sulf.; Nat. sulf.

Lektion 31

Mercurius

1. ᵃ) Mercurius solubilis Hahnemanni. ($NH_2Hg_2NO_3$). Zubereitungsform: Trituration und Lösung.
b) mercurius vivus. Hydrargyrum. Gebräuchlicher Name: Reines metallisches Quecksilber. Zubereitungsform: Trituration.

Physiologische Wirkung

2. Das Quecksilber wirkt tonisierend, purgativ, Galle treibend, allgemein umstimmend, antiphlogistisch und absorbtionsfördernd. Einige seiner Salze sind korrosive Gifte und wirken lokal ätzend. Alle Quecksilberverbindungen erzeugen nach langer fortgesetzter Einnahme eine eigentümliche Kachexie, die unter der Bezeichnung „Hydragyrismus" bekannt ist, obwohl die Wirkung der Salze teilweise von der des reinen Metalles verschieden ist.

Das Metall selbst ist inert, aber unter der Einwirkung der Magensäure und anderer Körpersäfte wird es aktiv und giftig, kommt in den Blutkreislauf und verursacht zahllose funktionelle und destruktive Veränderungen der Organe, der Gewebe und des Blutes.

Wird es in kleinen Dosen nur kurze Zeit eingenommen, dann wirkt es als Bluttonikum, vermehrt die Zahl der roten Blutkörperchen, verbessert die gesamte Verfassung und löst eine Gewichtszunahme aus.

Fortgesetzte Einnahme kleiner Dosen fördert zerstörende und degenerative Prozesse durch eine Überstimulierung des lymphatischen Systems, und erzeugt die definierten Symptome der Quecksilbervergiftung.

Die ersten Symptome des Mercurialismus sind fötider Atem, spongiöse Aufschwellung des Zahnfleisches, das dazu noch eine blaue Linie an den Rändern aufweist, stinkender Speichelfluß und metallischer Mundgeschmack. Appetitverlust, Ausfallen der Zähne, Schmerzen im Magen und Därmen, Diarrhoe und Temperaturanstieg folgen. Die Zunge wird dick belegt, schlaff und zeigt Zahneindrücke. Im Mund bilden sich Geschwüre. Der Hals ist entzündet und wund. Die Speicheldrüsen sind geschwollen und empfindlich, in extremen Fällen können die Zunge und die Lippen gangränös werden.

Es treten ausgeprägte Blutveränderungen auf. Die Zahl der roten Blutkörperchen ist verringert, das Albumin und Fibrin reduziert. Daraus folgt eine Beeinträchtigung der Sauerstoffversorgung und der Gerinnbarkeit. Blässe, Neuralgien im Gesicht und an anderen Körperstellen; Kopfschmerzen, Schlaflosigkeit, Abmagerung, Beinödeme, Geschwüre, Hautausschläge und andere Zeichen einer gestörten Nutrition folgen.

Zusammen mit diesen Symptomen treten auf: geistige Schwäche, Depressionen, nächtliche Knochenschmerzen, profuses Schwitzen, Schwäche, nervöses Zittern, unkoordinierte Bewegungen und Paralyse. Das gesamte Drüsengewebe des Körpers ist befallen. Die Lymphknoten schwellen an, verhärten sich und können eitern; die Speicheldrüsen und das Pankreas sind kongestioniert und überaktiv; die Leber ist vergrößert und empfindlich; die Gallensekretion ist vermehrt. Die Menses bleiben aus und schwangere Frauen abortieren durch die Blutarmut. Schließlich können Blutungen aus Nase, Mund oder Uterus, sowie Karies und Nekrose auftreten. Der Tod kann sich durch Malnutrition und Erschöpfung einstellen.

Große Dosen von Merkus oder seiner Verbindungen wirken ähnlich wie die fortgesetzte Einnahme kleiner Dosen, nur schneller. Das Zittern kann in epileptiforme Konvulsionen übergehen, denen Koma und Tod folgen.

Lektion 31 — Merc.

Eine Merkurvergiftung kann sich zuerst auf der Haut durch einen Ausschlag zeigen, der dem Scharlach gleicht. Die Haut ist geschwollen, brennt wie Feuer und später schuppt sie sich sehr stark, sogar auf der Kopfhaut. Es ist verwunderlich, daß die Inhalation von Quecksilberdämpfen durch Arbeiter in Labors, Thermometer- oder Spiegelfabriken und in Minen häufiger das Nervensystem befällt; während die Einnahme per Os oder durch Einreiben öfters Speichelfluß erzeugt.

Merkur wird sehr langsam eliminiert und kann im Speichel, Schweiß, in der Galle, in Faeces, Urin und der Milch gefunden werden; ebenso im Stuhl des Kindes im Uterus und im Säugling, dessen Mutter dieses Mittel einnahm. Bei Autopsien wurden Kügelchen des reinen Metalles oft in den Knochen gefunden, selbst bei Maultieren, die in Minen arbeiteten.

Allgemeine Charakteristika

3. Paßt auf hellhaarige Menschen mit schlaffer Haut und Muskelgewebe und einer Neigung schnell zu schwitzen; auf kachektische Menschen, die schwach, anämisch und abgemagert sind und eine Tendenz zur Skrophulose besitzen; auf Frauen; auf Kinder mit großen Köpfen, offenen Fontanellen, langsamer Zahnung, Kinder die spät laufen lernen und sich ständig bei nassem Wetter erkälten.

Erkrankungen infolge *kalten, nassen Wetters* oder feuchter Kellerwohnungen; von Insektenstichen; *Arsen- oder Kupferdämpfen;* **kongenitaler oder erworbener Syphilis;** *Schweiß; Unterdrückung* des Fußschweißes; von gonorrhoeischen oder katarrhalischen Absonderungen.

Stumpfsinnigkeit; Verwirrung; Gedächtnisschwäche; *Konzentrationsschwierigkeiten;* **Traurigkeit;** Weinen; *Gleichgültigkeit; Imbezilität; Idiotie; Reizbarkeit; Streitsucht; Wut; Drang zu töten; Selbstmord zu begehen; Furcht; Angst;* **Ruhelosigkeit;** *Verzweiflung;* **Hast;** *Aufregung;*

Argwohn; Wahnvorstellungen; Delir; **Wahnsinn**.
Schwäche; Mattigkeit; in Ohnmacht fallen; *Abmagerung*.
Tremor; *Rucken und Zucken der Muskeln; Konvulsionen;* **Paralyse**. **Anämie**; Chlorose; **Blutungen**; *Wallungen; Kongestionen*.
Ödeme; Wassersucht; **entzündliche Schwellungen; Schwellung der Lymphknoten; Entzündung der Schleimhäute;** Verhärtungen; **Stenosen**; Eiterungen; **phlegmonöses Erysipel**; Gangrän; *Periostitis;* **Ostitis; Nekrose; Karies; Osteomalazie**; *Verkürzung der Muskeln und Sehnen*.
Hautausschläge: Erythematös; *papulös; pustulös; vesikulär;* **herpetisch**; *ekzematös; feucht;* **krustig; rot**; *trocken; schuppig; syphilitische Ausschläge; Furunkel*.
Geschwüre: *bläulich;* **blutend**; *empfindlich; verhärtet;* **phagedänisch**; *serpiginös*.
Absonderungen: *Stinkend; wundmachend*.
Empfindungen: *Trockenheit innerer Körperteile;* Ameisenlaufen; **einer Vergrößerung**; *Schwere; Pulsationen; Hitze; Frost in den befallenen Teilen;* **Frost wechselt mit Hitze ab.**
Schmerzen: **Reißend**; *bohrend; brennend; zerrend;* **stechend; nach außen stechend; schneidend**; kneifend.
VERSCHLECHTERUNG: *Am Morgen;* **in der Nacht; bei nassem Wetter**; *durch Kälte oder Hitze; Entblößen;* **im Freien; durch die Bettwärme; Bewegung**; *Anstrengung; Liegen auf der schmerzhaften Seite;* **auf der rechten Seite**; *Druck; Berührung; vor den Menses;* **während des Schlafes**; *während und nach dem Schwitzen*.
BESSERUNG: *tagsüber;* durch warme Luft; *Ruhe; Verlassen des Bettes*.

4. Die Geschichte des Quecksilbers als Arznei ist eng verknüpft mit der Syphilis. Durch die Kreuzzüge wurde uns überliefert, daß es die Araber bei Lepra äußerlich anwandten. Seine Wirksamkeit bei Syphilis wurde, wie einige Autoritäten vermuten, durch Barbarossa, einem hohen Admiral

Lektion 31 — Merc.

der türkischen Flotte, der auch manchmal Pirat von Tunis und Algier genannt wurde, entdeckt. Aber er erhielt die Rezeptur, die seinen Namen trägt, von einem hebräischem Arzt. Schon vor Jahrhunderten war es den Chinesen bekannt, die es bei Erkrankungen durch Parasiten als Einreibungen oder Desinfektionsmittel verwandten, später auch bei Syphilis, „aber mit großer Vorsicht". J. Widman veröffentlichte im Jahre 1497 eine Abhandlung über die Therapie der Syphilis mit Quecksilber. Mit der Ausbreitung der Syphilis im 15. Jhd. kam es zur allgemeinen Anwendung und die Vorsicht scheint in den Wind geschlagen worden zu sein. Heute können wir uns kaum vorstellen, welche schreckliche und verheerende Wirkung dieses mächtige Mittel nach sich zog, wenn es in den für nötig befundenen heroischen Dosen eingegeben wurde, bis das Zahnfleisch und die Speicheldrüsen Zeichen seiner Wirkung zeigten. Das Motto „Speichelfluß bringt Heilung" erzählt seine eigene Geschichte. Zweifellos trug die bemerkenswerte Ähnlichkeit der toxischen Effekte zu den Symptomen und der Pathologie der Lues viel zu den verheerenden Folgen bei.

5. Das Quecksilber affiziert jedes Gewebe im Körper. Keines wird ausgenommen. Daher ist es, richtig angewendet, eine mächtige Hilfe bei der Behandlung von Krankheiten. Es besitzt eine therapeutische Reichweite, die nur ein paar andere Mittel erreichen. Clarke zählt in seinem Dictionary of Medicine mehr als hundert Erkrankungen auf, bei denen es sich als nützlich erwiesen hat.

6. Mercurius solubilis Hahnemanni, $NH_2Hg_2NO_3$ wird manchmal auch „schwarzes Quecksilberoxid" genannt. Es wird durch Präzipitation von Quecksilber erhalten, das in Salpetersäure gelöst wurde. Es wurde von Hahnemann in seiner vorhomöopathischen Zeit eingeführt. Wegen des allgemeinen Bedarfs an einer Quecksilberpräparation, die löslich, aber gleichzeitig nicht ätzend ist, wurde es sofort von allen Ärzten in Europa und anderswo wegen seiner milderen und besseren Wirksamkeit gegen Syphilis verwendet, und es behielt diesen Platz viele Jahre lang in den offiziellen Pharmakopoen. So war es ganz natürlich, daß Hahnemann seine Prüfungen mit dieser Präparation machte. Doch später befürwortete er die Verwendung der Trituration des reinen Metalles, die einfacher zu erhalten war. Diese bezeichnete er als Mercurius vivus. Obwohl Mercurius sol. Spuren von Ammonium und Salpetersäure enthält, sind die Charakteristika der beiden Substanzen gleich und viele Homöopathen halten sie für austauschbar. Zu den Prüfungen von Mercurius viv. wurden die toxischen Wirkungen hinzugefügt, die man bei Bergleuten, Arbeitern, die mit Quecksilber umgehen, und bei Menschen, die merkurialisiert wurden, beobachtete. In den folgenden Ausführungen wird kein Versuch gemacht, die Symptome von vivus und solubilis zu unterscheiden.

7. Die Wirkung von Quecksilber, sogar in roher Form, ist so klar umrissen, daß praktisch alle Hauptsymptome in den physiologischen Wirkungen (Paragraph 2) zu Tage treten. Die Prüfungen fügten noch feinere Symptome hinzu, besonders im geistigen Bereich.

8. Der Schlüssel zu seiner homöopathischen Wahl ist in den folgenden Punkten zu finden:
   a) Verschlimmerung sowohl durch Kälte als auch Wärme, besonders Bettwärme.
   b) Verschlimmerung nachts und bei nassem Wetter.
   c) Profuses Schwitzen, das nicht erleichtert.
   d) Charakteristischer Merkurius-Geruch.
   e) Tremor.
   f) Speichelfluß.
   g) Verschlimmerung durch Liegen auf der rechten Seite.

9. Die sieben oben angeführten Charakteristika können mit Recht als „Universalsymptome" von Mercurius bezeichnet werden, weil sie die Basis zum Verständnis bilden. Es gibt natürlich geistige Zustände, körperliche Allgemeinsymptome und zahllose Lokalsymptome auf die es noch zu achten gilt, um zu verstehen, wann man dieses Mittel geben muß und, was fast genauso wichtig ist, wann es nicht gegeben werden darf. Denn das Quecksilber ist, sowohl in roher als auch potenzierter Form, eine heimtückische Arznei. Der homöopathische Arzt tut gut daran, dem Beispiel der alten chinesischen Ärzte zu folgen und es mit „großer Vorsicht" anzuwenden, auch dann, wenn es nicht in materiellen Dosen gegeben wird.

10. Der Mercurius-Patient ist außerordentlich empfindlich auf Kälte. Ein kalter Wind scheint ihm durch die Knochen zu fahren. Im Freien fröstelt er, wie wenn er mit Eiswasser übergossen worden wäre. Wenn er etwas kaltes berührt, schaudert er und dies kann Schmerzen im Abdomen hervorrufen. Sein Frost ist nicht oft von Schütteln begleitet, aber er kriecht über den ganzen Körper und wechselt mit Hitze ab; oder es besteht eine kriechende Kälte in den affizierten Drüsen, in den geschwollenen Gelenken oder in den Teilen, die vor einer Eiterung stehen. Alle Schmerzen sind bei kaltem Wetter schlimmer. Er bekommt ständig eine Erkältung, und diese setzt sich gewöhnlich im Hals fest.

11. Andererseits verschlimmern sich seine Beschwerden ausgeprägt durch Wärme, besonders strahlende. Sowohl warme wie auch kalte Anwendungen vermehren seine Schmerzen im Kopf, in den Zähnen, im Gesicht, in den schmerzenden Gelenken und auch an anderen Stellen. Die Hitze des Ofens oder eines offenen Kamins vergrößert die Schmerzen in den Augen oder im Kopf. Die Körperwärme, die unter einer Decke entsteht, verschlimmert alle Symptome, besonders die reißenden, nagenden, bohrenden Knochenschmerzen und das Brennen und Jucken der Haut. Doch wenn er sich entblößt, fröstelt er.

12. Auf Feuchtigkeit und nasses Wetter ist er ebenso empfindlich. Schnupfen, entzündliche Zustände der Augen, Neuralgien, Arthritis, Diarrhoe und viele andere Beschwerden werden durch feuchte Luft oder Wechsel von trockenem zu nassem Wetter verursacht oder verschlimmert. Sogar seine Vergeßlichkeit kann an feuchten Tagen schlimmer sein und sich bessern, wenn die Sonne scheint.

13. Schwitzen ist ein konstantes Mercur-Symptom. Der Schweiß ist gewöhnlich reichlich, stinkend und manchmal ölig. Er ist schwächend, wird durch leichte Anstrengung hervorgerufen und begleitet häufig alle Beschwerden des Patienten. Eigentümlich ist, daß er nicht erleichtert. Tatsächlich fühlt sich der Patient schlechter, je mehr er schwitzt.

14. Stinkenden Geruch finden wir bei vielen Mitteln. Der Sulfur-Patient riecht, wie wenn er wochenlang nicht gebadet hätte; das Calcarea-Baby riecht sauer; der Geruch des Mercur-Patienten ist eigentümlich und schwierig zu beschreiben, aber man kann sich leicht an ihn erinnern. Es ist der Geruch eines toten Gewebes, aber besonders der einer Zersetzung, die durch Quecksilber verursacht wurde. Der Atem riecht ekelhaft und durchdringt das ganze Zimmer. Der Speichel hat einen putriden oder kupfernen Geschmack und einen fötiden Geruch; der Schweiß riecht süßlich. der Urin, der Stuhl, die Leukorrhoe und die Absonderungen aus Abszessen oder Geschwüren stinken abscheulich. Dies sind Indikationen, die die Wahl sehr handfest unterstützen.

15. Durch den langen und häufigen Gebrauch des Ausdruckes „Salivation" wurde dieser gleichbedeutend mit Hytondragyrismus. Es trifft tatsächlich zu, daß vermehrter Speichelfluß eines der ersten Symptome einer Quecksilbervergiftung ist und ebenso der Erkrankungen, bei denen Mercurius indiziert ist. Obwohl ein reichlicher Fluß von viskösem, klebrigem Speichel besteht, wird der Mund trocken empfunden und der Patient hat Durst auf große Mengen kalten Wassers.

16. Manchmal scheint die Wirkung des Quecksilbers hauptsächlich auf das Nervensystem beschränkt zu sein. Die erste Folge ist das Zittern der Hände, der Gesichtsmuskeln und der Zunge, was beim Schreiben, Sprechen und Essen stören kann. Allmählich wird es stärker, erstreckt sich auf die unteren Extremitäten und kann das Bild einer Paralysis agitans nachahmen. Zuerst kann es noch willentlich unterdrückt werden, später nicht mehr. Oder die abnormalen Bewegungen können zu Rucken und Zuckungen übergehen, die manchmal so heftig werden, daß der Patient nicht mehr im Bett liegen kann, ein Zustand der an den Veitstanz erinnert. Später können sich Konvulsionen, Imbezillität oder Paralyse entwickeln. Mercurius ist eines der wenigen Mittel, das eine Schüttellähmung gelindert oder manchmal geheilt hat, obwohl es bei Chorea nicht oft indiziert ist. Ebenso kann es Epilepsie heilen, besonders bei Kindern, was wiederum seine tiefe und mächtige Wirkung zeigt.

17. Mercurius ist sowohl sthenisch als auch asthenisch. Seine Kongestionen und entzündlichen Schwellungen gleichen denen von Aconit und Belladonna in der glänzenden Röte der Haut und der Empfindlichkeit und Schmerzhaftigkeit der betroffenen Teile. Aber es besteht ein Unterschied in den pathologischen Veränderungen unter der Haut. Entsprechend den degenerativen Veränderungen von Merkur auf das Blut, die Kapillarwände und auf andere Gewebe bildet sich schnell ein seröser Erguß und eine Infiltration aus und Eiterbildung folgt rasch nach. Es wird immer sehr viel Eiter gebildet und dieser stinkt. Merkur fördert die Eiterbildung. Deshalb passen Mittel wie Aconit und Belladonna mehr für das Kongestionsstadium und sind in der Tat auch häufiger indiziert. Dagegen beherrscht Merkur den Eite-

rungsprozeß prompt, wenn es klar indiziert ist und in der richtigen Form verabreicht wird. Wenn eine Eiterung unvermeidlich erscheint oder die Menge des Eiters gering ist, sollte er in einer einzelnen Gabe einer mittleren Potenz gegeben und seine Wirkung sorgfältig überwacht werden. Denn er kann schaden, besonders bei Otitis media, bei Leber- und anderen tiefsitzenden Abszessen, bei denen eine Ruptur ernste Folgen hätte. Wenn jedoch eine Eiterung unvermeidlich ist oder schon eine Menge Eiter vorhanden ist, kann er ohne Gefahr angewendet werden, z.B. einer eitrigen Tonsillitis, bei der noch andere Symptome übereinstimmen, ebenso wenn eine Beschleunigung der Eiterbildung erwünscht ist. Der kriechende Frost, der oben erwähnt wurde, ist oft ein Leitsymptom. Er kann der Vorbote einer akuten Erkältung, von Halsschmerzen, einer Influenza oder einer Pneumonie sein. Eine frühzeitige Gabe von Merkur kann den ganzen Prozeß abortieren. Wenn dieselbe Kälte oder Frösteln bei einem Patienten mit einem geschwollenen Gelenk oder drohendem Abszeß bemerkt wird, dann ist Merkur wahrscheinlich das Similimum.

18. Die asthenische Phase findet ihr exzellentes Beispiel in den sogenannten kalten Abszessen. Die Schwellung nimmt ohne Hitze und Röte zu, sie kann sich sogar kalt anfühlen. Bald beginnt es zu eitern. Merkur wird oft die Aktivität und normalen Reparaturprozesse wieder herstellen.

19. Der geistige Zustand ist, selbst bei relativ trivialen Erkrankungen, durch Stumpfsinnigkeit, Verwirrung, Gedächtnisschwäche und Reizbarkeit charakterisiert. Zuweilen ist der Patient apathisch und teilnahmslos; und er kann in eine tiefe Melancholie fallen mit Lebensüberdruß und Selbstmordgedanken. Normalerweise besitzt er eine hastige Wesensart. Alles was er tut, verrichtet er in Eile. Wenn er spricht folgen die Wörter so schnell aufeinander, daß das eine in das andere übergeht. Er wird nachts von Schlaflosigkeit, Blutandrang, Angst und Ruhelosigkeit heimgesucht. Ihm ist es heiß, er schwitzt reichlich und muß das Bett verlassen. Die Ruhelosigkeit von Merkur ist mit der von Arsen vergleichbar; er wird verzweifelt, kann nicht lange stillhalten, geht den Gang auf und ab oder will schnell ins Freie. Wie bei Arsen fürchtet er seinen Verstand zu verlieren oder zu sterben. Wenn er ein Messer sieht oder ein offenes Fenster, bekommt er einen heißen Kopf, bricht in Schweiß aus und wird von einem fast unkontrollierbarem Drang Selbstmord zu begehen, ergriffen. Diese Symptome können die Folge von Syphilis sein oder eine Geisteskrankheit ankündigen. Gewöhnlicherweise wird der Selbstmordimpuls von Merkur nicht in die Tat umgesetzt. Eine Frau wird verzweifelt, weinerlich, ängstlich, unruhig; davon besessen, sich selbst oder jemanden anderen umzubringen. Dies ist besonders während der Periode ausgeprägt. Etwas treibt sie dazu, ihren Ehemann zu ermorden, den sie sehr gern mag, und sie fleht ihn an sein Rasiermesser zu verstecken. Wenn jemand ihr widerspricht, möchte sie diesen umbringen. Dies charakterisiert die Art von Reizbarkeit bei Merkur. Sie reicht von Verdrießlichkeit und schlechter Laune bis zu heftigen Wutanfällen, welche so oft bei paretischen Patienten gesehen werden.

20. Mit der Zeit läßt der Verstand immer mehr nach und der Patient wird imbezil. Er sitzt mit einem idiotischen Grinsen in einer Ecke und spielt mit einem Strohhalm oder einem Stückchen Schnur. Er ist mürrisch, mißtrauisch, behandelt seine Freunde, wie die schlimmsten Feinde. Er ist unwahrscheinlich schmutzig, ißt seine eigenen Exkremente oder den Dung von Tieren.

21. Merkur wird so vielseitig angewendet, daß nur ein paar klinische Hinweise gegeben werden.

22. Merkur ist bei Ophthalmie oder Blepharitis, meist syphilitischen Ursprungs, indiziert. Die Schmerzen sind nachts, bei feuchtem Wetter und durch die Abstrahlung und die Hitze eines Feuers schlimmer. Die Lider verdicken sich, besonders an den Rändern, und die Augen sezernieren dikken, ätzenden, schleimigen Eiter. Geschwüre bilden sich auf der Cornea und trüben sie, wie wenn Eiter zwischen ihren Schichten läge.

23. Häufig wird Mercurius bei akutem Schnupfen gebraucht. Das Sekret ist dünn und wässrig und macht die Naseneingänge und die Oberlippe wund. Die Symptome verschlimmern sich nachts, bei Nässe und durch kalte Luft. Nasenbluten und ein entzündeter Hals sind Begleitsymptome.

24. Bei chronischem oder im späten Stadium eines akuten Katarrhs sind die Naseneingänge wund und ulzeriert, die Nasenknochen geschwollen und empfindlich und die Absonderung ist fötid. Syphilitische Ozäna verlangt oft nach Merkur.

25. Bei Influenza kommen zu den Nasensymptomen Schmerzen im Gesicht und den Gliedern, Erschöpfung, profuser Schweiß und andere Merkursymptome hinzu.

26. Akute oder chronische Otitis media; die Schmerzen sind nachts schlimmer sowie durch warme und kalte Anwendungen; gewöhnlich ist die Tuba Eustachii mit einbezogen; verstopftes Gefühl und Taubheit; Furunkel im äußeren Gehörgang; gelb-grünliche blutige und stinkende Absonderung.

27. Bei Halsaffektionen ist Merkur ein wichtiges Mittel. Bei ulzerierender oder eiternder Tonsillitis; bei syphilitischer Halsentzündung. Röte; Schwellung; oberflächliche, sich schnell ausbreitende Geschwüre; Brennen; rauhes, wundes Gefühl oder scharfes Stechen, schlimmer beim Leerschlucken; Empfindung der Trockenheit; reichlicher, visköser, klebriger, stinkender Speichel; belegte Zunge mit schmutzig gelbem Belag. Sie zeigt Zahneindrücke; geschwollene Halslymphknoten. Eitrige Tonsillitis mit scharfen, stechenden Schmerzen beim Schlucken; Flüssigkeiten kommen durch die Nase zurück. Beschleunigt die Öffnung eines Abszesses.

28. Merkur ist eines der meistgebrauchten Mittel bei Odontalgie und anderen Affektionen der Zähne und des Zahnfleisches. Reißende, ziehende, stechende, pochende Schmerzen, die in die Ohren ausstrahlen; Schmerzen besonders in kariösen Zähnen; schlimmer bei feuchtkaltem Wetter und durch warme oder kalte Speisen oder Getränke; Schwellung, Ulzeration und Zurückbildung des Zahnfleisches. Karies des oberen Teils der Zähne. Alveolarabszesse.

29. Diarrhoe. Die Stühle sind ätzend, dunkelgrün, schleimig, schaumig oder blutig; schneidende, kneifende Schmerzen im Abdomen mit Frostigkeit; häufiges Drängen und Tenesmus während und besonders nach dem Stuhlgang; Schwäche nach dem Stuhlgang. Dysenterie; möchte lange Zeit auf der Toilette bleiben. Diarrhoe, wenn die Tage heiß und die Nächte kalt sind (Aconit).

30. Leber. Akute oder chronische Hepatitis, mit Ikterus, Aufgetriebenheit im Bereich des Colon transversum und der Hypochondrien; Wehtun der Leber, schlimmer beim Liegen auf der rechten Seite; kreidefarbener, geformter Stuhl; Aszites durch Zirrhose. Drohender hepatischer Abszeß.

31. Gonorrhoe. Die Absonderung ist gelblichgrün, reichlicher nachts; Entzündung und Schwellung des Präputiums; der Urin geht in einem dünnen Strahl oder tropfenweise ab; geschwollene inguinale Lymphknoten; Orchitis; wie Schanker.

32. Syphilis. Obwohl Merkur das komplette Krankheitsbild von Syphilis zeigt, ist er nicht immer das Mittel für diese Krankheit. Die Symptome sollten sorgfältig ausgewählt

und mit anderen Mitteln verglichen werden. Nicht alle syphilitischen Patienten schwitzen profus ohne Erleichterung der Symptome; der Aspekt und die Farbe der Hautläsionen entspricht nicht immer denen von Merkur; das gleiche gilt für die geistigen Symptome; Syphilitiker haben nicht immer eine schlaffe Zunge mit Speichelfluß. Merkur hat eine besondere Beziehung zu den langen Röhrenknochen; die Syphilis affiziert hauptsächlich die Knochenplatten; die Geschwüre von Merkur sind oberflächlich, am Grund schmierig und besitzen rauhe evertierte Ränder, und haben die Neigung sich rasch auszubreiten. Syphilitische Geschwüre sind nicht immer von dieser Art. Merkur wird heilen, wenn der Schanker „weich" ist oder nur eine geringgradige Verhärtung an der Basis zeigt, aber er paßt nicht für den typischen tiefen, trichterförmigen Schanker mit starker Verhärtung an der Basis.

33. **HAUPTINDIKATIONEN** für Merkur sind:
    1. Profuser Speichelfluß und geschwollene Lymphknoten verbunden mit vielen verschiedenartigen Beschwerden.
    2. Schlaffe Zunge mit Zahneindrücken.
    3. Schwäche, Abmagerung, Zittern und schnell hervorgerufenes Schwitzen.
    4. Kriechender Frost, der am Abend beginnt und die ganze Nacht andauert; oder Frost wechselt mit Hitze ab.
    5. Angst, Ruhelosigkeit und Blutandrang mit Hitze und Schweiß.
    6. Hastige Wesensart, Reizbarkeit und Drang andere umzubringen.
    7. Dünne, ätzende oder faulige Absonderungen.
    8. Eiterungen, wenn der Eiter sehr reichlich und stinkend ist.
    9. Profuses Schwitzen ohne Erleichterung.

10. Verschlimmerung nachts; bei naßkaltem Wetter; und sowohl durch Kälte aus auch Wärme, besonders durch Bettwärme.
   11. Nasenbluten, wenn das Blut dunkel ist und fadenartig oder wie Eiszapfen herunterhängt.
   12. Tenesmus recti zusammen mit Tenesmus vesicae, nicht erleichtert durch Stuhl- oder Urinabgang.
   13. Bronchitis oder Pneumonie vom „bilösem" Typ mit Husten, schlimmer beim Liegen auf der rechten Seite.
   14. Leukorrhoe oder gonorrhoeische Absonderungen sind reichlicher nachts.

34. Mercurius sollte mit Aconit, Belladonna, Arsen und Nux v. verglichen werden.

35. Aconit geht Merkur voran bei Kongestionen und entzündlichen Schwellungen; ebenso bei Diarrhoe und Cholera infantum, die sich an warmen Tagen mit kalten Nächten einstellt. Beide haben Angst und Ruhelosigkeit mit gerötetem Gesicht, hoher Temperatur, Durst und nächtlicher Verschlimmerung. Die Aconit-Beschwerden erscheinen plötzlicher als die von Merkur und Furcht dominiert; der Mund ist trocken und der Speichel spärlich; der Puls hart und voll; der Schweiß ist kritisch und erleichtert alle Symptome; Schmerzen und Tenesmus werden nach dem Stuhlgang erleichtert.

36. Belladonna mit seinem geröteten, kongestioniertem Gesicht, den pochenden, schießenden, ausstrahlenden Schmerzen, die rasch kommen und gehen, seiner extremen Empfindlichkeit auf Berührung, Licht, Erschütterung oder Schmerzen; seinem raschen geschoßartigen Puls und den pochenden Karotiden kann nicht so leicht mit Mercurius verwechselt werden. Das letztere Mittel muß in Betracht gezogen werden, wenn der Eiter sich zu bilden beginnt und der

Schweiß zunimmt, und der Puls weicher und weniger schnell wird; wenn die geistige Erregung in Stumpfsinnigkeit übergeht und die Verschlimmerung am Abend beginnt, anstatt um 3 Uhr nachmittags.

37. Arsen und Merkur gleichen sich in den geistigen Symptomen, den brennenden Schmerzen, den wundmachenden Absonderungen und der Erschöpfung. Bei Arsen steht, wie auch bei Aconit, mehr die Furcht im Vordergrund und Wärme erleichtert alle Beschwerden außer die kongestiven Kopfschmerzen. Bei Arsen ist der Puls schwach und fadenförmig; der Speichel vermindert; obwohl starker Durst besteht, wird er nur mit häufigen, kleinen Schlückchen Wasser gestillt; die Ruhelosigkeit ist ausgeprägter. Arsen könnte fälschlicherweise beim asthenischen Typ der Merkurerkrankung gegeben werden, aber die Verschlimmerung nach Mitternacht und das Verlangen nach Bedeckung und noch andere Symptome werden sofort diese zwei Mittel unterscheiden. Arsen folgt gut, besonders bei Schnupfen und Dysenterie.

38. Nux vomica besitzt einige Ähnlichkeit mit Merkur, aber auch viele Unterschiede. Beide affizieren stark den Gastrointestinaltrakt und die Leber. Beide sind häufig bei Schnupfen, Halsschmerzen, Diarrhoe und Dysenterie indiziert. Beide sind mürrisch, reizbar und bösartig. Nux hat mehr Übelkeit und Erbrechen, aber weniger Speichelfluß und Schwellung der Lymphknoten. Der Schnupfen fließt untertags oder am Morgen, ist stockend und trocken nachts und im warmen Zimmer und von Hitze und Schweregefühl in der Stirn begleitet. Der Schnupfen von Merkur ist profus, fließend mit wunden Naseneingängen, üblem Geruch, ist schmerzend und mit Schwellung und Röte der Nase und Wundheit des Halses vorhanden. Der allgemein bekannte Tenesmus und der vergebliche Stuhldrang von Nux werden durch die Entleerung erleichtert; bei Merkur hält der Tenesmus nachher noch an.

39. VERGLEICHE weiter: Plantago major: Speichelfluß, Zähne werden wie zu lang empfunden; quälende, schießende Schmerzen, schlimmer durch kalte oder warme Dinge im Mund; besser während des Essens. Pulsatilla: dicke, gelbe oder grünliche Absonderung aus der Nase, (bei Pulsatilla immer nicht reizend).
Sulphur: Diarrhoe und Dysenterie; folgt gut auf Merkur. Leptandra: Leberaffektionen, abscheulich stinkende Stühle, oft von schwarzer Farbe; Kneifen nach dem Stuhlgang aber kein Tenesmus. Antimonium crudum: Ophthalmie, schlimmer durch den Schein des Feuers. Chelidonium: „bilöse" Pneumonie. Dulcamara: Empfindlichkeit auf kaltes, feuchtes Wetter; Erkältung setzt sich in den Augen fest. Crocus: Nasenbluten, das Blut hängt in Fäden herab. Sulphur: Pruritus vulvae, schlimmer nachts und durch den Kontakt von Urin. (Bei beiden Mitteln tritt keine Erleichterung ein, ehe nicht der Urin mit Wasser abgewaschen wurde). Mezereum: Knochenaffektionen, Geschwüre, syphilitische Erkrankungen, Empfindlichkeit gegen Kälte und Verschlimmerung durch Wärme.

40. WIRD ANTIDOTIERT DURCH: Asa foetida; Aurum met.; Belladonna; Capsicum; Carbo veg.; China; Dulcamara; Ferrum met.; Guaiacum; Hepar; Jod.; Kalium jod.; Mezereum; Acidum nitricum; Staphysagria; Stillingia; Sulphur; Thuja.
ES ANTIDOTIERT: Vergiftungen durch Arsen- oder Kupferdämpfe; Antimon. tart.; Aurum met.; Belladonna; China; Dulcamara; Opium; Phytolacca; Valeriana; Thuja.
UNVERTRÄGLICH MIT: Silicea.

Lektion 32

Mecurius corrosivus

1. Mercurius corr. wirkt wie Mercurius viv., nur intensiver. Alle seine Wirkungen sind von sehr heftigem Charakter. Es zeigt die allgemeinen Charakteristika des metallischen Anteils, seine Geschwüre breiten sich aber rascher aus und fressen sich in den befallenen Körperteil bis fast nur Fetzen übrigbleiben; seine Schmerzen brennen stärker; sein Tenesmus ist heftiger und hartnäckiger; die Stühle und der Urin reizen die Haut wie heißes Wasser.

2. Alle Absonderungen von Mercurius corr. machen wund und stinken entsetzlich. Gewöhnlich sind sie blutig. Obwohl weniger Speichelfluß besteht wie bei Merc. vivus, ist der Speichel genauso scharf und der Fötor, wie auch alles andere, stärker betont.

3. In der Klinik ist Mercurius corr. häufiger bei Nephritis und im zweiten Stadium der Syphilis indiziert.

4. Bei syphilitischer Iritis ist es fast ein Spezifikum. Folgende Symptome indizieren seine Anwendung: profuser Tränenfluß, der alles wund macht, womit er in Berührung kommt; ausgeprägte Photophobie; quälende, brennende Schmerzen in den Augen; reißende Schmerzen in den die Orbita bildenden Knochen. Kornealgeschwüre, die zur Perforation neigen; Hypopyon.

5. Mercurius corr. ist im ersten Syphilisstadium indiziert durch Merkursymptome, aber mit einem harten, typischen Schanker; und im dritten Stadium, wenn die Nekrose mehr die flachen Knochen befällt.

6. Mercurius corr. besitzt eine spezielle Affinität zum Urogenitaltrakt und zu den Nieren. Deshalb ist es bei akuter

Lektion 32 — Merc-cy.

Nephritis nützlich, die auf Diphterie, Scharlach oder eine Verkühlung folgt; mit generell ausgebildeten Anasarka, blassem oder rotem, aufgeschwemmtem Gesicht und Albumin, Blut und Fäden von fleischartigem Schleim im Urin; weiterhin ist es bei chronischer Nephritis, Pyelitis, Pyelonephrose, Cystitis und Urethritis indiziert, mit intensivem Brennen, blutigem Urin und heftigem Tenesmus.

7. Verwandt mit Arsen.

Mercurius cyanatus
(Mercuricyanid)

8. Rasche und extreme Erschöpfung mit Kälte und Zyanose; maligne Halsentzündung; intensive Röte; Nekrose von Weichteilen; ständiger Speichelfluß; Fötor; sehr schneller und fadenförmiger Puls. Diphtherie vom adynamischen Typ; graue oder grünliche Membranen, die sich rasch auf den Pharynx, das Velum palatini, die Nasenwege oder den Larynx ausbreiten; profuses, dunkelrotes Nasenbluten (ein ernstes Symptom). Das Herz ist so schwach, daß die geringste Bewegung eine Ohnmacht auslösen kann.

Mercurius dulcis
(Calomel)

9. Totenblässe; schlaffe, schlecht ernährte Haut; Schwellung der Lymphknoten. Katarrhalische Affektionen der Augen, der Nase, der Ohren und des Halses; Verschluß der Tuba Eustachii mit Taubheit; stinkender Speichelfluß, geschwollene Drüsen, vergrößerte Leber und andere Merkursymptome. Bei der Diarrhoe von Säuglingen und Kindern ist es indiziert; die Stühle sind profus, ätzend, grasgrün, mit häufigem Stuhldrang aber wenig oder keinen Tenesmus.

Mercurius jodatus flavus
(Gelbes Quecksilberjodid)

10. Ist bei allen Halsaffektionen angezeigt, von einfacher follikulärer Tonsillitis bis zur Diphtherie, wenn Mercurius-Symptome und eine spezielle Affinität zur rechten Seite vorhanden sind. Die Schmerzen werden durch warme Getränke verschlimmert; gelber Belag an der Zungenbasis. Diphtherie; enorme Schwellung der Halslymphknoten; rechtsseitige Membranen oder Membranen, die sich von rechts nach links ausbreiten. (Lyc. ebenfalls von rechts nach links, aber besser durch warme Getränke). Postnasaler Katarrh; typischer Schanker; Syphilis.

Mercurius jodatus ruber
(Quecksilberbijodid)

11. Halsaffektionen mit Entzündung und Schwellung hauptsächlich auf der linken Seite; der Schlund ist dunkelrot; oberflächlich fleckförmige Geschwüre; reichliche, gelblich-grüne Schleimabsonderungen aus der Nase und dem Rachen, oder Hochräuspern von gelblichen Klumpen. Postnasaler Katarrh. Das bijodidierte Quecksilber hat mehr Kopfschmerzen und Fieber als das jodidierte.
Beziehungen: Folgt gut auf Belladonna, besonders bei Scharlach.

Mercurius sulfuricus
(Quecksilbersulfat)

12. Dieses Derivat wetteifert mit Arsen in der Behandlung von hartnäckigen Fällen von Hydrothorax. Erschwerte, rasche Atmung; ausgeprägte Orthopnoe; Brennen in der Brust. Früh am Morgen Diarrhoe mit reichlichen, schwallartigen, gelblich-wässrigen Stühlen und Brennen im Anus. Hat viele Symptome mit Sulfur gemeinsam.

Cinnabaris

(Zinnober, Quecksilbersulfid)

13. Cinnabaris paßt auf Erkrankungen der Augen, Haut und Genitalien, denen eine Syphilis zu Grunde liegt. Scharfe, schießende neuralgische Schmerzen in den Orbitalknochen, die von der Nasenwurzel zur Augenbraue oder rings um das Auge ausstrahlen. Drückende Schmerzen in der Nasenwurzel. Iritis, Keratitis oder Ziliarneuralgie. Nasopharyngialer Katarrh. Feurigrote Geschwüre und Ausschläge. Leicht blutende Kondylomata. Blutandrang zum Kopf, besonders zum Scheitel, schlimmer nach dem Essen.
Vergleiche: Lach.; Mercurius; Nit-ac.; Thuja, welches komplementär ist.

Lektion 33

Hepar sulfuris calcareum

1. Gebräuchlicher Name: Kalkschwelleber; Calcium sulfuratum Hahnemanni.
Zubereitungsform: Trituration.

Allgemeine Charakteristika

2. Paßt für langsame, torpide Menschen mit schlaffer Faser, schlaffen Muskeln und hellem Haar; für geschwächte, empfindsame, frostige Patienten mit ausgeprägter Tendenz zu Eiterungen; und besonders für verdrießliche Kinder mit skrofulöser Veranlagung.
Erkrankungen durch **trockene, kalte** Winde; Mißbrauch von **Merkur** und Kaliumjodid; *Unterdrückung von Ausschlägen und Schweißen.*
Überempfindlichkeit; Gedächtnisschwäche; *Stumpfsinnigkeit;* **Reizbarkeit; Zorn;** *Verlangen zu töten; Eigensinnigkeit; Angst; Furcht; Traurigkeit; Weinen; Selbstmordgedanken;* **Ungestüm;** *hastig; ungeduldig; unzufrieden; Wahnsinn; Manie.*
Schwäche; Ohnmächtigwerden; Schwindel.
Empfindungen: **Eines Splitters in den betroffenen Teilen;** als ob Wind über einen Körperteil streichen würde.
Schmerzen: **Wie nach Schlägen;** stechend; **wie von einem Splitter;** *stechend wie von einer Nadel;* reißend; brennend; pulsierend.
Schleimhautentzündungen mit kruppartigem Exudat und **profusen muco-purulenten Absonderungen;** *Entzündung von Lymphknoten.*
Absonderungen: **Profus, purulent,** *ätzend; blutig; stinkend; sauer oder wie alter Käse riechend;* **Eiterungen; Abszesse;**

Furunkel; Fisteln; *Karbunkel; Geschwüre; Karies; Nekrose.*
Anämie; Chlorose; Blutungen; *Varizen.*
Syphilis.
Ausschläge: **Ekzematös;** *feucht; trocken; herpetisch; pustulös; vesikular; erysipelatös; urticariell; krätzeartig; schmerzhaft.*
VERSCHLECHTERUNG: *Morgens; abends;* **nachts; durch Kälte; Verkühlen; Kaltwerden einzelner Körperteile; kalte Speisen und Getränke;** *klares, trockenes Wetter;* **im Winter; Entblößen;** *Bewegung; Anstrengung;* **Liegen auf der schmerzhaften Seite; Berührung; Druck;** *enge Kleidung; Erschütterung; beim Essen*
BESSERUNG: **Durch Wärme; warme Anwendungen;** *Liegen auf der schmerzlosen Seite; bei nassem Wetter; nach dem Essen.*

3. Der Ausdruck „Schwefelleber" wurde von den Chemikern in der Zeit Hahnemanns verwendet um Verbindungen von Schwefel zu benennen, die eine leberartige Farbe besaßen. (hepar, lat. Leber). Hepar sulfuris calcareum ist chemisch eine unreine Verbindung von Schwefel und Calcium. Es wird durch Verbrennen der mittleren Schicht einer Austernschale zusammen mit reinen Schwefelblüten in einem Schmelztigel hergestellt. Zweifellos enthält es weitere organische Substanzen und Calciumphosphate. Trotzdem erwies es sich in der Praxis als unentbehrliches Mittel, das in sich viele Symptome von Calcium und Schwefel vereinigt, aber auch eigene charakteristische Züge aufweist.

4. Die wichtigsten Eigenschaften dieses Mittels können mit zwei Worten ausgedrückt werden: Überempfindlichkeit und Eiterung.

5. Hepar schwächt das Nervensystem und zeigt gleichzeitig Überempfindlichkeit auf äußere Eindrücke. Jedes kleine Geräusch, jede leichte Erschütterung, jeder Geruch, oder

angenehm oder unangenehm wird zu stark empfunden. Die entzündeten Organe, Schwellungen, Abszesse, Geschwüre und Ausschläge sind so empfindlich auf Berührung, daß der Schmerz in keinem Verhältnis zum Krankheitsbild zu stehen scheint. Beim Schnupfen ist die Nasenspitze rot und außerordentlich empfindlich; bei der Otitis media verursacht eine leichte Berührung des äußeren Ohres starke Schmerzen; bei einer Neuralgie oder Sinusitis sind die Knochen und die darüberliegende Haut so sensibel, daß die sanfteste Berührung schmerzt. Die Haut kann so empfindlich sein, daß die Kleidung gelockert werden muß. Der leichteste Schmerz läßt den Patienten ohnmächtig werden.

6. Nicht minder wichtig ist die Reaktion auf Kälte. Hepar ist eines der verfrorensten Mittel. Kälte in jeder Form erzeugt Schaudern und verstärkt unweigerlich die Schmerzen, während Wärme oder warmes Einhüllen alle Symptome lindert, außer den Kopfschmerzen, die in frischer, kühler Luft besser sind. Die Augen sind empfindlich auf kalten Luftzug; die Nasenwege stechen und brennen beim Einatmen; kalte Speisen und Getränke erzeugen Zahnweh, Husten oder Halsschmerzen. Die Empfindlichkeit auf Kälte ist so ausgeprägt, daß nur das Hervorstrecken eines Armes oder Beines aus der Decke den Patienten zum Husten bringt, auch dann, wenn der Raum warm ist.

7. Hepar ist fast ein Synonym für Eiterung. Wie Merkur zeigt es zwei Wirkungen. Es verhütet die Bildung von Eiter und beschleunigt die Reifung eines Abszesses, wo immer er auch liegt. Selten ist es aber in den frühen Stadien entzündlicher Prozesse indiziert. Es wirkt langsamer als Aconit, Belladonna, Chamomilla und Mercur. Daher wird es häufig gebraucht, nachdem diese Mittel gegeben worden sind, aber den Fortschritt der Krankheit nicht aufhielten oder die Störung nicht beseitigten, dabei kann es sich um einen Abszeß, Karbunkel, Gerstenkorn, Panaritium, einen entzündeten

Lymphknoten oder einen Bubo handeln. Abschürfungen oder kleine Hautkratzer, Pickel, Warzen und andere Läsionen neigen zum Eitern. Wunde Hautstellen und die kongestionierte oder gereizte Schleimhaut ulzerieren schnell und sondern dicken, gelben Eiter ab.

8. Hepar unterscheidet sich von anderen Eiterungsmitteln durch seine extreme Empfindlichkeit auf Berührung und die Art der Schmerzen, die brennen, pochen oder stechen. Am meisten charakteristisch ist aber die Empfindung eines Splitters oder Glasstückes, das sich in den affizierten Teil drückt. Beim Schlucken glaubt der Patient, eine Fischgräte hätte sich in seinem Hals festgesetzt. Berührt man ein Bläschen, eine Pustel oder nur einen unbedeutenden Pickel auf der Haut, so erzeugt dies eine Empfindung, als ob ein spitzer, schmaler Fremdkörper im darunterliegenden Gewebe wäre.

9. Die Überempfindlichkeit zeigt sich auch in der geistigen Sphäre. Der Hepar-Patient ist streitsüchtig und man kann mit ihm nicht leicht auskommen. Nichts behagt ihm. Er ist mit sich und anderen unzufrieden, er ist verdrießlich, eigensinnig und heftig, ißt und trinkt hastig, spricht schnell und hört nicht auf vernünftige Vorschläge. Er wird sehr zornig über Kleinigkeiten und hat Impulse, jemanden umzubringen (Merc.; Nux.). Andererseits ist er deprimiert bis hin zu Selbstmordgedanken, oder sitzt allein herum und beachtet nicht was um ihn herum geschieht. Sein Gedächtnis wird schwach, so daß er sich nicht an vormals geläufige Dinge erinnern kann. Dieser geistige Zustand kann Folge von Syphilis, Merkurvergiftung, septischen Infektionen, unterdrückten Ausschlägen oder auch anderer Erkrankungen sein. Er kann eine beginnende Geisteskrankheit anzeigen. Wenn er durch Merkur oder Merkur und Syphilis zusammen bedingt ist, so ist Hepar oft das Mittel.

10. Die Absonderungen von Hepar sind profus, purulent,

ichorös, aber immer wundmachend und stinkend. Der dicke gelbe, schleimige Eiter fließt aus den Augen, der Vagina und Urethra, wird aus dem Pharynx hochgeräuspert und aus der Trachea, wenn sie affiziert ist, hochgehustet. Manchmal ist er blutig. Das Sputum stinkt oder ist saurer; saurer, metallischer oder bitterer Geschmack im Mund. Die Absonderungen aus den Geschwüren sind ichorös und fötid, oder stinken wie alter Käse. Die diarrhoeischen Stühle sind sauer (Calc. c.; Merc.; Sulf.). Der Hepar-Patient schwitzt ständig ohne Erleichterung und der Schweiß, der durch jede kleine Anstrengung vermehrt wird, ist sauer. Deshalb besitzt der ganze Körper einen sauren oder angreifenden Geruch. Säuglinge, die an Marasmus oder anderen Kinderkrankheiten leiden, riechen sauer.

11. Da Hepar aus den zwei großen Hautmitteln, Sulfur und Calcarea c., zusammengesetzt ist, spielen Ausschläge und andere Hautaffektionen eine wichtige Rolle in seinem Arzneimittelbild. Es erzeugt und heilt herpetische, vesikuläre, pustulöse, urtikarielle und viele andere Formen von Hautausschlägen. Die Charakteristika von Hepar, wie Empfindlichkeit, stechende Schmerzen und die Neigung zum Eitern bleiben. Vesikel füllen sich schnell mit Eiter, Warzen entzünden sich, stechen und prickeln, als ob sie zu eitern beginnen würden. Schnitte und Verletzungen eitern und wollen nicht heilen (Calc. c.; Cham.; Lyc.; Merc.; Sulf.). Hepar paßt auf Ekzeme, die krustig oder schorfig sind, einen stinkenden, wundmachenden Eiter ausscheiden und sich durch die Bildung neuer Pusteln an den Rändern der alten Läsion sich ausbreiten. Ausschläge erscheinen in den Beugefalten der Gelenke (Nat-m.; Sep.; um die Gelenke, Rhus-t.). Pickel oder Pusteln, die einen Abszeß, eine infizierte Wunde oder ein Geschwür umgeben, sind sehr charakteristisch. Milchschorf, Rhagaden, feuchter Intertrigo, besonders am Genitale und in der Leiste.

12. Die Geschwüre dieses Mittels besitzen gezackte, erhabene Ränder, die sehr empfindlich sind, klopfen, brennen und durch die leichteste Berührung bluten. Oft sind sie durch eine Mercurvergiftung hervorgerufen worden. Sie können bis zu den Knochen vordringen und dadurch Karies und Nekrose erzeugen mit reißenden, prickelnden, brennenden Schmerzen und extremer Empfindlichkeit auf Berührung und kalte Luft.

13. Obwohl viele Symptome von Hepar am Morgen und am Abend schlimmer sind, ist doch die wichtigste Verschlimmerungszeit die Nacht. Es ist nicht notwendig diese Modalität aufzuschlüsseln, da alle Symptome davon betroffen sind.

14. Der Hepar-Patient leidet immer bei kalten, trockenen Winden, nach einer Durchnässung im kalten Regen oder vom Sitzen auf einer kalten Unterlage. Und doch fühlt er sich seltsamerweise bei wolkigem oder regnerischem Wetter besser (Nux-v.). Umgekehrt geht es ihm bei klarem, trockenem Wetter nicht so gut.

15. Die klinischen Anwendungen von Hepar können leicht aus den allgemeinen Charakteristika und ihren Erklärungen in den vorhergehenden Paragraphen abgeleitet werden. Nur die wichtigsten von ihnen benötigen eine spezielle Erläuterung.

16. Bei gewöhnlichen Erkältungen ist Hepar selten am Anfang indiziert. Gelegentlich wirkt es aber gut bei akutem Schnupfen mit wässrigem, wundmachendem Sekret und Niesen, als Folge einer Verkühlung oder eines trockenen, kalten Windes, wenn noch andere allgemeine Heparcharakteristika vorhanden sind. Aber die frühen Stadien des Schnupfens oder vieler anderer Erkrankungen erfordern schneller wirkende Mittel wie Aconit, Arsen, Belladonna und Mercur. Hepar folgt, wenn das Sekret dick und gelb, die Nase rot und schmerzhaft und geschwollen, die Nasenwege empfindlich auf die inhalierte Luft und die Naseneingänge wund und ulzeriert werden.

17. Wenn die Entzündung weiter nach unten steigt, wird die Stimme rauh und heiser, der Larynx wird empfindlich und ist voller dickem, gelbem Schleim und der Patient beginnt zu husten.

18. Der Husten von Hepar ist rauh, bellend und manchmal kruppartig, aber selten trocken. Typischerweise ist er spastisch oder anfallsartig, locker mit reichlichem Auswurf oder festsitzend mit Rasseln in der Brust ohne Expektoration. Er wird hervorgerufen durch ein Kribbeln im Larynx wie von Staub, durch Essen und Trinken kalter Speisen und Getränke, durch tiefes Einatmen, und kalten Luftzug, ja sogar, wenn nur ein Körperteil entblößt wird. Diese Symptome sind charakteristische Indikationen für Hepar bei Laryngitis, Krupp, Bronchitis, Pneumonie, Bronchiolitis, Keuchhusten oder Tuberkulose.

19. Hepar ist nützlich bei atonischer Dyspepsie mit brennenden, nagenden Schmerzen im Magen, Leeregefühl am Vormittag, das durch Essen gelindert wird (Sulf.), Sodbrennen und Unverträglichkeit von festsitzender Kleidung. Der Patient verlangt nach Gewürzen und stark gewürzten Speisen, nach Essig und hat eine Abneigung gegen Fettes. Er hat sehr großen Durst. Das Aufgestoßene schmeckt wie verdorbene Eier. Sodbrennen. Wenn erbrochen wird, ist es sauer oder gallig. Übelkeit wird oft von Blässe, Frost oder heftigem Würgen begleitet.

20. Hepar ist häufig bei Leberstörungen indiziert. Stechende Schmerzen im rechten Hypochondrium und andere Mißempfindungen werden durch einen Gürtel oder festsitzende Kleidung verschlimmert. Es bestehen Hämorrhoiden, die außerordentlich empfindlich auf Berührung sind, und

Verstopfung mit hartem, trockenem und manchmal acholischem Stuhl. Weiche Stühle können nur schwierig abgesetzt werden infolge der Atonie des Rektums (Calc. phos.; Carbo veg.; Ign.; Nat. mur.; Nat. sulf.; Puls.; Sepia).

21. Die Atonie wird auch in der Blase vorgefunden. Sie kann Teil des Symptomenbildes einer akuten oder chronischen Erkrankung sein, oder eine rein lokale Störung, ausgelöst durch Kälte oder Sitzen auf einer kalten Steinbank. Der Patient muß eine Weile warten, bis der Urin zu fließen beginnt und der Strahl ist schwach. Nach der Miktion bleibt die Empfindung, als ob die Blase nicht vollständig leer wäre, was auch gewöhnlich stimmt.

22. Bei Halsaffektionen ist Hepar bei scharfen, splitterartigen Schmerzen indiziert, die auf das Ohr beim Schlucken ausstrahlen und auf kalte Getränke und kalte Luft empfindlich sind. Es ist besonders nützlich bei eitriger Tonsillitis oder einem Peritonsilarabszeß. Wenn man es im frühen Stadium beim Auftreten der ersten stechenden Schmerzen verabreicht, wird es die Entzündung und Schwellung verringern und die Resorption bereits gebildeten Eiters fördern; oder wenn es erst in einem späterem Stadium angewendet wird, beschleunigt es die Öffnung des Abszesses.

23. Unabhängig von der Lokalisation und Diagnose ist Hepar eines der ersten Mittel an das man denkt, wenn die Symptome eine drohende oder bereits bestehende Eiterung anzeigen. Deshalb ist Hepar nicht nur bei Furunkeln, Panaritien, eiternder Otitis media und infizierten Schnitten, Kratzern oder Abschürfungen indiziert, sondern auch bei Appendizitis, hepatischen Abszessen, septischer Peritonitis, Nierenabszessen, Hüfterkrankungen, Tuberkulose und eiternden, krebsartigen Läsionen.

24. HAUPTINDIKATIONEN für Hepar sulfuris sind:
   1. Empfindung eines Splitters in den affizierten Teilen.

2. Wehtun, als ob sich ein Furunkel bilden würde.
 3. Äußerste Empfindlichkeit auf Kälte; schlimmer durch die leichteste Berührung; schlimmer durch Entblößen, selbst nur eines Körperteiles. („Glaubt, er fühle einen Luftzug durch das Öffnen einer Tür im Nebenzimmer.")
 4. Reizbar, rachsüchtig (Nux.) und hastig.
 5. Reichlicher, saurer, stinkender Schweiß bei Tag und Nacht; oder Schweiß durch die leichteste körperliche oder geistige Anstrengung (Sep.).
 6. Ungesunde Haut, jede Verletzung neigt zum Eitern.
 7. Ohnmacht durch die leichtesten Schmerzen.
 8. Krupp, spastisch oder membranös, wenn viel Schleimrasseln besteht.

25. WIRD ANTIDOTIERT DURCH: Acetic. ac.; Bell.; Cham.; Kali. jod.; Silicea.

ES ANTIDOTIERT Metalle, besonders Merkurverbindungen; Calc.c.; Äther (schwächenden Folgen); Jod.; Kali. jod.; Nit. ac.

VERTRÄGLICH MIT: Acon.; Arn.; Bell.; Lach.; Merc.; Sil.; Spong.; Zinc.

26. VERGLEICHSMITTEL: Die Ähnlichkeit von Mercur und Hepar ist offensichtlich. Sie sind fast identisch in der Gedächtnisschwäche, der Stumpfsinnigkeit, der Reizbarkeit mit Gewalttätigkeit, der hastigen Wesensart, den Depressionen und der Neigung Selbstmord zu begehen. Beide Mittel erzeugen stinkenden Schweiß, der die Symptome nicht erleichtert; destruktive Ulcera, Karies und Nekrose; eine ungesunde Haut, ekzematöse und auch andere Hautausschläge. Beide erzeugen syphilisähnliche Ausschläge. Deshalb ist Hepar ein Antidot für die Folgen von Mercur, in roher und potenzierter Form, als auch für „Mercurius-Syphilis". Aber die meisten Modalitäten sind völlig entgegengesetzt.

27. Mercur ist außerordentlich empfindlich auf Feuchtigkeit, während Hepar sich bei feuchter Luft besser fühlt. Obwohl Mercur empfindlich auf Kälte ist und es ihm an Lebenswärme mangelt, kann er die Hitze eines Ofens oder die Wärme des Bettes nicht ertragen. Aber der Hepar-Patient wird, obwohl er sehr empfindlich auf Kälte ist, durch Wärme in jeder Form gebessert. Seine Ausschläge sind gewöhnlich feucht, diejenigen von Mercur meist trocken. Hepar schwächt die Nerven, erzeugt mehr Empfindlichkeit auf Schmerzen und äußere Eindrücke, besonders auf Berührung, und besitzt größere Kraft, die Bildung von Eiter zu verhindern. Mercur erzeugt tiefe, nervöse Schwäche mit Zittern und rascher Eiterung.

28. Belladonna und Hepar gleichen sich in den entzündlichen Schwellungen mit pochenden, stechenden Schmerzen; in der ausgeprägten Empfindlichkeit auf Berührung, Erschütterung und kalte Luft; wie auch in der Reizbarkeit, der hastigen Sprechweise und dem hastigen Trinken. Belladonna kann, wenn sie korrekt gewählt wurde, eine völlige Heilung herbeiführen, selbst nachdem sich Eiter gebildet hat; aber in der Regel muß nach dem Erscheinen von Eiter Mercur oder Hepar folgen.

Diese drei Mittel sind komplementär zueinander. Wenn die Schwellung sich schnell entwickelte, die Augen hell und glänzend sind, das Gesicht intensiv rot, der Puls rasch und stark schnellend, die intensive nervöse Erregung offensichtlich ist, jeder kleine Stoß oder kleine Erschütterung die Schmerzen vermehrt, dann kann Belladonna allein genügen. Wenn jedoch der Schweiß reichlicher, die Hitze aber dadurch nicht geringer wird und die Schmerzen nicht leichter werden, der Patient sich schlechter fühlt beim Zudecken und fröstelt, wenn er die Decke lüftet, dann wird Mercur die Arbeit übernehmen, die Belladonna zurückließ. Ein Wechsel der Modalitäten mit Besserung durch Wärme, vermehrter Empfindlichkeit auf Schmerzen und andere Heparcharakteristika werden dem Arzt anzeigen, daß das letztere Mittel folgen muß. Dies trifft vor allem zu, wenn sich trotz der Wirkung von Mercur ein Abszeß bildete, nicht öffnete oder sich zurückbildete, oder vielleicht reichlich dicken, gelben Eiter absondert.

29. Diese komplementäre Beziehung ist sowohl bei akuten lokalen Zuständen, als auch bei chronischen und anderen Systemerkrankungen vorhanden.

30. Bei akutem Schnupfen und Halsentzündung folgt Mercur Belladonna, wenn die Trockenheit von Speichelfluß abgelöst wird; der Fötor und die Beteiligung der zervikalen Lymphknoten zunimmt, die Zunge schlaff wird und Zahneindrücke aufweist. Hepar, wenn eine eitrige Tonsillitis droht, splitterartige Schmerzen und übermäßige Empfindlichkeit auf kalte Luft, kaltes Essen und kalte Getränke vorhanden sind.

31. Bei rechtsseitiger Trigeminusneuralgie oder Zahnschmerzen folgt Hepar öfter auf Belladonna als auf Mercurius, selbstverständlich müssen die Symptome die Wahl entscheiden.

32. Bei Otitis media, wenn Eiterung droht, kann Hepar nach Belladonna, Chamomilla, Pulsatilla oder Mercur erforderlich sein.

33. Schließlich kann noch Sulfur nötig sein, um die Kur zu vollenden.

34. Die Verwandtschaft zwischen Hepar und Sulfur ist interessant und wichtig. Psychisch gleichen sie sich in der Reizbarkeit, der Verdrießlichkeit; in ihrer nervösen, hastigen Wesensart; in der Schwäche des Gedächtnisses und der Verstandeskraft; in ihrer Verzagtheit mit Selbstmordgedanken; in ihrer Empfindlichkeit auf Kälte, Berührung und Bewegung; in der Verschlimmerung nach

Mitternacht; in der schlecht ernährten Haut und in den schmerzhaften Ausschlägen und Geschwüren.

35. In manchen Fällen kann das Konstitutionsbild von Sulfur bei der Unterscheidung dieser zwei Mittel helfen.

36. Sulfur ist selten indiziert, wenn nicht irgendeine zirkulatorische Störung vorhanden ist. Deshalb finden wir Brennen, Kongestionen, Röte einzelner Teile, besonders des Gesichtes, der Nase, der Lidränder und der Orifizien, mit oder ohne Temperaturerhöhung. Bei Fieber ist die Haut von Sulfur heiß und trocken, während bei Hepar ständiger Schweiß vorhanden ist.

37. Sulfur bringt, mehr als Hepar, die portale Zirkulation in Unordnung. Deshalb paßt er besser für chronische Hepatitis mit Schwellung, Verhärtung, Ikterus, aufgetriebenem Abdomen und Hämorrhoiden. Hepar ist, wegen seiner Neigung Eiter zu erzeugen, öfters bei hepatischen Abszessen indiziert. Beide besitzen Empfindlichkeit des rechten Hypochondriums und stechende Schmerzen, die durch Bewegung schlimmer werden.

38. Hepar zeigt bei einigen Lokalisationen feuchte Ausschläge, in anderen trockene oder welche mit der Empfindung wie von Sand. Sulfur-Ausschläge sind überwiegend trocken und neigen zum Brennen oder Bluten nach dem Kratzen.

39. Die wichtigsten, unterscheidenden Merkmale von Sulfur und Hepar sind die Verschlimmerungen des ersteren durch Bettwärme, geschlossene Räume und nasses Wetter; des letzteren durch das Verlangen nach Wärme in jeder Form, die außerordentliche Empfindlichkeit auf Berührung, die splitterartigen Schmerzen und der Erleichterung bei nassem Wetter. Das Leeregefühl im Magen, das so charakteristisch für Sulfur ist, ist auch bei Hepar in schwächerer Ausprägung vorhanden und kann den Arzt in einigen chronischen Fällen verwirren. Aber bei Hepar kann der „falsche" Hunger zu jeder Zeit am Vormittag auftreten; bei Sulfur zwischen 10 und 11 Uhr.

Calcarea sulfurica

40. Gebräuchlicher Name: Gips. Zubereitungsform: Trituration.

Allgemeine Charakteristika

41. Schlaffe, laxe Menschen, die sich leicht erkälten und zu Eiterungen, Abszessen, Geschwüren und Hautausschlägen neigen.
Erkrankungen infolge von Zorn, Ärger, *Überheben* und *Verzerren von Muskeln und Sehnen, kalten Luftzugs* und kaltem, nassem Wetter.
Reizbarkeit; Boshaftigkeit; **Stumpfsinnigkeit;** *Verwirrung;* Indolenz; Abneigung gegen geistige Arbeit; **Traurigkeit; Weinen; Angst;** Ruhelosigkeit; *Verlangen nach frischer Luft.*
Mangel an Lebenswärme.
Empfindungen: **Hitze;** Hitze in einzelnen Körperteilen.
Wallungen; Hitzewallungen; **Pulsationen, Blutungen; Entzündung und Schwellung von Drüsen.**
Absonderungen: *Dick; reichlich;* **purulent; gelblich; blutig;** *wundmachend.*
Rucken und Zucken von Muskeln; Konvulsionen; Epilepsie.
Ausschläge: **Trocken;** *feucht;* **ekzematös; krustig; herpetisch;** *vesikulär; pustulär; brennend; juckend;* **urtikariell;** *Fissuren; stinkende, krebsartige,* indolente *Geschwüre;* Karies; Nekrose.
Abszesse; *Fisteln; langsam heilende Wunden.*
VERSCHLECHTERUNG: Morgens; *abends;* **nachts;** durch kal-

Lektion 33 — Calc-s.

te Luft; *kaltes nasses Wetter; warme Luft;* **ein warmes Zimmer;** sich Erhitzen bei Anstrengung; *Bettwärme;* **Anstrengung; Gehen;** geistige Arbeit; **Baden.**
BESSERUNG: *Tagsüber; durch Kälte; kalte Luft; frische Luft; kalte Anwendungen; nach dem Essen.*

42. Calcarea sulf. ist eng mit Hepar, Calcarea carb. und Sulfur verwandt. Es ist ein tief wirkendes Mittel, das jedes Gewebe und jedes Organ des Körpers affiziert, besonders die Drüsen, Schleimhäute, Knochen, Haut und das Blut. In der täglichen Praxis wird es oft für Eiterungen und Affektionen des Respirationstraktes benötigt; für andere Erkrankungen wird es nur deshalb nicht angewendet, weil seine Prüfungen ziemlich dürftig sind und noch wenig klinische Beobachtungen vorliegen.

43. Psychisch ist der Calc.-sulf.-Patient jähzornig und rachsüchtig wie Hepar, aber er besitzt nicht das Verlangen zu töten. Trägheit, Verwirrung und Unfähigkeit zu denken sind sehr charakteristisch. Diese Symptome, verbunden mit Indolenz, sowohl geistig als auch körperlich, Schlaffheit des Gewebes und der Neigung zu Zerrungen der Muskeln und Sehnen sprechen für Calcarea carbonica. Angst und Ruhelosigkeit sind ausgeprägte Merkmale für Calc. carb., Calc. sulf. und Sulfur; aber weniger für Hepar. Alle vier Mittel sind bei Eiterungen angezeigt. Hepar und Calc. sulf. im höchsten Grad, Calc. carb. im zweiten, dann Sulfur. Sowohl in drohenden als auch voll entwickelten Abszessen wirkt Hepar gut; Calc. sulf., wenn sich der Abszeß geöffnet hat und weiterhin dicken, gelben Eiter ausscheidet. Sulfur ist indiziert, wenn die Läsion dicken gelben oder dünnen ichorösen Eiter absondert, wenn der Abszeß oder das Geschwür indolent wird oder wenn andere gut indizierte Mittel sich als unwirksam erwiesen haben. Nur Hepar besitzt die übermäßige Empfindlichkeit auf Berührung und kalte Luft und die splitterartigen Schmerzen. Die Läsionen von Calc.

c., Calc. sulf. und Sulfur sind, verglichen mit denen von Hepar, relativ schmerzlos.

44. Die Hauterscheinungen von Calc. sulf. zeigen den Einfluß des Elternteiles Sulfur. Sie sind sehr verschiedenartig, aber die ekzematöse Form wird am häufigsten angetroffen. Sie können trocken sein, mit einer Neigung aufzuplatzen und zu eitriger Absonderung und gelb-eitriger Krustenbildung. Wie bei Sulfur jucken sie heftig in der Wärme. Wenn Sulfur das Similimum ist, besteht mehr Brennen nach dem Kratzen, ist Calc. sulf. indiziert, mehr Neigung zu eitern. Bei Sulfur leidet der Patient mehr durch den Kontakt mit Wasser und durch die Bettwärme.

45. Calc. sulf. ist ein ausgezeichnetes Mittel bei chronischer Rhinitis mit dickem gelben, manchmal blutigem Sekret, verkrusteten Naseneingängen und Verstopfung der Nase, die im Freien gelindert wird, oder wenn dicker, gelber, klumpiger schleimiger Eiter von den hinteren Nares tropft. Ebenso bei Otorrhoe, die möglicherweise Folge eines Scharlachs sein kann, mit stechenden, pulsierenden Schmerzen, Summen, Taubheit und Schwellung der Parotis oder der zervikalen Drüsen.

46. Bei den entzündlichen Affektionen der Augen gleichen die Symptome stark denen von Sulfur. Die Augen sind rot, die Canthi rissig und jucken. Die Lider sind am Morgen verklebt, und Geschwüre bilden sich auf der Cornea.

47. Der Husten von Calc. sulf. ist gewöhnlich locker und das Sputum dick, gelb, reichlich und manchmal klebrig. Oder er kann trocken und spastisch sein, schlimmer abends und nachts mit reichlicher Expektoration am Morgen. Er wird besser im Freien und schlimmer im warmen Zimmer. Rauheit, Schmerzhaftigkeit und hartnäckige Heiserkeit sind Begleitsymptome. Diese Symptome sind unter anderem Indikationen für das Mittel bei Laryngitis, Bronchitis, Pneumonie oder Lungentuberkulose.

48. Bei Krupp gleicht Calc. sulf. stark Hepar (siehe Paragraph 70 unten).

49. Die geistigen Symptome, Augensymptome und die Kopfschmerzen sind gewöhnlich am Morgen schlimmer. Nachts jedoch werden praktisch alle Symptome verschlechtert, besonders diejenigen des Respirationstrakts.

50. Der Calc. sulf.-Patient ist meist frostig und ihm mangelt es an Lebenswärme. Deshalb meidet er die kalte Luft, und doch kann er warme Bedeckung und die Hitze in einem Zimmer nicht ertragen. Viele seiner Symptome werden durch einen Luftzug oder kaltes, nasses Wetter erzeugt und ihm tut ein Bad nicht gut. In dieser Beziehung gleicht er seinem Verwandten Sulfur. Er hat Hitzewallungen, Hitze des Kopfes (und gelegentlich der Füße), und hat eine Hitzeempfindung am ganzen Körper, sogar ohne Fieber. Die Kopfschmerzen, der Schnupfen und Husten werden durch Wärme schlimmer; aber die Schmerzen im Körper und den Gliedern durch Kälte. Der Patient fühlt sich im Freien besser, wenn es nicht zu kalt ist.

51. FOLGT GUT AUF: Kali. mur.; Nat. sulf.; Silicea.

Spongia tosta

52. Gebräuchlicher Name: Badeschwamm. Zubereitungsform: Tinktur des gerösteten Schwammes.

Physiologische Wirkung

53. Große Dosen des nicht potenzierten, gerösteten Schwammes verursachen Herzklopfen, Atemnot, nach Luft Schnappen, ein sägendes Atemgeräusch, Lividität der Lippen, Angst, Todesfurcht und Erschöpfung.

Allgemeine Charakteristika

54. Paßt auf Menschen mit schlaffer Faser, mit hellem Haar und heller Haut; auf Patienten mit einer tuberkulösen

Diathese; auf Frauen und Kinder.
Erkrankungen durch *trockenes, kaltes Wetter.*
Angst; Furcht; geistige Trägheit; Schüchternheit; Weinen; Eigensinnigkeit; Abwechslung von Fröhlichkeit und Heiterkeit mit Traurigkeit und Reizbarkeit.
Mattigkeit; Schwäche.
Blutandrang.
Schwellung und Verhärtung von Drüsen.
Schleimhautentzündungen.
Empfindungen: Ameisenlaufen; **Jucken;** Taubheitsgefühl.
Schmerzen: *Stechend;* drückend; *pulsierend.*
VERSCHLECHTERUNG: *Nachts;* vor Mitternacht; *nach Mitternacht;* durch *trockenes, kaltes Wetter; ein warmes Zimmer;* **Anstrengung;** Liegen; *Liegen auf der rechten Seite;* Berührung; Druck; **nach dem Schlaf.**
BESSERUNG: Durch *nasses Wetter;* Liegen; *Liegen auf dem Rücken;* **nach dem Essen;** *im Freien.*

55. Obwohl Spongia aus dem Tierreich stammt, enthält es doch Jod, Brom, Calciumphosphat und -karbonat, Kaliumjodid, Aluminium, Sulfur, Silicea, Natriumchlorid und andere Minerale. Deshalb ist sie eine sehr komplexe Substanz. Diese Tatsache jedoch ist nur von allgemeinem Interesse für den Studenten der Materia Medica, denn welche Bestandteile auch immer eine Rolle spielen mögen, es besitzt doch eigene Indikationen und Anwendungen bei der Behandlung des Kranken. Es scheint von Arnald von Villanova im 13. Jhd. als Spezifikum für Struma eingeführt worden zu sein, und wurde bei dieser Erkrankung lange Zeit angewendet. Daran schließt sich die Anwendung von Jod und Kaliumjodid in der modernen Schulmedizin an. Für den homöopathischen Gebrauch werden kleine Stückchen des frischen Schwammes, die knusprig braun geröstet wurden, in Alkohol mazeriert.

56. Spongia wirkt hauptsächlich auf die Schleimhäute des

Respirationstraktes, verhindert die Sekretion und erzeugt eine intensive Entzündung und kruppöses Exudat. Es wirkt auf die Drüsen, besonders auf die Thyroidea und die Testikel, wobei Schwellungen und Verhärtungen produziert werden, auf das Herz, die arterielle Zirkulation und das Blut, daraus folgen Palpitationen, Blutandrang zur Brust und zum Kopf, Pulsieren der Arterien, fibröse Ablagerungen auf den Herzklappen und Verringerung des Fibrins im zirkulierenden Blut. Es ist oft indiziert bei akuter Laryngitis, spastischem Krupp, chronischer Bronchitis, Asthma, Endocarditis, die durch Klappenerkrankungen kompliziert ist, Struma und Orchitis.

57. Bei laryngialen und bronchialen Affektionen ist Spongia indiziert durch Trockenheit, akute Rauheit und Schmerzhaftigkeit des Larynx, sowohl innerlich als auch äußerlich; durch hohlklingenden, kratzenden Husten; Spasmus der Glottis, der den Patient plötzlich aus dem Schlaf reißt; rotes Gesicht; Angst und Furcht vor dem Ersticken. Sägende, pfeifende Atemgeräusche mit wenig oder keiner Expektoration, oder es wird spärlicher, gelber, klebriger Schleim ausgehustet.

58. Spongia paßt auf die trockene Form des Asthmas. Die Anfälle treten meist nach Mitternacht auf mit einer Empfindung als ob ein Korken oder Fremdkörper das Einatmen verhindert und einem Gefühl, als ob man im Raum versinken würde.

59. Bei Krupp erwacht das Kind plötzlich am späten Abend oder nach Mitternacht mit Schnappen nach Luft, hohlklingenden, zischenden Husten, sägendem Atemgeräusch und rotem Gesicht, das Schreck und Angst ausdrückt; Fieber.

60. Spongia ist ein bedeutendes Herzmittel. Es wird funktionelle Herzerkrankungen beseitigen, wenn die Symptome übereinstimmen. Aber die brillantesten Heilungen wurden bei rheumatischer Endocarditis erzielt mit heftigem Herzklopfen, Insuffizienz der Mitralklappe, Hypertrophie des rechten Herzen und Kongestion zur Brust und zum Kopf. Der Patient wird plötzlich aus dem Schlaf gerissen, schnappt nach Luft mit rotem, schweißigem Gesicht, Angst und Todesfurcht.

61. Der Husten von Spongia ist nachts, im Liegen, im warmen Zimmer und beim Liegen auf der rechten Seite schlimmer. Er wird besser durch Essen oder Trinken und in aufrechter Position.

62. Kardiale Symptome und Dyspnoe werden verschlimmert durch Liegen, besonders auf der rechten Seite und durch leichte Anstrengung. Sie werden bereits durch Essen und Trinken kleiner Mengen gelindert.

63. Schwäche, Mattigkeit, Kopfschmerzen und Wallungen werden besser beim Liegen, besonders beim Liegen auf dem Rücken.

64. Spongia ist ein ausgezeichnetes Mittel für Kröpfe. Es erleichtert die Symptome und reduziert die Drüse auf ihre normale Größe, sogar dann, wenn die Thyroidea verhärtet und stark vergrößert ist. Seine Pathogenese enthält alle Symptome wie Exophtalmus; Pulsationen, zirkulatorischer Erregung, Vorwölbung der Augen, Dyspnoe bei leichter Anstrengung und Tremor. Häufig besteht die Empfindung als ob etwas Lebendiges im Tumor krabbeln würde.

65. Die Orchitis findet ihr Similimum in Spongia, wenn die Testikel geschwollen und verhärtet sind und Schmerzen wie gequetscht oder zusammengeschraubt bestehen, die durch Bewegung oder Druck der Kleidung schlimmer werden. Bei Orchitis als Folge unterdrückter gonorrhoeischer Absonderungen ist es besonders nützlich.

66. VERGLEICHE: Belladonna: Brom; Drosera; Hepar; Jod; Kali. bi.; Lachesis; Phosphor; Sulfur.
FOLGT GUT AUF: Aconit.
WIRD GUT GEFOLGT VON: Brom; Hepar.
WIRD ANTIDOTIERT DURCH: Campher; Cocculus.

Vergleich von
Aconit, Spongia, Hepar und Calc. sulf.
bei der Behandlung von Krupp

67. Aconit, Spongia und Hepar sind komplementär und folgen einander in der erwähnten Reihenfolge, besonders bei Krupp durch trockene, kalte Winde oder Verkühlen, wenn kalte Nächte warmen Tagen folgen.

68. Aconit wird benötigt, wenn das Kind abends plötzlich erwacht mit trockenem, bellendem, krupppartigem Husten, rascher Atmung, gerötetem Gesicht, hohem Fieber, schnellem hebenden Puls, Furcht und Angst. Wenn es in der ersten Stunde gegeben wird, so wird dieses Mittel gewöhnlich alle Symptome beheben. Wenn es nicht sofort Erleichterung bringt oder das Kind mit den gleichen Symptomen später in der Nacht erwacht, mit weniger Fieber, aber einem krupppartigen, hohlklingenden Husten; und wenn jeder Atemzug klingt als ob eine Säge ein Kieferbrett durchschneiden würde, so ist Spongia das Mittel.

69. Wenn jedoch das Kind nach Mitternacht erwacht mit einem Husten, der noch einen krupppartigen Klang besitzt, aber durch die Bildung von Schleim im Larynx locker wurde; wenn die Atmung pfeifend und rasselnd wird und jede Einwirkung von Kälte, selbst auf die Hand oder den Arm den Anfall erneut hervorruft, dann ist Hepar das Mittel, das den Fall heilen wird. Der Husten von Hepar ist selten trocken und ist meist nach Mitternacht schlimmer. Deshalb paßt dieses Mittel für die späteren Stadien von Krupp, oder wenn Aconit und Spongia die Erkrankung nicht beseitigen konnten.

70. Calcarea sulf. zeigt ein ähnliches Bild, aber anstatt des Verlangens bis zum Kinn bedeckt zu sein, wirft das Kind die Decke zur Seite. Viele Kliniker übersehen dieses wesentliche Unterscheidungsmerkmal und geben Hepar weiter, wenn Calc. sulf. das Mittel ist.

71. Diese vier Mittel werden 95 % aller Fälle von spastischem Krupp beheben. Bei der pseudomembranösen Form kann Hepar, Calc. sulf. und gelegentlich Spongia indiziert sein; niemals aber Aconit, denn sein Arzneimittelbild enthält keine fibrinösen Exsudate.

Lektion 34

Silicea

Siliciumoxyd (SiO$_2$)

1. Gebräuchlicher Name: Quarz, Kiesel, Bergkristall.

Allgemeine Charakteristika

2. Paßt für schwache, schlaffe, nervöse und empfindliche Menschen, mit feiner, trockener Haut, und einer gestörten Assimilation; für skrophulöse oder rachitische Kinder, die eigensinnig, ängstlich und weinerlich sind, große Köpfe, offene Fontanellen und sich vorwölbende Bäuche haben. Üble Folgen von **übermäßigem Studieren** und von Eingesperrtsein; von der Einwirkung von *kalten Winden;* von **Überheben;** von der **Unterdrückung des Fußschweißes** oder der **Menses;** von **Impfungen;** von **sexuellen Exzessen;** oder *Verlust* von *Körpersäften;* von **Splittern** und **Fremdkörpern** im Gewebe; von *Verletzungen.* Krankheiten der **Steinmetze; Überempfindlichkeit** gegen **Schmerzen;** *Traurigkeit;* Weinerlichkeit; *Ängstlichkeit; Mangel* an *Selbstvertrauen;* **Milde; Reizbarkeit;** mürrisch; *eigensinnig; ängstlich;* **Ruhelosigkeit;** *erschrickt leicht; apathisch;* **Stumpfsinnigkeit; Verwirrtheit; Konzentrationsschwäche; Gedächtnisschwäche; Hysterie; Schwindel; Erkältungsneigung; körperliche und geistige Schwäche;** *Übermüdung, ohnmächtig werden;* **Abzehrung; Mattigkeit; Mangel an Lebenswärme;** *Kälte von einzelnen Körperteilen;* Blutwallungen, *Blutungen.*

Empfindungen: **Taubheit; Taubheit einzelner Körperteile; Schwere, innerlich** als auch *äußerlich;* wie von einem **Haar;** wie von einem *Splitter.*

Schmerzen: **Reißend;** wie **wund;** *stechend; brennend;* bohrend; schneidend; zerrend; **drückend.**

Absonderungen: **Eitrig;** *dünn; beißend;* **stinkend; greifen die Haut an.**

Schweiße: **Profus;** die **Haut angreifend; sauer;** *einzelner Körperteile;* **unfähig zu schwitzen.**

Hüpfen und *Zucken* der *Muskeln; Konvulsionen;* **Epilepsie;** *Lähmungen.*

Entzündung: Eiterung; Verhärtung; Schwellung und **Verhärtung von Lymphdrüsen; Abszesse; Furunkel; Karbunkel; Fisteln;** *Fissuren; Polypen;* **Fibrome; Krebs; Syphilis; Karies; Exostosen; Osteomalazie; Periodizität.**

Haut: **Ungesund; trocken; kleine Wunden eitern.**

Ausschläge: *ekzematös;* **krustig; trocken; feucht;** *schuppend;* juckend; **schmerzhaft; geschwürig; phagedänisch; herpetisch;** eitrig; krätzeartig; Tuberkulome; Knoten; **Narben,** *verhärtet,* **schmerzhaft;** *Keloide.* Geschwüre, **tief,** empfindlich, **brennend,** *blutend,* **juckend,** schmerzlos, *varikös,* durch **Quecksilber** hervorgerufen, **karzinomatös.**

VERSCHLECHTERUNG: *morgens; nachmittags;* **abends; nachts;** durch **Kälte;** durch **Erkältung;** durch sich **Entblößen; bei kalten, regnerischem Wetter; bei Wetterwechsel;** vor und *während* eines *Gewitters;* **durch Naßwerden der Füße; im Freien;** durch sich **Erhitzen; Bewegung;** *Anstrengung; Stehen;* durch **Berührung; Druck; Liegen auf der schmerzhaften Seite; Erschütterung;** durch geistige Anstrengung; durch Trösten; nach dem Essen oder *Trinken;* **nach dem Trinken oder Essen von kalten Dingen; nach sexuellen Exzessen; Koitus; während der Menses.**

BESSERUNG: Bei *trockenem, kaltem Wetter;* in *Ruhe;* beim *Liegen* auf der *schmerzlosen Seite;* **durch Wärme;.durch Einhüllen**

3. Silicea (Quarz) ist in der Natur weit verbreitet. Es kommt in Gesteinen, im Gletscherabrieb und als Sand in der

Lektion 34 Sil.

Erde, in Flußbetten und an den Ufern größerer Gewässer vor. Bäume und Pflanzen enthalten ihn in ihrer Gerüstsubstanz und damit trägt er zu ihrer Festigkeit bei. Dies trifft besonders für Gras- und Getreidehalme zu. Es verleiht den Stengeln derber Gräser, die besonders auf sandigen Böden und auf Schutthalden gedeihen, einen scharfen Rand, der den Beinen von Wanderern, die nicht die nötige Vorsicht walten lassen, schmerzhafte Schnitte beibringt.

4. Spuren von Silicea finden sich im Blut und in anderen Körperflüssigkeiten, im Bindegewebe, in der Haut, den Haaren, Nägeln und Knochen.

5. Der Ausdruck „Silicea", der von den früheren Verfassern und auch noch heute gelegentlich verwendet wird, ist eine Abkürzung von „Silicea terra" und ist nicht mehr gebräuchlich. (Gilt nur für den englischen Sprachraum, dort ist der Ausdruck „Silica" gebräuchlich. Anm. d. Übers.).

6. Silicea, oder Quarz, das in seinem natürlichen Zustand unarzneilich ist, wird durch das Triturieren und Potenzieren in eine tief und mächtig heilend wirkende Arznei umgewandelt. Es wirkt langsam und lang anhaltend. Deshalb ist es selten in akuten Fällen indiziert. Es wirkt direkt auf die Assimilation und es werden auf diese Weise die Mehrzahl seiner Effekte erzeugt. Trotz dieser Wirkungsweise zeigt es seine eigene, besondere Individualität, die es von anderen „Mangelmitteln" (Calc., Lyc.; Nat-m.; Sulf.) unterscheidet, und zwar dadurch, daß sich seine Pathologie hauptsächlich in den träge reagierenden Geweben abspielt, und seine funktionellen Störungen mehr Folge mangelhafter Nutrition sind, als direkter toxische Wirkung, als auch durch seine Tendenz, Verhärtungen zu erzeugen.

7. Der Körper wird ausgezehrt, die Muskeln werden schwach und schlapp, die Haut wird trocken, gelb und von Ekzemen und anderen Ausschlägen befallen. Jede kleine

Schürfwunde und Quetschung neigt zur Eiterung. Das fibröse Gewebe, ob es in Sehnen, Ligamenten, Periost vorliegt oder in den Einhüllungen und Trabekeln von Organen, wie z.B. Meningen und Nervenscheiden, oder im Unterhautgewebe vorliegt, verliert seine Festigkeit, entzündet sich, verdichtet sich, oder schmilzt ein und beginnt zu eitern. Daraus resultieren Furunkel, Panaritien, Abszesse, Fisteln, Karbunkel und sogar Gangrän.

8. Bei Kindern entwickeln sich die Knochen langsam, werden weich und deformiert. Die Zahnung ist verzögert und die Zähne werden schnell kariös. Die Gelenke schwellen durch die Entzündung in den Epiphysenfugen an und das Kind lernt erst spät zu Gehen. Die Lymphdrüsen schwellen an, verhärten und neigen zu Eiterungen. In allen Lebensaltern neigen die Knochen zu Karies und Nekrose.

9. Da die Symptome und pathologischen Läsionen von Silicea sich langsam entwickeln und zur Chronizität tendieren, ist diese Arznei selten für aktive Entzündungen indiziert, die schnell zum Zerfall oder Eiterung neigen. Deshalb ist es bestens geeignet für Krankheitszustände, die durch Inaktivität und Schmerzlosigkeit charakterisiert sind und die keine oder nur geringe Tendenz zur Resorption zeigen. Jeder Kratzer eitert und will nicht heilen. Jede Quetschwunde eitert. Wenn der Knochen verletzt wird, entsteht eine Ostiitis, später folgt Nekrose, und eine schmerzlose Fistel scheidet dünnen, stinkenden Eiter aus. Das Subkutangewebe entzündet sich, wird phlegmonös, die darüberliegende Haut ist bläulich und äußerst empfindlich. Die Schwellung bleibt für Wochen bestehen und geht in eine langsam voranschreitende Eiterung über, oder verhärtet sich durch die Ansammlung eines plastischen Exsudates. Falls sich ein Geschwür bildet, sind seine Ränder erhaben, induriert und empfindlich auf Berührung. Sie brennen, stechen und jukken. Der Krater füllt sich mit minderwertigen, wuchernden

Granulationen aus oder die Geschwürränder brechen ein und werden serpiginös.

Oder es frißt sich tiefer, zerstört dabei Ligamente, Sehnen, Knorpel, Periost und anderes darunterliegendes Gewebe.

10. Silicea ist oft das Mittel, wenn das Resultat einer Entzündung tieferliegender Gewebe eine Fistel ist, deren sich vorwölbende Öffnung durch verhärtetes Gewebe begrenzt ist, das auch die Fistel in ihrem gesamten Vorlauf umscheidet.

11. Offene Wunden wie auch Abszesse und Furunkel scheiden dauernd dünnen, stinkenden Eiter über Wochen und Monate aus, ohne eine Tendenz zur Heilung zu zeigen. Sollten sie abheilen, ist die resultierende Narbe groß und verhärtet. Bei diesen Fällen wird Silicea die natürlichen Reparaturmechanismen stimulieren, die Resorption von Eiter und verhärtetem Gewebe in Gang setzen oder zur aktiven Eiterung mit normaler Heilung beitragen.

12. Die Fähigkeit von Silicea, Eiterungen hervorzurufen kann dazu benutzt werten, kleine Fremdkörper im Gewebe herauszubefördern. Gewöhnlich bringt die ausgelöste Eiterung Splitter, einen Knochenspan oder ein Stückchen Glas an die Oberfläche. Gelegentlich wird der Fremdkörper in einer Zyste eingeschlossen. Auf diese Weise schützt sich die Natur, besonders bei Geschossen oder auch anderen körperfremden Materialien, die in ein lebenswichtiges Organ wie z.B. die Lunge gelangen. Deshalb ist Silicea eine gefährliche Arznei bei Patienten mit einem Geschoß in der Lunge, oder bei Fällen mit inaktivierter Tuberkulose, bei der der Herd durch Narbengewebe abgeriegelt wurde. Silicea kann, falls es in hoher Potenz oder zu häufig in niedriger Potenz gegeben wird, wieder eine Eiterung hervorrufen, und dadurch das Leben des Patienten gefährden.

13. Der Siliceapatient ist sowohl körperlich als auch

geistig geschwächt. Morgens erwacht er müde und abgeschlafft. Geringe körperliche Anstrengung entkräftet ihn, und er muß sich tagsüber häufig niederlegen. Während er sich ausruht, fühlt er sich kräftig und jedem Vorhaben gewachsen. Aber sobald er wieder auf seinen Füßen steht, kehrt die Schwäche zurück. Dies kennzeichnet Silicea entscheidend. Dem Arsen-Patienten mangelt es auch an vitaler Energie, selbst dann, wenn er sich ausruht, und er will sich nicht bewegen, obwohl er durch seine Ruhelosigkeit dazu angetrieben wird.

14. Silicea hat einen besonderen Einfluß auf das Gemüt und das zentrale Nervensystem, da es alle Symptome von Neurasthenie erzeugt. Durch die mangelhafte Ernährung des Gehirns und der Nervenzentren wird deren Funktion gestört. Der Verstand ist träge, schwerfällig und verwirrt. Denken ist fast unmöglich, sich zu konzentrieren schwierig, und das Gedächtnis ist schlecht. Die thermodynamischen und vasomotorischen Zentren reagieren auf normale Reize langsam. Daher sind diese Patienten extrem auf Kälte empfindlich. Sie leiden an eigentümlichen Kälteempfindungen, an einzelnen Körperpartien, wie z.B. am Scheitel, am Hinterhaupt, im Nacken, an der Nase, im Magen, den Füßen, und den fauligen schmerzlosen Geschwüren. Die Seite, auf der er liegt, wird taub; die Finger, die Hand, der Arm oder der Fuß fühlen sich wie eingeschlafen an, und müssen gerieben werden. Manchmal empfindet er seine unteren Glieder schwach, als seien sie gelähmt, und er neigt dann dazu, seine Füße nachzuschleifen. Seine Knöchel sind schwach und er verstaucht sie leicht. Diese Symptome können einer tatsächlichen Lähmung vorausgehen.

15. Es wird gesagt, daß es dem Silicea-Patienten an „Mut" oder „Mumm" mangel, denn sein Wille ist geschwächt. Er neigt dazu, furchtsam und schüchtern zu sein, und vor jeder Aufgabe zurückzuschrecken. Doch, wenn er sich einmal zu etwas entschlossen hat, kann er es gut erledigen. Mit anderen Worten, er ist sich seiner geistigen Schwachheit bewußt, aber er kann sich aufraffen, und wenn er sich einmal selbst vergißt, fließen seine Gedanken ungehindert. Die nervliche Erschöpfung von Silicea ist eher die Folge von übermäßigem Studieren und lang fortgesetzter geistiger Anstrengung, als von Geschäftssorgen und Gram. Es ist mehr die geistige Erschöpfung des Akademikers und des mit seinem „Kopf" arbeitenden Menschen. Ein Student fürchtet sich vor der Prüfung, nachdem er die Prüfungsanforderungen gelesen hat, in der Angst, er könne Fehler machen. Der Rechtsanwalt wird von Besorgnis ergriffen, wenn sein Plädoyer vor Gericht näher rückt. Er ist überzeugt, daß er dem Fall nicht gewachsen ist, und ihn verliert. Aber nach den ersten Sätzen fühlt er sich gut, und er erfüllt seine Aufgabe besser als bei einigen früheren Fällen. Der Lycopodium-Patient ist mit denselben Schwierigkeiten behaftet, doch seine Furcht ist wohl begründet. Diejenige von Silicea ist eingebildet. Dieser besondere geistige Zustand ist Folge von angeborener oder unterdrückter Sykosis.

16. Die Silicea Frau ist mild, nachgiebig, niedergedrückt und weinerlich. Das Kind ist furchtsam, schwächlich und manchmal eigensinnig, weint selbst dann, wenn man freundlich mit ihm spricht. In allen Lebensaltern zeigt der Silicea-Patient die Trägheit und geistige und physische Niedergedrücktheit, die dieses Mittel hervorruft. Auf der anderen Seite können extreme Reizbarkeit und Erregung bestehen.

17. Verallgemeinert kann gesagt werden, daß in Fällen, in denen die Knochen und mehr das langsam reagierende Gewebe befallen sind, auch die geistigen und physischen Funktionen verlangsamt sind. Wo aber das Gehirn und das Nervensystem Sitz der Krankheit ist, liegt das Gegenteil vor. Dies zeigt die zwei Seiten von Silicea auf. Trotz der nervlichen Schwäche besteht Überempfindlichkeit und Erregtheit.

18. Die Sinneswahrnehmung ist übersteigert. Der Patient ist ruhelos und „zappelig", schnell ängstlich bei Geräuschen oder durch das Gedränge in einer Menschenmenge. Plötzliche, oder unerwartete Geräusche lassen ihn auffahren oder verschlimmern sein Kopfweh. Jeder Stoß oder jede Erschütterung schmerzt im Kopf, verursacht Dröhnen im Ohr, oder vergrößert die Schmerzen im Rückgrat. Geschwüre, Abszesse und andere Läsionen und bei manchen Fällen sogar die gesamte Haut sind empfindlich auf Berührung. Er ist überempfindlich gegen Schmerzen, wo immer sie auch lokalisiert sind.

19. Es kann Überaktivität der Muskelfunktionen auftreten, mit Zucken, Hüpfen und eventuell epileptiformen Krämpfen.

20. Silicea hat eine eigenartige Wirkung auf Schweißdrüsen. Obwohl der Patient fröstelig ist, sogar bei körperlicher Bewegung, und obwohl seine Haut selbst bei warmer Bekleidung trocken bleibt, ruft schon leichte Anstrengung starken Schweiß hervor. Er schwitzt an Kopf und Füßen und manchmal auch fast ständig an den Handflächen. Der Fußschweiß stinkt fürchterlich und macht die Zehen wund. Diese Symptome sind wichtig, nicht nur weil es Leitsymptome für Silicea sind, sondern auch weil der Unterdrückung des Kopfschweißes durch einen kalten Luftzug oder des Fußschweißes durch einen adstringierenden Fußpuder, oder durch Naßwerden der Füße, chronische, langandauernde Krankheiten folgen können. Es hat sich bei vielen klinischen Fällen erwiesen, daß Nasenkatarrh, periodische Kopfschmerzen, Gastritis, Tumoren, Verhärtungen und andere Affektionen von der Unterdrückung eines Schweißes an diesen Körperteilen herrühren. (*Nat-m., Puls.,* **Sep.**; besonders der Füße.) Silicea bringt, falls es durch die begleitenden Symptome angezeigt ist, den Schweiß wieder hervor. Gewöhnlich verschwinden dann alle Folgen der Unterdrückung.

21. Eigenartige Empfindungen sind immer wertvoll bei der Auswahl des Mittels, besonders wenn sie nicht durch physikalische oder pathologische Gründe erklärt werden können. Die Empfindung „wie von einem Splitter" gehört zu dieser Kategorie (siehe auch bei Hepar), und sie ist darüberhinaus nur für eine kleine Gruppe von Mitteln charakteristisch. Dasselbe kann von der Empfindung „wie wenn ein Haar auf einem Körperteil liegen würde" gesagt wurden. Beim Siliceafall wird es auf der Zunge gefühlt. (Nat-m.), im Hals (Sulfur) oder in der Trachea (nur bei Silicea). Obwohl Taubheits- und Schweregefühl ausgeprägt von Silicea hervorgerufen werden, sind sie weniger wichtig, weil sie bei einer größeren Zahl von Mittel gefunden werden (wie z.B. bei Gels., Nat-m., Puls., Rhus-t., Sep.).

22. Die allgemeine Wirkung kann durch acht Hauptmerkmale zusammengefaßt werden:
   1. Mangelhafte Nutrition.
   2. Erschöpfung und Erethismus.
   3. Verhärtungen.
   4. Eiterungen.
   5. Affektionen von Drüsen, fibrösem Gewebe und Knochen.
   6. Schweiße einzelner Körperteile.
   7. Verschlimmerung durch Kälte und Besserung durch Wärme.
   8. Widerliche, stinkende, ätzende Ausflüsse.

23. Von den zahlreichen und verschiedenartigen Krankheitszuständen, bei denen Silicea erforderlich ist, sind die folgenden am wichtigsten:

24. Kopfschmerzen: Scharfe, reißende, pulsierende

Schmerzen, die vom Rückgrat in den Hinterkopf aufsteigen, oder dort beginnen und dann sich über einem Auge festsetzen, meistens über dem rechten. Sie werden verschlimmert durch Bewegung, Erschütterung und geistige Anstrengung, besser durch warmes Einhüllen. Übelkeit und Erbrechen auf der Höhe des Anfalles. Nervöse gastrische, kongestive, periodische Kopfschmerzen. Es hilft bei Kopfschmerzen, die von übermäßiger geistiger Anstrengung, von der Unterdrückung eines Fußschweißes oder Ohrenflusses, oder von der Einwirkung kalter Luft auf den Kopf herrühren.

25. Der Schwindel steigt, ebenso wie die Kopfschmerzen, vom Nacken aufwärts und ist von Verwirrung und der Unfähigkeit, die richtigen Worte zu finden, begleitet. Neigung nach links zu fallen oder zu schwanken.

26. Ophthalmie, Konjunktivitis, Keratitis mit Hornhautgeschwüren, die zur Perforation neigen, geschwollene Lider und multiple Gerstenkörner, die zu einem harten tarsalen Tumor werden, oder zu eitern beginnen und nicht heilen wollen. Dünner ätzender Eiter; die Lider verkleben nachts; Photophobie, besonders durch Tageslicht. Iridochorioiditis und andere Arten von Entzündungen; Pannus; Hypopyon; Amplyopie durch unterdrückten Fußschweiß, oder durch andere ernste chronische Krankheiten; Buchstaben verschwimmen beim Lesen; ciliare Neuralgie, die durch applizierte Wärme besser wird; Trübungen der Kornea, seniler Katarrakt, Dakryozystitis; Fisteln der Tränenwege.

27. Chronischer Schnupfen, wenn der Ausfluß dünn, ätzend, blutig und stinkend ist. Ulcerationen in den Nasenwegen. Schmerzhafte Trockenheit der Nasenschleimhäute mit verkrusteten Nasenlöchern oder verstopfte Nase am Morgen und Fließschnupfen tagsüber. Verlust des Riechvermögens. Schwellung der Mündung der Tuba Eustachi mit unerträglichem Prickeln und Jucken an dieser Stelle ist typisch für den Siliceakatarrh und -heufieber.

28. Otitis. Die Ohren sind empfindlich und schmerzen durch laute Geräusche. Stechende Schmerzen. Stinkender, wässriger, quarkartiger Ohrenfluß. Empfindung von Verstopfung und Taubheit, die plötzlich mit einem lauten Knall gelindert wird. Karies der Gehörknöchelchen, des knöchernen Gehörganges oder des Mastoids.

29. Affektionen des Respirationstraktes. Trockenheit des Rachens; Heiserkeit; Husten durch Kitzel in der Fossa suprasternalis, verschlimmert durch kalte Getränke (Rhus-t.), durch kalte Luft und während der Nachtruhe; besser durch warme Getränke. Schmerzen in der Brust beim Husten. Nachtschweiß. Chronische Bronchitis. Tuberkulose.

30. Verstopfung. Der Stuhl gleitet wieder zurück, nachdem er schon teilweise herausgepreßt worden war (Sulf.). Fissuren und Fisteln am Rektum. Verstopfung besonders vor und während der Regel, der Kleinkinder, und der rachitischen, skrofulösen Kinder.

31. Epilepsie, wenn die Aura im Bereich des Solarplexus beginnt, wenn sie durch Gemütsbewegungen oder übermäßiges Studieren und geistige Anstrengung ausgelöst wird.

32. Rachitis. Schüchterne, furchtsame, eigensinnige Kinder mit großen Köpfen, offenen Fontanellen, abgezehrten Körpern und sich vorwölbenden Bäuchen. Der Kopf und der Nacken sind, besonders während des Schlafes, mit saurem, stinkendem Schweiß bedeckt. Die Wirbelsäule ist schwach und verkrümmt; stinkender Fußschweiß.

33. Vergleichsmittel: Wenige Mittel sind so innig verwandt miteinander wie Silicea und Pulsatilla, und doch sind sie in vielen wichtigen Zügen verschieden. Schüchternes, nachgiebiges, weinerliches Wesen, mit zuwenig Selbstvertrauen, kennzeichnet beide Mittel. Alle zwei wirken auf die

Schleimhäute, und rufen Geschmacksverlust, Abneigung gegen Fettes, Durstlosigkeit während des Fiebers, Inaktivität des Rektums, Blutandrang zum Kopf und Schwäche und Taubheit der Glieder hervor. Beide verursachen eine verspätete, spärliche Menses, Verhärtungen und Schwellungen der Drüsen und Eiterungen. Beide sind nützlich bei Krankheiten, die durch eine Unterdrückung der Menses oder eines chronischen Fußschweißes hervorgerufen wurden. In vielen besonderen Symptomen entsprechen sie sich. Aber der verschreibende Arzt sollte bei ihrer Unterscheidung wenig Schwierigkeiten haben.

Silicea trifft mehr bei Ärgerlichkeit zu und wird durch Trost verschlimmert, im Gegensatz zu Pulsatilla. Der Pulsatillaeiter ist, ganz gleich ob er von Schleimhäuten oder von Abszessen stammt, dick, grün-gelb, blande, nicht reizend und nicht aggressiv wie bei Silicea. Pulsatilla – Geschwüre können indolent sein, aber ihre Ränder sind empfindlich und bläulich durch die kapilare Stauung; sie können jucken und brennen, aber sie sind niemals phagedänisch.

Der Pulsatilla-Patient ist verstopft aufgrund seiner Darmträgheit, aber sein Stuhl schlüpft bei der Entleerung nicht wieder zurück. Alle Symptome verschlimmern sich von Sonnenuntergang bis Mitternacht und werden durch kalte Anwendungen oder in frischer Luft gelindert; während sich diejenigen von Silicea durch Wärme, ein warmes Zimmer und am Abend bessern.

34. Silicea wirkt tiefer und länger anhaltend. Es folgt Puls., wenn diese Arznei die Chronizität der Krankheit nicht abdeckt, besonders wenn mehr die trägeren Gewebe befallen sind; wenn sich dicker, gelber, blander Eiter zu einem ätzenden Ausfluß umwandelt und eine Tendenz zur Verhärtung vorhanden ist. Bei vielen chronischen Krankheiten ist Puls. komplementär zu Sil. und wird oft das Mittel bei akuten Erkrankungen von Patienten mit Silicea-Konstitution sein.

35. Hepar und Silicea sind beide bei Furunkeln, Abszessen, Geschwüren und anderen Eiterungen und für die chronischen Folgen einer Merkurbehandlung indiziert.
Hepar paßt ausgezeichnet bei Läsionen von Weichteilen, Silicea von Bindegewebe und von Knochen. Beide Arzneien zeigen Überempfindlichkeit auf äußere Einflüsse, besonders auf Kälte und Berührung. Empfindlichkeit gegen Schmerzen kennzeichnet mehr Hepar; Trägheit und Mangel an Reaktion Silicea, außer wenn das zentrale Nervensystem Hauptangriffspunkt der Krankheit ist. Hepar neigt mehr zu Reizbarkeit, Heftigkeit und Bösartigkeit; Silicea ist mild, ängstlich und schüchtern. Hepar antidotiert einige Symptome von Silicea, aber das Letztere folgt, wenn Hepar die Kur nicht vollenden konnte.

36. Obwohl Merkur und Silicea feindlich zu einander sind, gleichen sie sich doch überraschenderweise in vielen Modalitäten und lokalen Manifestationen. Aus diesem Grund sollten beide sorgfältig miteinander verglichen, und ihre Unterscheidungsmerkmale im Kopf behalten werden. Verzagtheit, Angst, Gedächtnisschwäche, Schwellung der Lymphdrüsen, Abszesse, Geschwüre und Knochenschmerzen finden wir bei beiden. Die Angst bei Merkurius scheint durch Gefühlsaufwallungen bedingt zu sein, oder ist die Folge von Alkoholismus; bei Silicea ist sie Teil der allgemeinen Schwäche, infolge des mangelhaft ernährten Nervengewebes. Merkurius fördert die Entstehung von Eiter, deshalb ist es zur Beschleunigung der Reifung von Abszessen nützlich. Es befällt häufiger die Drüsen und das Periost. Silicea heilt den chronischen Abszeß. Die Geschwüre von Mercurius spreiten oberflächlich aus; obwohl die Geschwüre von Silicea phagedänisch sind, erstrecken sie sich in die Tiefe, und zerstören alles auf ihrem Weg. Sie sind empfindlicher auf Berührung und fühlen sich kalt an. Silicea ist öfter das Mittel bei Ostitis und Nekrose, und fördert die Kallusbildung bei nicht heilenden Knochenbrüchen. Die Knochenaffektionen von Merkurius sind gewöhnlich syphilitisch; es hat geschwollene, rote, heiße und schmerzhafte Drüsen. Diejenigen von Silicea sind hart und schmerzlos. Aber unabhängig von den Lokalsymptomen und der Pathologie sind die Schweißsymptome und die allgemeinen Modalitäten unfehlbare Führer bei der Unterscheidung dieser beiden Mittel. Obwohl er empfindlich gegen Kälte ist, kann der Merkurius-Patient ein warmes Bett nicht ertragen. Er schwitzt am ganzen Körper außer am Kopf. Bei Silicea schwitzt der Patient an Kopf und Nacken, besonders während des Schlafes; ebenso an den Füßen und zwischen den Zehen, während der restliche Körper trocken bleibt. Er fühlt sich nur wohl, wenn er warm zugedeckt ist.

37. Sulfur, Calcarea und Lycopodium sind Silicea ähnlich bei Rachitis. Sulfur kann schnell unterschieden werden durch seine Abneigung gegen Baden, durch sein schmutziges, ungewaschenes Aussehen, durch seine morgendliche Verschlimmerung und durch seine heißen Füße im Bett. Es kann Schweiß am Hinterhaupt vorhanden sein, aber er erscheint zu jeder Tageszeit.

Der Calcarea-Patient, mit seinem großen Kopf, seinem schüsselförmig vorgewölbten Bauch und seiner Neigung zum Schwitzen kann nicht so leicht unterschieden werden. Gewöhnlich ist aber eine Tendenz zur Fettleibigkeit zu erfahren, und Kopfschweiß ist auf den behaarten Teil beschränkt und riecht sauer; die Füße sind feuchtkalt, aber der Fußschweiß ist nicht besonders stinkend oder wundmachend. Das Kleinkind bei Lycopodium schwitzt am Kopf, während des Schlafs, ist abgemagert, besonders am Hals, der Bauch durch Flatulenz aufgetrieben, und es wünscht herumgetragen zu werden. Die Kleinkinder bei Calcarea und Silicea neigen sehr zu Knochenerweichung und Ostitis. Bei beiden bleiben durch Malnutrition der Knochen die

Fontanellen offen; bei Calcarea die vordere, bei Silicea die hintere, mit Schmerzhaftigkeit der Suturen.

Da Silicea **FEINDLICH** zu Merkurius ist, sollte es nie nach diesem ohne Zwischenmittel gegeben werden. Dieses Mittel ist gewöhnlich Hepar. Die natürliche Komplementärsequenz ist Merkurius, Hepar und Silicea, jedes übernimmt die Arbeit, wenn der Vorgänger aufgehört hat zu wirken. Jedoch ist potenzierte Silicea in der Lage Gutes zu bewirken bei Geschwüren, Karies und anderen Folgen von groben Dosen Merkurius, wenn die Symptome es anzeigen.

39. WIRD ANTIDOTIERT DURCH: Camp., Hep., Fl-ac.
ES ANTIDOTIERT: Merc-c., Sulf.
FOLGT GUT AUF: Bell., Bry., Calc-c., Calc-ph. (bei Rachitis); Cinnabar.; Graph., Hep., Ign., Nit-ac., Phos.
WIRD GUT GEFOLGT VON: Hep., Fl-ac., Lach., Sep.
KOMPLEMENTÄR ZU: Thuja; Sanicula; Fl-ac., Puls.
UNVERTRÄGLICH MIT: Merc.

Lektion 35

Thuja occidentalis

1. Gebräuchlicher Name: Lebensbaum. Fam. nat.: Coniferae.
Verbreitungsgebiet: Nordamerika.
Zubereitungsform: Tinktur der frischen, grünen Zweige.
   Allgemeine Charakteristika
2. Antisykotikum.

Paßt auf fleischige Menschen mit dunkler Haut, schwarzem Haar und schlaffen Muskeln; auf Kinder mit hellen Haaren.

Erkrankungen infolge *schlecht behandelter* oder *unterdrückter* **Gonorrhoe;** *Mißbrauch von Tee, Kaffee, Tabak;* Zwiebeln; *Fetten;* Süßigkeiten; Sulfur; Merkur; von *Syphilis;* **Impfungen.**

Reizbarkeit; *Streitsüchtigkeit; hastige Wesensart; Milde;* **Traurigkeit;** *Weinen durch Musik; langsames Auffassungsvermögen; Vergeßlichkeit; Wahnvorstellungen; fixe Ideen.*

Hitzewallungen; *Blutandrang; arterielle Pulsationen.*

Einseitige Beschwerden; *linksseitig.*

Abwechselnd Kontraktion und Erschlaffung der Sphinkteren und der Vasomotoren.

Stinkende Absonderungen.

Entzündung der Schleimhäute; dicke, gelbliche oder *grünliche Absonderungen.*

Schweiß: **Stinkend;** ölig; *süßlich oder sauer;* nur *an unbedeckten Stellen; an einzelnen Körperteilen; überall, außer dem Kopf.*

Empfindungen: **Wie von einem Pflock;** Taubheitsgefühl; *Pulsieren.*

Schmerzen: *Bohrend;* stechend, *wie von einem Pfeil; an einer kleinen Stelle; pulsierend.*

Entzündung und Schwellung von Drüsen.

Ausschläge: *Ekzematös; herpetisch; bräunliche oder gelbliche Flecken.* **Warzen, groß,** *klein,* **gekerbt,** *flach,* **stechend,** *gestielt,* **bluten schnell.**

Kondylome; blumenkohlartige Auswüchse, feucht, *stinkend. Muttermale, Polypen; Naevi; Geschwüre, oberflächlich; Lupus; Krebs; Syphilis.*

VERSCHLECHTERUNG: *Morgens; um 3 Uhr nachts; 15 Uhr; abends; durch Kälte; kalte Luft; kaltes, nasses Wetter; ein warmes Zimmer; Bettwärme; Ruhe; Fett; Zwiebeln.*

BESSERUNG: *Durch Bewegung; nach dem Schwitzen;* **Berührung.**

3. Thuja occidentalis, auch Lebensbaum genannt, ist ein schöner immergrüner Baum, der in der westlichen Hemisphäre, von Pennsylvania bis in den Norden Canadas häufig vorkommt. Die frühen amerikanischen Siedler gebrauchten ihn in Form einer Abkochung für Husten, Fieber, Schuppen, Skorbut, Gicht und als Salbe, die mit Bärenfett hergestellt wurde, für Rheuma. Später wurde sie lokal angewendet, um Warzen an den Genitalien zu heilen.

4. Die definierte therapeutische Verwendung von Thuja wurde von Hahnemann begründet. Ein junger Kleriker kam zu ihm und klagte über einen grünlichen Urethralausfluß, Pusteln auf der Glans penis und Schwellung. Er bekräftigte, daß er nichts verbotenes getan habe. Der Arzt schickte ihn ohne ein Medikament nach Hause und bat ihn in drei Tagen noch einmal zu kommen. Als er wieder kam, waren alle seine Symptome verschwunden. Er erinnerte sich dann, daß er im Garten spazieren gegangen war und einen kleinen Zweig eines Lebensbaumes gepflückt und gekaut hatte. Diese Episode führte zu Prüfungen, die zeigten, daß Thuja in der Lage war, Symptome zu erzeugen, die mit denen der sykotischen Diathese in all ihren verschiedenen Formen, einschließlich des Urethralausflusses, identisch sind.

5. Man behauptet, daß Thuja sehr gut wirkt bei fleischigen Menschen mit dunkler Hautfarbe, dunklem Haar und schlaffen Muskeln. Aber unabhängig von den äußerlichen und körperlichen Charakteristika, ist der Thuja-Patient besonders empfänglich für eine gonorrhoeische Infektion und für einige andere tierische Gifte, besonders für Kuhpockenimpfstoff. Der Praktiker wird sie sehr oft für die Beschwerden infolge ererbter oder erworbener Gonorrhoe und für die krankheitserzeugende Wirkung einer Impfung gebrauchen. Aber sie ist auch bei vielen anderen Erkrankungen nützlich, bei denen das sykotische Element keine Rolle spielt. Unter diesen sind Kopfschmerzen, Neuralgien, Ozäna, Keuchhusten, Angina pectoris, Dysmenorrhoe, Pemphigus, Windpocken, Psoriasis, fettige Tumoren, Krebs, einige Phasen von Syphilis und viele andere Erkrankungen.

6. Die Thuja-Konstitution ist durch folgende allgemeine Merkmale gekennzeichnet:
   1. Wucherungen des epithelialen Gewebes.
   2. Affektionen der Schleimhäute, besonders des Genitorethraltraktes.
   3. Stinkende Absonderungen und Sekrete.
   4. Fötiger oder süßlich riechender Schweiß, partiell auftretend.
   5. Erkrankungen, die eine akute Gonorrhoe und deren Folgen bei Unterdrückung simulieren.
   6. Beschwerden infolge einer Impfung.
   7. Reizbarkeit und hastige Wesensart oder Milde und Traurigkeit; fixe Ideen.
   8. Verschlimmerung durch Wärme und kaltes, nasses Wetter.
   9. Erleichterung durch Kälte und Berührung des schmerzenden Teils.

7. Die Wucherungen auf der Haut und den Schleimhäuten, besonders die weicheren Formen, entwickeln sich mit

überraschender Schnelligkeit. Thuja führt in der Liste der Mittel gegen Warzen. Diese Auswüchse des Epithels sind beim Thuja-Fall eher groß als klein, öfters erhaben und gezackt als flach und glatt, stechen und brennen und bluten durch die geringste Verletzung.

8. Kondylome bilden sich an den Genitalien und um den Anus und können sogar an den Rändern der Iris gefunden werden. Weiche, schwammige, blumenkohlartige, leicht blutende Gewächse entspringen aus der Mucosa der Cervix uteri, der Vagina, der Vulva, der Glans penis und des Präputiums. Sie sondern eine schmutzige Flüssigkeit ab, die wie alter Käse oder verdorbener Honig riecht.

9. Polypen bilden sich in der Nase, im äußeren Gehörgang, in der Vagina, im Rektum, an den Augenlidern oder auf den Konjunktiven, hängen aus dem Os uteri und dem Meatus der Harnröhre heraus. Unter der Wirkung von Thuja verschwinden diese Gewächse fast so schnell wie sie entstanden.

10. Thuja affiziert die Schleimhäute, erzeugt Entzündung, Schwellung, Geschwüre und ein dickes gelbes oder grünlich eitriges Sekret.

11. Die Konjunktiven sind entzündet und kongestioniert und scheiden dicken grünlichen Eiter ab; oder können trocken sein mit der Empfindung, als ob Sand in den Augen wäre. Die Cornea ist getüpfelt mit Phlyktaenae oder Geschwüren, die dazu neigen, die darunterliegenden Strukturen zu erfassen. Thuja ist ein ausgezeichnetes Mittel für syphilitische Iritis und geschwürige Entzündung der Cornea. Sie besitzt eine stärkere Affinität zu den Skleren als jedes andere bekannte Mittel. Riesige Granulationen wie Warzen oder Blasen bilden sich auf der Innenseite der Lider. Die Augen sind voller Tränen und nachts verkleben die Lider. Diese Zustände werden von stechenden Schmerzen in den

Augäpfeln oder in den Orbitalknochen begleitet und bei tieferen Entzündungen von Bohren, als ob ein Nagel in den linken Stirnhöcker gebohrt würde; von getrübtem Sehen; von Mouches volantes oder Photopsie vor den Augen und einer Empfindung von Hitze in den Augen oder den angrenzenden Regionen.

12. Bei Otitis media ist Thuja indiziert durch eine Empfindung von Völle, durch ein Geräusch, wie von kochendem Wasser und durch Absonderung von dünnem, wässrigem Eiter, der wie verfaultes Fleisch riecht.

13. Dieses Mittel erzeugt alle Symptome einer chronischen Ozaena. Die Nase ist rot oder von einem roten, feuchten Ausschlag bedeckt. Anfangs wird ein dickes grünliches Sekret abgesondert, das gelegentlich mit Blut vermischt ist. Später bilden sich dünne, bräunliche Krusten in den Nasenwegen.

14. Der Mund ist voller brennender Aphten; flache Geschwüre bilden sich auf oralen Seiten der Lippen, der Zunge und den Mundwinkeln. Thuja ist eines der Mitel an das man denkt bei Ranula, das von einem Netz variköser Venen eingeschlossen ist.

15. Der Schlund ist rauh, trocken, gerötet, entzündet und von einem Netzwerk von erweiterten Venen übersät. Beim Schlucken besteht die Empfindung von Zusammenschnüren oder als ob ein Pflock im Hals wäre. Es wird viel Schleim hochgeräuspert, der nur schwierig ausgespuckt werden kann.

16. Die Magengrube ist aufgebläht und empfindlich. Der Magen kann keine Zwiebeln oder fette Speisen verdauen. Diätfehler verursachen ranziges oder saures Aufstoßen, oder Erbrechen von fettig schmeckenden Substanzen. Flüssigkeiten ergießen sich hörbar in den Magen. Verlangen nach kalten Getränken und kalten Speisen.

17. Die abdominellen Symptome sind wichtig, weil sie

einige eigentümliche Charakteristika dieses Mittels aufweisen. Bei vielen Erkrankungen, auch dann wenn die Eingeweide nicht direkt betroffen sind, treten Spasmen der intestinalen Muskeln auf, Flatulenz und Krächzen oder Geräusche wie Schreie eines Tieres, mit Drücken mal hier, mal dort wie vom Knie oder Ellenbogen eines Föten. Dieses Symptom wurde zuerst bei einer alten Jungfer beobachtet, die glaubte, sie sei schwanger. Das führte dann zum Gebrauch von Thuja bei Scheinschwangerschaft. Bei einer Invagination oder bei Ileus erwies es sich ebenso als sehr wertvoll.

18. Bei Gonorrhoe bestehen Brennen während des Urinierens, Jucken in der Urethra und eine Empfindung, als ob Urintropfen durch die Harnröhre tröpfeln, nachdem die Blase anscheinend geleert worden ist. Die Urethra ist geschwollen, die Glans von roten Erosionen getüpfelt und in schweren Fällen besteht heftiger Drang zu urinieren, wobei nur ein paar Tropfen blutigen Harns abgehen und ziehende, schneidende Schmerzen während des Gehens; Stiche vom Rektum zur Blase, wenn nicht uriniert wird. Der Strahl ist in vielen Fällen gespalten oder dünn und schwach.

19. Thuja erweist gute Dienste für die Folgen von unterdrückter Gonorrhoe. Sie stellt den Ausfluß sogar noch Jahre nach seiner Unterdrückung wieder her und bewirkt eine Heilung. Einige oder alle der obigen Symptome können vorhanden sein und zusätzlich eine lange Liste von Beschwerden, die man auf die Unterdrückung des Urethralausflusses beziehen kann oder auch nicht, aber die den Patienten lebenslang zum Invaliden machen, wenn er nicht durch ein richtig indiziertes homöopathisches Mittel geheilt wird. Akute oder chronische Prostatitis ist eine dieser Erkrankungen. Eine andere ist die Orchitis. Der linke Testikel ist meist befallen. Er ist geschwollen, durch einen Spasmus des Cremaster nach oben gezogen und wird wie gequetscht empfunden. Schwellung der inguinalen Lymphknoten ist häufig vorhanden. Warzen und Kondylome können nach ein paar Tagen, nach mehreren Wochen oder Jahre nach der Unterdrückung auftreten. In vielen Fällen zeigt der Patient keine offensichtlichen lokalen Symptome, und er glaubt, er sei geheilt. Dann wird er von einer Arthritis befallen. Die Thuja-Arthritis ist eigentümlich, denn sie setzt sich in der Lumbalregion, den Hüften, Knien und Füßen fest; die Sohlen sind lahm und schmerzen, die Beine werden taub, schwer und wie tot empfunden. Die Schmerzen werden durch Bewegung schlimmer und besser durch Kälte und nach dem Schwitzen. Meist ist die linke Seite befallen.

20. Später kann sich Asthma entwickeln. Die Attacken treten nachts auf und sind begleitet von einem geröteten Gesicht, viel Schleim in der Brust und einem Gefühl der Völle und Konstriktion in den Hypochondrien. Im weiteren Verlauf können folgen: Impotenz mit nächtlichen Samenabgängen; Trockenheit der Haare, die an den Enden aufsplittern; Trockenheit der Kopfhaut und starke weiße Kopfschuppung; Alopezie; Ozaena; Otorrhoe; Verfall der Zähne an ihren Wurzeln, während die Kronen gesund bleiben; Pusteln und andere Ausschläge der Haut; Fissuren am Anus; Hämorrhoiden, der eigentümliche Schweiß und die geistigen Symptome dieses Mittels werden wahrscheinlich im Laufe der Zeit folgen. Auch jetzt können noch keine offen sichtbaren Symptome vorhanden sein. Nur der geschulte homöopathische Arzt wird eine eigentümliche wachsartige Blässe und vielleicht ein fettiges Aussehen des Gesichtes bemerken, was ihm das tiefsitzende Übel anzeigt. Sein Verdacht wird bestätigt, wenn er die Möglichkeit hat, die Nachkommen des Patienten zu untersuchen. Sie sind meist mager, blaß und besitzen einen Schüsselbauch; sie leiden an Tinea ciliaris, Karies der Zahnwurzeln; an wässrigen Stühlen mit geräuschvoller Flatulenz jeden Morgen nach dem Frühstück. Sie erwachen schreiend und verwirrt aus dem Schlaf und wissen nicht wo sie sind (Lyc.). In ihrer Jugend haben sie Warzen, schuppige Ausschläge oder feuchtes Asthma. Es ist die sykotische Konstitution, die auf die nächste Generation übertragen wurde, obwohl dies von den Pädiatern nicht beachtet wird, die die Lehren der homöopathischen Schule nicht kennen.

21. Bei Frauen sind die Ovarien, hauptsächlich das linke befallen. Es bestehen schneidende, schießende Schmerzen im linken Ovar, die sich in den Iliakalbereich und manchmal die Schenkel hinunter erstrecken; oder starkes Brennen, schlimmer beim Gehen oder Reiten, so daß sie sich niederlegen muß. Sie ist blaß und schwach. Ihre Menses sind zu kurz und vorzeitig. Ihre Glieder werden schwer und schwach empfunden. Ihre Vagina ist so empfindlich aufgrund von Erosionen, daß der Koitus äußerst schmerzhaft ist oder gänzlich unmöglich. Sie hat eine dicke, grünliche Leukorrhoe, die von einer Periode zur nächsten andauern kann. Sie neigt zum Abort im dritten Monat. Während der Entbindung sind die Wehen schwach und ineffizient oder hören völlig auf. Sie hat Uterusprolaps mit Ziehen nach unten im Becken und aphthöse Erosionen an der Zervix, die karzinomatös werden können.

22. Die Absonderungen von Thuja stinken mehr oder weniger. Die Flüssigkeit, die aus den Kondylomen sickert, besitzt einen stark süßlichen Geruch; der Schweiß stinkt und riecht süßlich; die Otorrhoe riecht putrid oder wie alter Käse; die Feuchtigkeit am Rektum wie Fischlake.

23. Die Schweißsymptome sind einzigartig. Der Schweiß kann überall außer am Kopf auftreten. Aber charakteristischer ist Schweiß an den nicht bedeckten Körperteilen, während der übrige Körper heiß und trocken bleibt. Typischerweise besteht stinkender Schweiß in der Axilla, an den Zehen, am Skrotum und den angrenzenden Schenkeln.

24. Thuja erzeugt sowohl Kontraktionen wie auch Erschlaffungen der unwillkürlichen Muskeln, besonders in den Arterien und Sphinktern. Deshalb leidet der Patient an Blutandrang mit Angstgefühlen, Herzklopfen und unruhigem Schlaf, eiskalten Händen und Hitze im Gesicht. Die Hämorrhoiden sind einmal prall gefüllt, ein andermal leer und schlaff. Die Urethra ist wie durch einen Hahn verschlossen, der den Urinfluß verhindert (spastische Striktur).

25. Der Thuja-Patient besitzt meist ein ungeduldiges und widerspenstiges Wesen. Er bewegt sich hastig und spricht schnell; sein Zorn ist schnell erregt. Und doch erzeugt Musik Weinen und Zittern der Füße.

In fortgeschrittenen Fällen wird der Verstand träge, und er kann nicht mehr denken. Er spricht langsam, wie wenn er erst die Wörter suchen müßte und gebraucht sie auch falsch. Er ist besessen von fixen Ideen; glaubt, seine Seele und sein Körper seien getrennt; bildet sich ein, daß eine fremde Person neben ihm sei, oder er sei aus Glas und dürfe deshalb nicht berührt werden, sonst gehe er zu Bruch.

In einigen Formen von Geisteskrankheiten wird Thuja, wenn die angeführten Symptome vorhanden sind, das Mittel sein, das heilen wird.

26. Thuja ist eines der Mittel, das die schlechten Folgen einer Impfung antidotiert, weil diese Folgen zum großen Teil Thuja-Charakteristika sind. Diese schlimmen Auswirkungen werden meist nicht richtig eingeordnet, da sie erst viele Jahre nach der Impfung auftreten können und das daraus resultierende Siechtum anderen Gründen zugeschrieben wird. Herausragend unter diesen Erkrankungen sind hartnäckige Neuralgien, bohrender Schmerz an einer kleinen Stelle eines Backenknochens, der sich auf den Kopf und den Nacken ausdehnt, oder heftige drückende Schmerzen, als ob ein Nagel in den Scheitel oder in den linken Stirnhöcker getrieben würde; Ausschläge, warzenartige Wucherungen,

Konvulsionen, rheumatische Arthritis, Endocarditis und Asthma.

27. Viele Thuja-Beschwerden werden um 3 Uhr und am frühen Morgen verschlimmert und nochmals um 15 Uhr. Obwohl der Patient beim Entblößen fröstelt, verstärken sich alle schmerzhaften Symptome durch Wärme, besonders Bettwärme, außer den Gesichts- und Kopfsymptomen. Kaltem, feuchtem Wetter folgen Neuralgien und Schmerzen in den Gelenken. Aber kühle Luft lindert oft die arthritischen Schmerzen.

28. Beim Liegen werden der Husten, die Kopfschmerzen und gelegentlich auch die rheumatischen Beschwerden besser, aber der Patient fühlt sich allgemein schlechter, besonders sein geistiger Zustand wird verschlimmert.

29. Linderung durch Berührung des schmerzhaften Körperteiles ist ein seltsames und eigentümliches Symptom von Thuja (Calc-c.).

30. HAUPTINDIKATIONEN von **Thuja** sind:
  1. **Warzenartige und pilzartige Wucherungen.**
  2. **Schweiße an unbedeckten Stellen; süßlich riechender Schweiß an den Genitalien.**
  3. **Schmerzen an kleinen Stellen.**
  4. **Gerstenkörner und tarsale Tumoren.**
  5. *Dünnes,* wässriges, grünliches Sekret aus der männlichen Harnröhre mit Dysurie und einer Empfindung, als ob nach dem Urinieren Harn durch die Urethra tröpfeln würde; *dicke,* grünliche Leukorrhoe.
  6. Empfindung eines Pflockes im Hals; von etwas Lebendigem im Bauch.

31. Vergleichsmittel: Silicea und Thuja sind komplementär. Das tiefer wirkende Mineral folgt dem pflanzlichen Mittel, wenn ein Wechsel der Indikationen dafür spricht. Sie gleichen sich in vielen Lokalsymptomen und auch in einigen Allgemeinsymptomen. Silicea wirkt mehr auf das Bindegewebe und die Knochen und erzeugt destruktive Entzündung und Eiterung. Es besitzt eine größere Kraft verhärtetes Gewebe zu erweichen und seine Geschwüre fressen sich tief ein. Thuja stimuliert die Proliferation des Epithels und die Geschwüre sind im allgemeinen oberflächlich. Gewebsproliferationen sind bei Silicea hauptsächlich auf Exostasen und Enchondrome beschränkt. Die Absonderungen von Thuja riechen meist süßlich, gewöhnlich sind sie nicht wundmachend. Diejenigen von Silicea sind sauer und putrid. Beide besitzen „fixe Ideen" und sind bei einigen Formen von Wahnsinn nützlich. Thuja hat Wahnvorstellungen in Bezug auf seine Person. Silicea eine Manie, Jagd auf Nadeln zu machen. Doch eine sorgfältige Analyse der Modalitäten wird eine Unterscheidung zwischen diesen beiden Mittel leicht machen.

32. Pulsatilla ist zu Thuja verwandt bei der Ozaena, Arthritis, chronischen Harnröhrenausfluß, Orchitis und Prostatitis. Auch hier lassen wieder die allgemeinen Modalitäten, besonders die klimatischen Bedingungen und die geistigen Symptome die Wahl treffen.

33. Merkur sollte bei Iritis, Urethritis und Rheuma verglichen werden. Der Merkur-Patient wird durch die Bettwärme verschlimmert und findet keine Erleichterung durch Schwitzen.

34. Vergleiche weiter: Calc-c., Lyc., Merc-c. (Kondylome); Merc. (Kondylome der Iris); Hep., Lyc., (Polypen); Hep., Sep. (schmerzhafte Warzen).

35. **WIRD ANTIDOTIERT DURCH**: Camph.; Cham.; Cocc.; Colch.; Merc.; Puls.; Sulf.

ES ANTIDOTIERT Jod.; Merc.; Nux-v.; Sulf.

WIRD GUT GEFOLGT VON: Med.; Merc.; Nit-ac.; Sulf.; und besonders von Silicea.

KOMPLEMENTÄR ZU: Med.; Nat-s.; Sabin.; Sil.

Acidum fluoricum
(Acidum hydrofluoricum)

36. Zubereitungsform: Lösung.

Allgemeine Charakteristika

37. Schwächliche Konstitution mit gelblich-blasser Haut und Abmagerung: alte Menschen; junge Menschen, die vorzeitig gealtert sind.

Erkrankungen infolge übermäßigen Studierens; Mißbrauch von Tee, Kaffee, Merkur, **Silicea; Röntgenstrahlen.**

Angst; *Abneigung gegen die Familie; Vergeßlichkeit; Fröhlichkeit; Heiterkeit; ungewöhnliche geistige Kraft und Ausdauer;* Furchtlosigkeit.

Vermehrte Ausdauer und Kraft; Mattigkeit; Schwäche.

Stinkende, *wundmachende* Absonderungen.

Wallungen.

Abmagerung.

Stinkende, wundmachende Schweiße.

Empfindungen: Taubheitsgefühl; **Hitze.**

Schmerzen: zerrend; blitzartig; *brennend;* an kleinen Stellen; *pulsierend.*

Ausschläge: *trocken; vesikulär; schuppig; krustig;* pustulös.

Abszesse: Fisteln; *Nagelgeschwüre; Narben;* **Osteitis; Karies; Nekrosen;** *Exostosen;* **Naevi;** variköse Venen; *variköse Geschwüre; Syphilis;* Merkurio-Syphilis.

VERSCHLECHTERUNG: nachts; **durch Hitze und Kälte;** *kaltes, nasses Wetter; warme Luft; ein warmes Zimmer;* warme Getränke.

BESSERUNG: *Kälte; kalt Baden;* **Gehen im Freien;** *heftige Bewegung; Essen.*

38. Acidum fluoricum ist wie Silicea ein tief und langsam wirkendes Mittel und besitzt eine besondere Affinität zu den reaktionsträgen Geweben des Körpers. Die ersten Wirkun-

gen dieses Mittels scheinen die Lebenskraft zu stimulieren, so daß der Patient ein unwiderstehliches Verlangen besitzt, sich im Freien anzustrengen, und er kann im heißesten Sommerwetter Arbeiten mit Kraft und Ausdauer verrichten. Er möchte in die kalte Luft hinaus, in eiskaltem Wasser baden, und kalte Anwendungen erleichtern alle seine Schmerzen. Manchmal fühlt er sich ungewöhnlich kräftig und geistig voller Spannkraft, glücklich und fröhlich. Wenn er Fieber hat, was selten ist, will er unbedeckt bleiben, und er glaubt in einem warmen Zimmer zu ersticken. Er empfindet seinen ganzen Körper als heiß. Seine Fußsohlen brennen nachts, und er muß sie unter der Bettdecke heraus strecken (Sulf.). Die Handflächen sind heiß und schwitzig.

39. Aber allmählich gewinnt seine langsam voranschreitende chronische Erkrankung die Oberhand. Seine Kraft läßt nach. Er wird blaß, kränklich, schwach und abgemagert, seine geistigen Kräfte schwinden; er kann sich nicht mehr an gewöhnliche Dinge, mit denen er täglich zu tun hat errinnern. Er wird mürrisch, schwermütig und gleichgültig sogar gegen seine Familie (Sep.). Er hat Angstanfälle bei denen er in Schweiß ausbricht. Die auslösende Ursache kann geschäftlicher Streß, übermäßiges Studieren oder Syphilis kombiniert mit einer Merkurvergiftung sein.

40. Gleichzeitig oder nach diesem geistigen Zustand entwickeln sich die tyischen Gewebsveränderungen von Acidum fl. Sie werden hauptsächlich auf der Haut, deren Anhangsgebilden und in den Knochen gefunden. Die Haut wird spröde, rauh und entwickelt verschiedene Formen von Ausschlägen – trocken, schuppig, krustig, ständig jukkend. Milchschorf auf dem Kopf oder an alten Verbrennungen durch Röntgenstrahlen. Die Nägel sind verkrüppelt und spröde. Geschwüre bilden sich an allen Körperteilen, besonders an Stellen, an denen die Haut schlecht mit Blut versorgt wird, wie an den Schienbeinen. Diese Geschwüre sind meist varikös und indolent. Alte Narben werden an ihren Rändern rot, jucken heftig oder zeigen einen vesikularen Ausschlag. Starke nächtliche Knochenschmerzen sind die Vorboten einer Nekrose. Hauptsächlich sind die langen Knochen affiziert. Die Zähne werden schwarz oder verfallen am Zahnfleischrand. Fisteln bilden sich um die Zähne, am Anus und über dem nekrotischen Gebiet, wobei ein dünnes, wundmachendes Sekret abgesondert wird. Diese Fisteln widerstehen allen lokalen Behandlungsversuchen.

41. Die Blutzirkulation ist träge, die Hände und Füße kalt, selbst die Beine bis zu den Knien. Die Venen der unteren Extremität weiten sich und bilden Knoten. Acidum fl. hat viele Fälle mit chronischen Varizen geheilt, besonders wenn sie auf eine Schwangerschaft hin entstanden waren.

42. Trotz der Schwäche, der Mattigkeit, der trägen Blutzirkulation und der Kälte möchte der Patient unbedeckt sein und in die kühle Luft. Wenn er sich im Bett fest zudeckt, fühlt er sich heiß, obwohl die Temperatur nicht ansteigt. Ein heißer Dampf scheint von der Haut aufzusteigen und er muß seine Decke wegwerfen. Es bricht ihm kalter, saurer, stinkender Schweiß aus, hauptsächlich wenn er sich nachmittags oder abends körperlich anstrengt. Der Schweiß reizt die Haut und erzeugt ein Stechen. Er sucht die kühle, frische Luft. Warme Getränke tun seinem Magen nicht gut und erzeugen Diarrhoe.

43. Die wichtigsten Indikationen von Acidum fluor. sind:
  1. Ungewöhnliche Fähigkeit sich anzustrengen ohne zu ermüden und stärkster Sommerhitze oder extremer Kälte zu widerstehen; oder ausgeprägte körperliche Schwäche.
  2. Unerklärliche Spannkraft und Fröhlichkeit; oder Traurigkeit, geistige Schwäche und Angst.
  3. Karies und Nekrose der langen Knochen.

4. Geschwüre mit roten Rändern, umgeben von Bläschen; hartnäckiger Decubitus.
5. Heftige blitzartige Schmerzen, die auf kleine Stellen beschränkt sind, besser durch kalte Anwendungen.
6. Verlangen ins Freie zu gehen und im kalten Wasser zu baden.
7. Langsam sich verändernde, tiefsitzende, chronische Erkrankungen der Haut, der Haare, der Nägel, der Venen und Knochen infolge von Syphilis, Quecksilber oder Mißbrauch von potenzierter Silicea.
8. Hautschäden durch Röntgen. (Acidum fl. ist praktisch ein Spezifikum dafür).

44. **VERGLEICHSMITTEL**: Die enge Verwandtschaft zwischen Acidum fluoricum und Silicea ist offensichtlich. Aber die Schweißsymptome und Modalitäten wie Kälte und Hitze genügen völlig für die Differenzierung.

45. Acidum fl. und Silicea sind komplementär. Acidum fl. folgt Silicea, wenn dieses die allgemeine Gesundheit verbesserte, aber den Patienten nicht völlig heilte und die Verschlimmerung durch Kälte sich zu einer Verschlimmerung durch Hitze wandelte. Die Säure ist auch ein Antidot, wenn Eiterung und Gewebszerstörung durch zu häufige Wiederholung von Silicea in niederer Potenz verstärkt wurden. Bei Patienten vom Silicea- oder Acidum fluoricum-Typ können die früheren Symptome Pulsatilla oder Thuja erfordern. Dann lautet die Sequenz: Pulsatilla (oder Thuja), Silicea und Acidum fluoricum. Jedes Mittel trägt seinen Teil dazu bei, den Patienten gesund zu machen.

46. Vergleiche weiter: Coca (gesteigertes Leistungsvermögen), Coffea (Zahnschmerzen), Sepia (Abneigung gegen die Familie), Staph. (Empfindlichkeit der Zähne); Calc-s.

47. **WIRD GUT GEFOLGT VON**: Sulf.; Acidum nitricum.
FOLGT GUT AUF: Ars., Kali-c., Ph-ac., Sil.
KOMPLEMENTÄR ZU: Silicea.

Lektion 36

Baptisia tinctoria

1. Gebräuchlicher Name: Wilder Indigo. Fam. nat.: Leguminosae. Verbreitungsgebiet: Nordamerika. Zubereitungsform: Tinktur der frischen Wurzel samt der Wurzelrinde.

Physiologische Wirkung

2. In kleinen Dosen wirkt es laxierend; in großen heftig emetisch und abführend, dadurch, daß es gastro-intestinale Entzündung hervorruft. Es vermehrt die Sekretion der Leber und der Schleimhautdrüsen des Intestinaltraktes.
Baptisia besitzt eine beträchtliche antiseptische Wirkung, sowohl lokal als auch systemisch. In der Klinik wird es als lokales Mittel, in Form eines Sudes oder Salbe, für hartnäckige und schmerzhafte Geschwüre, drohende oder bestehende Gangrän und grangränöser Geschwüre angewendet.

Allgemeine Charakteristika

3. *Verwirrung; Konzentrationsschwierigkeiten; Abneigung gegen geistige Anstrengung;* **Ruhelosigkeit;** *Delir;* **bildet sich ein der Körper sei zerstückelt und verstreut,** *oder er sei doppelt vorhanden;* **Abneigung gegen die frische Luft;** *Bewußtlosigkeit.*

Erschöpfung; Mattigkeit; Verlangen zu Liegen.

Empfindungen: **Schmerzen wie geschlagen;** Taubheitsgefühl.

Putreszenz.

Vergrößerte Lymphknoten.

Blutungen.

Paralyse.

VERSCHLECHTERUNG: *Am Morgen; Abend;* im Freien; *durch Druck; Hinlegen; Liegen auf der schmerzhaften Seite; beim Gehen.*

4. Die Natur von Baptisia tinctoria kann in einem Wort zusammengefaßt werden: typhoid. Die wesentlichen Merkmale dieses Mittels sind so innig mit der bekannten Symptomengruppe verwandt, die mit diesem Wort gekennzeichnet wird, so daß dieses Mittel Erkrankungen heilen wird, die eine starke typhoide Tendenz aufweisen. Der Grund dafür ist die tiefe Wirkung von Baptisia auf die Nervenzentren, die Verdauungsorgane und das Blut. Als Einleitung wird eine Beschreibung der typhoiden Fälle, für die dieses Mittel paßt, zur Darstellung der allgemeinen Charakteristika dienen.

5. Die Prodromalsymptome sind allgemeines Unbehagen, Schwäche, ein unsicherer Gang, Rückenschmerzen, dumpfes Kopfweh mit Druck an der Nasenwurzel, Schmerzen wie nach Schlägen in den Muskeln und Wehtun der Augäpfel. Dann tritt eine geistige Betäubung, Schwindel mit Kollaps und ein eigentümliches „wildes Gefühl" im Kopf ein, das eine Unfähigkeit erzeugt, die Gedanken zu sammeln und eine anschließende Abneigung gegen geistige Anstrengung. Gegen Abend steigt die Temperatur ein wenig, das wilde Gefühl wird schlimmer, besonders wenn er die Augen schließt, und der Schlaf wird durch Träume von äußerster körperlicher Anstrengung, Rennen, Steigen oder durch viele Alpträume gestört, durch die der Patient mit einer brennenden Hitze erwacht, und dann will er die Fenster weit offen haben.

6. Wenn das Mittel in dieser Phase gegeben wird, werden meist alle Symptome verschwinden. Wenn der Arzt jedoch nicht erkennt, daß diese Symptome Baptisia anzeigen, und Gelsemium oder irgendein anderes Mittel gibt, das nur eine teilweise Beziehung zum Fall besitzt, dann wird wahrscheinlich die Erkrankung ihren regulären Verlauf nehmen. Das Gesicht wird dunkelrot und geschwollen und erscheint wie das eines Betrunkenen, wenn die geistige Klarheit durch ei-

nen Stupor ersetzt ist. Nun tritt ein leises Murmeln im Delir auf, und das vorher bestimmte wilde Gefühl wird nun zu der Wahnidee, der Körper sei zerstückelt und die Teile über das Bett zerstreut. Der Patient ist beunruhigt und wirft sich umher in einem ziellosen Bestreben sie wieder zusammenzubringen. Die Muskelschmerzen sind nun so schlimm, daß, ganz gleich welche Lage er einnimmt, das Bett zu hart ist und deshalb wälzt er sich ständig umher, um eine weiche Stelle im Bett zu finden (Arn.). Auf diese Weise wirken seine körperlichen und geistigen Leiden zusammen und erzeugen eine Ruhelosigkeit, die so lange anhält, wie es die Erschöpfung zuläßt. Dann liegt er unbeweglich im Bett, indifferent gegen alles, was um ihn herum geschieht oder er fällt in einen tiefen Stupor (Gels.) aus dem er erweckt werden kann, um eine Frage richtig zu beantworten, nur um dann wieder in die Bewußtlosigkeit zu fallen. Er schläft ein, während man zu ihm spricht. Sein Mund und seine Lippen sind von Sordes belegt; sein Zahnfleisch ist schwammig und blutig; und seine Zunge ist in der Mitte braun und an den Rändern rot. Im Bereich des rechten Ileums sind ein Gurgeln und eine Schmerzhaftigkeit vorhanden. Der gelbe, breiige Stuhl, der zähe Speichel und der Schweiß erfüllen zusammen das Zimmer mit einem penetranten, stechenden Geruch, der noch im Freien in der Nase haftet. Später erscheinen Petechien auf dem Bauch und schwarzes Blut sickert aus dem Rektum. Dieser Patient wird genesen, wenn er Baptisia erhält.

7. Entsprechend seiner Natur ist Baptisia oft in späteren Krankheitsstadien indiziert. Doch wenn seine charakteristischen Indikationen vorhanden sind, muß es immer verschrieben werden. Unerklärliche und frühzeitige Schwäche, Mattigkeit und träge Zirkulation in den befallenen Teilen sind hervorstechende Merkmale. Bei Halsentzündung zum Beispiel ist die Schleimhaut dunkelrot, geschwollen und ulzeriert. Nur Flüssigkeiten können ohne Würgen geschluckt werden. Doch es bestehen keine Schmerzen. Die Halslymphknoten schwellen rasch an; der Atem stinkt fürchterlich; und die Erschöpfung steht in keinem Verhältnis zu der Schwere des Falles.

8. Bei Erkrankungen mit Hautausschlägen wie Scharlach, Masern oder Windpocken sind zwischen den Hauterscheinungen Ekkymosen eingestreut und sie neigen zum Eitern; die Erschöpfung und der Stupor nehmen in einem erschreckenden Ausmaß zu. Der Trend geht zur Sepsis und einem typhoiden Stadium.

9. Gelegentlich ist Baptisia bei Arthritis indiziert. Auch hier erscheint der charakteristische geistige Zustand mit der Wahnideen der Zerstückelung und Verstreuung. Der schläfrige, stuporöse Patient bildet sich ein, seine Glieder seien zerstückelt und über das Bett zerstreut, oder eine Zehe würde sich mit einer anderen unterhalten.

10. Dieselben Allgemeinsymptome zeigen Baptisia an bei Wundinfektionen, epidemischer Influenza, Dysenterie, schwerer Gasvergiftung, Tuberkulose oder bei anderen Erkrankungen, bei denen das geringe Fieber, der septische Zustand, oder die extreme Putreszenz vorhanden ist.

11. Die Mittel, die mit Baptisia verglichen werden müssen, sind Arnika, Gelsemium, Arsen, Rhus-t., Pyrogenium, Acidum mur. und Echinacea.

12. Arnika gleicht im Stupor, aus dem der Patient geweckt werden kann, doch er fällt in ihn zurück, ehe er seine Antwort vollenden konnte; in den Gliederschmerzen „wie zerschlagen"; weiterhin in der dunklen Farbe der Schleimhäute, in dem wie betrunken aussehenden Gesicht, der Erschöpfung und der Sepsis. Aber seine Symptome entwickeln sich langsamer als bei Baptisia; der Kopf ist heiß während der Körper und die Füße kalt sind; Urin und Stuhl geht unwillkürlich ab; das Atemgeräusch ist laut und blasend. Es besteht mehr das Bild einer apoplektischen Kongestion.

13. Gelsemiun zeigt Unbehagen, Schmerzhaftigkeit der Muskeln, rotes Gesicht, Frieren den Rücken hinunter und große Erschöpfung; aber es fehlen die Ruhelosigkeit und die eigentümlichen Wahnideen wie auch die Fäulnisbildung von Baptisia. Das letztere Mittel folgt Gelsemium, wenn das Fieber ansteigt, der Stupor zunimmt und der Speichel, Urin und der Stuhl mehr fötid werden. Der Unterschied zwischen diesen beiden Mitteln liegt mehr in der Intensität als in der Verschiedenheit der Symptome. Baptisia wirkt tiefer und obwohl seine Symptome sich schneller entwickeln können, paßt es besser auf schwere typhoide Zustände.

14. Arsen ist mit Baptisia zu vergleichen bei Erschöpfung, Sinken der Lebenskraft und dem üblen Geruch. Aber seine Ruhelosigkeit ist Folge der Angst und Furcht; diejenige von Baptisia von nervöser Erregtheit und von Muskelschmerzen. Der charakteristische Durst, die brennenden Schmerzen und die Verschlimmerung nach Mitternacht werden die Wahl einfach machen.

15. Die Unterscheidung von Rhus und Baptisia erfordert gelegentlich eine sorgfältige Analyse. Sie stimmen überein im Stupor, Murmeln im Delir, Ruhelosigkeit und der muskulären Schmerzhaftigkeit. Aber die Ruhelosigkeit von Rhus wird mehr durch die rheumatischen Schmerzen erzeugt als durch die Empfindlichkeit gegenüber dem „harten" Bett und es besteht keine Fäulnis. Die Eigentümlichkeiten der Zunge und die geistigen Symptome werden diese beiden Mittel unterscheiden helfen. Der Rhuspatient bildet sich ein, er wandere über grüne Felder oder er arbeite gerade hart; bei Baptisia, daß seine Glieder über das Bett zerstreut seien.

16. Pyrogenium vereinigt die typischen Symptome von

Arsen, Baptisia, Arnika und Rhus mit allen pathognomonischen Zeichen einer Sepsis. Das entscheidende Merkmal bei Pyrogenium ist die große Differenz zwischen Puls und Temperatur.

17. WIRD GUT GEFOLGT VON: Arsen; Bry.; Acidum nit.; Tereb.

VERGLEICHSMITTEL: Arn.; Ars.; Bry.; Echin.; Gels.; Hyos.; Lach.; Mur-ac.; Acidum nit.; Nux-v.; Opium; Pyrog.; Rhus-t.

Anmerkungen zu Echinacea angustifolia

18. Echinacea, oder auch Kegelblume genannt, ist die nächste Verwandte von Baptisia. Sie ist in West- und Zentralamerika heimisch und wurde von den Indianern als Mittel gegen Schlangenbisse verwendet. Mitglieder der Eklektischen Schule begannen mit ihr in den frühen 80er Jahren zu experimentieren und erhielten ungewöhnliche Ergebnisse bei Infektionen und zymotischen Erkrankungen aller Art. Sie erregte die Aufmerksamkeit der Homöopathen 12 oder 15 Jahre später. Zwei oder drei Prüfungen wurden gemacht, die feinere Symptome und Wirkungen hervorbrachten, aber seine Verwendung basiert hauptsächlich auf klinischer Erfahrung.

19. Echinacea ist ein wirksames Mittel bei Furunkeln, Karbunkeln, phlegmonösen Entzündungen des Bindegewebes, alten tibialen Geschwüren, puerperalen und auch anderen Septikämien, Sezierwunden, malignen Arten von Diphterie und bei typhoiden und anderen zymotischen Fiebern. Es ist wertvoll bei perniziöser Malaria und einigen Formen von arthritischen und myositischen Schmerzen, die wandern ähnlich wie bei Pulsatilla; für Insekten- und Reptilienbisse; und für Schmerzen in späten Stadien von Krebs mit einer Mischinfektion.

20. Die hervorstehenden Merkmale von Echinacea sind:
1. Geistige Trägheit und Schläfrigkeit.
2. Schmerzen im ganzen Körper, muskuläre Schwäche und ein Gefühl der Ermüdung.
3. Septische Zustände des Blutes.
4. Eiterung.
5. Frieren am Rücken.
6. Hohes Fieber abwechselnd mit subnormalen Temperaturen mit rotem Gesicht und Völlegefühl im Kopf.
7. Reichlicher Schweiß an den oberen Körperteilen.
8. Empfindlich auf Kälte.
9. Verschlimmerung abends, nach dem Essen und durch geistige und körperliche Anstrengung.
10. Linderung durch Liegen und durch Ruhe.

21. Der Beginn einer Erkrankung ist plötzlich und wird gewöhnlich von einem Frost eingeleitet, dem Fieber, Schwäche und profuser Schweiß folgen. Das Fieber ist meist regellos, steigt bis 40 oder 40,5 Grad an und fällt auf 36 Grad herab. Der Puls ist zuerst beschleunigt, aber im Volumen unverändert, wird dann bald schwach und fadenförmig. Der Patient ist ruhelos und fürchtet gelegentlich, seine Erkrankung könne ein fatales Ende nehmen. Das Gesicht und die Skleren können gelb sein. Die Zunge ist stark belegt, der Mund und die Lippen ausgedörrt und die Zähne mit Sordes bedeckt. Es besteht Appetitlosigkeit, Durst auf kaltes Wasser, saures Aufstoßen und Flatulenz, Übelkeit, gebessert durch Liegen, Kneifen im Bereich des Nabels, gebessert durch Zusammenkrümmen, dem dann ein gelber, diarrhoeischer Stuhl und ausgeprägte Schwäche folgen. Alle Absonderungen stinken fürchterlich.

22. Vergleicht man Baptisia und Echinacea so muß die allgemeine Natur dieser zwei Mittel im Gedächtnis behalten werden. Sie besitzen viele Gemeinsamkeiten. Baptisia neigt zu den typhoiden Syndromen von Rhus und Arnika. Echinacea mehr zu Pyämie, Eiterung und Geschwürbildung wie Pyrogenium. Obwohl Echinacea Verwirrung, Stumpfsinnigkeit und Stupor erzeugt, verursacht es nicht die eigentümlichen Wahnideen von Baptisia. Baptisia fehlt die Regellosigkeit der Fieberkurve von Echinacea.

23. Echinacea, wie auch Merkur und Silicea stimulieren die Bildung von Eiter. Deshalb ist ein gefährliches Mittel bei hepatischen Abszessen, Pyosalpinx, eitrige Appendicitis und ähnlichem.

24. Vergleiche weiter: Ars.; Hepar.; Rhus-t.

Anmerkungen zu Acidum muraticum

25. Acidum muraticum oder auch hydrochloricum, verätzt wie alle mineralischen Säuren bei Kontakt die Haut, und allgemein erzeugt es vermehrte Reizbarkeit der Muskelfasern, allgemeine Schwäche, Zersetzung der Körperflüssigkeiten, niederes Fieber und Blutungen.

26. Die ersten Effekte sind Ruhelosigkeit, Erethismus, Überschärfe der Sinne und eine gesteigerte geistige Aktivität. Der Mund wird trocken, die Wangen gerötet und der Puls schneller. Der Patient bietet das Bild von Energie und Spannkraft, aber dies täuscht, denn Licht schmerzt in den Augen, Lärm in den Ohren, und der Puls ist weich und unterdrückbar, und der Patient ist unfähig zu körperlicher Anstrengung.

27. Diesen Symptomen folgen schnell Erschöpfung, Traurigkeit, Grübeln, Angst und Furcht vor einem drohendem Unheil. Das Gehirn schmerzt, wie wenn es gezerrt und geschlagen worden wäre; der Hinterkopf ist schwer, wie voller Blei; die Sinne sind benebelt und der Verstand verwirrt. Der Patient kann sich nicht erinnern, was er gerade gesagt hat. Allmählich sinkt er in ein Delir mit Murmeln oder lautem

Stöhnen; sein Mund ist ausgedörrt; seine blasse Zunge ist lederartig, geschrumpft und schwer, wie gelähmt; sein Zahnfleisch ist geschwollen und blutet. Bläuliche Geschwüre bilden sich im Mund und sein Atem ist fötid. Mit Fortschreiten der Krankheit nehmen die Schwäche und der Stupor zu, der Unterkiefer fällt herab (Lyc.), der Patient rutscht im Bett herab, die Augen starren ins Leere und der Stuhl und der Urin gehen unwillkürlich ab.

28. Acidum muraticum steht neben Carbo veg., Arsen und Baptisia bei anscheinend hoffnungslosen Fällen von typhoiden Fiebern oder Fiebern von einem ausgeprägten asthenischen Typ.

29. Auf diese Weise leistet es bei putriden Halsentzündungen, Diphterie, Scharlach und in den letzten Stadien von Krebs excellente Dienste.

30. Die Geschwüre von Acidum mur. fressen sich oft tief ein. Es ist ein wertvolles Mittel für schmerzhafte Aphten im Mund bei Säuglingen oder nach langen, schwächenden Krankheiten und für putride Geschwüre, besonders an den Beinen mit bläulichen Rändern und brennenden Schmerzen.

31. Brennen ist ein allgemeines Charakteristikum. Es erscheint in den befallenen Teilen, besonders in den Hämorrhoiden. Acidum muraticum heilte Hämorrhoiden, die schnell bluten, dunkelbläulich und äußerst schmerzhaft sind, und sich wie große Weintrauben vorwölben. Das Brennen wird durch heiße Anwendungen gelindert.

32. Allgemein paralytische Schwäche befällt auch das Rektum und die Blase. Die rektalen Muskeln sind lax und schlaff. Prolaps tritt auf durch Erbrechen, beim Urinieren oder durch eine leichte Anstrengung (Ign., Podo.). Infolge der rektalen Trägheit ist selbst die Entleerung, eines weichen Stuhles schwierig. Diarrhoeischer Stuhl geht beim Urinieren unwillkürlich ab (Aloe, Sulf.) oder bei Flatulenz. (Aloe,

Podo.). Der Patient muß lange Pressen, bis der Urin zu fließen beginnt, oder er geht, wie z. B. bei typhoiden Zuständen, unwillkürlich ab.

33. Bryonia gleicht Acidum mur. in den frühen Stadien von typhoiden Fiebern. Die Modalitäten wie z. B. auf Bewegung und die geistigen Symptome sind die wesentlichen Führer bei der Differenzierung.

34. Rhus tox. besitzt wie Acidum mur. Ruhelosigkeit, Murmeln im Delir, Erschöpfung und Stupor. Aber Rhus tox. zeigt größere Angst und wirft sich mehr herum und ihm fehlt die extreme Schwäche mit Herabfallen des Unterkiefers und der totenartige Gesichtsausdruck von Acidum muraticum.

35. Acidum mur. ist häufig indiziert wenn Bryonia und Rhus nicht wirkten.

36. Baptisia und Acidum mur. sind bei typhoiden Zuständen fast identisch. Die Zunge von Baptisia ist trocken, in der Mitte braun, oder wird wie taub oder verbrüht empfunden. Die Wangen sind rot auf einen gelben Grund. Das Gesicht ist wie das eines Betrunkenen.

37. WIRD ANTIDOTIERT DURCH: Bryonia .

Anmerkungen zu Acidum phosphoricum

38. Obwohl Acidum phosphoricum die geistige und körperliche Schwäche aufweist, die allen Säuren und deren mineralischen Verwandten gemeinsam ist, erzeugt es nicht den tiefen Stupor und Erschlaffung von Baptisia und Acidum mur. noch verändert es das Blut und das Gewebe in einer so bedrohlichen Weise wie diese zwei Mittel. Der Zustand von Acidum phos. entspricht mehr dem nach einer geistigen Strapaze oder nervlichen Erschöpfung. Deshalb paßt es bestens für Erkrankungen infolge langer, nervlicher Überanstrengung, übermäßigem Studieren, Kummer, Sorgen, Ärger, enttäuschter Liebe (Ign., Nat-m.), für Entkräftung durch akute Erkrankungen oder Verlust von Körperflüssigkeiten. Das hierdurch entstehende geistige Bild ist geprägt durch Traurigkeit, Neigung zum Weinen, Stumpfsinnigkeit und Indifferenz mit Abneigung, sich zu unterhalten oder Fragen zu beantworten, Gedächtnisschwäche, langsames und erschwertes Denken.

39. Es bestehen Schwere und Verwirrung im Kopf, Druck im Scheitel und Schwindel beim Gehen oder Stehen oder eine Empfindung als würden die Füße, während man liegt, in die Luft gehoben (Sticta pulm.).

40. Acidum phos. ist bei Kindern indiziert, die zu schnell gewachsen sind (Calc-c., Calc-ph.), die sich nicht völlig von einer schweren akuten Erkrankung erholten, die zuviel lernten oder heimlich onanierten und dann von Gewissensbissen geplagt werden.

41. Ohne Zweifel ist Acidum phos. sehr wirksam bei Spermatorrhoe und bei Folgen von Masturbation. Das Gesicht ist blaß, die Augen eingesunken und von blauen Ringen umgeben. Die Samenabgänge sind häufig und von vermehrtem sexuellem Verlangen, paralytischer Schwäche des Rückgrats und Zittern der unteren Extremitäten gefolgt.

42. Acidum phos. wird häufig gebraucht für Kopfschmerzen von Schulkindern und Studenten (Calc-p., Nat-m.), durch übermäßiges Lernen oder Überanstrengung der Augen oder durch beides.

43. Die eigentümliche Apathie, Erschöpfung, Neigung zum Nasenbluten (Rhus-t.) und die unwillkürlichen Stuhlabgänge führten zur Anwendung dieses Mittels bei typhoiden und anderen Formen niedriger Fieber. Obwohl der Stupor weniger tief ist, die Erschöpfung weniger ausgeprägt als bei Baptisia und Acidum mur., liegt der Patient wie ein

Stück Holz im Bett und nimmt keine Notiz von dem, was um ihn herum geschieht und antwortet nur einsilbig auf Fragen.

44. Weitere Charakteristika von Acidum phosphoricum sind:
1. Extremer Durst oder Durstlosigkeit während des Fiebers; Verlangen nach Fruchtsäften und erfrischenden Dingen.
2. Meteorismus, rumpelnder Flatus.
3. Reichliche, milchige, nicht schwächende Diarrhoe; unwillkürlicher Abgang mit Flatus.
4. Erkrankungen infolge von Flüssigkeitsverlust; Diarrhoe; austrocknender Schweiße (China für die akuten Folgen, Acidum phos. für die chronischen).
5. Vergleiche weiter: Arn. (typhoide F.); Gels. (Folgen von Emotionen, schlechten Nachrichten); Phos.; Acidum pic.; Silicea.

45. **WIRD ANTIDOTIERT DURCH**: Camph.; Coffea; Sulf.
WIRD GUT GEFOLGT VON: Ars.; Bell.; Caust.; Lyc.; Nux-v.; Puls.; Sep.; Sulf.; Calc-ph.; Ferr-p.; Kali-p.; Nat-p.
FOLGT GUT AUF: Nux-v.; Rhus-t.

Lektion 37

Gruppe der Blutungsmittel einschließlich eines kurzen Repertoriums uteriner Blutungen

Secale cornutum

1. Gebräuchlicher Name: Mutterkorn. Fam. nat.: Pyrenomycetae. Zubereitungsform: Tinktur der frischen Sporen.

Physiologische Wirkung

2. Secale wirkt motorisch erregend, kontrahierend auf die Gefäße, hämostatisch, emmenagog, wehenfördernd, und antihydrotisch. Es hebt den Blutdruck an durch Stimulation der vasomotorischen Zentren und verursacht tetanische Kontraktionen der Ringmuskulatur der Arteriolen, obwohl der Puls langsamer und scheinbar schwächer wird.

Secale besitzt eine biphasische Wirkung. Die erste oder akute Wirkung, die durch große Dosen hervorgerufen wird, ist eine manifeste Irritation des Gastrointestinaltraktes. Die glatte Muskulatur kontrahiert sich, besonders die Sphinkteren und der Uterus. Die Pupillen dilatieren. Eine Anämie des Gehirns und des Rückenmarks erzeugt eine kalte Körperoberfläche, tetanische Spasmen und heftige klonische Konvulsionen.

In kleinen Dosen produziert es zwei verschiedene Phänomene – Konvulsionen und Gangrän. Die tetanoiden Spasmen erstrecken sich auf die Flexoren, den Uterus, die Muskeln des Darmes und der Atmungsorgane und können Koma und Tod herbeiführen.

Die Gangrän beginnt mit extremer Kälte des befallenen Teils. Dann stellen sich ein, Ameisenlaufen unter der Haut überall am Körper, Verlust der Sensibilität, mit schwarzem Blut gefüllte Blasen und trockene oder feuchte gangränöse Stellen, systemische Vergiftung, Koma und Tod. Die artifizielle Anämie des zentralen Nervensystems und der Peripherie ist der Grund dieser Wirkungen.

Allgemeine Charakteristika

3. Paßt für dünne, magere Frauen mit schlaffer Faser, die geschwächt, kachektisch sind und an Metrorrhagien leiden; für dünne, faltige, alte Menschen; für abgemagerte, alt aussehende Kinder.

Erkrankungen durch *Überheben* (Fehlgeburt); Verletzungen (Gangrän); sexuellen Exzessen.

Erkrankungen im Zusammenhang mit *Schwangerschaft und Entbindung; Menopause;* durch unterdrückte Menses; *Lochien, Milch* oder Schweiß.

Angst: Ruhelosigkeit; Furcht; Reizbarkeit; *Stumpfsinnigkeit; Apathie;* **Delir;** Manie.

Schwäche; rascher Kräfteverfall mit Kälte; *Synkopen.*

Blutungen, *reichlich, gießend, hellrot, dunkel, schwarz, stinkend, blaß, dünn mit Klumpen.*

Abmagerung: Abmagerung von **befallenen Teilen.**

Empfindungen: **Taubheit;** *Kribbeln;* **Ameisenlaufen unter der Haut;** *Anästhesie;* **Hitze;** *wie wenn Funken auf die Haut fallen würden.*

Schmerzen: **Brennen;** Ziehen; Reißen; spasmodisch.

Muskelhüpfen; Konvulsionen; tonisch; tetanisch; epileptiform.

Paralyse.

Petechien; **Ecchymosen; Schwarzfärbung äußerer Teile;** Pusteln und *Geschwüre* **werden schwarz; Gangrän.**

VERSCHLECHTERUNG: *Nachts;* **durch Wärme; ein warmes Zimmer;** *Bewegung; Berührung.*

BESSERUNG: **Durch kalte Applikationen; Entblößen;** *im Freien.*

4. Schon seit Jahrhunderten wurde Secale verwendet, um die Geburt und die Ausstoßung der Plazenta zu beschleunigen und um Blutungen zu stillen. Wenn es in wägbaren Dosen gegeben wird, hat seine Erstwirkung zwei Seiten. Über die vasomotorischen Nerven erzeugt es eine lang anhaltende Kontraktion der glatten Muskulatur, besonders des Uterus. Wenn die Uteruskontraktionen gleichmäßig ablaufen, dann wird die Ausstoßung des Inhalts stark beschleunigt; wenn es nach der Geburt verabreicht wird, können sich sanduhrartige Kontraktionen einstellen, und die Plazenta kann zurückbleiben. Die Ringmuskeln der Arterien kontrahieren sich, reduzieren so ihren Durchmesser und verhindern den Blutfluß, besonders in Körperteilen, die weit vom Herz entfernt sind. Deshalb erzeugt es Kälte der Extremitäten, und der gesamten Körperoberfläche, Blaufärbung der Haut an Händen und Füßen und in manchen Fällen Gangrän der Nase, Lippen, Ohren, Hände und Füße. Es ist eine trockene Gangrän wie man sie häufig bei alten Menschen sieht.

5. Über das zentrale Nervensystem erzeugt Secale Hyperästhesie der Hautnerven, Hüpfen der Gesichts- und Bauchmuskulatur, tetanische Rigidität oder epileptiforme Konvulsionen.

6. Die sekundäre Wirkung von Secale ist durch tiefe Schwäche und Erschlaffung gekennzeichnet, die zu einer tatsächlichen Paralyse fortschreiten kann. Bei Secale wird typischerweise das gelähmte Glied kalt und magert rasch ab. Die Wehen sind schwach und ineffizient oder verschwinden völlig; profuse, passive Hämorrhagien folgen der Austreibung des Fötens. Es bestehen kapilläre Blutungen aus der Nase, Blase oder Rektum; Retention von Urin oder Enuresis; unwillkürliche Stuhlabgänge; paralytische Schwäche der unteren Extremitäten oder völlige Bewegungsunfähigkeit.

7. Aber die Erschlaffung der Blutgefäße ist nicht der alleinige Grund der Blutungen von Secale, denn dieses Mittel zerstört die roten Blutkörperchen und vermindert das Koagulationsvermögen des Blutes. Es erzeugt eine ausgeprägte hämorrhagische Diathese. Kleine Wunden bluten stark, und das Blut ist, woher es auch immer blutet, dunkel, wässrig und stinkend.

8. Verbunden mit den Blutungen sind Konvulsionen oder eine Paralyse, es besteht Kälte, Taubheit, Kribbeln oder ein Gefühl, als ob Ameisen oder kleine Tiere unter der Haut krabbeln würden.

9. Die auffallendsten und eigentümlichsten Merkmale dieses Mittels sind die Temperaturmodalitäten. Sogar bei sinkender Lebenskraft und eisiger Kälte möchte der Patient unbedeckt sein und frische Luft haben. Arthritische Schmerzen und Brennen in den entzündeten oder gangränösen Gebieten werden durch kalte Anwendungen gelindert.

10. Secale ist ein tief und mächtig wirkendes Gift. Seine Anwendung in materiellen Dosen bei Uterusblutungen ist mit einer Gefahr für die zukünftige Gesundheit der Mutter und ebenso des Kindes behaftet. In Fällen, in denen es homöopathisch indiziert ist, entweder durch Symptome der ersten oder zweiten Phase, kann es potenziert gegeben werden mit sicherer und zuverlässiger Wirkung.

11. Durch Prüfungen und Symptome, die aus zahllosen Vergiftungsfällen durch Mutterkorn im Brot stammen, wurde die therapeutische Reichweite dieses Mittels stark erweitert. Die wichtigsten Anwendungen und charakteristischen Indikationen sind:

12. Drohende Fehlgeburt, besonders im dritten Monat.
Wenn während der Geburt die Wehen schwach oder unregelmäßig sind oder völlig ausbleiben; „alles scheint locker und weit auf zu sein", aber nichts geht vorwärts; zusätzlich Kälte und Kollaps.
Zu starke und zu lang anhaltende Nachwehen.

Lektion 37 — Sec.

Retention der Plazenta durch sanduhrartige Kontraktionen oder Untätigkeit des Uterus.

Postpartale Blutungen, schlimmer durch die geringste Bewegung, die Blutungen sind reichlich, passiv und dunkel, wässrig und stinken, mit Taubheit und Kribbeln in den Händen, ständigem Spreizen der Finger und Kälte mit dem Verlangen unbedeckt zu bleiben.

Puerperale Konvulsionen. Sie beginnen mit Muskelhüpfen im Gesicht und am Bauch, gefolgt von konvulsiven Bewegungen der Extremitäten, Zusammenpressen der Hände oder typischer rigide Abspreizung der Finger, Taubheit und Kribbeln, erschwerter Atmung und ängstlichem Gesichtsausdruck.

Unterdrückung oder Versiegen der Milch.

Dünne, magere Multiparae mit trockener, rauher und faltiger Haut.

Konvulsionen, Marasmus, Sommerdurchfälle und andere Beschwerden bei Kindern, die schwach und abgemagert sind und wie alte Männer aussehen.

Diarrhoe, Dysenterie oder Cholera mit eingesunkenem Gesicht, Kälte und stinkenden, wässrigen Stühlen, gefolgt von großer Erschöpfung und kalter, trockener Haut oder kaltem Schweiß, aber mit dem Verlangen unbedeckt zu sein.

Trockene Gangrän, besonders bei Greisen, mit bläulicher oder schwärzlicher Farbe.

Gangränöse Blasen, Pusteln und Geschwüre mit brennenden Schmerzen und einer dunkelblauen oder schwarzen Färbung und stinkenden Absonderungen.

Enuresis bei alten Leuten und Kindern.

Arthritis mit ziehenden, reißenden oder wandernden Schmerzen, die nur durch kalte Anwendungen gelindert werden (Lac-c., Puls.; Ferr-p.).

13. Arsen und Secale haben viele Symptome gemeinsam. Beide Mittel erzeugen profuse, wässrige, stinkende Stühle,

Erschöpfung, brennende Schmerzen, Angst, Ruhelosigkeit und Furcht vor dem Tod, Kälte und eine Neigung zu Gangrän. Aber Arsen wird durch Wärme gebessert, Secale durch Kälte. Arsen fehlen die Taubheit und das Kribbeln, welche für Secale so typisch sind.

14. Carbo veg. gleicht Secale bei Kollaps mit Kälte und kaltem Schweiß. Ebenso bei Nasenbluten, wenn die Blutung mehrere Tage anhält und das Blut dunkel und ungerinnbar ist. Auch hier werden die Modalitäten, das Verhalten auf Wärme und Kälte, entscheiden.

5. Pulsatilla besitzt eine oberflächliche Ähnlichkeit mit Secale bei Arthritis mit wandernden Schmerzen und Linderung durch Kälte. In anderen Bereichen sind diese zwei Mittel völlig verschieden.

16. VERGLEICHSMITTEL: Cinnamonum (Zimt) (vermehrt die Wehen, stillt profuse, hellrote Metrorrhagien, die bei jeder Anstrengung beim Strecken oder einem falschem Schritt schlimmer sind; juckende Nase; hysterische Anfälle); Camph. (kalte Haut, kann keine Bedeckung ertragen; Kollaps); Lach., Phos. (hämorrhagische Diathese); Bovista (Metrorrhagie); Ergotinum (wirkt manchmal, wenn Secale versagt); Sabina; Mitchella; Trillium; Erigeron; Hamamelis; Nux vomica; Ustilago.

17. WIRD ANTIDOTIERT DURCH: Camph.; Op.; Solan. n.
VERTRÄGLICH MIT: China.

Sabina
(Juniperus Sabina)

18. Gebräuchlicher Name: Sadebaum. Fam. nat.: Cupressaceae. Vorkommen: Südeuropa. Zubereitungsform: Tinktur von frischen, jungen Zweigspitzen.

Allgemeine Charakteristika

19. Reizbarkeit; Hysterie; *Hypochondrie.*
Reizung, Kongestion und Entzündung des Gastrointestinaltraktes, der Harnorgane und des weiblichen Genitals.
Empfindungen: *Unerträgliche, brennende Hitze;* Pulsieren der Arterien.
Schmerzen: Ziehend, reißend, schießend, zusammenschnürend; treten plötzlich auf und verschwinden allmählich wieder.
Blutungen; *reichlich;* **gießend;** *wässrig;* **hellrot** und *vermischt mit Klumpen.*
VERSCHLECHTERUNG: **Im warmen Zimmer; Bewegung;** *Anstrengung; Musik;* **Berührung.**
BESSERUNG: **In der kalten Luft.**

20. Der Sabina-Patient, gewöhnlich eine Frau, ist meist plethorisch, vollblütig und leidet an unerträglicher, brennender Hitze, Pulsieren der Arterien und Erkrankungen der Sexualorgane. Sie neigt zum Abort im dritten Monat, menstruiert zu lang, zu früh und zu reichlich; blutet stark nach der Entbindung, durch zurückgebliebene Plazenta und während des Klimakteriums.

21. Der Blutfluß, sowohl während der Menses, wie nach einer Fehlgeburt als auch während der Menopause ist (1), profus, (2) hellrot, (manchmal dunkel); gemischt mit dunkelroten oder schwarzen Klumpen; (3) geht gußweise ab; (4) wird durch die geringste Bewegung verschlimmert; (5) wird begleitet von wehenähnlichen Schmerzen, ziehende Schmerzen vom Sakrum oder Rücken zu den Pubes; (6) manchmal mit Schmerzen in den Gelenken und (7) mit einer Abneigung gegen Wärme und Erleichterung durch kühle, frische Luft.

22. Sabina ist gelegentlich bei Hämorrhoiden bei Frauen und Männern indiziert, mit Absonderung von reichlichem, hellrotem Blut, das mit Klumpen vermischt ist und mit den eigentümlichen Schmerzen zwischen Sakrum und der Symphysis pubis.

23. Sabina wird von Pulsatilla antidotiert, die viele Ähnlichkeiten besitzt wie die Modalitäten auf Wärme und Kälte, die wehenähnlichen Schmerzen im Kreuz und Bauch, die plötzlich kommenden, und langsam wieder vergehenden Schmerzen und den paroxysmalen Blutfluß. Aber die Blutung von Pulsatilla ist unregelmäßig und wechselhaft, jetzt schwarz und dick, dann blaß und wässrig; spärlich oder hört plötzlich auf, kehrt dann aber im Schwall wieder. Die Patienten sind milde und nahe ans Wasser gebaut und die wehenartigen Schmerzen erstrecken sich nicht zu den Pubes.

24. Bell. und Ip. zeigen spasmodische starke Blutungen von hellrotem, arteriellem Blut, das mit Klumpen vermischt ist; Bell. mit einem gerötetem Gesicht, pochenden Kopfschmerzen, Empfindlichkeit auf äußere Einflüsse und das Blut wird heiß gespürt; Ip. mit einer tödlichen Übelkeit, Blässe, Kälte und Kollaps beim Aufrichten aus dem Bett.

25. **VERGLEICHSMITTEL**: Ambra und Thuja (schlimmer durch Musik); Arn.; Ustil. (Blutungen mit Klumpen); Calc-c.; Caul.; Cocc.; Croc.; Platina.
WIRD ANTIDOTIERT DURCH: Pulsatilla.
KOMPLEMENTÄR ZU: Thuja.
VERTRÄGLICH MIT: Ars.; Bell.; Puls.; Rhus-t.; Spong.; Sulfur.

Millefolium
(Achillea Millefolium)

27. Millefolium, oder die gemeine Schafgarbe, gehört zur Familie der Compositae, zu denen auch Arnika, Calendula,

Erigeron und noch andere bei Blutungen und Folgen von Verletzungen nützliche Mittel zählen.

28. Millefolium erzeugt Kongestionen zum Kopf, in der Brust, im Becken und auch in anderen Organen, kapilläre Stase und arterielle Blutungen aus Schleimhäuten. Es ist indiziert bei gewissen Formen von Nasenbluten, Hämoptysis, Hämatemesis und bei Blutungen aus den Nieren, der Blase, dem Rektum oder dem Uterus, oft als Folge einer Verletzung, Anstrengung oder von Überheben.

29. Leitsymptome sind: Reichliche, hellrote, schwallartige Blutungen oder eine ständig fließende Blutung, die selten ohne einzugreifen wieder aufhört.
Erschwerte Atmung und Herzklopfen, manchmal mit Fieber.

30. VERWANDTE Mittel: Acon.; Arn.; Calend.; Bellis per.; Ham.; Ipeca.; Led.; Senec.

Erigeron canadensis

31. Kongestionen. Blutungen aus jeder Körperöffnung. Mattigkeit und starke Depressionen. Hämaturie oder Metrorrhagie, profus, hellrot, schlimmer durch die geringste Bewegung, mit heftiger Reizung der Blase und des Rektums (Nux-v.). Wallungen während des Klimakteriums. Nasenbluten mit rotem Gesicht und Fieber. Hämatemesis, verbunden mit Würgen und brennenden Magenschmerzen.
VERWANDT: Canth.; Tereb.

Trillium pendulum

32. Trillium erzeugte reichliche, arterielle Blutungen in seinen Prüfungen. In der Praxis wird es sehr oft bei Metrorrhagien angewendet, aber es kann auch Blutungen aus der Nase, dem Zahnfleisch, besonders nach Zahnextraktionen, oder anderen Blutungen stillen. Seine Leitsymptome Kind: Hellrote Blutung verbunden mit Ohnmacht, ängstlicher Ruhelosigkeit und Schwindel; drohende Fehlgeburt, Blutungen nach der Entbindung oder in der Menopause, die von einer Empfindung begleitet werden, wie wenn das Becken auseinander fallen würde, gelindert durch eine feste Bandage.

33. Vergleichsmittel: Acon. (Angst mit Herumwerfen); China (Schwindel, Ohnmacht); Calc-c.; Ham.; Ipeca.; Lach.; Sabin.; Sec.; Ust.

34. Komplementär zu: Calc. phos.

Hamamelis virginica

35. Hamamelis, auch Hexenhasel genannt, ist ein spezifisch venöses Mittel. Es erzeugt Anschoppung, Entzündung und Erschlaffung von Venen in allen Körperteilen und dunkle, venöse Blutungen. Es ist besonders nützlich bei Phlebitis, varikösen Beinvenen, Hämorrhoiden, Varikozelen und passiven Uterusblutungen, aber es sollte auch bei Epistaxis, Hämoptysis, Blutungen aus dem Hals, Magen oder dem Darm studiert werden, wenn das Blut dunkel und ohne Klumpen ist. Der Rachen ist übersät mit einem Netz erweiterter Venolen. Aus den Lungen wird ohne Anstrengung Blut „maulvoll" ausgehustet; bei einer Metrorrhagie fließt das Blut langsam, ziemlich reichlich und ist oft von Schwellung und Empfindlichkeit der Ovarien begleitet.

36. Hamamelis ist mit Arnika und Bellis perennis in den Folgen von Verletzungen verwandt. Alle drei besitzen Schmerzen wie geschlagen und eine Neigung zur Erschlaffung des Gewebes. Es ist besonders wirksam, wenn die Schmerzen wie nach Schlägen in der Bauchwand (wie z. B.

in der Schwangerschaft), variköse Venen und Empfindlichkeit oder ein Tumor der Brüste nach einem Trauma vorhanden sind.

37. Arnica ist das Hauptmittel bei Verletzungen der Weichteile; Hamamelis ist besonders indiziert, wenn die Venen beteiligt sind.

38. Die unterscheidenden Charakteristika von Hamemelis bei varikösen Venen sind Prickeln, Stechen und große Empfindlichkeit auf Berührung der Schwellungen.

39. WIRD ANTIDOTIERT DURCH: Arnica.
VERGLEICHE weiter: Calc., Puls., Trill., Sul-ac., Vipera.
KOMPLEMENTÄR ZU: Ferr.; Acidum fluor.

Bovista
(Lycoperdon Bovista)

Der Gebrauch von Bovista, ein Riesenbovist, ist grundsätzlich auf Menstruationsstörungen, Metrorrhagien und auf feuchte, krustige Ekzeme beschränkt, die in der Wärme jukken, das durch Kratzen nicht gebessert wird.

41. Die unterscheidenden Merkmale sind:
Nur nachts fließt die Menses oder sie ist reichlich. Diarrhoe vor oder während der Menses oder bei Metrorrhagie. Ungeschicklichkeit, Neigung Dinge fallen zu lassen, Stottern. Allgemeine Aufgeschwollenheit des Körpers, so daß der Druck von Handschuhen, Bändern oder groben Instrumenten tiefe Abdrücke auf der Haut hinterläßt.

42. VERGLEICHSMITTEL: Ambra; Apis; Ars.; Calc-c.; Lyc.; Phos.; Rhus-t.; Sec.; Sep.; Sulf.; Ust.

43. WIRD GUT GEFOLGT VON: Alum.; Calc.; Rhus-t.; Sep.

Ustilago maydis

44. Ustilago, auch Maisbrand genannt, gleicht in seiner Wirkung den anderen Pilzen Secale und Bovista. Es ist ein Mittel, das sehr erfolgreich bei Blutungen nach einer Fehlgeburt oder einer normalen Entbindung und während der Menopause verwendet wird. Das Blut kann hellrot oder dunkel sein, sickert aus dem Uterus und bildet lange Klumpen und Fäden. Infolge des erschlafften Uterus sind die Blutungen passiv. Auch bei vikariierenden Blutungen aus der Lunge oder dem Darm ist es wertvoll. Die begleitenden Symptome sind Depressionen, nach unten zu den Schenkeln schießende Schmerzen und Schmerzen unter der linken Brust (Cimic.).

45. VERGLEICHSMITTEL: Asaf.; Sec.; Sab.; Bov.; Ham.

China officinalis

46. Gebräuchlicher Name: Chinarinde. Fam. nat.: Rubiaceae. Verbreitungsgebiet: Südamerika. Zubereitungsform: Tinktur der getrockneten Rinde. Alkaloide: Chinin; Chinidin; etc.

47. Für den Homöopathen ist China von speziellem Interesse, nicht nur wegen der besonderen Arzneimittelbilder, sondern auch weil dieses Mittel für Hahnemann der Schlüssel zur wahren wissenschaftlichen Heilkunst war.

Allgemeine Charakteristika

48. Paßt auf stämmige, dunkelhäutige Menschen; auf solche, die durch auszehrende Absonderungen geschwächt worden sind wie durch Blutungen, Samenergüsse, zu langes Stillen, Galaktorrhoe, Diarrhoe oder Schweiße; auf Frauenkrankheiten.

Erkrankungen infolge Unterdrückung einer Malaria, eines

Schnupfens oder von Schweißen; durch Verkühlen; Mißbrauch von Tee, alkoholischen Getränken oder von Merkur; von Sauerkraut, Kohl, Milch, verdorbenes Fleisch oder schlechtem Fisch.

Apathie; Abneigung gegen geistige oder körperliche Arbeit; Traurigkeit; Lebensüberdruß; überfließen von Ideen; Wahnvorstellung von Verfolgungen; Mattigkeit; Schwäche; Ohnmacht.

Hyperästhesie; Empfindlichkeit gegen Schmerzen; **gegen Lärm und Berührung.**

Kälte; *Taubheit einzelner Teile.*

Schmerzen: **Reißend;** *drückend, stechend.*

Abmagerung.

Kongestion; Blutungen; Anämie; Wassersucht.

Periodizität; intermittierende Fieber.

VERSCHLECHTERUNG: **Nachts; durch Kälte;** *wolkiges Wetter; Luftzug; frische Luft; beim Liegen auf der schmerzhaften Seite;* **Berührung;** *geistige Arbeit; nach dem Essen; dem Koitus.*

BESSERUNG: Durch Wärme; **festen Druck; nach dem Schwitzen.**

49. Daß China und seine Alkaloide, insbesondere Chinin, homöopathisch auf gewisse Malariaformen passen und diese auch heilen, wenn nicht zu viel von der Arznei gegeben wird, kann nicht bestritten werden. Aber in der Mehrzahl der Fälle, die mit materiellen Dosen behandelt wurden, waren die scheinbaren Kuren nur Unterdrückungen, was in der Praxis sehr oft durch das Wiederauftreten der Paroxysmen bestätigt wird, nachdem das passende homöopathische Antidot verabreicht worden war.

50. China wirkt bei uterinen Blutungen heilend, wenn sie Folge einer Uterusatonie sind und von Tinnitus, Kälte, Blaufärbung der Haut und manchmal von Synkopen oder Konvulsionen begleitet werden. Häufiger aber wird dieses

Mittel gebraucht bei Kopfschmerzen, Schwäche und anderen Beschwerden, die auf exzessiven Blutverlust folgen.

51. Die wichtigsten Indikationen für China sind:

1. Allgemeine Schwäche und Erschöpfung mit Erethismus und allgemeiner Hyperästhesie, schlechter Laune, Angst und Ruhelosigkeit, geistige Schwäche und Mattigkeit, Apathie und Traurigkeit.
2. Erschlaffung der glatten Muskulatur.
3. Lokale Kongestionen, Überfüllung der Venen, Anasarka und Ödeme.
4. Passive, dunkle Blutungen; schlimme Folgen nach Blutungen.
5. Anämie mit extremer Schwäche.
6. Malaria oder intermittierendes Fieber, gekennzeichnet durch großen Durst, der jedem Anfall vorangeht, aber nur während des Schweißes bestehen bleibt.

   Während der Apyrexie bestehen große Schwäche, ein eigentümliches kachektisches Erscheinungsbild und profuse, erschöpfende Schweiße, gefolgt von Klingeln in den Ohren und einer Konstriktion über dem Scheitel und noch andere China-Charakteristika.
7. Periodische Schmerzen, besonders an alternierenden Tagen; Beschwerden durch unterdrückte Malaria; hektische Fieber.
8. Erkrankungen durch den Verlust von Körpersäften oder durch auszehrende Absonderungen.

52. VERGLEICHSMITTEL: Ars. (Schwäche, Kälte, lienterische Diarrhoe und Fieber); Carb-v. (Flatulenz, Diarrhoe, Kälte, Kollaps); Phos-ac. (reichliche Stühle, oft unverdaut, aber mit geringer Schwäche, nervöse Erschöpfung); Puls. (bitterer Geschmack, Anämie, Verschlimmerung durch Essen); Merc. (chronischer Speichelfluß); Nat-m. (Periodizität, Verschlimmerung um 10 Uhr vormittags); Aloe; Podo.; Lyc. und Croto tig. (Diarrhoe unmittelbar nach dem Essen).

53. WIRD ANTIDOTIERT DURCH: Aran diad.; Ars.; Carb-v.; Eup-per.; Ferr.; Ip.; Lach.; Nat-m.; Nux-v.; Puls.; Sep.; Sulph.; Verat-a.
ES ANTIDOTIERT: Ars., Ip.
FOLGT GUT AUF: Ars.; Calc-c.; Coff.; Hell.; Jod.; Merc.; Sulf.; Verat-a.
KOMPLEMENTÄR ZU: Ferr.; Carb-v.; Kali-c.
FEINDLICH: *Selen.*

54. Kurzes Repertorium der Mittel mit uterinen Blutungen:

Abort: *Arn.,* **Bell.,** *bry., calc.,* **Cham.,** *china, cimic.,* **Erig.,** *ham., helon., hep.,* **Ip.,** *lyc., mill., nux-v.,* **Puls.,** *rhus-t.,* **Sabin., Sec., Sep.,** *sulph., ust.*

Im dritten Monat: Cimic., *merc., sabin., sec.,* thuja, *ust.*
Im fünften bis siebten Monat: Sepia.

Atonie des Uterus: *Carb-v., chin., cimic.,* ham., helon., mill., **Puls.,** *sabin., sec.,* tril., *ust.*

Blutungen:

Aktive: *Acon.,* **Bell.,** calc-c., cham., china., *ham.,* **Ip., Sabin., Sec.,** tril., *ust.*

Bewegung verschlimmert: *Bry.,* **Erig.,** *Helon.,* **Sabin.,** *Sec.,* tril., ust.

Dunkel: *Bell., cham.,* **China.,** *puls., sec.*

Gießend: *Bell., cham.,* **Ip.,** *mill., puls.,* **Sabin.,** *sec.,* tril., *ust.*

Hellrot: *Acon., arn., bell., calc-c.,* **Ip.,** *lyc.,* mill., **Sabin.,** *tril.*

Intermittierend: *Bell., cham., ip., puls., sabin.*

Koaguliert: *Arn.,* **Bell.,** *cham.,* bov., ip., *puls.,* **Sabin.,** *sec., ust.*

Passiv: Bov., **Carb-v.**, china, **Erig.**, ham., helon., mill., sec., **Ust.**

Profus: *Arn.*, **Bell.**, cham., china., **Ip.**, mill., nux-v., sabin., sec.

Schwarz: *Carb-v., cham., helon., puls., sec.*

Übelriechend: *Bell., sec.*, tril., ust.

Während des Klimakteriums: Bov., **Calc-c.**, carb-v., nux-v., puls., sabin., sec., **Sep.**, **Sulph.**, tril., ust.

Begleitsymptome:
Delir: Bell., sec.
Diarrhoe: *Bov.*
Dyspnoe: **Carb-v.**, china, **Ip.**, mill.
Erschöpfung durch Blutverlust: **China**, erig., tril.
Kälte: *Arn.*, **Carb-v.**, china., **Ip.**, **Sec.**, sep.
Keuchen: *Ip.*
Konvulsionen: *Bell., china;* **Sec.**
Ohnmacht: *China*, cimic., **Ip.**, lyc., *Nux-v.*, **Sec.**, tril.
Schmerzlosigkeit: Bov., *ham., mill.*, sabin., sec., ust.
Schwäche, generell: **Ars., China.**
Synkope: *China, sec.*
Taubheitsgefühl, Kribbeln, Ameisenlaufen: **Sec.**
Übelkeit: *Ip.*
Verlangen angefächelt zu werden: **Carb-v.**, china.

Schmerzen:
   in den Gelenken: *Sabin.*
   wehenartig: **Bell., Cham.,** *cimic., ip., nux-v.,* **Puls.,** sabin., **Sec., Sep.,** ust.
   in den unteren Extremitäten: *Cimic.*
   vom Sacrum zu den Pubes: **Sabin.**
   durch den Bauch schießend: **Cimic.,** *Ip.* (von links nach rechts); *lyc. (von rechts nach links).*
   Schmerzhaftigkeit im Bereich des Uterus: **Bell.,** *cimic.*
   wie wenn das Becken auseinanderfallen würde: **Tril.**

geschwollener, aufgedunsener Körper: **Bov.**
Bewußtlosigkeit: China; *sec.*
Drang zum Wasserlassen: **Erig.**, *nux-v.;* Stuhldrang: *Erig., nux-v.*

Ursachen:
Antrengung, Überheben: *Arn., Bov.,* **Calc-c., Erig.,** helon., mill., nux-v., **Rhus-t.,** *tril.*
Schreck: Acon., *bell.,* calc-c., nux-v.
Verletzungen, Stürze: **Arn.,** *puls., rhus-t., sec.,* sulph., ust.

Lektion 38

Mittel bei Dysmenorrhoe

1. Cimicifuga, Caulophyllum, Helonias, Viburnum opulus und Magnesium phos. werden in einer Gruppe abgehandelt, vor allem wegen ihrer Bedeutung als Mittel bei Dysmenorrhoe. Aber sie besitzen auch noch andere Indikationen. Cimicifuga ist ein potentes Mittel bei Myositis, Herzkrankheiten, Neuritis, Chorea, epileptiformen Konvulsionen und Hysterie. Neben seiner Verwendung bei Störungen des weiblichen Genitales ist Caulophyllum wertvoll bei Arthritis und hysterischen oder epileptiformen Spasmen als Reflex der uterinen Störung. Magnesium phos. ist sehr oft indiziert bei Neuralgien, Koliken, choreatischen Bewegungen, Konvulsionen, Dysmenorrhoe und Keuchhusten. Der klinische Gebrauch von Viburnum ist hauptsächlich beschränkt auf schmerzhafte Menstruationen und Störungen in der Schwangerschaft und bei der Entbindung.

2. Daraus darf aber nicht geschlossen werden, daß diese vier Mittel die einzigen sind, die in Frage kommen, denn es gibt noch fast 100 andere, die solche Störungen beheben können, einige dieser Arzneien wurden schon im Kurs besprochen. Die wichtigsten Mittel für Dysmenorrhoe (entsprechend ihrer Bedeutung gekennzeichnet) sind:
Acon., *ars.,* **Bell., Calc-c., Calc-p.,** caul., **Cham., Cimic.,** cocc., **Coloc.,** cupr., *helon., ign.,* **Kali-c.,** *lach.,* mag-p., nat-m., nux., *phos.,* puls., *plat., sabin.,* sec., senec., sep., *sulph.,* verat-a., vib-op., *xan.*
Macrotin, Colocynthis und Dioscorea wurden hinzugefügt, weil sie gelegentlich für diese Erkrankungen benötigt werden.

Cimicifuga

(Cimicifuga racemosa; Actaea racemosa)

3. Cimicifuga (Wanzenkraut) ist besonders indiziert bei Erkrankungen durch geistige Strapazen, Angst, Schreck, enttäuschte Liebe, Anstrengungen und Gebären. Es ist von großem Wert bei nervösen, hysterischen Frauen, die an Kopfschmerzen, Neuralgien, Myositis, Dysmenorrhoe und nervösen und geistigen Symptomen leiden, reflektorisch bedingt durch die Ovarien und den Uterus.

4. Es besitzt eine ausgeprägte Wirkung auf das cerebrospinale Nervensystem und im besonderen auf die Muskelbäuche. Es erzeugt Schmerzen wie geschlagen oder scharfe, lanzinierende Schmerzen, die in verschiedenen Richtungen schießen, z.B. vom Hinterhaupt zum Scheitel; von den Ovarien nach oben oder nach unten entlang dem Nervus femoralis oder von einem Ovar zum anderen.

5. Zittern, nervöses Schaudern, ruhelose Zappeligkeit, Schocks wie durch Stromstöße, Taubheit, choreatische Bewegungen, Hüpfen und Rucken von Muskeln und andere reflexhafte oder neurotische Symptome begleiten viele Erkrankungen, wenn Cimicifuga das Mittel ist.

6. Reflektorische oder hysterische Spasmen treten während der Menstruation oder der Entbindung auf.

7. An Cimicifuga muß man denken bei einer drohenden Fehlgeburt, besonders im dritten Monat (Sabina; Sec.;) wenn die Wehen im Anflug sind oder von einer Seite des Beckens auf die andere schießen (Lyc. von rechts nach links; Ipeca. von links nach rechts mit Übelkeit verbunden) und von Ohnmächtigwerden, Schaudern und anderen neurotischen Symptomen begleitet werden.

8. Wenn dieses Mittel indiziert ist, wird es die Übelkeit während der Schwangerschaft (ein Reflexsymptom) lindern, falsche Wehen unterdrücken und die Neigung zu einer Fehlgeburt heilen.

9. Wenn Cimicifuga im letzten Monat der Schwangerschaft gegeben wird, verkürzt es die Entbindungszeit, falls noch andere Symptome übereinstimmen.

10. Die Geburt geht langsam voran wegen eines Spasmusses des Muttermundes oder weil die Wehen, trotz ihrer Stärke und langen Dauer, keine austreibende Kraft besitzen. Die Nachwehen sind unerträglich und konzentrieren sich in den Lenden.

11. Die Zeit wie auch der Blutfluß ist bei den Menses unregelmäßig. Sie werden leicht durch Gefühlsserregungen oder Kälte unterdrückt. Je stärker der Fluß, um so mehr leidet die Patientin. Das Blut ist immer dunkel und klumpig.

12. Die begleitenden Gemütssymptome sind tiefe Melancholie, ein Gefühl, wie wenn sie von einer dunklen Wolke eingehüllt wäre. Furcht den Verstand zu verlieren; Geschwätzigkeit. Es bestehen Wehtun und Schmerzhaftigkeit der Augen, des Kopfes und des ganzen Körpers und ein eigentümlicher Kopfschmerz, als ob das Gehirn zu groß wäre oder die Schädeldecke davon fliegen würde (Bapt., Bry.).

13. Actea spic., Bry. und Puls sind bei Rheuma ähnlich; das erstere erhält den Vorzug bei Arthritis der kleinen Gelenke mit reißenden Schmerzen und Wehtun nach körperlicher Anstrengung. Caulophyllum gleicht bei rheumatischen und uterinen Affektionen, kann aber durch die außerordentliche Schärfe der Schmerzen unterschieden werden.

14. **VERGLEICHE** weiter: Ign., Lil-t., Puls., Sep.

Caulophyllum
(Caulophyllum thalictroides)

15. Caulophyllum, auch Frauenwurzel genannt, ist, obwohl sie zu einer anderen Pflanzenfamilie gehört, symptomatisch eng mit Cimicifuga verwandt. Rheumatische Beschwerden und Frauenkrankheiten sind ebenfalls ihr Hauptwirkungsbereich.

16. Im Unterschied zu Cimicifuga besitzt Caulophyllum eine besondere Affinität zu den kleinen Gelenken der Finger und Zehen und zu den Handgelenken und Knöcheln. Es erzeugt Steifheit, Ziehen, Wehtun oder scharfe, wandernde Schmerzen und Schwellung nach Anstrengung. Der Patient, gewöhnlich eine Frau leidet an einer leichten Schmerzhaftigkeit der Handgelenke und der Finger. Sie schüttelt ein paar Teppiche aus oder wringt ein paar Kleidungsstücke trocken. Bald darauf werden ihre Handgelenke lahm und schwellen an. Oder sie geht von zu Hause los auf einen Spaziergang. Daheim fühlt sie sich noch ganz wohl, aber sie muß bald umkehren, weil ihre Füße anschwellen und schmerzen.

17. Caul. erzeugt, wie Sec., allgemeine Schwäche, intermittierende Uteruskontraktionen oder Trägheit des Uterus und passive, dunkle, profuse Blutungen. Daher ist es besonders nützlich bei falschen Wehen mit einem Gefühl des Nachuntendrängens im Hypogastrium oder bei einer sich dahinziehenden Geburt infolge extremer Trägheit oder Rigidität des Muttermundes mit Erschöpfung, die so ausgeprägt sein kann, daß die Patientin kaum zu sprechen vermag. Die Schmerzen sind so scharf und qualvoll, daß die Patientin in ihrer Not schreit. Sie ziehen von einer Stelle zur anderen, nun in die Leiste, dann in den Bauch, nun in die Brust, aber niemals erstrecken sie sich in die richtige Richtung.

18. Caulophyllum sollte mit Cimicifuga, Secale, Sabina

und Ustilago bei habituellem Abort durch Uterusschwäche verglichen werden. Seine besonderen Charakteristika sind intermittierende, scharfe Schmerzen und ein eigentümliches, inneres Zittern.

19. Die Menses sind meist spärlich und ihnen gehen Schmerzhaftigkeit im Kreuz und den unteren Extremitäten, Schwindel und Frieren voran mit den oben erwähnten starken, scharfen spasmodischen oder veränderlichen Schmerzen.

20. Es besteht auch eine profuse, wundmachende Leukorrhoe, die von einer Schwere der Oberlider und großer Schwäche begleitet ist. Leukorrhoe bei kleinen Mädchen (Calc-c., **Merc.**, puls., **Sep.**).

21. VERGLEICHE besonders: Cimic., Gels., Puls., Sep.

22. FEINDLICH: Coffea.

Helonias dioica

23. Helonias auch als falsche Einhornwurzel bekannt, ist ein großartiges Mittel für Uterusstörungen. Es paßt am besten auf anämische, matte, erschlaffte und schnell ermüdende Frauen, die durch Untätigkeit und Luxus, durch lange körperliche oder geistige Strapazen oder häufige Fehlgeburten geschwächt wurden. Sie ist reizbar und nörglerisch; kann keinen Widerspruch ertragen; ist tief schwermütig; ruhelos und muß sich ständig bewegen. Doch werden ihre geistigen und körperlichen Beschwerden gelindert, wenn sie abgelenkt (Calc-p.), oder beschäftigt wird. Ständig leidet sie an einer ermüdenden Schmerzhaftigkeit im Rücken und den unteren Extremitäten. Am Ende des Tages brennen und schmerzen die überbeanspruchten Muskeln.

24. Die wertvollsten Charakteristiken des Mittels sind: Ständige Schmerzhaftigkeit und Schwere der Gebärmutter

(„sie fühlt immer ihren Uterus"). Ziehen im Sakrum und Prolaps durch Erschlaffung der Uterusligmente.

25. Die Menses sind zu früh, zu reichlich, dunkel und klumpig. Bei Frauen, die mehr Blut verlieren als in der Zeit zwischen den Menses gebildet werden kann, oder Frauen mit einer Vorgeschichte von mehreren Fehlgeburten. Helonias ist aber häufiger das Similimum für deren Folgen als für das akute Geschehen.

26. Frühe Stadien von Diabetes; großer Durst; die Lippen sind so trocken, daß sie zusammenkleben; reichlicher, klarer, süßer Urin; Abmagerung; Schwäche.

27. Akute oder chronische Nephritis mit Mattigkeit und Schläfrigkeit. Albuminurie während der Schwangerschaft mit den charakteristischen Symptomen des Mittels.

28. Verwandt zu Aletris; Puls.; Lil-t.; Sep. (Geistes- und Gemütssymptome und Prolaps); Nat. hypochl. (Verlagerung und Prolaps des Uterus, Empfindung, als ob er beim Sitzen nach oben gedrückt würde); Nat-mur.; Acid. pic. (schwacher Rücken und schwache untere Glieder und Brennen); China; Ferr.; Cimic.; Senec.

Viburnum opulus

29. Viburnum opulus, der gemeine Schneeball, ist besonders wirksam bei spasmodischer Dysmenorrhoe, falschen Wehen, für die Verhütung einer Fehlgeburt und während der Geburt, wenn die Schmerzen außerordentlich stark sind, vom Abdomen in die unteren Extremitäten schießen oder im Rücken beginnen, um das Becken ziehen und in einem Quetschen oder Krampfen im Uterus enden (Helon.). Membranöse Dysmenorrhoe. Krämpfe in den unteren Gliedmaßen und im Abdomen.

30. VERGLEICHE: Caulo.; Cimic.; Cham. (unerträgliche Schmerzen); Bell.; Calc-c.; Lil-t.; Puls.; Sec.; Ust.

Macrotin

31. Macrotin ist ein Harz von Cimicifuga. Es wurde geprüft, doch stammen die meisten Symptome aus klinischen Quellen.

32. Es ist eng verwandt zur Muttersubstanz bei Dysmenorrhoe, Myalgie, Myositis und den Affektionen des weiblichen Genitales. Auch wird es charakterisiert durch ähnliche Depressionen, Ängstlichkeit, Ruhelosigkeit, und einer Neigung zur Hysterie; Verspannungen im Kreuz, schießende Schmerzen und eine allgemeine muskuläre Schmerzhaftigkeit. Aber im Unterschied zu Cimicifuga werden alle körperlichen und geistigen Symptome, mit Ausnahme der Menstruationsschmerzen, gebessert, sobald der Fluß einsetzt; es besteht mehr Furcht vor einer unheilbaren Krankheit, als vor einer Geisteskrankheit.

Colocynthis

33. Gewöhnlicher Name: Bitterapfel; Koloquinte. Fam. nat.: Cucurbitaceae. Vorkommen: Türkei. Verwendete Präparation: Tinktur aus dem Mark der frischen Früchte.

Allgemeine Charakteristika

34. Passend für Personen, die leicht erzürnt sind und die eine Veranlagung zu Krämpfen oder Koliken nach Obstgenuß, Erkältung, Bleivergiftung, Ärger oder Kummer besitzen.

Reizbarkeit; Schweigsamkeit; Angst; **Unruhe.**
Ohnmacht.
Empfindungen: *Leere; Spannung;* Taubheit, *einzelner Körperteile.*
Schmerzen: **Kneifend;** greifend; drehend; schneidend; *reißend;* bohrend; paroxysmal.

Lektion 38 — Coloc.

VERSCHLECHTERUNG: Abends; nachts; Kälte; **Bewegung; Liegen auf der schmerzlosen Seite; nach dem Essen** oder Trinken.

BESSERUNG: *Wärme;* **Druck;** *Liegen auf der schmerzhaften Seite; Bewegung.*

35. Colocynthis ruft, wie auch einige seiner botanischen Verwandten, eine heftige Reizung des Intestinaltraktes, des zentralen und des sympathischen Nervensystems hervor, die auch zu einer Entzündung fortschreiten kann. Ihre hauptsächlichen Unterscheidungsmerkmale finden wir im Charakter ihrer Schmerzen und Modalitäten. Über den Trigeminus und seine Äste verursacht sie Neuralgien, Hemikranie, Zahnschmerzen und in zweiter Linie die Empfindung von Härte und Wundheitsschmerz im Augapfel und Sehschwäche. Über den Sympathikus ruft sie spastische Kontraktionen der intestinalen Muskulatur, Kolik, Diarrhoe und Dysenterie hervor. Diese bilden den wichtigsten Anwendungsbereich in der Alltagspraxis.

36. Aufgrund ihrer Wirkungen auf die sacralen und cruralen Nerven wird die Koloquinte zu einem wertvollen Mittel bei Neuralgien im Hüftbereich, im vorderen Oberschenkel und bei Ischias, besonders wenn sie von Taubheit des betroffenen Teils begleitet werden (Cham.).

37. Die Schmerzen sind scharf, schneidend, kneifend, drehend, zusammenschnürend oder schießend. Sie werden gewöhnlich durch die geringste Bewegung und durch Kälte verschlimmert, durch starken Druck und heiße Anwendungen erleichtert. Die Bauchschmerzen bessern sich durch Krümmen, die der Extremitäten durch Beugung der Gliedmaßen. Die Schmerzen pflegen in Wellen oder Paroxysmen aufzutreten und sind äußerst heftig.

38. Obwohl Bewegung die Bauchbeschwerden verschlechtert, ist der Patient so unruhig, daß er sich herumdreht und windet oder sich von einer Stelle zur anderen bewegt, um Erleichterung zu suchen. Er ist reizbar und mürrisch und will nicht antworten, wenn man ihn etwas fragt. Die Schmerzen beginnen häufig in der Nabelgegend und können zur Brust oder zum Becken ausstrahlen. Sie erscheinen anfallsweise und sind begleitet von starker Flatulenz, Schwäche, Nausea, Würgen und allgemeiner Kälte.

39. Gelegentlich kann auch einmal bei Kopfschmerzen, ciliaren oder supraorbitalen Schmerzen oder bei Ischialgien durch die Bewegung etwas Erleichterung eintreten.

40. Colocynthis ist häufig indiziert bei Koliken von Kindern und Säuglingen. Der Anlaß dazu kann ein heftiger Wutanfall der Mutter gewesen sein.

41. Bei Diarrhoe und Dysenterie wird dieses Mittel schnelle Erleichterung bringen, wenn die obigen Symptome vorhanden sind und besonders dann, wenn die Beschwerden Folge vom Verzehr unreifen Obstes oder Folge von heftigem Ärger oder Kummer sind. Der Stuhlentleerung gehen Kolik und starke Tenesmen voraus, danach folgen Kälte, Blässe und große Erschöpfung (Ars., Verat.). Der Abgang von Stuhl oder Winden bringt eine zeitweilige Erleichterung, aber die Schmerzen und Entleerungen treten durch die geringste Nahrungs- oder Flüssigkeitszufuhr wieder von neuem auf (Ars., Nux-v.).

42. Colocynthis wird sehr wirkungsvoll ovarielle Koliken oder Dysmenorrhoe lindern, wenn die Schmerzen krampfend oder greifend sind, sich durch Krümmen, starken Druck oder Hitze bessern und wenn sie auf ihrem Höhepunkt von Nausea und erfolglosem Würgen begleitet werden. Das rechte Ovar ist hauptsächlich betroffen.

43. Bryonia, die auch botanisch verwandt ist, ist das nächstliegende pflanzliche Analogon. Ihre Schmerzen sind eher stechend als zusammenschnürend oder krampfartig.

Obwohl sie auch durch Druck und Liegen auf der schmerzhaften Seite gebessert wird, ist die Verschlechterung durch Bewegung ausgeprägter (obwohl diese Modalität im Repertorium bei beiden Mitteln im 3. Grad erscheint).

44. Bei Belladonna erscheinen die Schmerzen ebenfalls in plötzlichen Anfällen, aber sie sind schlimmer durch Druck und können durch Rückwärtsbeugen erleichtert werden.

45. Merken Sie sich auch, daß die Koliken von Puls. und China den Patienten zwingen, sich zu krümmen, daß dies genauso wie bei Coloc. eine Besserung bewirkt. Die Koliken von Cham. und Rhus-t., bei denen der Patient die gleiche Lage einnimmt, werden dadurch nicht gebessert.

46. Cham. ist mit Coloc. in den üblen Folgen von Zorn und der Heftigkeit seiner emotionalen Symptome eng verwandt, kann aber durch seine intensive Kongestion und die typischen geistigen Symptome, den heißen Schweiß am Kopf und die Erleichterung durch passive Bewegung unterschieden werden.

47. Vergleiche bei Koliken: Caust.; Cocc.; Colch.; Mag-c.; Mag-p. (das mineralische Analogon); Nat-s.; bei Diarrhoe durch Obst: Bry.; Calc-p.; China; Ph-ac.; Verat-a. Bei Ischialgie mit Taubheit: Gnaphalium.

48. WIRD ANTIDOTIERT DURCH: Camph.; Caust.; Cham.; Coff.; Op.; Staph.

ES ANTIDOTIERT: Caust.

KOMPLEMENTÄR ZU: Caust., Merc.

Magnesium Phosphoricum
(Magnesiumphosphat)

49. Die auffallendsten Charakteristika von Magnesium phos. sind:

a) Scharfe, durchbohrende, lanzinierende oder krampf-

ende Schmerzen von großer Heftigkeit; gebessert durch Druck und Wärme; Verschlimmert durch Bewegung, leichte Berührung und Kälte.
b) Spastische Kontraktionen der Muskeln.

50. Magnesium phos. kommt einem Spezifikum für Schmerzen am nächsten unter allen Mitteln der Materia medica.

51. Die Schmerzen treten plötzlich und anfallsartig auf, schießen blitzartig entlang den Nervensträngen oder mit der Empfindung, als ob der befallene Körperteil von einer Eisenklammer oder einem Band zusammengeschnürt würde. Es gibt keine Körperregion, die nicht unter seine Wirkung fällt. Aber klinisch wird dieses Mittel häufig angewendet bei Schmerzen im Kopf, supraorbitalen und anderen Neuralgien im Gesichtsbereich, Ohrenschmerzen, flatulenten Koliken (Coloc.), Enteralgien, Ischias und Schmerzen in den Ovarien und dem Uterus.

52. Der Magnesium phos.-Patient, der an chronischen Beschwerden leidet, ist matt, müde und manchmal so erschöpft, daß er nicht aufzusitzen vermag. Sogar sonst kräftige und robuste Menschen werden bei akuten Attacken von Erschöpfung und manchmal profusen Schweißen befallen. Der auslösende Faktor kann eine Kälteexposition, Stehen im kalten Wasser, geistige Überanstrengung und zu vieles Studieren sein.

53. Die Kopfschmerzen besitzen einen schießenden, spastischen Charakter oder können wechselhaft und einseitig sein (gewöhnlich links). Meist bessern sie sich an der frischen Luft (Puls.); oder sie können im Scheitel beginnen, sich auf die Wirbelsäule erstrecken und zwischen den Schultern am stärksten sein; oder sie beginnen im Hinterhaupt, ziehen über den ganzen Kopf und setzen sich in der Stirn oder den Augen fest (Sil.), begleitet von Übelkeit und Frieren den Rücken hinauf und hinunter. Kopfschmerzen der Schulkinder (Calc-p.; China.; Nat-m.) werden von Magnesium phos. geheilt, wenn die Symptome übereinstimmen.

54. Bei Prosopalgien sind die Schmerzen scharf, intermittierend oder krampfend; auf die Supra- oder Infraorbitalregion beschränkt, oder wandern von einem Nerv zum anderen. Druck und Wärme lindert; leichte Berührung, die geringste Bewegung oder Zugluft erneuert sofort den Schmerzanfall.

55. Die gleichen Symptome treten bei Ischias auf. Die Schmerzen schießen blitzartig vom Austrittspunkt des Nervus ischiadicus in die Wade oder die Ferse.

56. Die Bauchschmerzen sind qualvoll, schneidend, kneifend mit oder ohne Stuhlabgang. Manchmal strahlen sie von der Nabelregion aus, zwingen den Patienten dazu, sich zusammenzukrümmen und werden von großen Mengen Flatus mit Rollen und Rumpeln begleitet (Podo.), oder diese klemmen sich ein. Aufstoßen oder Abgang von Flatus erleichtert kaum (China). Der Patient muß seine Kleidung lockern und umhergehen. Hier kann Bewegung gelegentlich erleichtern.

57. Bei der Dysmenorrhoe kommen zu den obigen Symptomen noch schreckliche Schmerzen im rechten Ovar hinzu. Die Menses sind frühzeitig, dunkel, membranös oder fädig und sie lindern die Beschwerden. Membranöse Dysmenorrhoe (Calc-c.; Cham.; Cimic.; Sabina.; Ust.).

58. Magnesia phos. spielt eine wichtige Rolle bei Ischias, wenn die Schmerzen blitzartig, intermittierend und schlimmer durch Berührung oder kalte Luft sind; besser in der Bettwärme, durch warme Anwendungen und Druck.

59. Die spasmodischen Affektionen von Magnesium phos. reichen von einfachen Zuckungen fazialer Muskeln oder der Mundwinkel, vom Zusammenschnüren des Halses beim Schlucken und choreatischen Bewegungen der Extremitäten bis zu tetanischer Rigidität, epileptiformen Krämpfen oder hartnäckigen, langdauerndem Schluckauf. Gelegentlich ist Magnesium phos. das Mittel für Spasmen bei zahnenden Kindern. Die Hände sind zusammengepreßt, die Daumen eingeschlagen, die Augen weit offen und starrend; aber es besteht kein Fieber (Bell. umgekehrt). Während der Remission ist das Kind überempfindlich auf Lärm oder Berührung, blaß und erschöpft.

60. Magnesium phos. kann bei trockenem, erstickendem, spastischen Husten gegeben werden, der nachts schlimmer ist und im Freien besser. Keuchhusten.

61. Andere Indikationen dieses Mittels sind Vaginismus (Bell.; Ign.; Puls.; Sil.); Paralysis agitans; Schreibkrampf und allgemeine muskuläre Krämpfe.

62. Chamomilla und Coloc. sind die pflanzlichen Analoga von Magnesium phos. Chamomilla kann durch seine ausgeprägten Kongestionen, dem roten Gesicht, dem heißen Schweiß am Kopf und den Gemütssymptomen schnell unterschieden werden. Coloc. besitzt eine auffallende Ähnlichkeit bei Koliken, Neuralgien und Ischias.

63. Die Prüfungen von Magnesium phos. und Gelsemium zeigen Verwandtschaft in spasmodischen Symptomen, Frieren am Rücken und paralytischer Schwäche. Der Schmerzcharakter und die Modalitäten werden die Wahl entscheiden.

64. Die plötzlichen, heftigen, schießenden oder ausstrahlenden Schmerzen von Magnesium phos. lassen sofort an Belladonna denken, die aber empfindlicher auf Lärm, Erschütterung oder Berührung ist, und der es selten an Fieber mangelt, sogar bei trivialen Erkrankungen.

65. Magnesium phos. folgt Bell., besonders bei Konvulsionen.

66. Die Menstruationsbeschwerden und die Wehen gleichen denen von Pulsatilla, Cimicifuga und Viburnum.

67. **Vergleiche** weiter: Cactus.; Caul.; Lil-t.; Mag-c.; Xanth.

68. **Wird Antidotiert Durch**: Bell., Gels. und Lach.

Dioscorea villosa

69. Dioscorea villosa, auch wilde Yamswurzel genannt, ist eng zu Colocynthis und Magnesium phos. verwandt, besonders bei Koliken. Ihre Schmerzen sind heftig, kehren regelmäßig in Anfällen wieder, sind durchbohrend oder strahlen vom Nabel aus zur Brust, zum Rücken und zu den Gliedern. Die Schmerzen sind schlimmer im Liegen, beim Zusammenkrümmen und besser durch festen Druck, zurückbiegen und gehen in der frischen Luft.

70. Es ist nützlich bei Pseudoangina, Gallenkolik mit Flatulenz, Hämorrhoiden, Dysmenorrhoe oder anderen Störungen im Beckenbereich, bei denen die Schmerzen von dem affizierten Teil ausstrahlen oder sogar in entfernte Körperteile zieht. Mit Ausnahme der Besserung durch festen Druck sind die Modalitäten genau das Gegenteil von Colocynthis und Magnesium phos.

Lektion 39

Die wichtigsten Kaliumsalze

Kalium bichromicum (Kaliumbichromat)
Kalium bromatum (Kaliumbromid)
Kalium carbonicum (Kaliumcarbonat)
Kalium jodatum (Kaliumjodid)
Kalium muriaticum (Kaliumchlorid)
Kalium phosphoricum (Kaliumphosphat)
Kalium sulphuricum (Lektion 28, Kaliumsulfat)

1. Die angeführten Kaliumsalze sind mächtige und tiefwirkende Mittel. Obwohl sie viele Ähnlichkeiten besitzen, unterscheiden sie sich doch durch individuelle Charakteristika.
2. Kalium ist ein notwendiger Bestandteil der Gewebe und Flüssigkeiten des Körpers.. Neben der Phosphorsäure ist es der wichtigste anorganische Baustein des Nervengewebes.
Eine winzige Menge einer Verbindung aus Kalium und Sulfozyanid wird im Speichel gefunden. Kalium chlorid kommt in den Muskeln vor, wo es dazu beiträgt, den Muskeltonus aufrechtzuerhalten.
3. Experimente an Tieren zeigten, daß die Kaliumverbindungen, besonders das Carbonat, eine ausgeprägte muskuläre Schwäche und letztlich Paralyse hervorrufen. Bei Vergiftungen ist die Herzmuskelschwäche ein frühes Symptom, und der Tod stellt sich in der Diastole des Herzens ein, das mit Blut überfüllt ist. Dies ist der Schlüssel für einige Charakteristika der Kaliumsalze.
4. Patienten, die eine Kaliumverbindung benötigen, leiden an Mattigkeit, Schwäche und Schwere der Extremitäten und sexueller Schwäche. Körperliche oder geistige Anstrengung und Geschlechtsverkehr schwächt sie übermäßig, besonders

bei Bromid, Carbonat und Phosphat. Aber das Jodid erzeugt Impotenz durch Atrophie der Testikel. Sexueller Erethismus kann ebenso ein Charakteristikum der Kaliumverbindungen sein, am typischsten für das Bichromat und das Phosphat.

5. Die Kaliumsalze affizieren auffallend die Schleimhäute. Sie erzeugen Kongestion, Entzündung, Geschwürsbildung und vermehrte oder alterierte Schleimabsonderungen derselben.

6. Kali-bi., Kali-c., Kali-mur. und Kali-j. haben dünne, ätzende, wässrige Schleimhautsekrete.

7. Kalium bi. unterscheidet sich von den anderen durch seinen reichlichen, klebrigen, gelben Schleim, der in Fäden ausgezogen werden kann; zähflüssige Absonderungen und grünliche, elastische Borken.

8. Die Absonderungen von Kalium c. sind dick, gelb oder grünlich.

9. Kalium jod. und Kalium phos. können einen grünen, gelben und blutigen, übelriechenden, eitrigen Schleim erzeugen.

10. Kalium mur. bringt zähen, milchigweißen Schleim hervor.

11. Die Kaliumsalze besitzen im allgemeinen die Kraft abnormale Sekretionen zu beheben, sowohl der Schleimhäute als auch seröser Häute, als auch von Schweißabsonderungen oder Blutungen.

12. Trockenheit und Brennen wird vor allem beim Bichromat, Carbonat und Jodid gesehen.

13. Kalium carb. und seltener Kalium jod. helfen Flüssigkeit aus der Pleurahöhle und den Gelenken zu absorbieren; Kalium c. oder Kali-m. ist bei Aszites indiziert.

14. Blutungen erfordern öfters das Carbonat und das

Phosphat, das durch den Phosphoranteil ein wahres hämorrhagisches Mittel ist. Kalium c. ist häufiger bei Metrorrhagie angezeigt; Kalium bi. bei Epistaxis; Kalium mur. oder Kalium phos. bei Hämoptisis.

15. Trockenheit der Haut oder Unfähigkeit zu Schwitzen ruft nach Kalium c. oder Kalium phos.; beide sind, wegen ihrer Sekundärwirkung, auch bei profusem oder schnell ausgelöstem Schwitzen indiziert.

16. Die Kaliumsalze erzeugen eine Instabilität der Nerven, die zusammen mit der ihnen eigenen Ängstlichkeit schnelles Erschrecken durch Geräusche oder Berührung fördert. Der Kalium jodid-Patient und besonders derjenige, der Kalium c. benötigt, schreckt heftig durch eine leichte Berührung auf, besonders wenn diese unerwartet erfolgt.

17. Alle haben Zucken und Rucken der Muskeln, choreatische Bewegungen und Konvulsionen. Zuckungen der Glieder beim Einschlafen deutet besonders auf Kalium c.; Chorea auf Kalium brom.; und Konvulsionen auf Kalium brom., carb. und mur. hin. Das Carbonat ist bei Epilepsie oder puerperaler Eklampsie nützlich, wenn Aufstoßen erleichtert; Kalium brom. bei Konvulsionen durch Schreck, während der Zahnung oder der Menstruation mit geistiger Schwäche, Ruhelosigkeit und offensichtlicher zerebraler Kongestion. Die spasmodischen Symptome von Kaliumjodid sind auf Subsultus tendinum beschränkt.

18. Ödematöse Schwellung ist ein allgemeines Charakteristikum der Kalisalze. Sackartige Schwellung der oberen Augenlider ist fast ein unfehlbares Zeichen für Kalium carbonat. Ödeme der unteren Extremitäten weisen mehr auf Kali c., pulmonale Ödeme auf Kaliumjodid hin.

19. Abmagerung wird oft bei Kalium c. und Kalium jod. gesehen, seltener bei Kalium phos. Während Kalium bichromatum und Kalium carbonicum häufig bei stämmigen Menschen oder dicken, rundlichen Kindern indiziert sind.

20. Von den Kalisalzen sind nur das Bichromat und Jodid bei Syphilis von Nutzen; das Jodid öfters bei Kombination von Merkurialismus und Syphilis.

21. Die Schmerzen der Kaligruppe sind hauptsächlich stechend und schießend. Diejenigen von Bichromat sind periodisch, veränderlich oder treten an kleinen Stellen auf; die Schmerzen von Carbonat sind durchbohrend, stechend oder schneidend; beim Phosphat sind sie stechend, brennend oder reißend und ihnen folgt Erschöpfung.

22. Populäre und pustuläre Ausschläge sind für die ganze Gruppe charakteristisch, obwohl die einzelnen Salze auch für andere Ausschläge indiziert sein können.

23. Ein Zustand von Besorgtheit, Angst und Furchtsamkeit ist allen gemeinsam. Beim Kalium brom. ist er so ausgeprägt, daß man daraus auf einen zerebralen Erethismus schließen kann. So ist Kalium brom. bei Alpträumen von Kindern indiziert mit Zähneknirschen und nachfolgendem Strabismus; bei Erwachsenen ist er verbunden mit Furcht vor einer Geisteskrankheit oder Furcht, den Verstand zu verlieren. Wahnideen von Verfolgung oder ein Verbrechen begangen zu haben. Bei Kalium jod. besteht meist geistige Erregung und Geschwätzigkeit oder Angst vor einem drohenden Unheil. Kalium phos. hat nervöse Furcht, Lethargie und Abneigung gegen Gesellschaft; Kalium mur. abwechselnd Traurigkeit mit einer heiteren Stimmung.

24. Die charakteristische Verschlimmerungszeit ist nach Mitternacht; verglichen mit den Stunden untertags, sind viele Beschwerden während der ganzen Nacht schlimmer. Kalium bi. vor allem um 2 Uhr; Kalium carb. um 3 Uhr oder von 3 bis 5 Uhr; Kalium phos. ebenfalls von 3 bis 5 Uhr und seine Diarrhoe um 6 Uhr; Kalium sulf. verschlimmert sich, wie Pulsatilla, oft am Abend.

25. Die Mehrzahl der Kalisalze verursachen einen Mangel

an Lebenswärme. Kalium carb. und Kalium phos. sind besonders empfindlich auf kalte Luft; werden durch Wärme oder warme Anwendungen gebessert und schaudern oder erkranken durch einen kalten Luftzug. Kalium jod. und Kalium sulf. verlangen nach frischer Luft und fühlen sich im Freien besser; ebenso, aber in einem etwas schwächeren Ausmaße, auch Kali- bi.

26. Bewegung verschlimmert, besonders bei Kali-bi. Kalium jod. und Kalium sulf. finden Erleichterung vieler Symptome durch Gehen. Liegen vermehrt hauptsächlich die Brustsymptome. Vorwärtsbeugen beim Sitzen erleichtert die Dyspnoe und die asthmathischen Beschwerden von Kali-bi. und Kalim carb.

27. Für ein vollständiges Studium der einzelnen Indikationen der Mittel dieser Gruppe sei auf die Materia Medica verwiesen.

Lektion 40

Causticum Hahnemanni

1. Causticum ist ein Erzeugnis der alten Pharmazie der Zeit Hahnemanns. Es wird durch Destillieren einer Mixtur aus frisch gelöschtem Kalk und gebranntem und geschmolzenem Kaliumsulfat hergestellt. Da alle Prüfungen mit diesem Produkt gemacht wurden, stellen die heutigen homöopathischen Apotheker es streng nach den Vorschriften Hahnemanns her.

2. Wie Hepar und Calcarea carb. besitzt es eine eigene, besondere Individualität. In den allgemeinen Charakteristika ist es zur Kaligruppe verwandt. Doch es unterscheidet sich stark von den Kaliverbindungen.

3. Die therapeutische Reichweite von Causticum umfaßt eine Vielzahl von Erkrankungen. Obwohl es im Beginn gewisser akuter Erkrankungen unentbehrlich ist, wird es doch öfters benötigt, um eine Kur zu vollenden, die von anderen Mitteln nicht vollständig abgeschlossen wurde, oder, um dahinschleppendes chronisches Siechtum zu bekämpfen, das sich infolge von Kummer, Schreck, langer geistiger Überanstrengung oder Nachtwachen einstellte, und um chronische Krankheiten psorischen oder sykotischen Ursprungs zu behandeln.

4. Obwohl es die Schwäche der Kaliumsalze, die Empfindlichkeit auf Kälte, die Affinität zu den Schleimhäuten des Respirations- und Urogenitaltraktes und die stechenden oder reißenden Schmerzen zeigt, die diese Mittel charakterisieren, besitzt es doch eine größere Tendenz zur Paralyse.

5. Wie die Kaligruppe erzeugt es Herpes und Bläschen, welche jucken und brennen, die aber häufiger feucht als trocken sind. Wie Kalium bi., Kalium carb. und Kalium jod. ist es bei Arthritis nützlich, besondes beim deformierenden Typ; aber es übertrifft Kalium jod. bei der Linderung von Muskel- und Sehnenkontrakturen. Von den Kalisalzen kann es sofort durch seine Besserung bei feuchtem Wetter unterschieden werden. Dies ist ein außergewöhnliches, eigentümliches Symptom, besonders bei rheumatischen Beschwerden.

6. Causticum zeigt auch viele spasmodische Symptome der Kalisalze. So sehen wir choreatische Bewegungen, Inkoordination, Muskelhüpfen und Konvulsionen. Es hat schon viele Erfolge beim Veitstanz gezeigt, wenn die Bewegungen während des Schlafes anhielten; bei Epilepsie durch Schreck, während der Pubertät oder nach Unterdrückung von Ausschlägen, wenn die Anfälle durch Trinken von kaltem Wasser gebessert und von unwillkürlichem Harnabgang begleitet werden.

7. Der Causticum-Patient ist anämisch, geistig und körperlich erschöpft und jeder Anstrengung abgeneigt. Er wird von einer ohnmachtsartigen Schwäche bei der leichtesten Anstrengung oder bei einer Gemütserregung ergriffen (Cham.; Ign.). Die Frau ist während der Menses erschöpft (Helon.; Kalium carb.; Nux.; Sec.; Sep.). Das zahnende Kind ist unsicher auf den Beinen und fällt schnell.

8. Eine in keinem Verhältnis zur Krankheit stehende Schwäche kann eine führende Indikation sein bei akutem Schnupfen, Bronchitis oder Influenza. In manchen Fällen sind einzelne Muskeln oder kleinere Muskelgruppen befallen. Die Augenlider fallen herab; Urin geht unwillkürlich beim Niesen oder Husten ab; Stuhl entweicht unwillkürlich mit dem Flatus (Aloe) oder bei leichter Anstrengung. Causticum erzeugt eine Enervation der Schleimhäute des Larynx, der Trachea und der Bronchien; Heiserkeit, Aphonie,

Dyspnoe, reichliche Sekretion von Schleim, den der Patient nicht auswerfen kann.

9. Die Lähmungen von Caustium können schnell auftreten, z.B. bei den Augenmuskeln oder den Muskeln einer Gesichtshälfte durch einen kalten, trockenen Wind ausgelöst; oder allmählich wie bei Multipler Sklerose mit Taubheit, Kälte und Atrophie der befallenen Teile. Sie kann einen einzelnen Nerven oder Muskel oder eine Körperseite, gewöhnlich die rechte, affizieren, z.B. nach einem Apoplex.

10. Geistig ist der Causticum-Patient melancholisch, weinerlich, hoffnungslos und voll von Vorahnungen. Er neigt zu Zornfällen, ist vergeßlich, schweigsam und äußerst ruhelos, besonders nachts. Er ist furchtsam und erschrickt leicht. (Siehe bei der Kaligruppe). Kinder, die dieses Mittel benötigen, sind verdrießlich, weinen und schreien beim geringsten Anlaß.

11. Die Mehrzahl der Causticum-Symptome sind schlimmer am **Abend** und in der *Nacht,* durch **Kälte,** *geistige* oder *körperliche Anstrengung* und **nach dem Essen.** Besser sind sie *während des Tages,* durch **Wärme,** *Liegen* und **nasses Wetter.**

12. Spezielle Indikationen:
Paralytische Schwäche.
Lähmung einzelner Körperteile; *postdiphtherische Lähmungen. Ptosis der oberen Lider.*
Aphonie bei *Sängern* und **Rednern, schlimmer am Morgen;** mit *Rauhigkeit* und **Heiserkeit.**
Enuresis während des ersten Schlafes, beim Husten oder Niesen; unwillkürliches Abtröpfeln von Urin; *beim Sitzen oder Gehen; Anästhesie der Urethra.*
Retention von Urin; nach einer Entbindung oder gewaltsamen Unterdrückung des Harndrangs; kein Harndrang vorhanden. Verstopfung; *häufiger,* **vergeblicher Stuhldrang;**

Stühle, dünnkalibrig, fettig, glänzend, **gehen im Stehen leichter ab.**
Wundheitsgefühl oder Schmerzhaftigkeit (Kopfhaut, *Hals, Larynx, Trachea, Rektum, Anus,* Vagina).
Husten mit *Wundheitsgefühl und Schmerzhaftigkeit der Brust; das Sputum muß hinuntergeschluckt werden;* **der Husten wird durch einen Schluck kalten Wassers gebessert;** *berstende Schmerzen in den Hüften.*
Die Menses fließt reichlicher untertags; Leukorrhoe nachts.
Verlangen nach geräuchertem Fleisch.
Große, **kleine,** *gekerbte, feuchte* **Warzen;** *auf den Lidern,* **auf der Nasenspitze, an den Fingerspitzen.**
Narben brechen auf.
Beschwerden auf der rechten Seite; Lähmungen, Chorea, Konvulsionen.
Folgen von tiefen Verbrennungen.

13. VERWANDTE Mittel: Calc-c., Carb-v., Gels., Guaj., Kali-bi., Nat-m., Nit-ac., Phos., Rhus-t., Sep.
FEINDLICH zu: Säuren; Coff., Phos.
KOMPLEMENTÄR ZU: Carb-v., Graph., Lach., Staph.

Phosphor

14. Phosphor ist ein Polychrest mit einem weiten Wirkungsbereich, sowohl bei akuten als auch chronischen Erkrankungen. In roher Form ist es ein mächtiges Gift, das alle Flüssigkeiten und Gewebe des Körpers affiziert. Homöopathisch paßt es am besten auf große schlanke Menschen mit schneller Auffassungsgabe und empfindsamem Wesen; auf junge Menschen, die zu rasch wachsen, die anämisch und tuberkulös sind; auf alte Patienten, die an morgendlichen Durchfällen leiden.

Allgemeine Charakteristika

15. Erkrankungen durch den Verlust von Körperflüssigkeiten; heftige Gemütserregungen; geistige Strapazen; Naßwerden; Mißbrauch von Tabak.

Überempfindlichkeit auf alle äußeren Einflüsse.

Erregung; Ekstase; *rege Phantasie und gutes Gedächtnis; Reizbarkeit.*

Apathie; Stumpfsinnigkeit; Gedächtnisschwäche; *Traurigkeit.*

Angst; Furcht vor dem Tod; *vor der Dunkelheit, beim Alleinsein.*

Schwindel, *ohnmachtsartige Schwäche, ohnmächtig werden, Bewußtlosigkeit.*

Sexueller Erethismus; Impotenz.

Empfindungen: von **Leere; Völle; Schwere;** von *Hitze;* Hitze einzelner Teile; Kälte einzelner Teile; **Taubheit; Ameisenlaufen.**

Durst auf große Mengen kalten Wassers.

Blutungen; hämatogener Ikterus.

Zittern; Rucken und *Zucken von Muskeln.*

Abmagerung; *von befallenen Teilen.*

Atrophie; fettige Degeneration.

Schmerzen: **Brennend; drückend;** stechend.

VERSCHLECHTERUNG: *Morgens;* **Abends; vor Mitternacht; durch Kälte;** *ein Gewitter; Bewegung; Erschütterung; Gerüche; Gemütserregungen; geistige oder körperliche Anstrengung; beim Alleinsein;* **Liegen auf der linken Seite; nach dem Essen.**

BESSERUNG: Nach Mitternacht; **durch Wärme;** nach dem **Essen.**

16. Phosphor wirkt in erster Linie auf das Nervensystem. Zuerst sind der Verstand und alle Sinne überaktiv. Der Patient ist nervös, ruhelos, reizbar, sensibel, empfindsam bis zur Hellsichtigkeit. Doch lang fortgesetzte geistige Anstrengung erzeugt Kopfschmerzen, ein Leere-Schwäche-Gefühl im Epigastrium, Angst, Herzklopfen und nervöses Zittern. Der Patient erschrickt leicht. Lärm, sogar Musik stören ihn heftig. Starke Parfüme oder Blumenduft erzeugen Kopfschmerzen, eine ohnmachtsartige Schwäche oder einen richtigen Kollaps. Er empfindet Schmerzen übermäßig stark. Befallene Areale sind auf Berührung und Erschütterung empfindlich. Licht verursacht Schmerzen in den Augen oder im Kopf. Das sexuelle Verlangen ist manchmal bis ins krankhafte gesteigert.

17. Aber die Überaktivität wird bald ersetzt durch Apathie, Unfähigkeit sich zu konzentrieren oder zusammenhängend zu denken, durch Gedächtnisschwäche und Abneigung gegen geistige Anstrengung. Die körperliche Schwäche nimmt zu und, trotz der sexuellen Übererregtheit, wird der Patient impotent mit schwachen Erektionen, Samenabgängen und lasziven Träumen.

18. Dieser Zustand macht Phosphor zu einem wertvollen Mittel bei Neurasthenie, Folgen einer übermäßigen geistigen Strapaze, und bei anderen Affektionen durch sexuelle Exszesse, Kummer, Sorgen oder einer Degeneration des Gehirnes.

19. Die Schwäche kann von Zittern und mangelnder muskulärer Kontrolle begleitet sein. Durch seine ausgeprägte Affinität zur Medulla und zum Rückenmark wird Phosphor zu einem wichtigen Mittel bei Erkrankungen wie Bulbärparalyse, pseudohypertrophische Paralyse und locomotorischer Ataxie. Die Paralyse kann allgemein sein oder nur eine einzelne Muskelgruppe, wie z.B. den Pharynx nach Diphterie befallen. Die Lähmung kann allmählich auftreten wie bei der Paralysis agitans oder plötzlich, wie bei zerebralen Blutungen oder Embolien. Gewöhnlich sind sie hemiplegisch und von Taubheit, Ameisenlaufen und Zuckungen der befallenen Teile begleitet.

Lektion 40 — Phos.

20. Phosphor wirkt tief auf die Zirkulation und die Blutgefäße, erzeugt passive Kongestionen, Blutandrang, Hitzewallungen, Pulsieren in den Arterien, Petechien und Ekchymosen. Es zersetzt die roten Blutkörperchen, zerstört die Koagulationsfähigkeit und erzeugt eine wahre hämorrhagische Diathese mit einer Neigung, aus allen Schleimhäuten oder Körperöffnungen zu bluten.

21. Das Nasenbluten stellt sich meist am Morgen ein oder nach dem Schneuzen. Die Menstruation kann mit Epistaxis, Hämoptisis, oder Hämatemesis vikariieren. Hellrote oder klumpige, schwallartige und häufig intermittierende Metrorrhagien treten zwischen den Perioden auf.

22. Phosphor wird häufig bei funktionellen oder organischen Herzerkrankungen benötigt mit Herzklopfen, das bei jeder Erregung schlimmer ist, Konstriktionsgefühl in der Brust, Dyspnoe, Angst und einem Schweregefühl in der Herzregion. Taubheit des linken Armes ist ein häufiges Begleitsymptom. Dieses Mittel erzeugte und heilte gelegentlich fettige Degeneration des Herzmuskels und der Blutgefäße. So kann die Phosphor-Blutung durch zwei Ursachen entstehen, durch eine Zersetzung der Blutgefäße und des Blutes.

23. Phosphor ist im wesentlichen adynamisch. Deshalb ist es häufiger in den späteren Stadien akuter Erkrankungen angezeigt, besonders wenn diese ein typhoides Bild annehmen mit Murmeln im Delir, großer Erschöpfung und Anzeichen einer drohenden Paralyse des Gehirns und eines Kollaps. Regelmäßig sind bronchiale oder pneumonische Symptome vorhanden, wenn Phosphor das Mittel ist.

24. Dem flachbrüstigen Phosphor-Patient fehlt es an Vitalität, und er erkältet sich ständig. Die Erkrankung kann als Schnupfen beginnen, und wie bei Bryonia, sich schnell nach unten erstrecken. Oder der Larynx kann zuerst befallen sein mit Heiserkeit und Aphonie, schlimmer am Abend, einer so starken Wundheit, daß der Patient sich vor dem Sprechen oder Husten fürchtet, und mit Atemnot. Der Husten ist erschöpfend und wird durch Sprechen, Lachen oder Gehen vom Warmen ins Kalte verschlimmert. Es herrscht eine ausgeprägte Trockenheit der Luftwege. Wenn die Bronchien ergriffen werden, kommt zu der Brustbeklemmung eine Empfindung hinzu, als ob ein Gewicht auf dem Sternum laste. Der Auswurf ist muko-purulent, blutgestreift oder rostig gefärbt. Stiche in der Brust, schlimmer beim tiefen Einatmen; starke Schmerzhaftigkeit und Wundheit beim Husten. Phosphor ist bei Pneumonie indiziert, nachdem die Hepatisation begonnen hat, besonders wenn der untere, rechte Lungenlappen befallen ist und der Fall ein typhoides Bild angenommen hat.

25. Phosphor hat sich als wertvoll bei drohender wie auch fortgeschrittener Lungentuberkulose erwiesen. Aber wie Silicea und Sulfur sollte es nicht in einer zu hohen oder zu häufig wiederholten niedrigen Potenz gegeben werden. Man sollte es in Betracht ziehen bei einer Tuberkulose großer, schlanker, junger Patienten, die wiederholt von bronchitischen Attacken oder Aphonien befallen wurden und an einer schmerzlosen Diarrhoe und schwächenden Nachtschweißen leiden. Eine floride Phthisis wurde schon häufig von diesem Mittel geheilt.

26. Phosphor ist auch nützlich bei akuter Gastritis, Magengeschwüren und Magenkarzinom, akuter gelber Atrophie, fettiger Degeneration, Zirrhose, Abszessen oder malignen Erkrankungen der Leber; chronischer Diarrhoe oder hartnäckiger Verstopfung mit schmalkalibrigen, hundekotähnlichen Stühlen; Pankreaserkrankungen; chronischer Nephritis und fettiger Degeneration der Nieren; Nierensteine; Ohrerkrankungen mit Taubheit für die menschliche Stimme; und bei vielen abnormalen Zuständen der Augen, einschließlich Atrophie des Nervus opticus und Retinitis albuminurica. Es finden sich schwarze Flecken im Gesichtsfeld und ein grüner Schein um das Licht einer Kerze oder Glühlampe.

27. Die **HAUPTINDIKATIONEN** von Phosphor sind:
1. Ausgeprägter Durst auf eiskalte Getränke, die sobald sie im Magen warm geworden sind, erbrochen werden.
2. Leeregefühl im Epigastrium oder im ganzen Abdomen.
3. Heißhunger mit ohnmachtsartiger Schwäche oder Kollaps, wenn der Hunger nicht gestillt wird; Hunger nachts oder nach dem Essen.
4. Brennende Schmerzen und Hitzegefühl.
5. Verschlimmerung beim Liegen auf der linken Seite.
6. Verschlimmerung oder Besserung durch Essen.
7. Verschlimmerung oder Besserung durch Kälte.

28. Durst auf große Mengen Eiswasser oder sehr kalten Getränken ist so charakteristisch für Phosphor, daß es bei akuten wie auch chronischen Erkrankungen auftritt, auch dann, wenn keine Anzeichen für Fieber vorhanden sind.

29. Eine Empfindung der Kälte tritt an vielen Stellen auf, besonders am Hinterhaupt, z. B. bei geistiger Erschöpfung und anderen nervösen Zuständen; ebenso finden wir sie im Magen oder Bauch, den Händen oder Füßen lokalisiert. Brennende Schmerzen und Hitzeempfindungen sind charakteristischer. Hitze am Scheitel, im Gehirn, mit oder ohne Kongestion; Brennen zwischen den Schulterblättern, an kleinen Stellen entlang der Wirbelsäule oder wellenförmig aufsteigend von der Wirbelsäule zum Kopf; Brennen in der Brust, im gelähmten Glied oder den Händen. Heiße Handflächen sind für Phosphor so charakteristisch wie heiße Fußsohlen für Sulfur.

30. Verschlimmerung beim Liegen auf der linken Seite ist so universell, daß es keinen Kommentar benötigt. Aber die Modalitäten Wärme und Kälte nach dem Essen benötigen weitere Erläuterungen. Im allgemeinen kann der Phosphor-Patient Kälte in keiner Form ertragen. Eine bemerkenswerte Ausnahme davon sind Kopfschmerzen, die durch kalte Anwendungen gebessert werden und gastrische Symptome, die durch kalte Getränke oder Speiseeis gelindert werden. Übelkeit und viele Magenschmerzen werden sofort durch kaltes Wasser oder Eis erleichtert und durch alles Warme verschlimmert. Darüberhinaus, und dies ist ein hervorragendes Leitsymptom, wird das kalte Wasser wieder erbrochen, sobald es im Magen warm geworden ist. Dieses Symptom wird auch durch Chloroform hervorgerufen; Phosphorus ist das Antidot bei Erbrechen nach einer Chloroformanästhesie.

31. Viele Symptome, wie Kopfschmerzen, Übelkeit, Schmerzen im Magen und Diarrhoe werden durch Essen verstärkt. Andere Kopfschmerzen, besonders die ohnmachtsartige oder allgemeine Schwäche sind beim Fasten oder einem leeren Magen schlimmer, bessern sich jedoch sobald der Patient ein wenig ißt. Wenn er auf das Essen warten muß, wird er ängstlich, zittert und muß sich niederlegen (Sulf.).

32. **Verwandt** zu: Ars., Bell., Bry., Calc-c., Calc-p., Carb-v., China., Kali-c., Lach., Lyc., Nux-v., Puls., Rhus-t., Sep., Sil., Sulf., Tereb., Zinc.

Komplementär zu: Ars., All-c., Lyc.

Unverträglich mit: Causticum.

Lektion 41

Die Schlangengifte

1. Die Schlangengifte zeichnen sich aus durch ihre lähmende Wirkung auf die Nerven und den zersetzenden Einfluß auf die Gewebe und das Blut.

2. Die Wirkungen der Schlangengifte können in drei Gruppen aufgeteilt werden, die den drei führenden Krankheitsformen entsprechen, welche das potenzierte Gift heilt:

3. (a) Direkte Vergiftung der Nervenzentren ohne lokale Entzündung oder Blutzersetzung. Die erste starke Wirkung des Giftes sieht man zuerst in den Zentren des Rückenmarkes, später in der Medulla, wobei die Funktion des Gehirns gestört wird, dann im N. vagus mit cardialen und respiratorischen Symptomen und schließlich wird das sympathische Nervensystem befallen. Gelegentlich treten Konvulsionen auf, die an eine Epilepsie erinnern, aber der Tod tritt fast augenblicklich ein oder nach einer kurzen Zeit durch eine Lähmung des Herzens.

4. (b) Das Opfer, das den ersten Schock überlebt, zeigt hämorrhagische Symptome, Ekchymosen, Absonderung von dünnem, dunklem Blut aus den Körperöffnungen, hämatogenen Ikterus, Fieber, gerötetes Gesicht, injizierte Konjunktiven, Durst, Anorexie, schwammiges, blutiges Zahnfleisch und einen entzündeten Hals.

5. (c) Entzündung, quälende Schmerzen und erysipelartige Schwellungen an der Eintrittsstelle, schnell in Gangrän übergehend, faulige Geschwüre, Absorbtion des Giftes durch die Lymphgefäße, Entzündung der Lymphknoten, oder Absorbtion durch die Venen mit nachfolgender Pyämie.

6. Zuerst finden wir Angst, geistige Erregung und Halluzinationen. Später können auftreten: geistige Verwirrung, Stupor, leichtes Delir, Taubheitsgefühl, Muskelhüpfen, ohnmachtsartige Schwäche, Zittern, Kreislaufstörungen und apoplektische Kongestion mit starker Erschöpfung oder Paralyse.

Lachesis

7. Lachesis (Buschmeister) ist das bekannteste Schlangengift und wird deshalb auch am häufigsten verwendet. Ein kurzer Überblick über die Symptome, die durch einen Schlangenbiß hervorgerufen werden, führen in den Charakter der Erkrankungen, für die es benötigt wird, ein. Es sind niedergradige, septische Fieber, und zymotische Zustände, die von einer alarmierenden Erschöpfung begleitet werden, weiterhin Erschlaffung der Muskeln, Zersetzung des Blutes, phlegmonöse Entzündung, diphterische Ablagerungen, maligne Geschwüre mit dünnen, ichorösen Absonderungen, heftige Kreislaufstörungen, gesteigerte Reflexe, Paralyse und Koma.

8. Fünf große Charakteristika werden den Arzt in die Lage versetzen, das Mittel bei akuten wie auch chronischen Erkrankungen schnell zu erkennen. Diese sind:
  1. Verschlimmerung nach dem Schlaf.
  2. Extreme Empfindlichkeit auf Berührung.
  3. Kleidung an Hals oder Bauch wird nicht ertragen.
  4. Erkrankungen auf der linken Seite oder von links nach rechts fortschreitend.
  5. Besserung durch Wiederauftreten von Absonderungen oder Ausschlägen.

Eines dieser Charakteristika deutet schon stark auf Lachesis; eine Kombination von zwei oder mehreren macht die Wahl gewöhnlich sicher.

9. Um das Bild zu vervollständigen werden weitere wichtige Charakteristika angegeben:
Erkrankungen durch **Kummer,** *Schreck, Ärger,* **Eifersucht,** oder *enttäuschter Liebe.*
Hitzewallungen und andere Beschwerden **während** oder **nach dem Klimakterium;** „nicht mehr gesund seit den Wechseljahren".
Bläuliche oder **schwarze** entzündete Areale, Schwellungen, Geschwüre.
Geschwätzigkeit; springt von einem Thema zum anderen; argwöhnisch; Traurigkeit; *Angst;* **Gedächtnisschwäche;** schreckliche **Halluzinationen.**
Kollaps; während eines Schwindels; Herzklopfen; **durch Gemütserregungen.**
Empfindungen: *von einem Ball in inneren Teilen;* Taubheit, *Hitze.*
Schmerzen: **Stechend,** *nach oben; reißend; brennend.*
Zittern der Zunge beim Herausstrecken; Zittern der Glieder.
Unstillbarer Durst; Heißhunger oder Anorexie.
Leere-Schwäche-Gefühl im Epigastrium.
Zusammenschnürung des Halses bei Tonsillitis, Diphterie, Herz- und Lungenkrankheiten, beim Einschlafen und Erwachen.
Die Menses ist verspätet, dunkel, **klumpig, spärlich,** *intermittierend,* **erleichtert alle Symptome.**
Blutungen, dünn, gerinnen nicht; *dunkel oder schwarz* **wie verbranntes Stroh; hämorrhagische Diathese.**
VERSCHLECHTERUNG: am Morgen; nachts; im Frühling; *durch Wärme;* **bei warmen feuchtem Wetter;** *vor und während eines Gewitters;* durch Bewegung **der schmerzhaften Seite; Berührung;** *während* und **nach dem Schlaf; vor und nach der Menses; durch warmes Essen.**

BESSERUNG: *Kälte, kalte Luft, Druck; Lösen der Kleidung; Absonderungen.*

10. VERWANDTE Mittel: Ars., Bell., Carb-v., Caust., Con., Hep., Lyc., Merc., Nit-ac., Sep., Tarent-c., Tarent-hisp., Zinc. und die Schlangengifte.

KOMPLEMENTÄR ZU: Lyc., Phos., Zinc., Jod.

Naja

11. Naja, die Kobra, ist vor allem nützlich bei Herzerkrankungen, unkomplizierter cardialer Hypertrophie bei jungen Menschen und Kindern und bei Myocarditis mit heftigen, stechenden Schmerzen. Ebenso bei Stirnkopfschmerzen, verbunden mit Herzklopfen und Schmerzen in der Wirbelsäule oder dem Gefühl eines schweren Gewichtes auf dem Scheitel mit Hitzewallungen und kalten Füßen. Wie bei Lachesis verschlimmert sich der Zustand des Patienten während und nach dem Schlafen, und er schnappt nach Luft beim Erwachen mit ängstlichem Gesichtsausdruck und blauem Gesicht.

Die Schmerzen von Angina pectoris strahlen in den Nacken und die Schultern aus. Chronische nervöse Palpitationen nach einer öffentlichen Rede.

12. Naja paßt besser für die Folgen einer akuten Myocarditis als Lachesis.

13. VERWANDT *mit:* Ars., Cact., Carb-v., Camph., Cimic., Tab., Lach., Laur., Schlangengifte.

Crotalus horridus

14. Crotalus horridus, die Klapperschlange, entspricht niederen, septischen, typhoiden oder zymotischen Fiebern; maligner Diphtherie mit Epistaxis, die Blutung ist dünn, schwarz und kann fast nicht gestellt werden; Nachlassen der Lebenskräfte; kalte, trockene Haut.

15. In diesen Symptomen ist Crotalus fast mit Lachesis identisch. Es zeigt auch die Geschwätzigkeit, die Depressionen, die Unverträglichkeit der Kleidung um den Bauch, die Spasmen der Halsmuskeln, die Verschlimmerung nach dem Schlaf, die Besserung durch kühlte Luft und die allgemeine Empfindlichkeit der Haut. Aber bei Crotalus besteht mehr die Neigung zu weinen, größere geistige Verwirrung und weniger die Verschlimmerung durch alles, was den Hals berührt. Einige seiner Beschwerden, besonders die des Halses und der Respirationsorgane, werden durch *kalte* Luft *schlimmer,* und es besitzt eine ausgesprochene Affinität für die *rechte* Seite. Bei Kollaps ist die Haut des Lachesis-Patienten kalt und *feucht*, diejenige von Crotalus kalt und *trocken.*

16. **VERWANDT** mit: Den Schlangengiften; Ars., Camph., Carb-v., Lach., Laur., Sul-ac., Tarent-cub.
KOMPLEMENTÄR ZU: Lycopus.

Vipera

17. Der therapeutische Bereich des Giftes der Kreuzotter ist, wegen der dürftigen Prüfungen, auf Erkrankungen in der Menopause, Entzündungen der Venen und Lymphgefäße, auf Abszesse und Karbunkel beschränkt. Aber bei akuten wie auch chronischen Erkrankungen stehen die folgenden Charakteristika im Vordergrund:
Empfindungen der Völle oder *berstende Schmerzen,* wenn der befallene Körperteil **nach unten hängt,** gelindert in **horizontaler Lage.**
Brennen, besser durch kalte Anwendungen.
BESSERUNG *aller Symptome durch leichte Bewegung.*

18. VERWANDT mit: Den Schlangengiften, besonders Lachesis. (Vipera affiziert stärker die Venen als jedes andere Mitel dieser Gruppe.) Carb-v., Calc-c., Elaps, Lyc., Puls.

Andere Mittel aus dem Tierreich

19. Unter den tierischen Produkten, die, wenn sie potenziert werden, therapeutisch wirksam sind, finden wir Sekrete wie **Moschus**, das aus einer Drüse des Moschusbockes stammt; **Castoreum**, eine ähnliche Absonderung des Bibers; und **Mephites**, die gelbliche, schrecklich stinkende Flüssigkeit des gemeinen Stinktieres. Diese Substanzen besitzen eine mächtige Wirkung auf das Nervensystem.

20. Hippomanes ist eine weiche, olivgrüne, schleimige Substanz, die in der Allantois der Stute gebildet wird und bei Melancholie, Prostatitis, Lähmung der Handgelenke und Rheuma nützlich ist.

21. Castor equi, das rauhe, warzenartige Gebilde an den Innenseiten der Vorder- und Hinterbeine der Pferde ist fast ein Spezifikum für rissige Brustwarzen.

22. Bufo rana, die gemeine Kröte, bildet in ihren dorsalen Drüsen ein Mittel für Epilepsie, Chorea, Wassersucht, Onanie, Hauterkrankungen und andere Beschwerden.

23. Murex, eine Schlange, die in den Mittelmeerländern heimisch ist, findet meist Anwendung in der Gynäkologie.

24. Badiaga, der Süßwasserschwamm, ist bei einigen Herzkrankheiten, Opthalmie, Schnupfen, Husten und Entzündung der Lymphknoten oder anderer Drüsen indiziert.

Spinnengifte

26. Die Bisse giftiger Spinnen (Arachnida) erzeugen Symptome, die denen der Schlangengifte auffallend ähnlich sind. Der gebissene Teil schwillt an, wird purpurn und entwickelt eine Neigung zum Zerfall des Gewebes. Die Lymphknoten schwellen an, und die darüberliegende Haut verfärbt sich, besonders bei der Tarentula cubensis. Nervöse Symptome treten deutlicher hervor als bei den Schlangengiften, vor allem bei der Tarentula hispanica, der Theridion und bei der Mygale.

27. Tarentula hispanica
Äußerste Ruhelosigkeit; *muß dauernd in Bewegung bleiben,* obwohl *Bewegung* seine Symptome verschlimmert, außer den nervösen, die **durch Bewegung besser werden.** *Rucken* und *Zucken* von Muskeln, **choreatische Bewegungen,** besonders des rechten *Armes und Beines; gebessert durch Musik* und Reiben. **Hysterische Symptome** ähnlich wie bei Ignatia; plötzlicher Stimmungswechsel. *Kopfschmerzen bei vielen Erkrankungen.* Nymphomanie; **Pruritus vulvae.**
Schlimmer: *Kälte;* Berührung.
Besser: Im Freien und durch Schwitzen.

28. VERWANDT mit: Agar., Ars., Kali-br., Mag-ph., Mygale; Spinnengiften.
KOMPLEMENTÄR ZU: Ars.

29. Tarentula cubensis zeigt das vollständige Krankheitsbild eines Karbunkels mit dunkler, bläulicher Verfärbung; schrecklichen brennenden Schmerzen; Verhärtung; Abschorfung; alarmierender Erschöpfung und starkem Schwitzen. Abszesse; Gangrän; Krebs.

30. VERWANDT mit: Anthracinum, Apis, Ars., Crot-h., Echin., Lat-m., Pyrog.

31. Theridion (Orangenspinne) ist durch eine ausgeprägte, nervöse Empfindlichkeit gekennzeichnet. Jedes Geräusch durchdringt die Zähne (Calc.) oder wird wie eine Erschütterung im ganzen Körper gespürt oder erzeugt Schwindel, der durch Schließen der Augen schlimmer wird (Arn., Lach.).

Periodische Kopfschmerzen. Übelkeit durch die geringste Bewegung; mit Schwindel; an Bord eines Schiffes. Die Wirbelsäule ist äußerst empfindlich; schlimmer durch Berührung oder Erschütterung.

32. VERWANDT mit: Asar., Chin-sulf., Lach., Phos., Sil.

33. Mygale (Vogelspinne) ist indiziert bei Chorea und anderen, ähnlichen Erkrankungen mit heißem, rotem Gesicht; Zucken der Gesichtsmuskeln; Rucken des Kopfes nach einer Seite; ständige Bewegung des ganzen Körpers; unkontrollierbare Bewegungen der Arme und Beine. Chorea, besser während des Schlafes.

34. VERWANDT mit: Agar., Cicuta, Tarant.

35. Latrodectus mactans (Schwarze Witwe) erzeugt Symptome einer Angina pectoris; Angst, extreme Apnoe, Schwäche-Gefühl im Epigastrium, heftige, präcordiale Schmerzen, die in die linke Axilla und hinunter in den Arm und die Finger strahlen mit Taubheit und lähmungsartigem Gefühl.

36. VERWANDT mit: Spinnengiften; Cact., Cimic., Kalm., Naja, Tab.

Insekten

37. Die Familie der Hymenoptera (Bienen, Wespen, Ameisen) stellt uns mehrere wirksame und mächtige Mittel zur Verfügung. Von diesen ist Apis das am besten geprüfte und, es verdient auch ein ausführlicheres Studium, als es hier gegeben werden kann.

Apis mellifica

38. Apis, die Honigbiene, ist ein tiefwirkendes Polychrest, langsam wirkend bei chronischen Erkrankungen, schnell

Lektion 41 — Apis

bei akuten. Es paßt am besten auf *nervöse,* **zappelige,** *reizbare* und **weinerliche** Menschen; auf Frauen, die an Menstruationsbeschwerden leiden, besonders auf Witwen; auf Kinder, die ungeschickt werden und Dinge fallen lassen; auf Erkrankungen infolge unterdrückter Ausschläge und Absonderungen.

39. Seine wichtigsten Indikationen sind: **Brennende, stechende Schmerzen;** *Schmerzen wie nach Schlägen;* **Beklemmungsgefühl** (in Brust, Abdomen, ödematösen oder geschwollenen Gliedern). **Erschöpfung:** *Schläfrigkeit;* Koma (Encephalitis; Cri encephalique). *Ruhelose* **Zappeligkeit,** *besonders der Füße beim Sitzen.* **Wassersucht; Anasarka,** *ödematöse Schwellungen; der affizierten Teile.* **Beschwerden auf der rechten Seite. Durstlosigkeit, sogar bei brennender Hitze, Spärlicher oder unterdrückter Urin; enthält Albumin** oder *Zylinder.* **Urticaria.**

VERSCHLECHTERUNG: Nachmittags; 15 Uhr; **durch Wärme; Druck;** *Bewegung;* **Liegen.**

BESSERUNG: **Kälte; kalte Anwendungen,** Lagewechsel.

40. VERWANDT mit: Vespa (Wespe) und den Schlangengiften; Acet-ac., Apoc., Arn., Bell., Bry., Canth., Euph., Ferr., Formica, Graph., Hep., Hyos., Lach., Lyc., Merc., Nat-ars., Nat-mur., Puls., Rhus-t., Rumex; Sep., Urt-u. Zinc.

41. FOLGT GUT AUF: Bry., Hell.
Es folgen gut: Ars., Graph., Kali-bi., Lyc., Jod., Phos., Stram., Sulf.

KOMPLEMENTÄR ZU: Nat-m. (chronisches Analogon).

UNVERTRÄGLICH MIT: Rhus-t. (bei Fiebern mit Ausschlägen).

Cantharis

42. Die spanische Fliege wurde schon Jahrhunderte lang als Reizmittel und Aphrodisiakum verwendet. Die reizende Wirkung von Cantharis ist der wichtigste Faktor bei der Erzeugung seiner Symptome.

43. Cantharis wirkt besonders auf die Schleimhäute der Harnorgane und auf die Haut, erzeugt Zustände, die von der Reizung bis zur Entzündung und Zerstörung des Gewebes reichen.

44. Spezielle Charakteristika sind: **Brennende,** reißende, *geschwürartige Schmerzen; Rauhigkeit; Wundheit. Wahnsinniges Delir; ängstliche Ruhelosigkeit endet in* **Wut;** *Kreischen; Beißen; Schlagen.* **Häufiger unwiderstehlicher, plötzlicher Harndrang mit Brennen im Blasenhals und in der Urethra; schlimmer während und nach dem Urinieren:** *der Urin geht in einem dünnen Strahl* oder **in blutigen Tropfen ab. Starke sexuelle Erregung; Priapismus; schmerzhafte Erektion.** *Durst mit Abneigung gegen Wasser.*

Erytheme, *Erysipel mit Blasen;* **Vesikel,** Bläschen, *füllen sich schnell mit einer gelblichen Flüssigkeit,* die schnell eitrig werden und wie Feuer brennen.

VERSCHLECHTERUNG: *Nachts;* Kälte; kalte Anwendungen; Druck; Berührung.

BESSERUNG: Wärme, *Liegen.*

45. **VERGLEICHE** mit: Acon., Apis, Bell., Cann-s., Copaiva, Cubeba und Thuja (Urethritis), Laur., Merc-c., Puls., Rhus-t. (Hautsymptome, Ruhelosigkeit); Tereb. (Peritonitis, Tympanitis, Dysurie, Nephritis).

KOMPLEMENTÄR ZU: Apis.

46. **Coccus cacti** (aus der Familie der Schildläuse) ist unentbehrlich bei katarrhalischen Erkrankungen und besonders bei Keuchhusten.

47. Cimex lectularius, die Bettwanze, wird bei intermittierendem Fieber, Hautaffektionen und rheumatischen Beschwerden benötigt.

Milch

48. In den früheren Lektionen sahen wir, daß auch nichtarzneiliche Substanzen wie Holzkohle, Austerschale oder Sand durch Potenzieren in mächtig wirkende Heilmittel umgewandelt werden.

49. Wir haben soeben Mittel studiert, die aus Schlangengiften, schädlichen Insekten, Spinnen usw. hergestellt werden, und sahen ihre tiefe Wirkung.

Durch denselben Dynamisationsprozeß entwickeln Substanzen, die normalerweise als Nahrungsmittel Verwendung finden, eine Kraft, die Krankheiten erzeugen und sogar pathologische Veränderungen hervorrufen kann.

Im Vordergrund stehen die verschiedenen Milcharten der domestizierten Tiere, einige wurden sorgfältig an Menschen geprüft und man sah, daß sie sogar mit den starken Giften der Reptilien und Insekten in ihrer pathogenetischen Wirkung wetteifern.

Lac caninum

50. Eine der nützlichsten Substanzen ist Lac caninum, die Hundemilch. Es ist ein mächtiges Mittel und gleicht in mancher Hinsicht Lachesis. Es wird benötigt bei einigen Formen von Geisteskrankheiten, bei Tonsillitis, Diphtherie, Mastitis, Galaktorrhoe und Arthritis.

Die hervorstehenden Charakteristika sind: *Wandernde Schmerzen.* **Alternierende Schmerzen, Schwellungen oder andere Symptome wandern von einer Seite zur anderen.**

Linderung der Schmerzen durch kalte Anwendungen; *kalte Getränke,* **oder Entblößen.**

51. VERWANDT mit: Con., Lach., Lyss., Puls., Sec.

52. Lac felinum (Katzenmilch) erzeugt schreckliche ziliare Neuralgien; stechende Schmerzen über dem linken Auge, die in das Gehirn ausstrahlen, Photophobie; Dysmenorrhoe.

53. Lac defloratum (entrahmte Kuhmilch) ist wirksam bei Migräne, hartnäckiger Verstopfung und chronischer Nephritis.

Nosoden

54. Krankheitsprodukte sind eine weitere Quelle für nützliche homöopathische Mittel, sie werden Nosoden genannt. Die wichtigen sind Medorrhinum (Gonorrhoe), Psorinum (Skabies), Syphilinum und Tuberkulinum. Jedes von ihnen besitzt seinen speziellen therapeutischen Wirkungsbereich. Wenn sie nach den Charakteristika verschrieben werden, die in ausführlichen Prüfungen an Menschen hervorgebracht wurden, dann heilen die Nosoden Krankheitszustände, ganz gleich ob sie mit den Krankheiten, von denen sie stammen, zusammenhängen oder auch nicht.

55. Weniger wichtig, doch eines weiteren Studiums wert sind Malandrinum (Pferdemauke); Variolinum (Windpokken); Anthracinum (Milzbrand); Ambra grisea (ein Krankheitsprodukt des Potwales); Diphtherinum (Diphtherie) und noch andere.

Lektion 42

Alumina

(Aluminiumoxyd)

1. Alumina ist ein tiefgreifendes, aber sehr langsam wirkendes Mittel. Es paßt besonders auf langsam sich entwikkelnde Krankheiten, die das Nervensystem, die Schleimhäute und die Haut befallen.

2. Seine Erkrankungen findet man sehr oft bei alten, faltigen, ausgetrockneten Menschen und sowie unterernährten, altaussehenden Kindern.

3. Allgemeine Charakteristika: **Mattigkeit** und *Schwäche* entwickeln sich zu *semiparalytischen Zuständen* und auf die Dauer zu tatsächlicher *Paraylse*. *Geistige Trägheit; schwerfälliges Denkvermögen; schwaches Gedächtnis. Traurigkeit; Weinerlichkeit. Geistige und körperliche Erschöpfung nach der Menses,* oder durch **Reden.** Mangel an Lebenswärme (Ars., Calc-c., Caust., Hepar., Kali-c., Nux-v., Ph-ac., Rhus-t., Sil.).

Verlangen nach Stärke, Kreide, Holzkohle, Gewürznelken, usw. *Trockenheit der Haut; der Schleimhäute;* dicker, *gelblicher, grüner,. wundmachender* oder *blutiger Schleim; profuse, wundmachende, albuminöse Leukorrhoe.* **Verstopfung; harter, klumpiger,** *mit Schleim bedeckter Stuhl,* **kann nur mit großer Anstrengung entleert werden; Trägheit des Rektums; auch weicher Stuhl kann nur mit großer Anstrengung entleert werden** (Hep., Sep.). *Der Urin beginnt erst verzögert zu fließen; kann nur im Stehen abgelassen werden.*

VERSCHLECHTERUNG: *Am Morgen;* nachmittags; bei *kaltem,* trockenem Wetter; *in warmem Zimmer; beim Stehen;* nach dem Essen von *Kartoffeln; nach den Menses.*

BESSERUNG: *Abends;* durch Wärme; nasses Wetter (Caust.); **im Freien;** *während des Essens.*

4. VERWANDT mit: Alum-met., Alumen, Bry., Calc-c., Con., Graph., Plb., Puls., Sep., Sil., Sulf., Zinc.
FOLGT GUT AUF: Bry., Lach. Sulfur.
Alumina ist die chronische Bryonia.

Plumbum (Blei)

5. Plumbum hat eine zweiseitige Wirkung auf das zentrale und sympathische Nervensystem; einerseits eine überaktivierende mit spastischen Kontraktionen und andererseits eine Depression der Funktionen mit resultierender Schwäche, Ohnmacht, fortschreitender muskulärer Atrophie und Paralyse. Es erzeugt Entzündung mit Proliferation des Bindegewebes. Deshalb ist es für Krankheitszustände wie Multiple Sklerose. Arteriosklerose und Verhärtungen nach Entzündungen indiziert. Es leistet gute Dienste bei akuten Erkrankungen mit raschem Beginn und großer Heftigkeit, aber es ist ebenso nützlich bei langsam fortzuschreitenden oder intermittierenden Krankheiten. Weil es eine granulierende Degeneration der roten Blutkörperchen erzeugt, ist es in chronischen Fällen mit ausgeprägter Anämie indiziert.

6. Die herausragenden Indikationen von Plumbum sind: **Langsames Auffassungsvermögen; Schwäche** oder *totaler Verlust des Gedächtnisses; Traurigkeit. Spasmodische Kontraktionen der Muskeln; der Orificien;* **Kolik mit Einziehung des Nabels,** Retraktion des Anus und *heftiges Hochziehen der Testes;* **Vaginismus, ohnmachtsartige Schwäche;** Kollaps. **Konvulsionen; Epilepsie.** *Abwechselnde* Beschwerden. Kolik mit Kopfschmerzen, Schmerzen in den Gelenken, Stupor oder Delir; Rucken der Flexoren und Extensoren; *Verstopfung und Diarrhoe.* **Taubheit der befallenen**

Teile. Abmagerung, des befallenen Teils. **Paralyse; der Extensoren (Fallhand); mit Kontrakturen. Verstopfung; harte, bällchenartige, schwarze Stühle, wie Schafskot.**
VERSCHLECHTERUNG: **Nachts;** durch Kälte; *Bewegung; körperliche Anstrengung.*
BESSERUNG: Durch Wärme; **Reiben; festen Druck** (Coloc.).
7. VERWANDT mit: Alum., Coloc., Op., Plat.
KOMPLEMENTÄR ZU: Rhus-t.

Zincum (Zink)

8. Zincum, Phosphor, Plumbum, Acid-pic. und Agaricus sind fünf große Mittel für Krankheitszustände, die ihren Sitz im Rückenmark haben. Zink führt diese Liste an bei Zuckungen und Rucken der Muskeln, Zittern, nervöser Erschöpfung und fehlender Reaktion.

9. Der Zink-Patient ist schwach, anämisch, ihm fehlt die Kraft, **Ausschläge zu entwickeln,** und er leidet durch das *Nichtauftreten* oder die *Unterdrückung* von *Absonderungen und Exkretionen,* (**Fußschweiß,** *Menses,* Lochien, Sputum) und er wird durch deren Wiederherstellung gebessert.

10. Zink wirkt langsam und die Erkrankungen, bei denen es indiziert ist, sind gewöhnlich chronisch.

11. Die wichtigsten Charakteristika von Zink sind: *Taubheit, Ameisenlaufen;* **Tremor; Zuckungen. Paralyse,** *Tabes. Überempfindlichkeit* der Sinne; des **Rückgrats** oder der Fußsohlen. *Brennen entlang des Rückgrats;* **Schwäche,** besonders der *Cervikal- und Lumbalregion; Wehtun;* **schlimmer beim Sitzen. Stumpfsinnigkeit;** *Vergeßlichkeit;* **Traurigkeit;** *Empfindlichkeit* gegen Schmerzen *und Lärm. Geistige Schwäche. Stupor; Bewußtlosigkeit; mit automatischen Bewegungen eines Armes oder Beines.* **Zurückschlagen von Hauteruptionen. Ruhelose Zappeligkeit der Füße.**

Fauligriechender, wundmachender **Fußschweiß**. *Konvulsionen durch Unterdrückung; durch Schreck; gefolgt von Strabismus.* Chronische *Varizen; Varizen der Labien.*
VERSCHLECHTERUNG: Abends; nachts; *durch Kälte; nachdem man erhitzt war;* durch Berührung; **Lärm;** *beim Reden anderer Leute;* **nach dem Essen; Wein** (Con., Lyc., Nux-v., Sil.)
BESSERUNG: *Durch Wärme; warme Luft;* Bewegung; **beim Wiederauftreten von Ausschlägen.**

12. VERWANDT mit: Agar., Cham., Hell., Ign., Kali-p., Lach., Phos., Ac-ph., Plb.
KOMPLEMENTÄR ZU: Pulsatilla.
FEINDLICH: Cham., Nux-v.

Platina (Platin)

13. Platina ist vor allem ein Frauenmittel. Die allgemeinen Charakteristika sind:
Krampfartige oder **quetschende** Schmerzen, die **allmählich auftreten** und einen Gipfel erreichen und **langsam wieder vergehen.** *Taubheitsgefühl, Kribbeln,* **Ameisenlaufen** oder Kälte der **befallenen Teile.** Allgemeine körperliche und *geistige Empfindlichkeit. Gestörter Sinn für Proportionen* sowohl **geistig** wie *auch visuell.* **Sexueller Erethismus** (besonders bei Jungfrauen), **Nymphomanie;** Masturbation.
Schlimmer: **Abends; beim Liegen;** *durch Berührung; Druck;* **während des Fastens;** *vor und bei Beginn der Menses.*
BESSERUNG: *Im freien;* nach dem Essen.

14. VERWANDT mit: Bell., Calad., Cup., Ign., Lach., Lyc., Orig., Pall., Plb., Sep., Stann., Verb.
WIRD ANTIDOTIERT DURCH: Pulsatilla.
ES ANTIDOTIERT: Bleivergiftung. (Alum., Caust., Sulf.).

Argentum metallicum (Silber)
und
Argentum nitricum (Silbernitrat)

15. Die Wirkung von **Argentum metallicum** konzentriert sich vor allem auf die Gelenke mit den sie bildenden Geweben und auf die Schleimhaut von Larynx und Trachea. Es affiziert ebenso ausgeprägt die Ovarien und die Testikel.
In Eile; die Zeit vergeht zu langsam; *Melancholie. Der Kopf wird leer und hohl empfunden.* Rheumatische Beschwerden der Gelenke, besonders der Ellenbogen und der Knie. **Reißende drückende Schmerzen; Empfindlichkeit der Knochen.** Absonderung eines **grauen** oder wie gekochte Stärke aussehenden Schleimes; **kann leicht hochgeräuspert werden oder exspectoriert werden. Heiserkeit** oder **Aphonie von Rednern** oder *Sängern. Husten schlimmer durch Lachen.* Tuberkulose; hektisch am Mittag. **Zermalmender Schmerz im rechten Testikel;** *nächtliche Samenabgänge* ohne sexuelle Erregung. Schmerzen im **linken Ovar**, dieses wird *vergrößert empfunden;* **Uterusprolaps.**
VERSCHLECHTERUNG: Mittags; durch Kälte; Ruhe; **Berührung;** *Erschütterung; Reiten.*
BESSERUNG: Durch *Bewegung;* Wärme.

16. VERWANDT mit: Alum., Arg-n., Pall., Sel., Stann., Zinc.
FOLGT GUT AUF: Alum., Plat.
WIRD GUT GEFOLGT VON: Calc., Puls., Sep.

17. Bei **Argentum nitricum** dominieren neurotische Symptome. **Ängstliche Ruhelosigkeit, nervöse Erregung; die Angst treibt ihn zu schneller Bewegung; Besorgheit und Furcht; wenn er fertig ist, um in die Oper zu gehen, einen Zug zu erreichen oder vor einer Prüfung, bekommt er eine Diarrhoe.** *Muß alles in Eile verrichten; die Zeit vergeht zu*

langsam. Traurigkeit; Reizbarkeit; **Stumpfsinnigkeit; Vergeßlichkeit.** *Drang hinunter zu springen, wenn er sich auf einem hochgelegenen Ort befindet.* Empfindung als ob sich der Körper oder ein Körperteil *ausdehnen* würde; Zusammenschnürungsgefühl (Brust, Taille usw.). Mangelnde Koordination; *motorische* oder sensorische *Paralyse; Taubheit mit Hyperästhesie.* **Außergewöhnliches Verlangen nach Zucker. Lautes Aufstoßen und große Flatulenz.** Dicke, *gelbe* Schleimhautabsonderungen. Fortschreitende *Abmagerung; der unteren Glieder.* Kopfschmerzen **besser durch eine feste Bandage** (Puls.; Sil.). Schmerzen: Scharf, blitzartig; **Stechend** wie von **Splittern.**

VERSCHLECHTERUNG: *Am Morgen,* um 11 Uhr; **nachts;** *durch Wärme;* in einem *überfüllten Raum;* durch **geistige Anstrengung;** *Gemütserregungen; nach dem Essen;* durch **Süßigkeiten oder Zucker;** Trinken; Liegen auf der rechten Seite.

BESSERUNG: *Vormittags;* **durch kalte Luft;** *kalt Baden;* **im Freien;** *schnell Gehen;* Liegen auf der linken Seite; *festen Druck;* **Aufstoßen.**

18. VERWANDT mit: Arg-m., Ars., Lyc., Merc., Phos., Nat-m., Puls., Sep.

KOMPLEMENTÄR ZU: Calc-c., Nat-m., Puls., Sep.

Cuprum (Kupfer)

19. Spasmen und Krämpfe sind die hervorstehenden Merkmale von Cuprum. Seine Charakteristika beinhalten: *Zucken und Rucken der Muskeln.* **Konvulsionen** durch *unterdrückte Ausschläge während der Zahnung, der Entbindung; Keuchhusten;* mit **blauem Gesicht und eingeschlagenen Daumen; Opisthotonus; Epilepsie** (die Aura beginnt in den Knien). *Keuchhusten mit* lang andauernden Anfällen

und Zyanose, *Rigidität* oder **Krämpfen;** Husten **besser durch einen Schluck kalten Wassers; Kolik bessert sich durch Druck; mit Krämpfen im Abdomen, Waden** und **Sohlen; Cholera.**
20. VERWANDT mit: Agar., Caust., Coloc., Nux-v., Plb., Zinc., Kupfersalzen.
KOMPLEMENTÄR ZU Calc-c.

Ferrum metallicum (Eisen)

21. Anämie, vasomotorische Imbalance, Blutungen und Linderung durch leichte Bewegung sind die vier Hauptcharakteristika von Ferrum.
Es paßt am besten auf junge Menschen, die an Unregelmäßigkeiten des Kreislaufes leiden und die durch den Verlust von Körperflüssigkeiten, besonders von Blut, geschwächt wurden; auf **anämische** und **chlorotische** Frauen, die eine **zu frühzeitige, zu profuse, zu langdauernde, blasse, wässrige** und **schwächende Menses** haben.
22. Die Anämie ist nicht nur Folge des Eisenmangels, sondern vor allem Folge einer Assimilationsstörung für Eisen. Ferrum ist eines der vielen Mittel, die in der Lage sind eine solche Störung zu beheben.
23. **Die wichtigsten Indikationen für Ferrum sind: Blutandrang** durch die *geringste emotionale Erregung,* Schmerzen oder **körperliche Anstrengung;** *passive Kongestionen.* Das **Gesicht ist feuerrot, blaß** oder grünlich, **errötet schnell; Blässe der Lippen, der Zunge,** *der Mundhöhle,* **des Zahnfleisches.** *Pulsierende Kopfschmerzen mit feuerrotem Gesicht (oder Blässe) und großer Schwäche;* „zu schwach zum Reden". **Hämorrhagische Diathese;** *Epistaxis;* **Hämoptysis; Metrorrhagie;** *das Blut gerinnt schnell* (Merc., Puls.). *Empfindlichkeit gegen Lärm,* sogar *Papierrascheln* (Asar.,

Tarent.) treibt ihn zur Verzweiflung. *Heißhunger,* **abwechselnd mit Anorexie.** *Mundvolles* **Aufstoßen nach dem Essen,** *aber ohne Übelkeit.* **Diarrhoe;** *schmerzlose, wässrige* oder **unverdaute Stühle während des Essens, Trinkens oder beim Stillen.**

VERSCHLECHTERUNG: Nachts; *durch Kälte; Anstrengung;* emotionale Erregungen; *nach dem Essen; durch Eier;* **Chinin.**

BESSERUNG: *Durch Wärme;* **leichte Bewegung.**

24. VERWANDT mit: Acon., Alum., Arn., Ars., Bell., China., Cupr., Ferr-ac., Ferr-mur., Graph., lyc., Merc., Phos.

KOMPLEMENTÄR ZU: Alum., Ham., Mang.

Aurum (Gold)

25. Die zentralen Züge von Aurum sind: **Tiefe, hoffnungslose Melancholie. Lebensüberdruß mit ständigen Gedanken an Selbstmord;** hastige Wesensart oder **mürrische** Gleichgültigkeit. *Kongestionen und arterielle Erregung.* **Nekrosen oder Exostosen der Schädelknochen, mit nächtlichen bohrenden Schmerzen.** *Verhärtung, Schwellung* oder *Atrophie der Drüsen. Empfindlichkeit gegen Kälte.*

26. Aurum paßt besonders auf magere, lustlose Jungen, die freudlos und ohne Vitalität sind; auf Mädchen in der Pubertät; auf alte Menschen mit schlechtem Sehvermögen, Lebensüberdruß und einer Neigung Fett anzusetzen; auf Erkrankungen durch Kummer, enttäuschte Liebe, Ärger und auf Menschen mit syphilitischer Diathese und Merkurvergiftung.

27. Die geistigen Symptome, besonders der Lebensüberdruß, sind der Schlüssel zur Wahl von Aurum.

28. Wichtige körperliche Symptome sind: *Verstärkte*

Lektion 42 — Stann.

Herzkontraktionen. Blutandrang zum Kopf mit einer Empfindung als ob er bersten würde, mit gerötetem oder *bläulichem Gesicht;* **Angst und Traurigkeit;** *Funken vor den Augen.* Heftiges Herzklopfen, **Angst im Bereich des Herzens;** *Kongestion zur Brust mit einer Empfindung der* **Beklemmung,** der *Völle* oder **eines bedrückenden Gewichtes im Sternum** *und Dyspnoe,* schlimmer beim Steigen; *Arteriosklerose,* **kardiale Hypertrophie.** *Empfindung als ob das Herz zu schlagen aufgehört hätte. Pulsationen in verschiedenen Körperteilen oder eine Empfindung, als ob kochendes Blut durch die Adern rinnen würde.* Der Puls ist weich, rasch oder **schwach** oder *unregelmäßig;* **fettige Degeneration des Herzens** (Phos.). *Chronische Orchitis, Atrophie oder Verhärtung der Hoden.*

VERSCHLECHTERUNG: **Am Morgen;** *nachts; durch Kälte;* **Kaltwerden; im Winter; Liegen;** Anstrengung; **Gemütserregungen.**

BESSERUNG: *Untertags;* **durch Bewegung; Wärme;** *Druck.*

29. VERWANDT mit: Am-c., Ars. Asaf., Aur-jod., Aur-m., Hep., Kali-j., Merc., Mez., Nat-m., Nit-ac., Phos.

Stannum (Zinn)

30. Stannum wirkt hauptsächlich auf die Nerven, die Schleimhäute, die Brust und auf das weibliche Genitale.

31. Seine wichtigsten Charakteristika sind: **Paralytische Schwäche,** besonders der **Brust; Schwächegefühl im Magen. Traurigkeit,** *möchte ständig weinen.* **Profuse Absonderungen aus den Schleimhäuten,** *eines albuminösen* oder **eitrigen** *Schleimes;* **der Auswurf schmeckt süß** oder *salzig.* **Die Schmerzen erreichen langsam ihren Höhepunkt und vergehen dann langsam wieder;** *gebessert durch festen Druck.* **Heiserkeit** *oder Aphonie, tiefe, hohlklingende, rauhe Stimme,*

besser nach Expektoration. **Husten,** *hervorgerufen durch Lachen, Reden* oder Singen. *Uterusprolaps;* **Empfindung des Nachuntendrängens mit einem Schwächegefühl im Epigastrium.** *Modrig riechender Schweiß; schwächende Nachtschweiße.*
Verschlechterung: Abends; *durch Bewegung;* **Anstrengung;** *sich Unterhalten; Liegen auf der rechten Seite.*
Besserung: *Durch Druck;* Exspektoration.

32. Verwandt mit: Calc-c., Caust., Chel., Ign., Lach., Nat-m., Phos., Puls., Sep., Silicea, Sulfur, Tuberkulinum.
Komplementär Zu: Pulsatilla.

Graphit (Reißblei)

33. Graphit ist ein Polychrest mit großer Kraft. Es paßt besonders auf frostige, hartleibige, indolente, anämische Menschen mit Neigung zur Fettleibigkeit. Selten finden wir einen Graphit-Patienten ohne Hauterscheinungen. Auch dann, wenn keine Hautausschläge vorhanden sind, ist die Haut trocken, rauh und schlecht ernährt.

34. Herausragender Charakteristika sind: **Paralytische Schwäche und Erschlaffung** der Gewebe. **Wundmachende,** *stinkende, spärliche Absonderungen* (außer der Leukorrhoe). **Risse und Fissuren** der Haut, besonders in den *Falten* um die **Gelenke** und an den **Körperöffnungen,** *an den Augenlidern und* **Canthi** an den Nares, **an den Mundwinkeln, den Fingerspitzen, zwischen den Zehen. Ekzematöse, feuchte, krustige Ausschläge, die eine klebrige Flüssigkeit absondern und jucken.** Herpes; *Pickel;* **Erysipel; Balggeschwulste. Rauhigkeit in den Hautfalten und Gelenkbeugen, hinter den Ohren.** *Schwarze,* **verdickte, deformierte Nägel; Haar fällt aus** und ist trocken. *Narben; Verhärtungen;* **Kallusbildung.** *Kleine Wunden eitern und heilen lang-*

sam. **Fettleibigkeit; Abmagerung. Traurigkeit,** *ängstliche Besorgtheit;* Furchtsamkeit; **Weinen,** *schlimmer durch Musik.*

VERSCHLECHTERUNG: *Morgens; abends;* **nachts;** *im Freien;* **durch Kälte** (bei Schmerzen in den Gliedern, Schnupfen, Magen); *kalter Luftzug; Bettwärme;* **warmes Zimmer.**

BESSERUNG: Durch Wärme (Schmerzen in den Gliedern, Schnupfen, Magen), *nach dem Essen.*

Lektion 43

1. In dem Kurs, der nun zu Ende geht, war es unser Bestreben, die Fundamente der Homöopathie so klar und kurz wie möglich darzustellen.

2. Bei der Ausarbeitung der Lektionen war es unser Ziel, sie vor allem für die Praxis darzulegen, indem wir die Dinge, die durch Erfahrung bestätigt sind, betonten und theoretische Aspekte so weit wie möglich vermieden.

3. Der erste wichtige Gesichtspunkt bei der Anwendung des Ähnlichkeitsgesetzes ist die **Individualisation**. Der Arzt, der die Homöopathie nicht beherrscht, schiebt eine Behandlung auf, bis er zu einer Diagnose, die richtig oder falsch sein kann, gelangt. Dann verschreibt er auf Grund einer Theorie, deren Prämissen sehr oft fraglich sein können, oder er verabreicht ein Mittel, weil dieses in ähnlichen Fällen gut gewirkt hat. Der Homöopath dagegen gründet seine Verschreibung auf die eigentümlichen Symptome des ihm vorliegenden Falles, weil er weiß, daß er es mit einem lebendigen Organismus zu tun hat, der in vielfältiger Weise auf krankheitserzeugende Einflüsse reagieren kann. Mit anderen Worten, er verschreibt für den Patienten anstatt für die Krankheit. Um dies in richtiger Weise zu tun, muß er wissen, nach welchen Symptomen er suchen muß, und er muß deren relativen Wert beurteilen können.

4. Die **Wertung der Symptome** ist der nächste wesentliche Schritt bei der homöopathischen Arzneimittelwahl. In Lektion vier wurde dargelegt, daß die Symptome, die einen Fall von anderen ähnlichen unterscheiden, bezeichnet werden als: *Charakeristika*. Diese werden entsprechend ihrem Wert bei der Arzneimittelwahl eingeteilt in:

1. geistige und körperliche Allgemeinsymptome
2. Lokalsymptome.

Lektion 43 — Grundlagen

Lokalsymptome sind weniger wertvoll, denn sie sind auf einen Körperteil beschränkt; während Allgemeinsymptome den Patienten als Ganzen repräsentieren. Die Geistes- und Gemütssymptome sind am hochwertigsten, weil sie das Innere des Menschen, den Menschen selbst, sein Wesen charakterisieren. Es ist daher leicht einzusehen, daß ein weiterer wesentlicher Punkt bei der homöopathischen Verschreibung die Berücksichtigung der Allgemeinsymptome ist.

5. Dies bietet zwei Vorteile bei der Ausarbeitung eines Falles oder Arzneimittels. Die Allgemeinsymptome ordnen den Patienten einer gewissen Klasse zu und deuten auf eine Gruppe von Mittel, unter denen sein Mittel zu finden ist, das völlig unter den Tisch fiele, wenn die Verschreibung allein auf die Lokalsymptome basierte. Sehr oft genügen die Allgemeinsymptome, um das heilende Mittel zu finden. Die Lokalsymptome können dazu dienen, noch weiter zwischen einer Gruppe von Mitteln zu differenzieren. In seltenen Fällen kann ein einzelnes Lokalsymptom so eigentümlich und ungewöhnlich sein, daß es die weniger wichtigen Allgemeinsymptome an Wert übertrifft.

6. Ist nun der Arzt zum Similimum gekommen, dann muß er in der Lage sein, die angemessene Dosis und die Häufigkeit der Repetition zu bestimmen. Der Frage der Potenz und Wiederholung der Arzneimittelgabe wurde im Verlauf dieses Kurses noch wenig Aufmerksamkeit geschenkt, wegen der großen Divergenz in der Praxis und der verschiedenen Ansichten der Homöopathen. Einige behaupten, sie erhielten ihre besten Resultate mit den niederen Potenzen: C 3, C 6, C 12. Viele fähige homöopathische Ärzte beschränken ihre Praxis auf die C 30 und erzielen mit dieser Potenz bemerkenswerte Heilungen. Andere, in der Materia Medica ebenso fähige und versierte Ärzte gebrauchen ausschließlich die C 200.

7. In seiner frühen Zeit verschrieb Hahnemann Urtinktu-

Grundlagen   Lektion 43

ren und große Dosen, war aber gezwungen, wegen der starken und manchmal ernsten Verschlimmerungen, die Gaben zu reduzieren. Durch das Verdünnen und Verringern der Gaben fand er heraus, daß nicht nur die Verschlimmerungen vermieden wurden, sondern, daß sie auch eine unerwartete dynamische Kraft entwickelten. So entdeckte er den Prozeß der Potenzierung, der die pharmazeutischen Schulen revolutionierte. Von da an verwendete er hauptsächlich die C 30 und seine Kuren waren so überzeugend, daß die Patienten von nah und fern seine Praxis stürmten. In seinen späteren Jahren machte er auch von der C 200 und von höheren Potenzen Gebaruch. Die sehr hohen Potenzen von der C 10000 bis zur C 1000000 wurden später von seinen Schülern eingeführt.

8. Es ist ein Fehler, sich nur auf hohe oder niedrige Potenzen zu beschränken, denn die Wahl der passenden Potenz ist sekundär im Hinblick auf die Wahl des richtigen Mittels. Der Arzt, der stets erfolgreich ist, besonders in chronischen Erkrankungen, beachtet die Vorgeschichte, das Alter, die Vitalität und das Temperament des Patienten, seinen Charakter, das Stadium und den Verlauf der Erkrankung. Unter Berücksichtigung all dieser Faktoren wählt er die Potenz und bestimmt die Häufigkeit der Gaben.

9. Im Regelfall erzeugt das gut gewählte Mittel in jeder Potenz eine heilende Wirkung, vorausgesetzt, es wird nicht zu häufig gegeben. Die Mehrzahl der akuten Fälle wird auf die Tinktur, die C 3, C 6, C 30 und die C 100000 gut reagieren. Langdauernde, tiefsitzende Erkrankungen werden selten ohne die Hilfe von hohen Potenzen abgeschlossen werden können. Meisterschaft in diesem Teil der homöopathischen Verschreibungskunst kann nur durch Studium, Beobachtung und Erfahrung erlangt werden.

10. Mittel wir Arsen, Acidum-fl., Aconit, Belladonna oder die Schlangengifte können wegen ihrer Toxizität nicht in roher Form verabreicht werden. Aber in mittleren oder hohen Potenzen wirken sie ungefährlich und heilend. Andere Mittel, wie Kalk, Quarz, Holzkohle, die Metalle oder die Hundemilch wird nur zu einem heilendem Agens, wenn sie potenziert werden. Es herrscht allgemeiner Konsens, daß diese Mittel in höheren Potenzen besser wirken. Chronische Fälle erfordern die dynamische Kraft, die durch eine höhere Potenzierung entwickelt wird.

11. Normalerweise ist es ratsam bei einem chronischen Fall mit der C 30 oder C 200 zu beginnen. Mit diesem Vorgehen erzielt man zwei Vorteile – die Erstverschlimmerung, die manchmal einem gut gewählten Mittel in höherer Potenz folgt, wird seltener auftreten; und noch wichtiger, es eröffnet einem die Möglichkeit das Mittel in einer Serie von ansteigenden Potenzen zu verabreichen. Ärzte, die sich auf die C 30 beschränken, erzielen oft nicht die volle Heilwirkung des Mittels.

Die Tatsache, daß die C 30 oder die C 200 aufgehört hat dem Patienten gut zu tun, ist noch kein Grund, ein anderes Mittel zu suchen. Gewöhnlich wird die Besserung durch eine höhere Potenz des selben Mittels wiederhergestellt. Wenn diese Gabe die Heilung nicht abschließen konnte, aber das Mittel noch weiterhin indiziert ist, sollte eine noch höhere Potenz gegeben werden. Wenn dann die Symptome immer noch das Mittel anzeigen, aber die höchste Potenz ihre Wirkung schon erschöpft hat, kann der Arzt zur C 200 oder zu einer noch niedereren Potenz zurückgehen und erneut die Skala hochschreiten. Mit dieser Methode kann die größtmöglichste Wirkung eines Mittels erzielt werden.

12. Bei alten und schwachen Patienten, bei chronischen Fällen, in denen die Vitalität einen niederen Stand erreicht hat und bei überempfindlichen Patienten oder Fällen, die starke pathologische Veränderungen aufweisen, sollte mit der C 6, C 12 oder der C 30 begonnen werden, besonders

Grundlagen Lektion 43

wenn tiefer wirkende Mittel eingesetzt werden. So können die unerwünschten und manchmal gefährlichen Reaktionen, die in solchen Fällen sehr hohen Potenzen folgen, vermieden werden.

13. Niedere Potenzen bis zur C 30 können in kürzeren oder längeren Abständen, abhängig von der Art der Erkrankung, wiederholt werden. Zur schnellen Linderung starken Symptomen kann eine Gabe alle fünf, zehn oder fünfzehn Minuten wiederholt werden; bei Erkältungskrankheiten, Bronchitis, Masern, Pneumonie oder anderen akuten Affektionen alle zwei oder vier Stunden; in chronischen Fällen ein bis viermal pro Tag. Das Mittel kann in Wasser, in Globuli oder pulverisierter Form gegeben werden.

14. Potenzen ab der 200sten vertragen keine zu häufige Wiederholung. Dies trifft besonders auf die tiefer wirkenden Mittel zu, von denen viele langsam wirken. Eine einzige Gabe auf die Zunge genügt gewöhnlich völlig, um eine günstige Reaktion zu starten und in einfacheren Fällen kann sie die ganze Kur abschließen. Es sollte erst wiederholt werden, wenn die Symptome wieder erneut anfangen aufzutreten. Ein chronischer Patient kann sich einen Monat, sechs Wochen oder sogar ein Jahr lang stetig bessern, ohne daß eine zweite Gabe des Mittels gegeben wird. Die meisten homöopathischen Ärzte haben die Neigung, besonders diejenigen, die niedere Potenz verwenden, zu viel Medizin zu geben. Obwohl Patienten, die an akuten Erkrankungen leiden, unter der Repetition während der gesamten Erkrankung gesund werden können, und chronisch Kranke sich erholen können, wenn das Mittel in der C 6, C 12 oder C 30 drei oder viermal am Tag verabreicht wird, erzielt man doch die besseren Resultate, wenn das Mittel abgesetzt wird, sobald eine Besserung sich einstellt und der Patient unter der Gabe von Placebo sorgfältig überwacht wird.

15. Wenn bei einem akuten oder chronischen Fall das gutgewählte Mittel aufhört zu wirken, steht der Arzt oft vor einem viel schwierigeren Problem als bei der ersten Verschreibung. Ein falscher Griff in diesem Stadium kann ein völliges Ausbleiben oder doch eine starke Verzögerung der Genesung zur Folge haben.

16. Bei der Entscheidung, ob das gleiche Mittel wiederholt oder in anderer Potenz gegeben werden soll, oder ob ein völlig neues Mittel zu wählen ist oder ob ein Komplementärmittel zu verabreichen ist, erweisen sich folgende Beobachtungen von großem Wert:

17. (a) Wenn die Vitalität und das Wohlbefinden des Patienten, wie auch die Symptome seiner Erkrankung gebessert wurden, dann war das Mittel richtig.

18. (b) Wenn das richtige Mittel eine Zeit lang gewirkt hat, von ein paar Minuten bis zu mehreren Tagen bei akuten Erkrankungen, mehrere Wochen oder auch länger in chronischen Fällen, und nun die ursprünglichen Symptome wiederauftreten oder sich verstärken, dann sollte dasselbe Mittel repetiert werden. Wenn es nicht mehr so lange wirkt wie vorher, dann sollte es in einer höheren Potenz gegeben werden. Hierin liegt der Vorteil, wenn man mit einer mittleren oder niedrigen Potenz beginnt und sie absetzt, sobald eine Besserung klar erkennbar wird.

19. (c) Wenn die ursprünglichen Symptome nur zum Teil wiederauftreten, einige von ihnen wurden beseitigt, dann gelten die Ausführungen von Absatz (b) ebenso.

20. (d) Das Erscheinen von neuen Symptomen, mit oder ohne den alten, ist ein Anzeichen für: 1. eine zu niedrige oder zu hohe Potenz; 2. eine zu häufige Repetition oder ein zu langes Beibehalten des Mittels, das frühere durch eine nicht angemessene Medikation unterdrückte Symptom wieder hervorruft; 3. daß ein Komplementärmittel gewählt werden muß. (Ein Komplementärmittel setzt die Heilung fort, die ein anderes begonnen hat. Sein Arzneimittelbild enthält viele Charakteristika des anderen Mittels.)

21. (e) Wenn das Mittel falsch ist, sollte eine neue Verschreibung gemacht werden. Falls sich ein ernster Zustand entwickelt hat, wie zum Beispiel durch Phosphor bei fortgeschrittener Lungentuberkulose, dann sollte ein Antidot verabreicht werden.

22. (f) Wenn der Patient einen echten Fortschritt gemacht hat, aber nun das erste Mittel in seiner Heilwirkung völlig ausgeschöpft worden ist, dann ist ein neues Mittel fällig. Dies sollte hauptsächlich nach den zuletzt aufgetretenen Symptomen verschrieben werden, doch sollte es, soweit als möglich das aufgehobene Krankheitsbild enthalten.

23. Der Leser kann nun besser einsehen, warum in den vorhergehenden Lektionen soviel Wert auf eine sorgfältige Fallaufnahme, ein intensives Suchen nach Charakteristika und auf richtiges Repertorisieren gelegt worden ist. Eine gut aufgenommene Anamnese wird den Arzt vor unnötiger Arbeit und Mühe bewahren. Die Mittel, die übrig bleiben, nachdem die irrelevanten eliminiert wurden, sind häufig Komplementärmittel, die, in ihrer natürlichen Sequenz angewendet, eine komplette Heilung bewirken.

24. Alle im Verlauf einer Behandlung notwendigen Mittel können in einer guten Repertorisation herausgearbeitet werden. So kann Sulfur Nux vomica folgen oder Silicea übernimmt die Arbeit, die Pulsatilla zurückließ. Calcarea kann Sulfur folgen, und Lycopodium kann dem Patienten weiter helfen, wenn die typischen Calcarea-Symptome in Lycopodium-Symptome übergehen.

25. Die Verschreibung homöopathischer Mittel ohne die Regeln einzuhalten, die in dieser oder den vorhergehenden Lektionen erklärt wurden, kann trotzdem noch bessere Resultate ergeben als sie in der Schulmedizin erzielt werden.

Aber rasche und klare Heilungen von akuten Erkrankungen ohne nachteilige Folgen, ein Entwirren von komplizierten chronischen Krankheitszuständen, eine Ausrottung ererbter Miasmen oder Krankheitsneigungen, ein Verschwinden pathologischer Prozesse und sogar von Endprodukten von Erkrankungen, dies alles kann nur durch die richtig angewendeten Methoden verwirklicht werden, die in diesem Kurs angegeben wurden.

Der Gebrauch des Repertoriums

Erster Teil

1. Ein Repertorium ist ein alphabetisches Verzeichnis von Symptomen mit den entsprechenden homöopathischen Mitteln.

2. Der richtige Gebrauch des Repertoriums ist für den homöopathischen Arzt unentbehrlich, besonders bei komplizierten und schwierigen chronischen Fällen. Die Materia Medica ist so riesig, daß es unmöglich ist, sie ganz im Kopf zu behalten; noch wird dies von erfahrenen homöopathischen Ärzten für nötig gehalten.

3. Mehrere verläßliche Repertorien sind erhältlich. Einige von ihnen sind allgemeine Repertorien und umfassen alle Symptome und Mittel. Andere beschränken sich nur auf spezielle Erkrankungen und Körperteile.

4. Das Repertorium von Boenninghausen, das von den ersten Homöopathen vor allem benutzt wurde, enthält nur Allgemeinsymptome und allgemeine Krankheitszustände und ist deshalb nicht für den Anfänger geeignet.

5. Kent's Repertorium ist zweifellos das umfassendste. Wenn der Arzt mit seiner Terminologie, seiner Anordnung und Aufteilung und seiner Anwendung gut vertraut geworden ist, wird es sich als das praktischste erweisen. In diesem Werk sind die Kapitel nach dem anatomischen Schema von Hahnemann eingeteilt mit einem zusätzlichen Kapitel „Allgemeinsymptome", das nicht einer anatomischen Ordnung folgt. Dieses Kapitel enthält auch die „allgemeinen Modalitäten".

6. Das Repertorium von Lippe ist ähnlich aufgebaut wie das von Kent, aber keineswegs so vollständig.

7. Das Repertorium im Anhang zu Boericke's „Pocket Manual of Homeopathic Materia Medica", besitzt eine andere Anordnung der einzelnen Kapitel, und es ist kurz und ausreichend für den täglichen Gebrauch. Es enthält viele kleinere, nicht so gut geprüfte oder weniger gebrauchte Mittel. Deshalb kann es den Studenten verwirren, bis er sich mit ihm vertraut gemacht hat. Zusätzlich enthält es einen guten therapeutischen Index.

8. Gentry's Concordance hat einen Umfang von sechs Bänden, ist aber trotzdem nicht so umfassend wie das Werk von Kent.

9. Knerr's Repertorium der Leitsymptome ist nützlich in Verbindung mit der großen Materia Medica-Sammlung von Hering mit einem Umfang von zehn Bänden. Aber es nimmt viel Zeit in Anspruch, um darin die Lokalsymptome zu finden.

10. Dasselbe gilt für das Repertorium von T.F. Allen's Encyclopedia of Materia Medica.

11. Lee und Clarke's Repertorium über Husten und Auswurf ist ein klassisches Werk auf diesem Teilgebiet.

12. Sehr nützlich und genau sind die Repertorien, die in Guernsey's Buch „Hemorrhoids", in Bell's Werk „Diarrhoe", H.C. Allen's „Fevers" und in Boenninghausen's Arbeit über dasselbe Thema aufgeführt sind.

13. Im Kent sind praktisch all diese kleineren Werke enthalten und sogar noch mehr Symptome als in den größeren und voluminöseren Werken.

14. Wer diesen Kurs durchgearbeitet hat, wird wahrscheinlich die besten Resultate mit dem Kent'schen Repertorium erzielen; darauf basieren auch die Anleitungen und Analysen, die anschließend aufgeführt werden.

15. Jedes Repertorium ist nur ein Leitfaden und Hilfe bei der Ermittlung des passenden Mittels. Der Student muß

Kenntnisse der Materia Medica besitzen, sonst wird er vergeblich repertorisieren. Selten ist es möglich, das Similimum in einer mechanischen Weise zu finden.

16. Ein Patient kann seine Symptome in Bezeichnungen angeben, die in keiner Materia Medica gefunden werden können. Dies trifft in einem noch stärkeren Maße auf die knappe Sprache der Repertorien zu. Deshalb muß der Arzt die Idee erfassen und wenn er das Symptom mit den genauen Worten des Patienten nicht findet, so muß er nach synonymen Begriffen und Umschreibungen suchen. Wenn der Patient klagt, seine Füße seien wie „tot", so wird man das Symptom im Kent'schen Repertorium unter „Taubheit" finden. Wenn er sagt, er empfinde seinen Kopf „groß", so wird dies im Repertorium unter „Kopf, Empfindung wie vergrößert" enthalten sein, oder unter „Völle" oder „Kongestion". „Schamhaftigkeit" wird unter dem Ausdruck „Schüchternheit" gefunden.

17. Aus den Aufzeichnungen der Fallaufnahme, die nach den Anweisungen in Lektion fünf, Teil eins erfolgen soll (bitte nachlesen), wählen Sie die allgemeinen Charakteristika aus und halten diese wie unten aufgeführt schriftlich fest.

1. *Geistes- und Gemütssymptome;* zuerst die emotionellen und sexuellen Symptome, dann die intellektuellen. Der gut aufgenommene Fall enthält gewöhnlich beide. Schreiben Sie aus dem Repertorium die Mittel, die diesen Symptomen entsprechen, um Zeit zu sparen, können alle Mittel im ersten Grad weggelassen werden.
2. Die übrigen allgemeinen Charakteristika. Notieren Sie nur die Mittel, die schon unter den Geistes- und Gemütssymptomen aufgelistet sind.
3. Alle charakteristischen Lokalsymptome und deren zugehörigen Mittel. Lassen Sie wiederum alle die

Lektion 43 — Repertoriumsgebrauch

Mittel weg, die nicht unter den Geistes- und Gemütssymptomen und den körperlichen Allgemeinsymptomen in 1. und 2. aufgeführt sind.

18. (An dieser Stelle sei auf Lektion 4, Paragraph 6 bis 32 verwiesen.)

19. (Siehe auch Lektion 6, Paragraph 'h'. Dieser Abschnitt sollte nochmal sorgfältig durchgearbeitet werden.)

20. Das oben beschriebene Vorgehen der Arzneimittelwahl mit Hilfe des Repertoriums kann bis auf zwei oder drei Mittel alle anderen eliminieren. Jedes der übriggebliebenen Mittel weist den größten Teil der Symptome des Patienten auf. Nun ist der homöopathische Arzt durch sein Materia Medica-Wissen in der Lage, das passendste Mittel auszuwählen.

21. Wenn aber nur der geringste Zweifel besteht, dann sollte er diese Mittel in der Materia Medica nachlesen und mit seinen Aufzeichnungen vergleichen. In undurchsichtigen Fällen mit relativ wenigen charakteristischen Symptomen kann er die Grade, mit denen die Mittel im Repertorium entsprechend ihrer Wertigkeit gekennzeichnet sind, addieren. Das Mittel mit der höchsten Summe wird wahrscheinlich das richtige sein. Aber auch hier sollte die Materia Medica die endgültige Wahl entscheiden.

22. Hering's „Condensed Materia Medica", Clarke's „Dictionary" oder das von Cowperthwaite sind gute Nachschlagewerke. Nash's „Leaders" oder Boericke's „Pocket Manual" eignen sich gut um einen kurzen Überblick zu erhalten. Die „Clinical Materia Medica" von Farrington und die „Plain Talks on Materia Medica" von Pierce sind die besten für den praktischen Gebrauch und für eine vergleichende Gegenüberstellung. Kent's „Lectures on Materia Medica", ein lebendiges Wortgemälde der verschiedenen Mittel, ist umfassender und mehr für den Fortgeschrittenen geeignet.

Der Gebrauch des Repertoriums

Zweiter Teil

1. Im Gebrauch des Repertoriums, erster Teil, wurde eine allgemeine Übersicht über ein Repertorium gegeben und Angaben über die Qualität einiger, zur Zeit erhältlicher Repertorien gemacht. Nun wird eine von mehreren Methoden der Repertorisation eines Falles dargestellt.

2. Ihr erster Fall kann so aufgenommen worden sein, daß er brauchbare Symptome enthält, die zum Repertorisieren gut klassifiziert werden können. Aber wahrscheinlicher ist, daß Sie, wie auch andere vor Ihnen, Praxis und Erfahrung benötigen, die nur durch ständiges Bemühen erworben werden kann. Schließlich werden Sie jedoch zu einer Methode der Fallaufnahme gelangen, die ihnen die Bestimmung des Mittels mit oder ohne Repertorium erleichtert.

3. Beachten Sie, daß es nicht immer möglich ist, Symptome der Art zu erhalten, die eine leichte Arzneimittelwahl ermöglichen, oder eine Reihe von Symptomen, die genau dem Schema von Paragraph 17 (erster Teil) entspricht.

4. In Lektion 5, Teil 1, Abschnitt 26 und 27 wurden die vier wesentlichen Punkte bei der Aufnahme von Beschwerden genannt. Es sind: *Lokalisation, Empfindung, Modalitäten* und *Begleitsymptome.*

5. Diese vier Punkte wurden herausgestellt, um dem Studenten ein Konzept in die Hand zu geben, wie er einen brauchbaren Bericht über die objektiven und subjektiven Symptome erhält.

6. Deshalb muß man wissen:
1. Wo ist die Beschwerde lokalisiert.
2. Den Charakter der Beschwerden, so ausgedrückt, wie es der Patient empfindet.

Lektion 43   Repertoriumsgebrauch

3. Die Faktoren, die die Beschwerde modifizieren: Verschlimmerung, Besserung.
4. Daß gewisse Symptome, die allein mehr oder weniger wertlos sind, in einer gewissen Kombination aber zu einer charakteristischen Indikation werden, dies wurde durch Prüfungen und klinische Erfahrungen bestätigt.

7. Zum Beispiel: Ein Patient klagt über Kopfschmerzen, rheumatische Beschwerden im Knie und einen entzündeten Hals. Jede Beschwerde wird für sich allein untersucht und später mit den anderen verglichen.

A. Kopfschmerzen
  1. Lokalisation: rechts temporal
  2. Empfindung: Pulsieren, Pochen
  3. Modalitäten: Schlimmer beim Liegen, durch helles Licht und Erschütterung.
  4. Begleitsymptome: roter, trockener Mund und Hals, dilatierte Pupillen, ein voller hebender Puls.

B. Schmerzen im Knie
  1. Lokalisation: rechtes Kniegelenk
  2. Empfindung: Hitze, Pochen
  3. Modalitäten: Schlimmer durch Berührung, Bewegung, Erschütterung.
  4. Begleitsymptome: Halsweh, pochende Kopfschmerzen.

C. Halsentzündung
  1. Lokalisation: rechte Tonsille
  2. Empfindung: Trockenheit, Pochen
  3. Modalitäten: Schlimmer beim Schlucken, beim Wenden des Kopfes.
  4. Begleitsymptome: Dilatierte Pupillen, Himbeerzunge, pochende Kopfschmerzen.

8. Jeder homöopathische Arzt, der Belladonna kennt, wird sie als das Simillimum erkennen.

Repertoriumsgebrauch **Lektion 43**

9. Er wird bemerken, daß alle Beschwerden auf der rechten Seite auftreten. Dies ist ein Allgemeinsymptom und charakteristisch für Belladonna und noch ein paar andere Mittel.

10. Er wird auch feststellen, daß Pulsieren (Pochen) an allen Lokalisationen auftritt und alle Beschwerden durchzieht. Auch dieses Symptom ist für Belladonna charakteristisch.

11. Die Modalität, schlimmer durch Erschütterung, ist ein allgemeines, für Belladonna stark charakteristisches Symptom.

12. Die Verschlimmerung durch Liegen, helles Licht, Berührung, Bewegung, Schlucken und Wenden des Kopfes sind, obwohl sie auch für eine Reihe anderer Mittel zutreffen, für Belladonna besonders kennzeichnend.

13. Betrachtet man die Lokalisation, die Empfindungen, Modalitäten und die Begleitsymptome im Zusammenhang, so deuten sie unmißverständlich auf Belladonna.

14. Keines der Symptome würde allein für sich die Verschreibung von Belladonna rechtfertigen; aber zusammen weisen sie unmißverständlich auf das Mittel. Der Anfänger sollte jedoch, um sich mit den Ausdrücken und der Anordnung des Repertoriums vertraut zu machen, die Wahl des Mittels durch Repertorisieren, selbst bei so einem einfachen Fall, bestätigen.

15. Obwohl diese vier Punkte bei der Fallaufnahme und Auswahl der Symptome wichtig sind, stellen sie doch keinen wesentlichen Teil des Repertorisierens selbst dar.

16. Wenn die so ausgewählten Symptome nicht auf ein einziges Mittel deuten, werden sie doch auf eine Gruppe von drei oder vier Mitteln hinführen, aus denen eine weitere Wahl getroffen werden muß.

17. Wenn der Fall unter Berücksichtigung der oben genannten Punkte aufgenommen wurde, kann das gesuchte

Lektion 43 — Repertoriumsgebrauch

Mittel mit Hilfe des Repertoriums auf drei verschiedenen Wegen bestimmt werden. Der erste wurde im Kapitel „Gebrauch des Repertoriums – Erster Teil", Abschnitt 17 erwähnt.

18. Methode eins: Beginnen Sie mit den Geistes- und Gemütssymptomen, dann kommen die körperlichen Allgemeinsymptome, gefolgt von den eigentümlichen Lokalsymptomen.

Methode zwei: Beginnen Sie mit den körperlichen Allgemeinsymptomen, (diejenigen, die nur den Körper oder seine Teile betreffen, wie Hitze, Kälte, verschiedene Arten von Schmerzen und Ähnliches); als nächstes nehmen Sie die Geistes- und Gemütssymptome und dann die Lokalsymptome. In vielen Fällen, bei denen geistige Symptome völlig fehlen, nicht beschrieben werden können oder gewöhnlich und damit wertlos sind, kann nur diese Methode angewendet werden.

Methode drei: Besteht darin, daß ein hervorstehendes, eigentümliches Symptom als Schlüsselsymptom herangezogen wird; dann werden von den weiteren Symptomenrubriken nur die Mittel ausgewählt, die dieses Schlüsselsymptom ebenfalls besitzen. Dieser „kurze Weg" verkürzt die Arbeit und wird häufig von erfahrenen Homöopathen am Krankenbett angewendet. Aber für den Anfänger ist dieser Weg riskant, da er ihn leicht fehlleitet, weil er mit der Materia Medica noch nicht genügend vertraut ist und bei der Wahl der Schlüsselsymptome unsicher ist. Diese Methode ist auf Fälle mit wenigen Symptomen, oder wenn Allgemeinsymptome nicht beschrieben werden oder diese wertlos sind, anwendbar.

19. Es folgt ein Beispiel für Methode eins:

Fall 1. Eine Influenza zeigt folgende gewöhnliche pathognomonische Symptome wie Gliederschmerzen, Kopfweh,

Schwindel, Frost gefolgt von Fieber und allgemeine Schwäche. Fünf wichtige Symptome werden notiert. 1. Stumpfsinnigkeit und Lethargie; 2. Zittern des Körpers oder der Glieder bei Anstrengung; 3. kein Durst während des Fiebers; 4. Der Frost erstreckt sich den Rücken hinauf und hinunter; 5. Schwere, okzipitale Kopfschmerzen, die nach oben ziehen. Diese Symptome, die Charakteristika des Falles, muß das indizierte Mittel in einem hohen Grad aufweisen. Deshalb nehmen Sie nur die Mittel, die im höchsten oder zweiten Grad in jeder Rubrik angegeben werden.

20. Wir beginnen mit den *Geistes- und Gemütssymptomen* und finden Stumpfsinnigkeit unter „Psychische Symptome, Trägheit" folgende Mittel:

Acon., agar., alum., ambr., anac., apis, arg-m., **Arg-n., Bapt., Bar-c., Bar-m., Bell.,** *bov.,* **Bry., Calc., Calc-p., Calc-s.,** *cann-s., carb-s.,* **Carb-v.,** *caust., cham., chel., chin., chin-s., cic., clem., cocc., colch., con., crot-h., dig.,* **Gels.,** *glon.,* **Graph., Hell.,** *hep., hydr-ac.,* **Hyos., Kali-br., Kali-c.,** *kali-s.,* **Lach., Laur., Lyc.,** *mag-m., merc., merc-c., mez.,* **Nat-a., Nat-c., Nat-m.,** *nat-p., nat-s., nit-ac.,* **Nux-m,** *nux-v., olnd.,* **Op.,** *petr.,* **Phos., Ph-ac., Pic-ac., Plb.,** *psor.,* **Puls.,** *rhod., rhus-t., sars., sec., sel.,* **Seneg., Sep., Sil.,** *spig., spong., stann.,* **Staph.,** *stram.,* **Sulf.,** *tab., thuj.,* **Tub.,** *verat.,* **Zinc.**

Von der Rubrik „Zittern, äußerlich", die sie unter den „Allgemeinsymptomen" finden, entnehmen Sie nur die Mittel, die schon oben vorkommen:

Acon., agar., **Ambr.,** *anac., apis, arg-m.,* **Arg-n.,** *bell., bry., calc., calc-p., calc-s., carb-s., caust., chel., chin-s.,* **Cic., Cocc.,** *colch.,* **Con.,** *crot-h.,* **Gels.,** *graph., hyos., kali-c.,* **Lach., Merc.,** *merc-c., mez., nat-m., nat-s., nux-v., olnd.,* **Op.,** *pic-ac., plb., psor.,* **Puls., Rhus-t.,** *sec., seneg., sep., sil.,* **Sulph.,** *tab., thuj., verat.,* **Zinc.**

Dann ziehen wir die Lokalsymptome heran. Wir finden unter „Magen, Durstlosigkeit während der Fieberhitze" nur noch wenige Mittel, die auch in den vorigen Rubriken vorkamen:

Apis, *calc., caust.*, **Gels.**, *kali-c., puls.*, **Sep.**, *sul-ac.*

Wir finden unter „Rücken, Kälte, auf und ab": **Gels.**, *sulf.*

Unter „Kopfschmerzen, Orte, Hinterkopf, erstreckt sich aufwärts": **Gels.**

Wenn wir in der Materia Medica Gelsemium nachlesen, werden wir dieses Mittel als Similimum für diesen Fall bestätigt finden, und wenn wir es geben, wird es den Fall sicher und schnell heilen.

21. Fall 2. Es ist die authentische Geschichte einer jungen, 20-jährigen Frau, die sich während eines Italienaufenthaltes mit Malaria infizierte. Massive Dosen Chinin, von einem italienischen Arzt verschrieben, behoben die Frostanfälle, und sie konnte ihre Reise fortsetzen.

22. Nicht lange nach ihrer Rückkehr erhielt sie eine Gabe von ihrem Konstitutionsmittel Brom. Danach, vielleicht durch die Wirkung von Brom. kehrten die Frostanfälle zurück. Arsen wurde von einem ortsansässigen Homöopathen ohne Erfolg verschrieben. Die Symptome wurden alarmierend und er gab Chinin in massiven Dosen. Diesmal aber nur mit einem vorübergehende, palliativen Affekt.

23. Bei der homöopathischen Behandlung von Malaria-Patienten muß man das exakte Similimum finden, wenn man eine Heilung erreichen will.

24. Da das Arsen von einem erfahrenen Mann verschrieben worden war, und der Fall eine Reihe von Arsen-Symptomen bot, arbeitete der hinzugezogene Arzt den Fall mit Hilfe des Kent'schen Repertoriums sorgfältig aus.

25. Es bestehen folgende Symptome: Täglich Frost von 18 bis 18.30 Uhr, der zwischen den Schulterblättern begann und beschrieben wurde, als ob eiskaltes Wasser den Rücken hinunter gegossen würde; dem Frost gehen ohnmachtsartige Schwäche und Gähnen voraus; begleitet ist er von einem intensiven Durst, großer Ruhelosigkeit mit sich Herumwerfen, Kälte, Taubheit und Schmerzen in den Extremitäten, kaltem Gesäß, und einer Empfindung, als ob Wind über die Füße und Beine bliese. Der Frost verschlimmerte sich durch Trinken von kaltem Wasser und durch die geringste Bewegung unter der Bettdecke.

26. Das Fieber ohne Durst war von pochenden Kopfschmerzen, ohnmachtsartiger Schwäche, Übelkeit, Stöhnen, Beklemmung der Brust, Atemnot und Ruhelosigkeit begleitet. Das Gesicht war gerötet, die Haut heiß und trocken und sie fröstelte sobald die Decke etwas gelüftet wurde. Die Temperatur stieg bis zu 40,3° C.

27. Die Ruhelosigkeit war das auffallendste Gemütssymptom; deshalb wurde es auf den ersten Platz beim Repertorisieren gesetzt. In dieser Rubrik wurden nur die Mittel gewertet, die im zweiten oder dritten Grad auftraten.

Im Kent'schen Repertorium werden unter „Ruhelosigkeit, Bett, sich herumwerfen" (Repertorium Generale Deutsch [RGD] auf S. 46) u. a. folgende Mittel angegeben:

Acon., arg-n., **Ars.,** *arum-t., bell., bry., calc., camph., cast., caust., cham., cina,* **Cupr., Ferr.,** *kali-ar., lach., lyc., merc., mur-ac., puls., ran-s.,* **Rhus-t.,** *sep., staph., stram., stry., sulf.,* **Tarent.**

„Ruhelosigkeit bei Fieberfrost" (es werden wieder diejenigen Mittel weggelassen, die in der ersten Rubrik nicht auftraten, aber es werden alle drei Grade gewertet) [Repertorium Generale Deutsch - RGD Seite 47]:

Acon., **Ars.,** *bell., rhus-t.*

„Ruhelosigkeit bei Fieberhitze" (wieder werden die Mittel nicht gewertet, die in den vorhergenden Rubriken nicht auftraten) Seite 47:

Acon., **Ars.***, bell.,* **Rhus-t.**
„Durst während des Fieberfrost" Seite 431:
Acon., ars., *rhus-t.*
„*Frost, Zeit, 18 Uhr", Seite 1079:* Ars., rhus-t.
„Frost, beginnt im Rücken", Seite 1069: **Rhus-t** und „zwischen den Scapulae" Seite 1069: Rhus-t.
„Frost, beim Abdecken", Seite 1067: **Rhus-t.**
„Fieber, Frösteln durch Abdecken", Seite 1083: **Rhus-t.**
„Frost, als ob kaltes Wasser über ihn gegossen würde", Seite 1077: **Rhus-t.**
„Schlaf, Gähnen vor Fieberfrost", Seite 1046: Rhus-t.
„Extremitäten, Schmerzen während Fieberfrost", Seite 897: **Rhus-t.**
„Extremitäten, Gefühllosigkeit allgemein", Seite 834: **Rhus-t.**
„Kälte, als ob der Wind über die Füße bliese" ist nicht in dieser Formulierung aufgeführt, kann aber unter „Frost, Gefühl als bliese kalter Wind über den Körper" auf Seite 1078 gefunden werden: Rhus-t.
„Frost, Trinken verschlechtert", Seite 1076: *Rhus-t.*

28. Bei diesem Verfahren der Mittelwahl erweist sich ohne Zweifel Rhus-t. als das ähnlichste Mittel. Die Wahl bestätigt sich, wenn man es mit Arsen vergleicht, das der erste Arzt wählte.

29. Die charakteristische Verschlimmerungszeit von Arsen ist 13 bis 14 Uhr oder 0 bis 2 Uhr. Sein Frost ist charakteristischer Weise ohne Durst, aber es besteht ein unlöschbarer Durst während der Fieberhitze auf kleine Mengen Wasser. Der Frost von Rhus-t. stellt sich von 18 bis 21 Uhr ein. Die Durstlosigkeit von Rhus-t. während der Hitze kann Zweifel aufkommen lassen. Jedoch war der Patient in Wirklichkeit durstig, wurde aber durch die Verschlimmerung des Frostes unmittelbar nach dem Trinken davon abgehalten.

30. Die Taubheit der Hände oder anderer Teile der Extremitäten ist als Begleitsymptom für Rhus-t. charakteristischer als für Arsen.

31. Eine einzige Gabe Rhus-t. wurde gegeben. Drei Tage lang trat keine Veränderung ein. Dann wurde der Frost leichter, das Fieber stieg nicht mehr so hoch und die Glieder schmerzten nicht mehr so stark. Am nächsten Tag trat nur noch ein leichter Frost am Abend auf, und von da an verschwanden alle Symptome allmählich. Die allgemeine Verfassung des Patienten verbesserte sich. Sechs Tage später waren alle Symptome verschwunden und traten auch nie mehr auf.

32. Nun folgt ein Problemfall zur Repertorisationsübung nach der Methode eins (siehe Abschnitt 18).

33. Klassifizieren und ordnen Sie die Symptome in der oben aufgezeigten Weise.

34. Schlagen Sie die allgemeinen Charakteristika, die in jeder Arzneimittellektion angegeben werden nach, oder besser Sie benutzen ein Repertorium. Das gesuchte Mittel wurde in diesem Kurs abgehandelt.

35. Arbeiten Sie den Fall schriftlich aus und stellen Sie alle Schritte der Arzneimittelwahl und deren Begründung dar.

36. H. F., männlich, 39 Jahre alt, Beruf Instrumentenbauer. Ausschläge an den Vorderarmen, an der Lumbalregion und an den Beinen, unterhalb der Knie. Die Ausschläge bestehen aus einem nicht scharf begrenzten roten Grund, belegt mit gelblich-weißen Schuppen. Sie jucken, wenn der Patient durch Anstrengung oder im Bett warm wird. Dem Kratzen folgt ein intensives Brennen. Es finden sich viele abgeschilferte Schuppen morgens im Bett. Rheumatische Steifheit der Knie, besonders schlimm beim Aufstehen vom Sitzen. Am frühen Morgen Aufstoßen, ebenso nach dem Essen. Verstopfung. Appetit schnell gestillt. Extremer Durst. Konzentrationsschwierigkeiten. Gedächtnisschwä-

Lektion 43 — Repertoriumsgebrauch

che, Stumpfsinnigkeit, geistige Trägheit, begreift langsam, alles schlimmer durch geistige Anstrengung. Der Schweiß ist widerlich, sogar für den Patienten selbst. Fühlt sich allgemein besser, wenn er sich bewegt.

37. Verwenden Sie Methode Nummer 1 beim Repertorisieren dieses Falles. Obwohl dieser Fall offensichtlich unvollständig ist, stellt er doch eine gute Übungsmöglichkeit dar.

Der Gebrauch des Repertoriums

Dritter Teil

1. In dieser Lektion wird die Repertorisationsmethode Nummer 2 erörtert. Diese Methode verwendet die körperlichen Allgemeinsymptome und wird meist gewählt, wenn die geistigen Symptome nicht charakteristisch sind oder vollkommen fehlen. Die Geistes- und Gemütssymptome, falls vorhanden, kommen erst an zweiter Stelle und die Lokalsymptome zuletzt.

2. Zur Erläuterung ein Fall aus der Praxis. Die angegebenen Symptome wurden wegen ihres Wertes beim Repertorisieren ausgewählt. Unwichtige Symptome wurden weggelassen. Die Vorgeschichte des Falles wurde erhoben und Laborteste gemacht und bei der Behandlung des Falles berücksichtigt. Die Diagnose lautete „Pruritus vulvae" auf Grund einer toxischen Azidose.

3. Frau W., 25 Jahre alt, verheiratet, zwei Kinder, das jüngere 15 Monate alt. Seit ihrer letzten Geburt hat sie ständig eine profuse, gelbe Leukorrhoe und heftigen Pruritus vulvae.

4. Sie hat ein ständiges Nachuntendrängen der Gebärmutter, was Stehen für sie völlig unmöglich macht, ebenso Gehen oder das Verrichten ihrer Haushaltsarbeiten, wie Waschen oder Bügeln.

5. Sie hat heftige chronische Kopfschmerzen mit einem pochendem, spannendem Charakter, die nach Ärger oder bei Ermüdung auftreten. Diese beginnen auch oder verschlimmern sich, wenn sie an Verstopfung leidet. Eine gewöhnliche Behandlung der Kopfschmerzen über zwei Jahre war ohne Erfolg. Empfindung von Hitze im Scheitel und als ob ein Gewicht auf ihrem Kopf lasten würde. Die Kopfsymptome sind mehr oder weniger konstant, doch schlimmer vor den Menses.

6. Ist über Kleinigkeiten besorgt und klagt über Gedächtnisschwäche.

7. Das Gesicht ist gerötet; Ohnmachtsanfälle beim Stehen oder ohne ersichtlichen Grund; Hunger mit einem Leeregefühl im Epigastrium einige Zeit vor dem Mittagessen.

8. Die meisten Symptome sind nachts schlimmer, besonders das Jucken der Vulva.

9. Achselschweiß riecht nach Knoblauch.

10. Da wir die Methode zwei anwenden, nehmen wir zuerst die körperlichen Allgemeinsymptome. Das erste Symptom, das gewählt wurde, ist ein wirkliches Allgemeinsymptom, es bezieht sich auf den gesamten Organismus und ist eine ungewöhnliche und auffallende Modalität der Patientin und ihrer Beschwerden.

11. Ausarbeitung des Falles mit dem Kent'schen Repertorium (die Seitenzahlen beziehen sich wieder auf das Repertorium Generale [RGD]).

   A. Stehen verschlechtert (S. 1194): *Agar., alum., amm., aur., bell., berb., bry., calc., camph., canth., caps., carb-s., caust., chin.,* **Cocc., Con., Cycl.,** *dig., euph., euphr., ferr., fl-ac., kali-bi.,* **Lil-t.,** *murx., nit-ac., ph-ac., plat.,* **Puls.,** *ran-b., rheum., rhus-t.,* ruta, sabad., sabin., samb., **Sep., Sil., Sulf.**, *tarax., tub.,* **Valer.**, *verat., verb., zinc.*

B. Nachts (S. 1136): *Am-m., aur., bell., bry.,* **Calc.,** *camph., caps.,* **Carb-s.,** *caust.,* **China,** *cocc.,* **Con., Cycl.,** *dig., euphr.,* **Ferr.,** *fl-ac.,* **Kalib-i., Lil-t., Nit-ac.,** *ph-ac.,* **Puls.,** *rheum.,* **rhus-t.,** *sabad., samb.,* **Sep., Sil., Sulf., Zinc.**

C. Anstrengung verschlechtert (S. 1138): **Bry., Calc.,** *chin.,* **Cocc., Dig.,** *Sep., sil.,* **Sulf.,** *zinc.*

D. Menses, vor (S. 1161): **Calc., Sep., Sulf., Zinc.**

E. Gedächtnisschwäche (S. 28): Calc., **Sep.,** *sulf., zinc.*

F. Pulsieren im Kopf (S. 107): *Calc., sep.* **Sulf.**

G. Drückender Schmerz, Scheitel (S. 157): *Calc., Sep., Sulf.*

H. Hitzewallungen (S. 1150): *Calc.,* **Sep., Sulf.**

I. Kälte, Fuß (S. 871): **Calc., Sep., Sulf.**

J. Genitalia, Schmerz, Abwärtsdrängen (S. 638): *Calc.,* **Sep.,** *sulf.*

K. Leukorrhoe, gelb (S. 627): **Calc., Sep., Sulf.**

L. Leukorrhoe, reichlich (S. 628): **Calc., Sep.,** *sulf.*

M. Magen, Leere (S. 442): *Calc.,* **Sep., Sulf.**

N. Kopf, Hitze, Scheitel (S. 101): **Sulf.**

O. Brust, Schweiß, Axilla, übelriechend, Knoblauch (S. 757): **Sulf.**

12. Sulfur wurde gegeben, alle Symptome verschwanden und die Patientin genaß völlig.

13. Ein Problemfall: Ein Steinmetz, 47 Jahre alt, braunes Haar, partiell kahlköpfig, graue Augen, mager, leicht gebückte Haltung, dürrer Hals und dünne Arme. Verheiratet, Vater von vier Kindern. Seit seiner Kindheit mußte er hart arbeiten. Er führt das gewöhnliche Leben eines Arbeiters.

14. Er bietet folgende Beschwerden: Er leidet seit den letzten Jahren an Dyspepsie, die ständig schlimmer wurde.

Zwei Stunden nach dem Essen erbricht er die Nahrung, die aber nicht sauer ist. Er ist hungrig, aber ein paar Bissen sättigen ihn vollauf. Er trinkt zwei Tassen Kaffee zu jeder Mahlzeit.

15. Es besteht eine starke Flatulenz und Rumpeln im Bauch. Er stößt unmittelbar nach dem Essen Luft auf, was seine Auftreibung vorübergehend erleichtert.

16. Speisen kommen mit dem Aufstoßen hoch. Er hat Durst auf kaltes Wasser, um damit den Hals zu spülen, aber es erzeugt Magenschmerzen.

17. Er klagt über Vergeßlichkeit; gebraucht falsche Wörter beim Sprechen. (Passierte ihm auch, als er mit dem Arzt sprach).

18. Er ist zappelig, bewegt sich ständig oder geht umher, um seine Nerven zu beruhigen.

19. Wenn er nach Hause kommt, muß ihm seine Frau die rechte Schulter und den Rücken reiben, um ihm seine brennenden Schmerzen zu erleichtern, die sich am späten Nachmittag einstellen.

20. Infolge seiner Lebensgewohnheiten ist er verstopft, häufig hat er vergeblichen Stuhldrang.

21. Er schwitzt gewöhnlich beim Arbeiten. Der Urin ist manchmal dunkel und brennt leicht bei der Entleerung.

22. Wenn er sich vom Abendessen erhebt, bemerkt er Schmerzen im rechten Handgelenk und der rechten Hüfte, besonders wenn das Zimmer kalt ist.

23. Er neigt zur Reizbarkeit und ist niedergedrückt, weil er seine Arbeit nicht mehr wie früher verrichten kann. Er hat keine sexuellen oder familiären Schwierigkeiten.

24. Die körperliche Untersuchung und Laborkontrollen waren im Einklang mit den erhobenen Symptomen.

25. Dies ist ein Fall für Methode Nummer 2.

26. Ordnen Sie die Symptome in körperliche Allgemein-

Lektion 43　　　　　　　　　　　Repertoriumsgebrauch

symptome, Geistes- und Gemütssymptome und Lokalsymptome und repertorisieren Sie in der genannten Weise. Arbeiten Sie den Fall schriftlich aus, begründen Sie die Wahl des Mittels, der Potenz und Häufigkeit der Gaben.

27. Die genauen Ausdrücke der obigen Symptome können vielleicht im Repertorium nicht zu finden sein. Daher müssen Sie Umschreibungen und Synonyme finden.

Der Gebrauch des Repertoriums

Vierter Teil

1. Die Anwendung der dritten Repertorisationsmethode beinhaltet für den Anfänger Risiken, wenn er versucht nach dieser Kurz-Methode zu arbeiten, ehe er die Methode eins und zwei beherrscht und die Symptome sicher auszuwählen vermag. Ein scharfes Urteilsvermögen ist erforderlich um das erste „Schlüsselsymptom" auszuwählen, da dieses Symptom das Similimum im Repertorium enthalten muß.

2. Jedoch in der Hand eines erfahrenen Arztes ist die Methode drei eine Zeitersparnis. Bei Fällen mit nur ein oder zwei charakteristischen Symptomen kann sie sich als die beste Methode erweisen.

3. Ein Beispiel aus der Praxis dient dazu, diese Art des Repertorisierens zu erläutern.

4. Vor ein paar Monaten konsultierte ein Leser dieses Kurses die Fakultät wegen eines seiner Patienten. Sein Fall bietet ein hervorragendes Beispiel für die Anwendung von Methode drei.

5. In seinem ersten Brief schrieb der Leser folgendes: „Ein junger Automechaniker, 30 Jahre alt,, wurde von einem Insekt gestochen. Unmittelbar danach entwickelte sich eine generelle Urticaria, die, trotz Behandlung, über mehrere Monate besteht. Die Hautveränderung ist stärker ausgeprägt und häufiger an den Armen, Füßen, Sohlen und den Handflächen. Druck, wie beim Drehen eines Schraubenziehers bringt sofort die Veränderung hervor."

6. „Die Appendix wurde vor ein paar Jahren entfernt. Tonsillektomie vor drei Jahren. Rheumatische Tendenz. Magenbeschwerden infolge einer Säureüberproduktion."

7. „Ledum C 3, alle zwei Stunde wurde bis jetzt verabreicht. Einen Kommentar zu diesem Fall werde ich dankbar annehmen."

8. Daraufhin erwiderten wir: „Es ist schwierig, Ihnen ein konkretes Mittel vorzuschlagen, da Ihre Informationen äußerst mager sind."

9. „Eine rheumatische Disposition bedeutet nicht viel ohne genaue Symptome."

10. „Ledum ist das gewöhnliche Antidot gegen Insektenstiche, aber es neigt mehr zu ödematösen Schwellungen und Nagelgeschwüren als zu Nesselausschlägen, und die Haut um die Läsionen ist gewöhnlich bläulich. Ledum ist auch nützlich bei rheumatischen Affektionen, aber nur wenn Ledum-Indikationen vorhanden sind. Obwohl der Ledum-Patient gegen Kälte im Allgemeinen empfindlich ist, bessern sich seine Schmerzen durch Entblößen und kalte Anwendungen und seine Urtikaria wird schlimmer durch Wärme."

11. „Acidum - carbolic., potenziert, ist ein Antidot gegen Bienenstiche, aber nur wenn Acidum - carbolic-Symptome begleiten. Auch Culex und Urtica urens sollten studiert werden. Doch müssen wir nach den Symptomen des Patienten verschreiben; das heißt nach dem Charakter der Schmerzen, der Farbe der urtikariellen Veränderungen; wie sie sich bei Wärme, Kälte, Entblößen, im Freien verhalten, den Verschlimmerungszeiten; nach den Allgemeinsymptomen, die aus der Vorgeschichte, Anamnese, körperlichen Untersuchung und so weiter herausgebracht werden müssen. Schreiben Sie bitte ausführlicher über diesen Fall."

12. Wir erhielten bald zusätzliche Informationen.

13. „Ledum hatte keinen Erfolg gezeigt. Ich verschrieb es allein auf die Theorie hin, es sei ein Antidot für Stiche. Ich weiß nicht ob der Nesselausschlag die Folge des Stiches war, aber es ist möglich."

14. „Druck scheint eine auslösende Ursache für den Ausschlag zu sein. Wenn sein Gürtel oder seinen Kleidung fest geschnürt sind, dann erscheinen die Veränderungen an dieser Stelle. Gewöhnlich treten sie an seinen Handflächen auf, wenn er etwas fest packt oder an seinen Füßen durch den Druck der Schuhe und beim Stehen."

15. „Die Läsion beginnt als weißer Ring mit einem eingedrückten Zentrum. Dies füllt sich dann rasch auf und der ganze Fleck wird erhaben, ziemlich dunkelrot und hat die Größe von einer Erbse bis zu einem Silberdollar.

16. „Zuerst tritt eine heiße, brennende Empfindung auf, später Jucken. Die affizierten Stellen fühlen sich heiß an. Sie bestehen nur ein paar Stunden."

17. „Der Patient sagt, daß Honig die Hauterscheinungen fördere, ebenso Eier, eingemachte Bohnen und Mais. Die Ausschläge sind meist in der Mitte des Nachmittages schlimmer. Sehr große Hitze wie auch Kälte verschlimmern. Kälte macht seine Gelenke steif, obwohl er zur Zeit wenig Rheuma hat. Er fühlt sich im Allgemeinen besser im Freien, obwohl dies den Ausschlag nicht beeinflußt."

18. „Der Appetit ist gut, er ißt sogar zwischen den Mahlzeiten. Manchmal hat er einen sauren Magen, der durch provoziertes Erbrechen erleichtert wird. Bier erzeugt Übelkeit und Kopfschmerzen. Er ist verstopft und hat vergeblichen Stuhldrang. Stärkste Hauterscheinungen werden von

Sodbrennen begleitet. Er besitzt eine eigentümlich weißbelegte Zunge mit einem braunen Streifen in der Mitte. Seine rheumatischen Beschwerden werden gewöhnlich durch Bewegung erleichtert. Ich bedaure, Ihnen nicht weitere Symptome angeben zu können.

19. Mit diesen begrenzten Informationen und den knappen charakteristischen Symptomen wurde Methode drei herangezogen und der Fall folgendermaßen repertorisiert:

20. Das eigentümlichste und auffallendste Symptom ist „die in der Mitte braungestreifte Zunge". Deshalb wurde es zum Leitsymptom gewählt. Das Kent'sche Repertorium [RGD] gibt auf Seite 349 u. a. folgende Arzneien an:

Arn., ars., bry., canth., colch., crot-h., eup-pur., hyos., jod., lac-c., nat-p., phos., plb., pyrog., vib. (wegen der geringen Zahl der Mittel wurden auch einwertige Mittel, herangezogen).

21. In der Rubrik „Allgemeines, Kälte, Hitze und Kälte" (RGD, Seite 1152) erscheint keines der obigen Mittel. Darüber hinaus treffen diese Modalitäten nur auf eine Art von Symptomen eines Mittels zu, die einen werden durch Wärme verschlimmert, die anderen durch Kälte. Zum Beispiel Sepia: Die Haut kribbelt in der Bettwärme; die Ausschläge in den Gelenkbeugen und auch an anderen Stellen werden durch kaltes Baden und an der frischen Luft gebessert, während die Urtikaria im Freien ausbricht. Auch erscheint keine der Arzneien unserer „Schlüsselrubrik" unter dieser Spalte. Deshalb verlassen wir diese Rubrik und suchen weiter.

22. Der Arzt schreibt: „Stärkste Hauterscheinungen werden von Sodbrennen begleitet." Wenn dies stimmt, so ist die Übersäuerung des Magens ein Begleitsymptom und sehr wichtig. Im Repertorium finden wir unter „Aufstoßen, sauer" (RGD, Seite 427) folgende Mittel, die auch das Leitsymptom besitzen:

Ars., bry., canth., jod., **Nat-p., Phos.**

| Lektion 43 | Repertoriumsgebrauch |

23. Wir suchen nun nach einem weiteren herausragenden Lokalsymptom, weil es in diesem Fall an wertvollen Allgemeinsymptomen mangelt.

24. „Rectum, Verstopfung, mit vergeblichem Drängen" (RGD, S. 553), zeigt:
Ars., jod., nat-p., phos.

25. Die rheumatischen Symptome sind gewöhnlich und deshalb von geringem Wert, obwohl sie als Begleitsymptom einer Urtikaria an Mittel wie Bryonia, Arsen, Jod oder Phosphor denken lassen können. Doch nach Kent (RGD, S. 1120 [Urticaria bei Rheumatismus]) haben nur Rhus-t. und Urtica urens eine solche gesicherte Beziehung.

26. Fassen wir nun die obigen Ergebnisse zusammen, dann scheint Nat-p., obwohl es in der Schlüsselrubrik nur den niedrigsten Grad besitzt, das passende Mittel für den Fall zu sein, vor allem aus folgenden Gründen:

27. (1) Es weist die zwei eigentümlichsten Symptome, „die in der Mitte braungestreifte Zunge" und den „vergeblichen Stuhldrang" auf und beim letzteren ist es im zweiten Grad angegeben.

28. (2) Ebenso fällt uns auf, daß **Nat-p.** im 3.Grad unter „Aufstoßen, sauer" angegeben ist.

29. (3) Schließlich finden wir es bestätigt, wenn wir im Kent (RGD, S. 1119) unter den Mittel für Urticaria Nat-p. im zweiten Grad finden, was anzeigt, daß es sich in zahllosen Fällen als wirksam bei dieser Erkrankung erwiesen hat.

30. Wir rieten dem Arzt Nat-p. C. 6 viermal täglich für eine Woche oder bis sich eine Verbesserung einstellt zu verschreiben. Dann sollte das Mittel abgesetzt werden und die Wirkung vier oder fünf Tage lang beobachtet werden. Das Ergebnis der Verschreibung war:

31. Vier Wochen später erhielten wir folgende Antwort:

„In Bezug auf meine Nachfrage von Fall 1. bedaure ich Ihnen mitteilen zu müssen, daß der Patient bis jetzt nicht mehr in meiner Praxis erschienen ist. Er hatte eine starke Verschlimmerung seines Nesselausschlages und hat sich seitdem nicht mehr gezeigt. Ich bin davon nicht sehr überrascht, denn er gehört zu dieser Art von Menschen.

32. Später berichtete er: „Der Patient mit der Urticaria hat ungefähr 8 Tage Nat-p. C 6 eingenommen. Er versäumte es, mir zu berichten, so suchte ich ihn heute Morgen auf, und er erzählte, daß sein Nesselausschlag viel besser sei, aber er habe immer noch ein wenig Beschwerden. Er versprach bald wieder etwas von sich hören zu lassen.

33. Sechs Wochen später schrieb der Arzt: „Der Urticaria-Patient erzählte mir, daß er keine Beschwerden mehr habe." Er wollte wissen, was er mir schuldig sei.

34. Das Obige ist ein praktisches Beispiel für Methode drei bei einem Fall, der nur wenige charakteristische Symptome bot. Aber er zeigt auch die Gefahr auf, die wichtigen Symptome zu übersehen, wenn zuviel Aufmerksamkeit den Beschwerden des Patienten gewidmet werden, die ihn am meisten stören.

35. Was immer für eine Repertorisationsmethode verwendet wird, der Arzt muß sorgfältig nach führenden oder charakteristischen Symptomen suchen. Diese müssen die Basis für ihre Arzneimittelwahl sein, wenn Sie durchgehend erfolgreich sein wollen.

36. Dies heißt nicht, daß die Wahl und Verabreichung eines Arzneimittels für die Behandlung eines Falles genügt. Die körperliche Untersuchung, Laboranalysen, Diagnosestellung, Unterbringung in einem Krankenhaus zur Beobachtung und vielleicht chirurgische Eingriffe können wichtig sein für eine vollständige Analyse und Behandlung des Falles.

Lektion 43 — Repertoriumsgebrauch

Problemfall

37. Ein erwachsener Mann lag schon zwei Tage krank im Bett. Er ist ruhelos. Seine Hauptbeschwerden sind quälende Zahnschmerzen. Er hat Hals- und Ohrenschmerzen, will nicht angeredet werden und zeigt seine Reizbarkeit auch auf andere Weise. Eine Backe ist rot, die andere blaß. Er schwitzt stark und schläft nicht gut. Keine weiteren Beschwerden konnten erhoben werden, bis auf eine Verschlimmerung nach heißem Kaffee; und häufigen Durst auf kaltes Wasser, das vorübergehend erleichtert.

38. Wählen Sie das Schlüsselsymptom aus und wenden Sie Methode drei an. Notieren Sie jeden einzelnen Schritt der Arzneimittelwahl und die Gründe hierfür. Das Mittel ist eines der schon abgehandelten Polychreste.

39. Falls Ihr erster Versuch nicht richtig zu sein scheint, dann wählen Sie ein anderes Schlüsselsymptom aus und versuchen Sie es mit einer anderen Anordnung der Symptome.

40. Dies ist eine praktische Repertorisationsübung, und wenn Sie sorgfältig und mit Bedacht repertorisieren, werden Sie bald mit der Auswahl der Symptome, ihrer Anordnung im Repertorium, mit den verschiedenen Graden der Mittel, den Vergleichsmitteln und deren Unterschiede vertraut werden.

Der Gebrauch des Repertoriums

Fünfter Teil

1. Die Repertorisationsmethoden Eins, Zwei und Drei wurden in den vorangehenden Lektionen diskutiert. Nun bleibt noch die Repertorisation der Fälle zu besprechen, die nur gewöhnliche Symptome oder pathologische Veränderungen aufweisen.

2. Die Wichtigkeit der Charakteristika wurde in den vorangehenden Lektionen betont. Glücklicherweise bieten die meisten Patienten entsprechende Symptome für die Arzneimittelwahl. Aber die Fälle, in denen die Symptome schwer zu beschreiben oder gewöhnlich sind, oder bei denen fast nur pathologische Veränderungen zu finden sind, stellen die schwierigsten der vielen Probleme dar, die ein homöopathischer Arzt zu lösen hat.

3. Ohne der Hilfe eines Reptertoriums wird auch der erfahrene Homöopath Schwierigkeiten haben das Mittel für solche Fälle zu finden. Der Anfänger wird, wenn er nicht mit einem guten Repertorium vertraut ist, völlig auf verlorenem Posten stehen.

4. Eine solche Aufgabe erfordert Geduld, genaue Beobachtung und ein profundes Wissen über die Krankheit im Allgemeinem und die Materia Medica. Der Arzt muß alle ihm zur Verfügung stehenden Zeichen zu Hilfe nehmen, einschließlich der Vorgeschichte des Patienten, der Erkrankungen in seiner Familie; sein Temperament, die Farbe der Haare und der Haut, die Beschaffenheit der Haut; die befallenen Organe und Gewebe; Lokalisation, Art und Aspekt der Läsion, und die wahrscheinliche Ursache der Erkrankung.

5. Fettleibigkeit in der Kindheit; eine Neigung zum Schwitzen; Unverträglichkeit von Milch und eine mangelhafte Entwicklung der Knochen weist auf Calcarea carb. und verwandte Mittel; Abneigung gegen Baden, Ekzeme und andere Hautausschläge, Abmagerung und Diarrhoe führen zum Studium der Sulfurgruppe.

6. In der Vorgeschichte Syphilis, Gonorrhoe, Herzkrankheiten, Tuberkulose, chronische Arthritis werfen ein Licht

Lektion 43 Repertoriumsgebrauch

auf bestimmte Mittel, die nachgelesen werden müssen. Zum Beispiel lehrt die Erfahrung, daß Asthma bei Kindern in manchen Fällen Folge eines unterdrückten Ekzems einer angeborenen sykotischen, psorischen oder syphylitischen Diathese ist oder eine Kombination der drei Miasmen. Deshalb kann das Studium der miasmatischen Mittel zum Similimum führen.

7. Ein galliges Temperament erinnert an Bry., *Cham., China,* Nux-v., Podophyllum oder Pulsatilla; ein leukophlegmatisches auf Mittel wie *Ammonium carb., Arsen,* **Calc., China,** *Ferrum phos.* oder *Pulsatilla.* Nervöse, erregbare Menschen entsprechen mehr Bell., Coff., *Gelsemium,* Hyos oder *Ignatia.*

8. Fette Patienten leiden meist an Beschwerden, die von Mitteln wie *Antimonium crud.*, Calc., Caps., Graph., *Kalibi., Lycopodium* oder *Sulfur* geheilt werden. So kann die Rubrik, Fettleibigkeit, als erstes Symptom genommen werden. Dagegen passen Nux, *Phosphor* oder Sepia mehr auf große, schlanke Menschen.

9. Indolente, torpide Patienten mit schlaffem Gewebe fallen in den Bereich von *Calcarea carb.*, Caps., China, Hepar, Nat-m., *Pulsatilla* oder *Sepia*; während diejenigen mit fester und straffer Faser mehr auf Mittel wie Bry., *Nitric. ac.*, Nux-v oder *Platina* zutreffen.

10. Arnica affiziert mehr die Weichteile; Bryonia die serösen Häute; Rhus die fibrösen Gewebe; Cimicifuga und Dulcamara die Muskulatur. Hypericum, Kali phos. und Magnesium phos. wirken auf die Nerven, aber jedes auf seine eigentümliche Art. Ein Blick auf die Rubriken im Repertorium, in denen diese Mittel gefunden werden, eröffnet neue Kriterien für eine weitere Suche.

11. Oft ist das Studium der „Reflexe" von großer Hilfe. Wenn eine Amaurosis Folge von Uterusbeschwerden ist, oder eine Ophthalmie durch gastrische oder ähnliche Beschwerden bedingt ist, tut der Arzt gut daran bei den Mitteln unter Uterus und Magen nachzusehen.

12. In der Wertigkeit bei der Bestimmung des Mittels kommen zuerst die Charakteristika, dann die gewöhnlichen Symptome und zuletzt die Pathologie. Doch in seltenen Fällen kann die Pathologie so ungewöhnlich, eigentümlich und unterscheidend sein, daß sie sich als am wertvollsten erweist. Zum Beispiel ein Karbunkel mit einer purpurnen Farbe, der zusätzlich mit Bläschen umrandet ist (Lach.); ständig trockene Geschwüre (Kali-bi.); Narben, bedeckt mit Vesikeln (Fl-ac.); Hautausschläge, über denen die Haut derartig gespannt ist, daß sie aufplatzt und dabei ihren Inhalt in die Luft schleudern. (Hura).

13. Die Verschreibung nach dem Namen einer Krankheit ist vom homöopathischen Standpunkt aus gesehen unwissenschaftlich, schränkt sofort die Zahl der in Frage kommenden Mitteln ein, und lenkt von den wahren charakteristischen Symptomen des Patienten ab. Doch falls keine charakteristischen Symptome gefunden werden, können die Rubriken für bestimmte Erkrankungen herangezogen werden, wie zum Beispiel für Scharlach. Ein glattes flüchtiges Exanthem weist auf Bell.; in rauhes flüchtiges Exanthem auf *Bryonia*; ein gefleckter Ausschlag, livide durch die träge Kapillarzirkulation auf *Ailanthus*. Im Kentschen Repertorium werden 30 Mittel für diese Krankheit aufgeführt. Die Einzelheiten dieser Ausschläge sind in den Unterrubriken aufgeführt. Hohes Fieber und Überempfindlichkeit, mehr oder weniger gewöhnliche Symptome, dienen dazu Belladonna von Ammonium carb. zu unterscheiden, denn das letztere besitzt mehr Kälte und Erschöpfung; oder von Euphrasia, das bei dieser Erkrankung seltener indiziert ist und kaum die heftigen Kongestionen und das nervöse Muskelzucken von Belladonna zeigt. Extreme Erschöpfung, putri-

de Halsentzündung und Schläfrigkeit würden die Wahl von Ailanthus bestätigen.

14. In der Lektion »Gebrauch des Repertoriums - erster Teil«, Abschnitt 16 wurde dargelegt, daß die Repertoriumssprache nicht immer mit der Sprache des Patienten übereinstimmen muß. In solchen Fällen muß man die Synonyme kennen und mit den Ausdrücken, des jeweils verwendeten Repertoriums, gut vertraut sein. Zum Beispiel gebraucht Kent oft »pulsierend« anstelle von »klopfend«; »vermehrt« für »reichlich«; und Menses »häufig« anstelle Menses »zu früh«; Menses »vorzeitig« bezieht sich auf das erste Auftreten in der Pubertät; der Verlust des Geschmacks-oder Geruchssinnes erscheint unter »Mund, Geschmacksverlust« und »Nase, Geruchsinn verloren«; aber das Fehlen des Schweißes findet man unter »Haut, trocken«, mit der Unterrubrik »Unfähig zu schwitzen«. Mittel für lanzinierende und schießende Schmerzen müssen meist in der Rubrik »Schmerz, stechend« und für »fein stechend« bei »Schmerz, brennend«, gesucht werden. Das sind einige der wenigen Inkonsequenzen in diesem großen Werk, denn schießende Schmerzen entsprechen nicht immer stechenden Schmerzen, und es besteht ein Unterschied zwischen »Brennen« und dem schärferem »Stechen«. Dies hat der Autor erkannt, denn an mehreren Stellen wie bei »Extremitäten, Schmerz, schießend« wird auch verwiesen auf »Stechend«.

15. Eine sorgfältige Analyse der Symptome ist in vielen Fällen erforderlich um die richtige Rubrik zu finden. Das trifft besonders zu, wenn ein Symptom mehr oder weniger gewöhnlich ist.

Die Frage ist, was beinhaltet das Symptom? Wenn sich der Patient, zum Beispiel, beim Sitzen verschlimmert, so kann dies infolge der aufrechten Haltung, oder durch den Druck des Stuhles bedingt sein. Oder der Patient fühlt sich schlechter beim Gehen im Freien. Geschieht dies wegen der feuchten und kalten Luft, weil er sich durch das Gehen anstrengt oder allein durch die Bewegung?

16. Die Rubriken der Lokalsymptome können das erforderliche Mittel oft nicht enthalten. Nehmen wir zum Beispiel „Taubheit der Finger". Wenn keines der Mittel in dieser Rubrik für den Fall zu passen scheint, sollte die umfassendere Rubrik „Taubheit der Hand" genommen werden.

17. Es ist häufig von Vorteil die allgemeinere Rubrik zu verwenden als die begrenzte eines Lokalsymptoms. Als Beispiel führen wir einen Schreibkrampf an, der neben der Kontraktion der Muskeln nur noch von Taubheit und Lähmungsgefühl der Finger, genereller Empfindlichkeit auf Kälte und von stinkendem Fußschweiß begleitet ist. Für Anfänger erscheint der Schreibkrampf das Wesentliche des Falles zu sein. Dieser kann in Kent's Rep. Gen. auf Seite 878 gefunden werden:

„Krämpfe in den Fingern beim Schreiben": Brach.; cycl.; *mag-p.;* **Stann.**; trill.

„Taubheit, nach dem Schreiben" (S. 837): Carl (nicht in der ersten Rubrik).

„Lähmungsgefühl der Finger" (S. 886): *Carb. v.; Chin.; Mez.;* und andere, (die weder in der ersten, noch in der zweiten Rubrik zu finden sind).

„Fußschweiß, stinkend" (S. 1011): Cycl.; (das einzige Mittel, das auch oben aufgeführt ist).

„Kälte, Beschwerden durch" (S.1151): Cycl.; **Mag-p.**; (nur diese zwei erscheinen auch oben).

Diese Auswertung ist offensichtlich lückenhaft und muß mit umfassenderen Rubriken neu gestaltet werden.

18. Man sollte sich klar machen, daß Krämpfe der Finger Folge von Kontraktionenn von Muskeln in der Hand oder im Arm sind. Dies empfiehlt schon die Anwendung einer umfassenderen Rubrik und Methode Zwei beginnend mit Taubheit, Verkrampfung der Muskeln usw. Dies ist die beste´ und sicherste Methode für den Anfänger. Aber weil dies das Aufschreiben vieler irrelevanter Mittel bedingt, benutzt der Erfahrene zuerst eine kleinere Rubrik um Zeit zu sparen.

19. Eine Analyse des Symptomes zeigt, daß Schreiben eine Anstrengung der Muskeln ist und ein Schreibkrampf die Folge einer Überanstrengung oder eines langen Gebrauches der Hand- und Armmuskeln. Dann ist die Anstrengung ein wesentlicherer Faktor der Beschwerde als die Taubheit oder die Verschlimmerung durch Kälte. Auf Seite 1138 finden wir:

„Körperliche Anstrengung verschlechtert" (1138): **Alum.; Arn.; Bry.; Calc.; Calc-s.;** *Carb-v.; Caust.;* **Cocc.;** *Colch.;* **Con.; Dig.;** *Ferr.;* **Ferr-i.; Gels.; Jod.;** *Kali.c.;* **Laur.;** *Lyc.;* **Nat-a.; Nat-c.; Nat-m.;** *Nux-v.;* **Pic-ac.;** *Psor.; Puls.;* **Rhus-t.; Sep.;** *Sil.;* **Spig.;** *Spong.;* **Stann.; Staph.; Sulf.**

„Gefühllosigkeit der Hand" (S. 836): *Ars.; Calc.;* **Cocc.;** *Con.; Ferr.; Gels.;* **Kali-c.; Lyc.;** *Nat-m.; Nux-v.;* **Puls.;** *Sil.; Spig.*

„Lähmungsgefühl der Hand" (S. 886): **Caust.;** Nux-v.; Sil.

„Fußschweiß, übelriechend" (S. 1011): **SIL.**

20. Addiert man die Gradangaben der Mittel, so hat Silicea die höchste Summe, und was noch wichtiger ist, es geht durch alle Rubriken durch. Das heißt, es deckt alle Symptome und Modalitäten des Falles ab. Lesen wir in der Materia Medica nach, so finden wir in Herings „Guiding Symptoms", Vol. IX, Seite 397 bei Silicea: „Krampfartige Schmerzen und Lahmheit der Hand nach dem Schreiben" und „tonische Spasmen der Hände während des Schreibens", was exakt den Zustand eines Schreibkrampfes wiedergibt und uns die Wahl des Mittels bestätigt.

21. Der Wert eines Symptomes, auch wenn es mehr oder weniger gewöhnlich ist, kann noch durch die Art des Patienten, bei dem es auftritt, bestimmt werden. Ein Beispiel:

Lektion 43

Ein Mädchen, 7 Jahre alt, ist schwach, anämisch und abgemagert seit früher Kindheit, doch schlimmer im letzten Jahr.

Stirnkopfschmerzen. Am Morgen Schwindel. Blutet aus dem Mund, verschmutzt nachts das Kopfkissen dadurch. Anfälle von Hunger. Abneigung gegen Milch; Verlangen nach Fleisch. Von Askariden befallen. Sie überkommt gelgentlich eine ohnmachtsartige Schwäche.

Verlangen und Abneigung sind bei Kindern gewöhnlich verläßliche Symptome. Abneigung gegen Milch ist ein sicheres Leisymptom:

22. (S. 418): *Ant-t.; Arn.; Bry.; Calc.; Calc-s.; Carb-v.;* China; *Ign.;* **Lac-d.; Nat-c.;** *Nat.s.; Phos.; Puls.; Sep.; Sil.; Sulf.*

Verlangen nach Fleisch (S. 467): Sulf.

Ohnmacht (S. 1164): **Sulf.**

Hunger, Appetit vermehrt S.421): **Sulf.**

Stirnkopfschmerz: (S. 140): **Sulf.**

23. Das Mittel ist klar, es ist Sulfur. Es war nicht mehr notwendig bei Bluten aus dem Mund, in Wirklichkeit aus dem Zahnfleisch *Sulf.*, und Abmagerung, trotz reichlichen Essens (Sulf.) nachzuschlagen. Der Arzt, der sich nur auf Leitsymptome verläßt und mit dem Gebrauch des Repertoriums nicht vertraut ist, würde wahrscheinlich nicht auf das Mittel kommen, weil die ohnmachtsartige Schwäche nicht um 10 Uhr auftrat, und die schmutzig aussehende Haut, die morgendliche Diarrhoe und andere Leitsymptome für Sulfur fehlten.

24. Solche Beispiele könnten zu Tausenden angeführt werden.

25. Wie in den vorhergehenden Lektionen erklärt wurde, ist das Repertorium nur eine Hilfe und kann nicht mechanisch angewandt werden. Wenn der Arzt mit dem Aufbau seines Repertoriums vertraut ist, und weiß wo er die Symptome findet, dann kann er durch Analogise und Induktion Allgemeinsymptome konstruieren und gebrauchen, die noch nicht aufgelistet sind. Zum Beispiel ein Fall mit einem chronischen dünnen Ausfluß aus der Urethra mit einer bläulichen Farbe. Blauer Urethralausfluß ist im Repertorium nicht aufgeführt, aber blaues Nasensekret (Kent's Rep. Gen. S. 279) und blauer Auswurf (S. 703) werden im zweiten Grad als Hinweis für Kali-bi. genannt. In der Annahme, daß dieses Mittel blaue, wie auch gelbe als auch fadenziehende Absonderungen aus den Schleimhäuten haben kann, wurden schon mehrere Fälle von spezifischen Urethritiden mit Kali-bi. geheilt.

26. Das Repertorium kann dem Arzt dazu dienen, den Wert der erhobenen Symptome einzustufen und gleichzeitig ihm die entsprechenden Mitteln, die in Frage kommen könnten, zu nennen.

27. Aber man muß sich im klaren sein, daß die gewöhnlichen, wie auch die charakteristischen Symptome verschiedene Grade besitzen. Mit anderen Worten, ein Symptom kann mehr oder weniger gewöhnlich, oder mehr oder weniger charakteristisch sein. Dies hängt von drei Kriterien ab:
1. Ob das Symptom bei sehr wenigen, oder verhältnismäßig wenigen Mitteln gefunden wird.
2. Wie es durch Erfahrung und durch die Häufigkeit seines Auftretens bei Arzneimittelprüfungen eingestuft wird.
3. Mit welcher Intensität das Symptom auftritt.

28. So ist »Durst« ein gewöhnliches Symptom, doch für Phos., Bry., Calc.; Eup-per.; Nat-m. und noch für einige andere Mittel ist es charakteristisch, weil diese Mittel praktisch nie durstlos sind.

29. »Durstlosigkeit«, ein mehr oder weniger gewöhnliches

Symptom, ist trotzdem hochcharakteristisch für Puls., Nux-m. und Apis, weil diese Mittel selten durstig sind.

30. »Durstlosigkeit während der Fieberhitze« ist nicht gewöhnlich. Deshalb weist es auf verhältnismäßig wenige Mittel und favorisiert Apis, China, Gelsemium, Pulsatilla, Sabadilla und noch einige andere Mittel, obwohl diese auch das gegenteilige Symptom »Durst« besitzen können.

31. »Durstlosigkeit mit dem Verlangen zu Trinken« ist eigentümlich und sehr ungewöhnlich und wird deshalb nur bei zehn Mitteln in der gesamten Materia Medica gefunden, von denen nur Arsen, Caladium, Campher und Cimex wichtig sind.

32. »Brennende Schmerzen« kommen bei Erkrankung häufig vor. Aber wegen der Intensität und der großen Zahl von Prüfern, die es beschrieben, ist das „Brennen" am meisten charakteristisch für Arsen, Carb-v. und Sulfur; in geringerem Grad, entsprechend der angegebenen Reihenfolge, für Bryonia, Phosphor, Merkur, Rhus-t. und Sepia. Arsen steht an der Spitze der »Brennmittel« bei akuten Krankheiten, Sulfur bei chronischen.

33. Dagegen indizieren »stechende Schmerzen«, die man bei vielen Patienten und vielen Mitteln findet eher Bryonia, Spigelia, und Kali-c. als Belladonna, Aconit, Mercur, Nit-ac. oder Sulfur.

34. »Ausstrahlende Schmerzen« sind ein starker Hinweis auf Arg-n. und Mag-p.; weniger stark sprechen sie für Dioscorea und Berberis.

35. Nur durch ausdauernde und ständige Übung mit dem Repertorium wird man mit den verschiedenen Hilfsmöglichkeiten vertraut werden, die es einem in der Praxis bietet.

BIBLIOGRAPHIE

Bibliographie 1

Folgende Werke waren von großem Nutzen bei der Vorbereitung der Anfangslektionen des Kurses, und können parallel herangezogen werden.

History of Homeopathy: Ameke
Leben und Werke von Samuel Hahnemann: Haehl
The Porcelain Painter's Son: Jones
The Principles and Scope of Homeopathy: Ward
Homeopathy Explained: Clarke
The Laws of Therapeutics: Kidd
Principles of Homeopathy: Boericke
Homeopathic Principles in Therapeutics: Mc Gavack
Homeopathy the Science of Therapeutics: Dunham
Lectures on Homeopathic Philosophy: Kent
Conferences on Homeopathy: Granier
Organon of Medicine; Third American Edition: Dudgeon
Organon von Hahnemann; 6. Aufl.
A System of Medicine: Osler
Statistics of Hom. and Allopathic Hospitals: Franklin
A Retrospect of Allopathy and Homeopathy: Hastings
The Logic of Figures: Bradford
Die Chronischen Krankheiten: Hahnemann
Antipsorische Arzneien: Bönninghausen
The International Homeopathic Directory
The Atom: Crehore
The Electron: Millikan
Symptoms of Visceral Diseases: Pottenger
The Proceedings of the American Institute of Homeopathy
The Homeopathic Recorder

Hahnemannian Monthly
The Journal of the American Institute of Homeopathy
What Shall Be Our Attitude Toward Homeopathy: Bier
Pharmacopoea of the American Institute of Homeopathy
Stedman's Medical Dictionary
History of Medicine: Davis
History of Medicine: Wilder

Bibliographie 2

Folgende Literatur, die bei der Zusammenstellung des Kurses benutzt wurde, ist wertvoll für weiteres Studium.

Materia Medica, Condensed - Hering
Guiding Symptoms - Hering
Clinical Materia Medica - Farrington
Text-Book of Mat. Med. and Therapeutics - Cowperthwaite
Lectures on Materia Medica - Dunham
Reine Arzneimittellehre - Hahnemann
Kleine medizinische Schriften - Hahnemann
Dictionary of Materia Medica - Clarke
Text-Book of Materia Medica - Lippe
Plain Talks on Materia Medica - Pierce
American Medicinal Plants - Millspaugh
Synoptic Key - Boger
Special Pathology and Therapeutics - Raue
Encyclopedia of Materia Medica - T. F. Allen
Homeopathic Materia Medica - Teste
Materia Medica, with Repertory - William Boericke
New, Old and Forgotten Remedies - Anshutz
Key-Notes - Guernsey
Manual of Pharmacodynamics - Hughes
Lectures on Materia Medica - Kent
New Remedies - Kent

Lektion 43 — Arzneimittelbeziehungen

Nosoden - H. C. Allen
Hom. Therapeutics of Intermittent Fever - H. C. Allen
Key Notes of Leading Remedies - H. C. Allen
Practical Therapeutics - Dewey
Vergleichende Materia Medica - Gross
Principles and Practice of Homeopathy to Obstetrics, - Guernsey
Leaders in Homeopathic Therapeutics - Nash
Materia Medica, Pharmacy and Therapeutics - Potter
Ophthalmic Diseases and Therapeutics - Norton
Test Drug Proving of the O. O. & L. Society - Bell
Physiological Materia Medica - Burt
Botanical Materia Medica - Aurand
Therapeutics of Diarrhea - Bell
Cough and Expectoration - Lee & Clark
Repertory - Kent (Künzli: Kent's Reperorium Generale)
Repertory - Lippe
Repertory to Guiding Symptoms - Knerr
Repertory to Encyclopedia of Materia Medica - T. F. Allen
Repertory - Boenninghausen
Gentry's Concordance
How to Use the Repertory - Bidwell

Arzneimittelbeziehungen

Ein einziges wohlindiziertes Mittel kann genügen und eine weitere Medikation überflüssig machen. Die Erfahrung hat jedoch oft gezeigt, daß bei chronischen Krankheiten und bei komplizierten akuten ein komplementäres Mittel oder gar eine Serie von Arzneimitteln nötig ist, um die Heilung zu vollenden. Zum Beispiel sind in einem chronischen Fall, der durch Sulphur sehr gemildert wurde, Calc.,Merc., Psor.,

Puls., Rhus-t. oder Sep. als Folgemittel mit größerer Wahrscheinlichkeit indiziert als andere Mittel.

Bei schweren akuten Erkrankungen, wie z. B. einer Pneumonie war vielleicht Bry. zuerst indiziert, die führenden Folgemittel sind dann Kali-c., Rhus-t. oder Sulph; jedoch können auch Carb-v., Mur-ac. oder Phos. in Frage kommen.

Wenn der Wundschmerz nach einer Verletzung mit Arn. erleichtert wurde, so folgt oft Rhus-t., wenn Lähmigkeit und Steifheit, die durch Hitze gebessert wird, zurückbleibt. Andererseits, wenn Ecchymosen bestehen bleiben, wird Puls. oder Sul-ac. gebraucht.

Wenn bei Schnupfen die All-c. Symptome weichen und die Tränen scharf werden, die Augen brennen und Kälte verschlimmert, so ist Ars. indiziert. Wenn aber der Schnupfen einem trockenen, harten Husten weicht, begleitet von einem Schmerz unter dem Sternum, so folgt Phos.

Aber auf jeden Fall müssen die vorhandenen Symptome Auswahlkriterium für das jeweilige Mittel sein.

Die folgende Tabelle zeigt jene Mittel, die sich während jahrelanger klinischer Beobachtung als komplementär erwiesen haben.

Komplementär-Mittel

ACON. . . . . *Arn.*; Bell.; Bry.; Coff.; Mill.; *Phos.; Spong.;* Sulph.
ALL-C. . . . . *Phos.,* Puls., Sars., Thuj.
ALOE . . . . Sulph.
ALUM. . . . . . . *Bry.*; Ferr.
ANT-C. . . . . . . *Squill.*
ANT-T. . . . . . . *Bar-c.; Ip.*
APIS . . . . Arn.; Bar-c.; Merc-cy.; *Nat-m.; Puls.*
ARG-N. . . . . . . *Kali-c.; Nat-mur.*
ARN. . . . . Acon.; Calc.; Nat-s.; Psor.; *Rhus-t.; Sul-ac.*
ARS. . . . . All-s.; Carb-v.; Lach.; *Nat-s.;* Phos.; *Puls.; Sulph.; Thuj.*
ARUM-T. . . . . . Nit-ac.

Lektion 43 — Komplementärmittel

ASAF.........Caust.; *Puls.*
BAR-C........Ant-t.
BELL.........Bor.; *Calc.; Hep.; Merc.;* Nat-mur.
BRY..........Abrot.; *Alum.; Kali-c.;* Lyc.; *Rhus-t.; Sep.; Sulph.*
CALC.........Bar-c.; *Lyc.; Sil.*
CALC-F.......Rhus-t.
CALC-P.......Ruta; Sulph.; Zinc.
CANTH........Apis
CAPS.........Nat-m.
CARB-AN......Calc-p.
CARB-V.......*Ars.;* Chin.; *Kali-c.;* Lach.; Phos.
CAUST........Graph.; Lach.; Petros.; Sep.; *Stann.;* Staph.
CHAM.........*BEll.;* Calc-c.; Mag-c.; Sanic.
CHEL.........*Lyc.;* Merc-d.
CHIN.........*Ars.;* Calc-p.; *Carb-v.;* Ferr.; Kali-c.
CINA.........*Calc.;* Dros.; Sulph.
COCC.........Petr.
COFF.........Acon.
COLCH........Ars.; Spig.
COLOC........Caust.; Merc.; Staph.
CON..........*Phos.;* Sil.
CUPR.........Ars.; *Calc.;* Jod.
DROS.........Carbo-v.; Nux-v.; *Sulph.*
DULC.........Alum.; Bar-c.; Nat-s.;
FERR.........Alum.; Ars.; *Chin.;* Ham.
FERR-P.......Nat-m.
FL-AC........*Sil.*
GELS.........Arg-n.; Sep.
GLON.........Bell.
GRAPH........Ars.; Caust.; Ferr.; Hep.; Lyc.; *Sulph.*
HAM..........Ferr.; Fl-ac.
HELL.........Zinc.
HEP..........Jod.; *Sil.*
IGN..........*Nat-m.;* Ph-ac.; Puls.; *Sep.*
IOD..........Bad.; *Lyc.;* Sil.
IP...........*Ars.; Cupr.*
KALI-BI......Ars.; Phos.; *Psor.*
KALI-C.......Ars-j.; *Carb-v.;* Nit-ac.; *Phos.*
KALI-M.......Calc-s.
KALM.........Benz-ac.; Spig.
KREOS........*Sulph.*
LACH.........*Ars.;* Calc.; *Carb-v.;* Hep.; *Lyc.;* Nit-ac.; *Phos.;* Zinc-i.
LAC-AC.......Psor.
LED..........Chin.; Sep.
LYC..........*Calc.; Jod.;* Kali-c.; *Lach.;* Phos.; *Puls.; Sulph.*

Komplementärmittel Lektion 43

MAG-C. . . . . . . Cham.
MERC. . . . . Aur.; Bad.; *Bell.; Hep.;* Sep.; Sulph.
NAT-C. . . . . . . *Sep.*
NAT-M. . . . . . . *Apis;* Arg.n.; Ign.; *Sep.*
NAT-S. . . . . Ars.; Thuj.
NIT-AC. . . . . . . Ars.; Arum.t.; Calad.; *Calc.;* Lyc.; Thuj.
NUX-M. . . . . . . Calc.; *Lyc.*
NUX-V. . . . . . . Bry.; Cham.; Con.; Kali-c.; *Phos.;* Puls.; *Sep.;* Sulph.
OP. . . . . *Alum.*; Bar-c.; *Bry.; Phos.; Plb.*
PALL. . . . . Plat.
PETR. . . . . Sep.
PH-AC. . . . . . . *Chin.*
PHOS. . . . . Ars.; *Calc.; All-c.;* Kali-c.; Lyc.; Sang.; *Sep.;* Sil.; Sulph.
PLB. . . . . Rhus-t.
PODO. . . . . . . Calc.; *Nat-m.;* Sulph.
PSOR. . . . . Sep.; *Sulph.;* Tub.
PULS. . . . . *Ars.; Bry.;* Kali-bi.; Kali-s.; Lyc.; *Sep.;* Sil.; Stann.;
              Sulph.; Sul-ac.; *Zinc.*
RHEUM . . . . . Mag-c.
RHUS-T. . . . . . *Bry.; Calc.;* Caust.; Lyc.; Med.; *Phos.;* Phyt.; Puls.;
              Sulph.
RUTA . . . . Calc-p.
SABAD. . . . . . . Sep.
SABIN. . . . . Thuj.
SANG. . . . . Ant-t.; Phos.
SARS. . . . . Merc.; *Sep.*
SEC. . . . . *Ars.;* Thuj.
SEP. . . . . *Nat.m.; Phos.;* Psor.; *Puls.;* Sulph.
SIL. . . . . Fl-ac.; *Hep.; Lyc.;* Phos.; *Thuj.*
SPIG. . . . . Spong.
SPONG. . . . . . . *Hep.*
SQUILL. . . . . . *Ant-c.*
STANN. . . . . . . Puls.
STAPH. . . . . . . Caust.; *Coloc.*
SULPH. . . . . . . *Acon.; Aloe;* Ars.; Bad.; *Bell.; Calc.; Merc.; Puls.; Psor.;*
              Pyrog.; *Rhus-t.; Sep.; Sul-i.*
SUL-AC. . . . . . *Puls.*
TEUCR. . . . . . . Calc.
THUJ. . . . . *Merc.;* Nat-m.; *Nit-ac.; Puls.; Sabin.; Sil.;* Sulph.
TUB. . . . . *Calc.;* Kali-s.; Sep.
VERAT. . . . . . . *Ars.;* Carb-v.
ZINC. . . . . Puls.; *Sep.; Sulph.*

Feindliche Mittel und Antidote

ACET-AC..... Bor.; Caust.; Nux-v.; Ran-b.; Sars.
AM-C. .... Lach.
APIS .... Rhus t.
BELL......... Dulc.
BENZ-AC..... Copaiv.
CAMPH. ..... Kali-n.
CANTH. ..... Coff.
CARB-V. ..... Kreos.
CAUST....... Acet-ac.; Coff.; Coloc.; Kali-n.; Nux-v.; Phos.
CHAM. ...... Zinc.
CHIN......... Dig.; Sel.
COCC. .... Coff.
COFF......... Canth.; Caust.; Cocc.; Coloc.; Ign.
DULC. .... Bell.; Lach.
IGN.......... Coff.; Nux-v.
IP............ Chin.; Op.
KALI-N....... Camph.; Caust.; Ran-b.
LACH. .... Am-c.; Dulc.; Nit-ac.; Sep.
LYC.......... Nux-m.
MERC........ Lach.; Sil.
NIT-AC....... Lach.
NUX-M....... Lyc.; Nux-v.; Puls.; Rhus-t.; Sil.; Squil.
NUX-V. ...... Acet-ac.; Caust.; Ign.; Nux-m.; Zinc.
PHOS. .... Caust.
PULS......... Nux-m.
SARS......... Acet-ac.
SEL. .... Chin.
SEP. .... Lach.
SIL........... Merc.; Nux-m.
SULPH....... Nux-m.
ZINC......... Cham.; Nux-v.

Anhang

Wie soll man Homöopathie erlernen?

Kleiner Führer durch die deutschsprachigen Lehrbücher.

So wie man in der Schulmedizin mit Anatomie, Physiologie und Biochemie anfängt zu lernen und nicht gleich in die klinischen Fächer versucht einzusteigen, so muß man auch in der Homöopathie sich zuerst die Theorie als Grundlage erwerben. Die homöopathische Denkweise unterscheidet sich doch grundlegend von der schulmedizinischen (siehe dazu das allgemeine Kapitel in dem Buch Radke/Eichler/Barthel „Kopfschmerzen und Migräne – homöopathisch therapiert") und sie hat auch eine eigene Nomenklatur, die man für das weitere Eindringen in die Materie braucht.

Das Studium der Homöopathie läßt sich in drei Bereiche einteilen, die nacheinander gelernt werden sollten.

1. Theorie
2. Materia Medica
3. Praktisch/klinische Anwendung.

1. Theorie

Das Grundwerk der Homöopathie ist zweifelsohne das Buch von Samuel Hahnemann „Organon der Heilkunst" (Organon Original). Hier bringt Hahnemann die gesamten theoretischen Überlegungen, die die Basis für ein homöopathisches Vorgehen bei der Behandlung eines Patienten darstellt, in ungefähr 300 Paragraphen. Es seien einige Stichpunkte aus diesem Buch erwähnt: Aufgabe des Arztes, Definition der Heilung, das Wesen der Krankheit, die Lebenskraft, die Heilkraft der Arzneien, akute und chronische Krankheiten, Fallaufnahme, die Erst- und Nachwirkung der Arzneien, Arzneimittelprüfungen, Idiosynkrasie, die Anwendung der Arzneien, die Dosierung der Arzneien, sogenannte einseitige Krankheiten, Behandlung von Lokalbeschwerden, um nur einige wenige Stichpunkte zu erwähnen. Dieses Buch sollte man nicht nur einmal zu Beginn durchlesen, sondern auch später immer wieder (siebenmal, als symbolische Zahl), da man auf diese Weise unbemerkt eingeschlichene Denkfehler korrigieren kann.

Parallel dazu ist der „Kurzlehrgang der Homöopathie" von Elisabeth Wright-Hubbard zu empfehlen. Frau Dr. Wright-Hubbard war eine sehr bekannte homöopathische Ärztin (New York 1967†). Berühmt geworden sind ihre Behandlungserfolge, die in dem Buch „Gesamtwerk einer großen Homöopathin" veröffentlicht wurden. Im Kurzlehrgang faßt Frau Dr. Wright-Hubbard die theoretischen Überlegungen und Grundlagen der Homöopathie (mit Ausnahme der Miasmenlehre) zusammen.

Danach folgt von Samuel Hahnemann „Die Chronischen Krankheiten, Theoretischer Teil". Hierin legt dieser seine Miasmenlehre dar. Er behandelt sehr ausführlich die Psora mit ihren Primär- und Sekundärsymptomen sowie ihre tertiären Stadien, aber auch die beiden anderen Miasmen – die Sykosis und die Syphilis. Nun versteht man die Zusammenhänge der verschiedenen Symptome, Syndrome und pathologischen Zustände eines einzelnen Patienten und sieht diese nicht mehr als ein ungeordnetes, zufälliges Nebeneinander.

James Tyler Kent hat eine Zusammenstellung der Grundsätze in der Homöopathie in seinem Buch „Zur Theorie der Homöoapthie" vorgelegt. Dieses Buch sollte als nächstes durchgearbeitet werden.

Mit besonderem Gewicht auf die Sykosis hat John Henry Allen die Miasmenlehre in dem Buch „Die chronischen Miasmen" erweitert. Hier findet man auch eine für die Praxis brauchbare Materia Medica-Darstellung der antimiasmatischen Arzneimittel.

Anhang

2. Materia Medica

Als erstes für den Anfänger sei das Buch von E. B. Nash „Leitsymptome der homöopathischen Therapie" empfohlen.

Danach käme J. A. Lathoud mit seinen 3 Bänden „Materia Medica" in Frage. Lathoud läßt in seine sehr ausführliche Darstellung der einzelnen Arzneimittel auch toxikologische Überlegungen einfließen. Sie liegt besonders dem systematisch-wissenschaftlichen Typ.

Als synoptische Materia Medica-Darstellung ist unbedingt auf die „Homöopathischen Arzneimittelbilder" von J. T. Kent zu verweisen. Diese vermittelt die »Idee« der jeweiligen Arznei.

John Henry Clarke bringt mit seinen 10 Bänden „Praktische Materia Medica" eine Fülle von Arzneimitteln in ausführlicher Form. Nach einer Auflistung von Indikationen bzw. Diagnosen, die für dieses Medikament zutreffen, wird das Wesen dieses Arzneimittels zusammengefaßt. Danach folgen, geordnet nach Organgebieten, die einzelnen Symptome.

In einer kurzgefaßten Materia Medica hat Horst Barthel hat mit seinen 2 Bänden „Charakteristika homöopathischer Arzneimittel" die wahlanzeigenden und differenzierenden Symptome von fast 300 Arzneimitteln dargestellt. Unter der jeweiligen Rubrik „Auffallende Symptome" findet man 1. die Symptome, die an und für sich auffallend sind; 2. die Symptome, die durch ihre Modalität auffallend sind; 3. durch ihre Lokalisation; 4. durch Gefühle; 5. durch Erstreckkung; 6. durch Beginn und Verlauf; 7. durch Kombination konträrer Symptome; 8. durch die Periodizität; 9. durch abwechselnde Symptome; 10. durch ihre Abfolge; 11. durch Vikarisation und 12. durch Fehlen von zu erwartenden Symptomen, was ebenfalls auffällig ist.

Eine andere Art der Darstellung der Materia Medica wählt Heinrich Gerd-Witte in seinem umfangreichen Buch „Homöopathische Arzneimittel – übersichtlich für die Praxis". Er behandelt darin nur jene Arzneimittel, die er auch selber in seiner Praxis mit Erfolg angewendet hat.

H. Farrington faßt in seinem „Kompaktkurs der Homöopathie" die einzelnen Arzneimittel zu Gruppen zusammen, was das Erlernen der Medikamente erleichtert.

In kurzer Form, aber dafür sehr viele auch unbekanntere Mittel bringt das vorliegende Buch, nämlich Boerickes Materia Medica, ein Buch, welches auch später zum Nachschlagen seltener Medikamente dient.

W. A. Dewey schließlich rundet das Wissen um die häufigsten Arzneimittel, die man in der täglichen Praxis braucht, ab, mit seinem Buch „Homöopathie in Frage und Antwort – Materia Medica-Teil". Hier kann man sich durch Zuhalten der unter der dazugehörigen Frage stehenden Antwort selber prüfen und somit sein Wissen vervollständigen.

Eine spezielle Materia Medica-Darstellung stellt das Buch H. C. Allen „Nosoden" dar. Hier werden nicht nur die Nosoden, sondern auch Sarkoden und andere Stoffe, wie z. B. X-Ray ausführlich behandelt. Das Wissen, zu dem dieses Buch verhilft, wird oft bei therapieresistenten Fällen benötigt.

Zu erwähnen wäre noch H. C. Allens „Leitsymptome" als eine mittelgroße Arzneimittellehre.

Die großen Nachschlagewerke Allens „Enzyclopädie" und Herings „Guiding Symptoms" sind noch nicht übersetzt.

Das Entscheidende in der Behandlung der Homöopathie ist nach dem Wissen der Theorie die Kenntnis der Arzneimittel. Immer wieder aber wird man aber bei sich selber feststellen, daß man sich zwar eine Reihe von Symptomen merken kann, wenn aber ein bestimmtes Symptom von einem Patienten z. B. erwähnt wird, weiß man nicht mehr, ob man es bei diesem oder bei jenem Medikament gelesen hatte. Das Suchen danach ist zwar eine wunderbare Wiederholung, führt aber selten zu dem gesuchten Symptom. Einen Ausweg aus dieser Schwierigkeit bieten die Repertorien. Ein Repertorium ist eine nach Organen nach dem Kopf-Fuß-Schema und in sich dann alphabetisch geordnete Symptomensammlung, wobei hinter dem jeweiligen Symptom alle jene Arzneimittel stehen, die in der Lage sind, dieses Symptom hervorzurufen bzw. zu heilen. Es lohnt sich, beim Studium der Materia Medica jedes einzelne Symptom, welches man gerade gelesen hat, im Repertorium zu suchen. Man prägt sich auf diese Weise dieses Symptom noch viel stärker ein, desweiteren kann man es später jederzeit wieder finden, zumdem lernt man gleich differentialdiagnostisch die anderen Medikamente, die ebenfalls auf dieses Symptom passen, noch kennen.

Das zur Zeit ausführlichste Repertorium ist Künzli/Barthel „Repertorium Generale". Darüberhinaus gibt es noch Spezialrepertorien, auf die hier verwiesen sein sollte: Das „Repertorium der Charakteristika" von Horst Barthel, bringt die Symptome der „Charakteristika" in Repertoriumsform. Das „Veterinärrepertorium" von Ferreol bringt die speziellen Symptome, die man bei Tieren beobachten kann. Ferreol war ein berühmter homöopathischer Tierarzt.

Oft genug werden vom Patienten Symptome genannt, die im Zusammenhang mit Musik stehen. Um auch für solche Symptome das passende Arzneimittel finden zu können, hat Dr. Sohn eine Materia Medica und Repertorium allerdings in englischer Sprache geschrieben: „Music in Homoeopathy – Materia Medica and Repertory".

Eine Symptomensammlung eigener Art ist das „Miasmatische Symptomenlexikon" von Horst Barthel. Hier sind die

Anhang

Symptome aufgeführt, die eindeutig nur einem einzigen Miasma zuzuordnen sind, wobei durch unterlegte Farben die Zuordnung möglich ist.

3. Praktisch/klinische Anwendung

Die Umsetzung des bisher Gelernten scheint manchmal schwierig zu sein. Dafür und für Spezialgebiete gibt es verschiedene Bücher. Einen ersten, schnellen Einstieg in die Anwendung der Homöopathie am Patienten bieten die beiden Bücher von W. A. Dewey „Homöopathie in der täglichen Praxis" und „Homöopathie in Frage und Antwort – Therapieteil".

Begeisterung für die Homöopathie wecken die beiden folgenden Bücher: Dietrich Berndt „Gelebte Homöopathie" und Elisabeth Wright-Hubbard „Gesamtwerk einer großen Homöopathin". In dem Buch von Berndt findet man u. a. eine große Zahl von Kasuistiken die zeigen, wie man zur Arzneiwahl kommen kann. Das „Gesamtwerk einer großen Homöopathin" von Wright-Hubbard bringt eine Fülle von sogenannten Goldkörnern, von therapeutischen Hinweisen, aus denen man eine Fülle von Möglichkeiten für die Behandlung schöpfen kann.

Ein spezielles Buch für die Geburtshilfe mit Materia Medica und Repertorium ist das Buch von W. A. Yingling „Handbuch der Geburtshilfe". Zwei Bücher für die Behandlung psychischer Erkrankungen seien erwähnt: J. P. Gallavardin „Psyche und Homöopathie" sowie G. H. G. Jahr „Homöopathische Therapie der Geisteskrankheiten". Durch die Betonung der psychischen Symptome kann man beide Bücher auch zur speziellen Wiederholung der Materia Medica sowie als Repertorien benutzen.

Ein spezielles Buch für die Behandlung von Migräne und Kopfschmerzen ist das eingangs erwähnte Buch von Radke, Eichler, Barthel „Kopfschmerzen und Migräne – homöopathisch therapiert". Es bietet mit ungefähr 30 sehr ausführlichen Kasuistiken und einem Spezialrepertorium für Migräne eine große Hilfe bei der Behandlung dieses oft so therapieresistenten Krankheitsbildes. Eine weitere Möglichkeit, die Anwendung der Homöopathie zu erlernen, bietet das Buch von Horst Barthel „Dokumentierte Kasuistik in der Homöopathie", welches in Loseblattform die Fälle von schwerwiegenden Krankheitsbildern mit ihren Vorbefunden, Anamnesen, der dazugehörigen Hierarchisation und den weiteren Verlauf aufführt.

Eine Hilfe bei der Auswahl des passenden Medikamentes beim Patienten bietet die „Vergleichende Materia Medica" von Groß/Hering. Die Beziehungen der Arzneimittel zu den Nahrungsmitteln werden in dem Buch von A. Lodispoto „Diät in der Homöopathie" dargestellt. „Das kleine Buch der Arzneimittelbeziehungen" von Ilse Seider listet die hauptsächlich verwendeten Arzneimittel mit ihren dazugehörigen Komplementär-, Ergänzungsmitteln und Antidoten auf.

Zum Schluß sei noch auf das „Deutsche Journal für Homöopathie", herausgegeben von M. Barthel, verwiesen, in dem erfahrene homöopathische Ärzte Hinweise und Möglichkeiten der Behandlung aufzeigen.

Weitere Informationen zu den genannten Büchern sowie zu allgemeinen Fragen über die Homöopathie erhalten Sie unter Tel. 08151/51085 oder Fax 08152/51086.

Künzli / Barthel

Kent's
Repertorium Generale

- **Einbändige deutsche Ausgabe**
  Insg. 1202 Seiten, Bibliotheksbindung
  ISBN 3-88950-008-0

- **Spezialausgabe**
  in handgearbeitetem Ziegenleder
  Einband mit Sprungrücken

- **Englische Ausgabe in einem Band**
  Bibliotheksbindung
  ISBN 3-88950-001-3

- **Dünndruckausgabe in englischer Sprache**
  Bibliotheksbindung
  ISBN 3-88950-074-9

**BARTHEL & BARTHEL VERLAG
SCHATZLGASSE 31 — D-8137 BERG 1**

M. Barthel (Hrsg.)

Deutsches Journal für Homöopathie

Diese mit 4 Heften im Jahr erscheinende Zeitschrift bringt auf etwa 400 Seiten eine ausführliche Kasuistik.

Jedes Heft hat zum Hauptthema ein einziges Medikament, welches in verschiedenen Arzneimittelteldarstellungen vorgestellt und dessen Anwendung in den diversen Fallbeispielen gezeigt wird.

Daneben werden für die Praxis relevante theoretische Themen wie z. B. die Frage der Hochpotenzen bei pathologischen Endzuständen oder Hierarchisationsprobleme usw. behandelt.

Kasuistik aus der Veterinär- und Zahnmedizin, Repertorisationsübungen, diverse andere Fälle und dergleichen runden diese Zeitschrift ab.

Wissenschaftliche Arbeiten chemischen, biochemischen, physikalischen, pharmakologischen und klinischen Inhalts auf dem Gebiet der homöopathischen Forschung können auch für den Praktiker reizvoll sein.

**BARTHEL & BARTHEL VERLAG
SCHATZLGASSE 31 — D-8137 BERG 1**